Psychologie & Chinesische Medizin

Leon I. Hammer

Psychologie & Chinesische Medizin

Aus dem Amerikanischen von
Ingrid Fischer-Schreiber

Für all jene, die mich zu lieben lehrten – vor allem für meine Frau Ewa, meine Kinder Paul und Kirin, meinen Enkel Andres und für jene, die mich als Erste liebten – meine Mutter und meinen Vater.

Die Deutsche Bibliothek - CIP-Einheitsaufnahme
Hammer, Leon:
Psychologie & chinesische Medizin : zukunftsweisende Erkenntnisse über das energetische Zusammenspiel von Emotionen und Körperfunktionen / Leon Hammer. - Sulzberg : Joy-Verl., 2000
  Einheitssacht.: Dragon rises, red bird flies <dt.>
  ISBN 3-928554-40-9

Die Originalausgabe erschien 1990 unter dem Titel »Dragon Rises, Red Bird Flies« bei Station Hill Press, Inc., Barrytown, New York 12507, USA.

Deutsche Erstausgabe Oktober 2000
Die deutsche Übersetzung beinhaltet eine vom Autor korrigierte und erweiterte Fassung der amerikanischen Originalausgabe.

Auflage 5 4 3 2
Jahr 2002

© 2000 by Joy Verlag GmbH, 87477 Sulzberg
© 1990 der Originalausgabe Leon I. Hammer
© 1990 des Vorworts Ted J. Kaptchuk

Die Verwertung der Texte und Bilder, auch auszugsweise, ist ohne Zustimmung des Verlags urheberrechtswidrig und strafbar. Dies gilt auch für Vervielfältigungen, Übersetzungen, Mikroverfilmung und für die Verarbeitung mit elektronischen und digitalen Systemen.

Übersetzung: Ingrid Fischer-Schreiber
Umschlaggestaltung: Kuhn Grafik, Zürich
Satz und Gestaltung: Michael Epperlein, Biberach a. d. Riß
Lektorat: Erdmute Otto, Hamburg
Druck: Legoprint S. P. A., Lavis (TN)

Printed in Italy

Inhaltsübersicht

6		Inhalt
19		Vorwort von Ted J. Kaptchuk
21		Einführung und Begriffsbestimmungen
39	1	Chinesische Medizin und Psychologie: Kongeniale therapeutische Partner
57	2	Chinesische Medizin und Psychologie: Erste Begegnungen
75	3	Die grundlegenden Energiekonzepte der chinesischen Medizin
93	4	Psychosomatische Medizin in Ost und West
107	5	Das traditionelle System der Fünf Wandlungsphasen: Emotion und Krankheitsprozess
127	6	Die traditionellen Konzepte von Emotion im Kontext des Systems der Fünf Wandlungsphasen – neu interpretiert
135	7	Einführung in die natürlichen Funktionen und Disharmoniezustände nach dem System der Fünf Wandlungsphasen
153		Vorbemerkung zu den Kapiteln 8–12
155	8	Die Wandlungsphase Wasser
201	9	Die Wandlungsphase Holz
231	10	Die Wandlungsphase Feuer
291	11	Die Wandlungsphase Erde
329	12	Die Wandlungsphase Metall
355	13	Angst und Depression
389	14	Das Systemmodell nach Dr. Shen
469	15	Ein medizinisches Modell
487	16	Zusammenfassung
493		Anmerkungen
499		Danksagung
502		Bibliographie
506		Index
509		Über den Autor

Inhalt

19	**Vorwort von Ted J. Kaptchuk**
21	**Einführung und Begriffsbestimmungen**
22	Teil I
28	Teil II
30	Teil III
30	Mit Patienten arbeiten
31	Anthropomorphisierung der Energie
32	Fragmentierung der Praxis im Westen
33	Das Nervensystem
34	Spezielle Begriffe: Verwendung und Schreibung
35	Illustrationen
35	Standpunkt
36	Spirituelle Begriffe
39	**1. Kapitel**
	Chinesische Medizin und Psychologie:
	Kongeniale therapeutische Partner
41	Ganzheitliche Diagnose
43	Symptome als Botschaften
44	Abstieg in die Hölle
45	Himmlische Punkte
48	Die Rolle des Heilers
49	Der Akt des Beobachtens
51	Philosophie der Mitte
53	Lebenskraft oder $E = mc^2$
54	Synthese von Ost und West
57	**2. Kapitel**
	Chinesische Medizin und Psychologie: Erste Begegnungen
58	Mentale und muskuläre Zustände
58	Akupunktur bewirkt Bewusstheit
60	*Gedanken eines Akupunkturpatienten*
62	Der diagnostische Prozess als Therapie
64	Rigide Energietransformationen

64	*Der Fall H.*
66	*Muskuläre und emotionale Spannung*
68	*Zungendiagnose*
69	*Akupunktur bei emotionaler Spannung*
70	*Pulsdiagnose*
72	*Verdrängter Zorn*
73	Die Beziehung eines Teils zum Ganzen
75	**3. Kapitel**
	Die grundlegenden Energiekonzepte der chinesischen Medizin
77	Voraussagbarkeit und Paradox
78	Elf Systeme plus eines
79	Qi: Die Lebenskraft
80	Gefangene der Pathologie
81	Vom Unaussprechlichen zum Materiellen und zurück
82	Eine frühe innere Medizin
84	Eine Dosis östlicher Medizin
86	Chinesische Medizin: Einheit von Medizin und Leben
87	*Ein Fall von frühem Schock*
93	**4. Kapitel**
	Psychosomatische Medizin in Ost und West
94	Einleitende Betrachtungen über Körper und Geist
95	Westliche Medizin und Psychosomatik
97	Die klassische chinesische Medizin – eine psychosomatische Medizin
100	Die fünf inneren Krankheitsursachen
102	Gleichgewicht, Zirkulation und Energie
104	Der Zyklus von Sheng und Ke
106	Tabelle: Das Gesundheits-Krankheits-Kontinuum
107	**5. Kapitel**
	Das traditionelle System der Fünf Wandlungsphasen: Emotion und Krankheitsprozess
108	An der Front der emotionalen Verteidigung
109	Verdrängte Emotionen und das Organsystem Leber
110	Hitzezustände
112	Schwere Hitzezustände
113	Der homöostatische Prozess
113	Die Gallenblase: Fu-Organ und Phasen-Partner

115	Wasser: Die Mutter der Wandlungsphase Holz
116	Feuer: Das Kind der Wandlungsphase Holz
117	Metall: Der Beherrscher der Wandlungsphase Holz
117	Erde: Unter der Kontrolle der Wandlungsphase Holz
119	Emotionen und Organsysteme
119	Nachdenken beeinflusst die Milz
120	Freude beeinflusst das Herz
122	Angst und Traurigkeit beeinflussen die Niere
123	Kummer beeinflusst die Lunge
124	Zorn beeinflusst die Leber
124	Sorge und durch Schuldgefühle bedingte Angst beeinflussen den Herz-Puls
126	Diagramme I und II: Vor der Geburt – Nach der Geburt
127	**6. Kapitel** **Die traditionellen Konzepte von Emotion im Kontext des Systems der Fünf Wandlungsphasen – neu interpretiert**
131	Nährende Energie
135	**7. Kapitel** **Einführung in die natürlichen Funktionen und Disharmoniezustände nach dem System der Fünf Wandlungsphasen**
136	Entwicklungsstadien in der »Evolution des Seins«
138	Bindungen, Rhythmen, Identität, Geist
139	Früher Himmel und Später Himmel
140	Die Phase in der Phase
140	Ein revidiertes System von Entsprechungen
142	Persönlichkeitsmerkmale
144	Yin und Yang
145	Gleichgewicht
146	Mangel und Überschuss
149	Kompensatorische Merkmale
153	**Vorbemerkung zu den Kapiteln 8 – 12**
153	Natürliche Funktionen
154	Die Yin- und Yang-Aspekte der Wandlungsphasen

155	**8. Kapitel**
	Die Wandlungsphase Wasser
156	Die natürlichen Funktionen des Energiesystems Niere
156	Nieren-Yin
156	Materielle Ebene
158	Spirituelles Sein
160	Nieren-Yang
160	Materielle Ebene
162	Spirituelles Sein
162	Nieren-Qi
162	Materielle Ebene
164	Spirituelles Sein
164	Wasser und Feuer: Ererbter Geist und erworbener Geist
165	Allgemeine geistige, emotionale und spirituelle Disharmonien des Energiesystems Niere
166	Persönlichkeit: Expansives Ich
166	Weitere Merkmale einer Disharmonie der Nieren-Energie
168	Disharmonien des Nieren-Yin
169	Nieren-Yin-Mangel bei intaktem Zentralnervensystem
169	Persönlichkeit: Der brutale Konkurrent
170	Merkmale eines Nieren-Yin-Mangels: Angeboren oder anerzogen
171	Weitere Merkmale eines Nieren-Yin-Mangels
174	*Ein Fall von Aggression*
174	Nieren-Yin-Mangel bei Störung des Zentralnervensystems
175	*Ein Fall von Lernstörung*
177	*Ein Fall von Unfähigkeit, abstrakte Begriffe zu verwenden*
178	Schizophrenie
178	Beeinträchtigte Urteilsfähigkeit
179	Geistiges Zurückgebliebensein
179	Nieren-Yin-Überschuss
179	Persönlichkeit: Stolz auf das überlegene Gehirn
181	Linke und rechte Gehirnhälfte
181	Affekt
181	Angst
181	Depression
182	Kognition
182	Psychose: Tendenziell paranoid
182	Liebe
182	Sex
183	Bioenergetik

183	*Ein Fall von Linkshemisphärendominanz*
184	*Ein Fall von Rechtshemisphärendominanz*
184	Disharmonien des Nieren-Yang
184	Nieren-Yang-Mangel
184	Persönlichkeit: Mangelnde Tatkraft
185	Weitere Merkmale eines Nieren-Yang-Mangels
187	*Ein Fall von geistiger und körperlicher Müdigkeit*
188	Nieren-Yang-Überschuss
188	Persönlichkeit: Wille und Antrieb
190	Weitere Merkmale eines Nieren-Yang-Überschusses
191	*Ein Fall von Grenzüberschreitung*
192	Disharmonien des Nieren-Qi
193	Nieren-Qi-Mangel
193	Persönlichkeit: Mangel an Vertrauen
193	Weitere Merkmale eines Nieren-Qi-Mangels
195	*Der Fall eines ewigen Verlierers*
196	Nieren-Qi-Überschuss
196	Persönlichkeit: Rigide und konformistisch
197	Weitere Merkmale eines Nieren-Qi-Überschusses
199	*Ein Fall von fanatischer Verehrung*
201	**9. Kapitel**
	Die Wandlungsphase Holz
202	Die natürlichen Funktionen des Energiesystems Leber
204	Allgemeine Disharmonien des Energiesystems Leber
204	Bioenergetik und Disharmonien der Wandlungsphase Holz
207	Träume und Disharmonien der Wandlungsphase Holz
209	Disharmonien des Leber-Yin
209	Leber-Yin-Mangel
209	Persönlichkeit: Ein Rückzug ist unmöglich
210	Weitere Merkmale eines Leber-Yin-Mangels
212	*Ein Fall von ständigem Kampf*
213	Leber-Yin-Überschuss
213	Persönlichkeit: Ewiger Rückzug
214	Weitere Merkmale eines Leber-Yin-Überschusses
215	Kinder mit Leber-Yin-Überschuss
216	Disharmonien des Leber-Yang
217	Die Holz-Energie zwischen Geburt und drittem Lebensjahr
219	Leber-Yang-Mangel

219	Persönlichkeit: Passiv-aggressiv
221	Weitere Merkmale eines Leber-Yang-Mangels
223	*Ein Fall von unterdrückten Gefühlen*
225	Leber-Yang-Überschuss
225	Persönlichkeit: Ständig aggressiv
226	Weitere Merkmale eines Leber-Yang-Überschusses
229	*Ein Fall von extremer Aggression*
231	**10. Kapitel**
	Die Wandlungsphase Feuer
233	Die natürlichen Funktionen des Phasensystems Feuer
233	Herz-Yin
234	Herz-Yang
235	Disharmonien des Herz-Yin
235	Herz-Yin-Mangel
235	Persönlichkeit: Der fantasielose Bürokrat
238	Weitere Merkmale eines Herz-Yin-Mangels
240	Feuer und Depression
242	Weitere Merkmale eines Herz-Yin-Mangels
245	Bioenergetik und Herz-Yin-Mangel
246	*Ein Fall von massiver Angst*
248	Herz-Yin-Überschuss
248	Persönlichkeit: Agitiertheit und Unruhe
249	Weitere Merkmale eines Herz-Yin-Überschusses
250	*Ein Fall von zu vielen Ideen*
251	Disharmonien des Herz-Yang
253	Herz-Yang-Mangel
253	Persönlichkeit: Unverwirklichte Ideen
254	Weitere Merkmale eines Herz-Yang-Mangels
256	*Ein Fall von Schreibblockade*
257	Herz-Yang-Überschuss
257	Persönlichkeit: Der zwanghafte Kommunikator
258	Weitere Merkmale eines Herz-Yang-Überschusses
260	*Ein Fall von unerfüllten frühen Versprechungen*
261	Herzbeutel
261	Die natürlichen Funktionen des Herzbeutels im Allgemeinen
265	Die natürlichen Funktionen des Herzbeutel-Yin
267	Disharmonien des Herzbeutel-Yin
267	Persönlichkeit bei Herzbeutel-Yin-Mangel bzw. -Überschuss
270	Kognition

270	Angst
271	Depression
272	Liebe und Sex
273	Psychose und Träume
274	Bioenergetik
274	*Ein Fall von Herzbeutel-Yin-Mangel: Bedürfnis nach Aufmerksamkeit*
275	*Ein Fall von Herzbeutel-Yin-Überschuss: »Verschlossenes Herz«*
276	Die natürlichen Funktionen des Herzbeutel-Yang
277	Disharmonien des Herzbeutel-Yang
277	Persönlichkeit bei Herzbeutel-Yang-Mangel bzw. -Überschuss
278	Weitere Merkmale eines Herzbeutel-Yang-Mangels bzw. -Überschusses
281	*Fälle von Herzbeutel-Yang-Mangel bzw. -Überschuss*
282	Dünndarm: Die natürlichen Funktionen
283	Disharmonien des Dünndarms
283	Dünndarm-Yang-Mangel
284	*Ein Fall von Dünndarm-Yang-Mangel*
285	Dünndarm-Yang-Überschuss
285	*Ein Fall von Dünndarm-Yang-Überschuss*
286	Dreifacher Erwärmer: Die natürlichen Funktionen
288	Mangelzustand des Dreifachen Erwärmers
288	Persönlichkeit: Mangel an Integration
289	*Ein Fall von gespaltener Persönlichkeit*
291	**11. Kapitel** **Die Wandlungsphase Erde**
292	Einführung: Erd-Yin (Milz) und Erd-Yang (Magen)
292	Erd-Yin (Milz): Die natürlichen Funktionen
292	Bindungen
294	Ich-Entwicklung und Grenzen
296	Mangel an Erd-Yin: Probleme beim Eingehen von Bindungen
296	Mangelhafte Unterstützung der Erd-Energien während der intrauterinen und nachgeburtlichen Phase
298	Schizophrenie
298	Persönlichkeit
300	Kognitive Störungen
302	Energetische Beziehungen
302	Träume und Ängste

303	Paranoia
304	Nahrungsmittelallergien
305	*Ein Fall von Schizophrenie*
306	Schizoide Persönlichkeitsstörung
306	*Ein Fall von Verlassenheit*
307	Mangelnde Unterstützung für die Erd-Energie in Säuglingsalter und früher Kindheit (sechs Monate bis zwei Jahre)
307	Der orale Charakter
309	Persönlichkeit
310	Fallträume
311	Bioenergetische Einschätzung
311	Probleme im kognitiven Bereich
313	Angst
314	*Ein Fall von Abhängigkeit*
315	Übermäßig liberale Eltern
316	*Ein Fall von Formlosigkeit*
316	Überschuss an Erd-Yin: Probleme beim Eingehen von Bindungen
317	Narzissmus
319	*Ein Fall von Hilflosigkeit*
320	Erd-Yang (Magen): Die natürlichen Funktionen
320	Trennung
320	Mangel an Erd-Yang: Trennungsprobleme
320	Abschirmung
321	*Ein Fall von versäumten Gelegenheiten*
322	Symbiose
323	*Vater und Tochter*
323	Überschuss an Erd-Yang: Trennungsprobleme
323	Hart werden oder zu Grunde gehen
325	*Ein moderner Robin Hood*
326	Fehlendes Selbstgefühl
326	*Ein Fall von innerer Distanz*
329	**12. Kapitel** **Die Wandlungsphase Metall**
330	Die natürlichen Funktionen des Phasensystems Metall
330	Die Verwandlung der Bindungen
332	Yin-Funktionen der Wandlungsphase Metall
333	Yang-Funktionen der Wandlungsphase Metall
333	Das Selbst
333	Selbst: Die Yin-Funktionen der Wandlungsphase Metall

335	Selbst: Die Yang-Funktionen der Wandlungsphase Metall
337	Die Funktionen der Wandlungsphase Metall und deren Beziehung zum Geist
339	Disharmonien des Lungen-Yin
339	Lungen-Yin-Mangel
339	Persönlichkeit: Unfähigkeit, Beziehungen zu gestalten
340	Weitere Merkmale eines Lungen-Yin-Mangels
342	*Ein Fall von Isolation*
344	Lungen-Yin-Überschuss
344	Persönlichkeit: Dominierend und besitzergreifend
344	Weitere Merkmale eines Lungen-Yin-Überschusses
345	*Ein Fall von Aufdringlichkeit*
347	Disharmonien des Lungen-Yang
347	Lungen-Yang-Mangel
347	Persönlichkeit: Energiemangel
348	Weitere Merkmale eines Lungen-Yang-Mangels
350	*Ein Fall von Anhaften*
350	Lungen-Yang-Überschuss
350	Persönlichkeit: Sich treiben lassen
351	Weitere Merkmale eines Lungen-Yang-Überschusses
352	*Ein Fall von Dilettantismus*
355	**13. Kapitel**
	Angst und Depression
356	Angst
357	Das klassische chinesische Modell der Angst
359	Angst und Energetik: Ein ontogenetisches Modell
359	Angst vor dem Unbekannten
360	Trennungsangst
360	Die erste Trennung: Mitose
361	Die zweite Trennung: Geburt
363	Die dritte Trennung: Selbstdurchsetzung – Das »Nein«-Stadium
364	Die vierte Trennung: Ödipus/Elektra-Komplex
366	Die fünfte Trennung: Ersatzeltern
367	Die sechste Trennung: Beziehungen mit Gleichaltrigen
369	Die siebente Trennung: Übertragung der Autorität auf die eigene Person
370	Die achte Trennung: Liebe für andere
371	Die neunte Trennung: Erforschung des eigenen Selbst
371	Die zehnte Trennung: Der große Abschied

372	Vortäuschung
374	Unterdrückte Erregung
374	Ein tröstliches Gefühl
375	Magische Kunstgriffe
375	Schuldgefühle als Talisman
375	Existenzielle Angst
376	Angst als motivierende Kraft
376	Angst als Lebensgefühl
377	Depression
379	Die Phasen der Individuation und die für sie charakteristischen Depressionen
379	Endogene Depression
380	Anaklitische und zyklothyme Depression
381	Agitierte Depression
382	Hysterische und reaktive Depression
382	Dysphorische Depression
383	Bipolare Störungen
384	Narzisstische Depression
385	Sekundäre anaklitische Depression
385	Depression aus Trauer um das verlorene Selbst
385	Involutionsdepression
386	Einsamkeit
387	Depression der Seele
387	Depression des Geistes
389	**14. Kapitel**
	Das Systemmodell nach Dr. Shen
390	Die vier großen Organsysteme
391	Zusammenhänge zwischen den Vier Systemen und den Fünf Transportpunkten
392	Shaoyang: Das Kreislaufsystem
395	Yangming: Das Verdauungssystem
396	Taiyin, Shaoyin, Jueyin: Das Organsystem
399	Taiyang: Das Nervensystem
402	Das Taiyang-Nervensystem beeinflussende Faktoren: Der Zeitpunkt ihrer Wirksamwerdung
403	Konstitutionell und genetisch bedingte Faktoren
404	»Schwaches Nervensystem«
406	*Der Fall einer kranken Verwandten*
406	»Angespanntes Nervensystem«

407	Angeborene, während der Schwangerschaft entstandene Störungen
407	Unterernährung
407	*Substanzmissbrauch*
408	Emotionaler Stress
408	Exzessive körperliche Aktivität
409	Schwere Krankheit
409	Lärm
409	Angeborene, während der Geburt entstandene Schäden
411	Natürliche Ursachen
411	»Volles Herz«
412	»Kleines Herz«
413	Iatrogene Faktoren
413	Störungen des abstrakten Denkens
414	Lern- und Persönlichkeitsstörungen
415	Frühes Leben
416	*Emotionales Trauma*
417	Das Qi ist »wild«
418	Vorpubertät und Pubertät
418	*Körperliche Betätigung und Ernährung*
420	Sex
421	Drogenmissbrauch
422	Organdysfunktion
424	*Beispiele für ein starkes und ein schwaches Nervensystem*
425	Das Nervensystem beeinflusst andere Organe und umgekehrt
426	Herz
426	Herz-Yang-Mangel
427	Herz-Yin-Mangel und Blut-Mangel
427	»Angespanntes Herz«
428	»Nervöses Herz«
429	»Verschlossenes Herz«
429	»Kleines Herz«
430	»Schwaches Herz«
430	»Volles Herz«
431	Der Zustand des Herzens und Schlafmuster
431	Leber
432	Leber-Yin-Mangel
433	»Aufsteigendes Leber-Yang«
433	»Emporloderndes Leber-Feuer«
433	»Leber-Wind«

433	Leber-Yang-Mangel
434	Niere
435	Nieren-Yin-Mangel
435	Nieren-Yang-Mangel
435	Magen und Milz
435	Magen-Yin-Mangel
436	Milz-Yang-Mangel
437	Lunge
437	Lungen-Yang-Mangel
438	Lungen-Yin-Mangel
438	Fu-Organe und Ich-Funktionen
439	Magen
439	Dickdarm
440	Dünndarm
440	Gallenblase
440	Dreifacher Erwärmer
440	Blase
441	Emotion
443	Sich allmählich aufbauender emotionaler Stress
443	Verdrängter Zorn
445	Chronische Angst
446	Übermäßiges Denken
447	Sorge
448	Spannung
453	Frustration
454	Kummer und Gram
455	Traurigkeit
457	Enttäuschung
459	Plötzlicher emotionaler Stress
460	Auswirkungen auf das Herz
461	Alter
462	Schädliche Einflüsse
463	Qi-Stagnation
463	Stagnation der Nahrung
463	»Schleim-Feuer«
464	*Ein Fall von geistigem Verwirrtsein*
465	Iatrogene Krankheiten
466	*Fallbeispiel*
467	Medikamente stören die homöostatische Intelligenz
468	Schlussbemerkung

469	**15. Kapitel**
	Ein medizinisches Modell
471	Das Band, das verbindet
475	Einheit von Medizin und Leben
477	Innere Dämonen
479	Angemessene Lebensführung
481	Die Energie des Arztes
484	Chinesische Medizin im Westen
486	Medizin und Gesellschaft
487	**16. Kapitel**
	Zusammenfassung
490	Die chinesische Medizin ist »rund«
493	**Anmerkungen**
499	**Danksagung**
502	**Bibliographie**
506	**Index**
509	**Über den Autor**

Vorwort

Jedes medizinische System nimmt den Patienten auf eine Reise mit, die zumindest teilweise eine Reise zum eigenen Selbst ist. Die zeitgenössische Biomedizin erzählt dem Menschen von Abnormitäten im endokrinen System, die chinesische Medizin spricht von »Feuchtigkeit in der Milz«, und die Psychologie bringt verdrängte Gefühle an die Oberfläche. Je mehr Facetten der menschlichen Persönlichkeit ein medizinisches Gedankenmodell umfasst, desto größer ist sein Potenzial an Selbsterkenntnis; und je »menschlicher« ein System ist, desto eher kann es Verborgenes aufdecken, Erkenntnis vermitteln und Transformation bewirken.

Die Sprache der chinesischen Medizin ist extrem metaphorisch, und daher ist sie auch in der Lage, jeden beliebigen Aspekt des menschlichen Seins zu beschreiben. Historisch gesehen, diente diese metaphorische Sprache dazu, die verschiedensten Aspekte des Menschseins zu erfassen, ohne sich dabei irgendwelche Beschränkungen aufzuerlegen. Der körperliche, geistige, emotionale, intellektuelle, verhaltensmäßige, soziale, existenzielle und spirituelle Bereich – sie alle wurden mehr oder weniger, je nach den Umständen, in den inneren Dialog und in den Arzt-Patient-Austausch aufgenommen bzw. davon ausgeschlossen. Ob die chinesische Medizin heute in der Lage ist, ihr »holistisches« Potenzial auszuschöpfen, oder ob ihr dies früher je gelungen ist, ist eine komplexe historische und kulturelle Frage, die sich all jene, die östliche Medizin praktizieren, immer wieder neu stellen müssen, und zwar sowohl auf theoretischer Ebene als auch in ihrer täglichen klinischen Arbeit.

Inwieweit das breite Spektrum der chinesischen Medizin auch tatsächlich genutzt werden kann, hängt einerseits von den Erwartungen des Patienten und andererseits von den Interessen und inneren Fähigkeiten des Arztes ab. Eine medizinische Begegnung ist immer dadurch begrenzt, wie weit der Arzt – in seiner Funktion als Begleiter – den Patienten leiten kann. Egal wie mächtig ein System ist: Wenn der Arzt nur die körperliche Seite – oder die psychische, die verhaltensmäßige oder die existenzielle – ansprechen kann, dann wird die heilende Transformation sich wahrscheinlich auf diese eine Dimension beschränken. Und je weniger die Intervention sich auf den Körper konzentriert, desto entscheidender werden das Selbstverständnis, der Grad an Einsicht und die inneren Ressourcen des Heilers.

Dr. Leon I. Hammer, einer der Doyens der chinesischen Medizin in den Vereinigten Staaten, ist ein mutiger Praktiker, für den es immer außer Frage stand, dass die chinesische Medizin ein Vehikel für sämtliche Aspekte der menschlichen Persönlichkeit sein muss. Auf Grund seiner Ausbildung und Erfahrung ist er sich der Möglichkeiten, die die chinesische Medizin birgt, bewusst, und er war immer davon überzeugt, dass ihre Kategorien den »ganzen« Menschen umfassen. Er ist ein westlich ausgebildeter Psychiater, der bei so berühmten Persönlichkeiten wie Fritz Perls, Erich Fromm und Alexander Lowen studierte. Gleichzeitig praktiziert er chinesische Medizin, die er unter der strengen Anleitung eigenwilliger alter »Meister« gelernt hat. Dr. Hammer ist ein Arzt, der in die Tiefen seiner Patienten und seiner selbst eintaucht. Dadurch, dass er die Erkenntnisse der modernen westlichen Psychologie, die energetischen Konzepte der chinesischen Medizin und die Lehren erleuchteter chinesischer Heiler kombiniert, hat Dr. Hammer die chinesische Medizin in Bereiche geführt, in denen sie sich auf ganz neue Weise erfahren kann. Dank seiner inneren Kraft, seiner profunden Ausbildung und reichen Erfahrung konnte er uns einen völlig neuen Zugang zu den Tiefen der chinesischen Medizin erschließen. Mancher Leser, mich eingeschlossen, wird nicht immer einer Meinung mit Dr. Hammers Informanten oder Quellen oder mit ihm selbst sein, aber jeder Leser wird angeregt, in sich zu gehen und aufs Neue zu entdecken, was die chinesische Medizin eigentlich bedeuten kann. *Psychologie & Chinesische Medizin* zwingt gewissermaßen alle, die sich im Westen mit chinesischer Medizin auseinander setzen, einige der Möglichkeiten, die das chinesische Medizinsystem in sich birgt, genauer zu erforschen. Und es bringt uns einen Schritt weiter in unseren eigenen wissenschaftlichen, klinischen, historischen, linguistischen und kulturübergreifenden Erkundungen des weiten Feldes der östlichen Medizin. Dieses Buch ist eine wichtige Selbstprüfung und Erkundung der chinesischen Medizin seitens eines ihrer engagiertesten, versiertesten und bedeutendsten Vertreter.

Ted J. Kaptchuk
Harvard Medical School
Cambridge, Massachusetts

Einführung und Begriffsbestimmungen

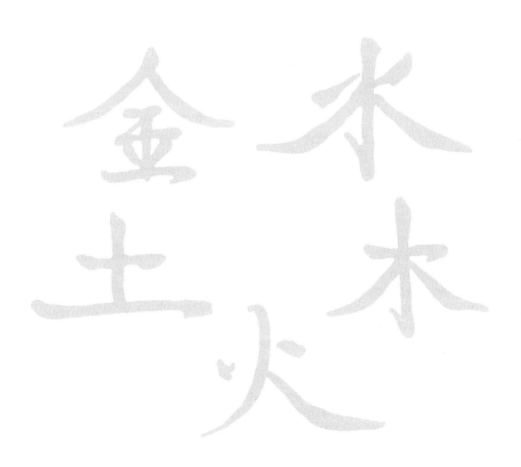

Teil I

Ziel dieses Buches ist es, die Energiekonzepte der chinesischen Medizin zu erforschen, denn sie berühren sowohl die weltlichsten als auch die esoterischsten Aspekte der menschlichen Psychologie. Es soll all jenen als Ausgangspunkt für eine kontinuierliche Vertiefung dienen, denen die Heilung des Menschen sowohl auf körperlicher als auch auf geistiger und spiritueller Ebene ein Anliegen ist. Es wendet sich unmittelbar an jene, die spüren, dass echte Heilung ein ganzheitlicher, alle drei Bereiche umfassender Prozess ist.

Die chinesische Medizin bedeutet für mich die Erfüllung einer Suche nach einem geistesverwandten Heilsystem, das die Untrennbarkeit von Körper und Geist, von belebter und unbelebter Natur, Natur und Mensch, Philosophie und Wirklichkeit verkörpert. Es ist ein persönliches, subtiles und sanftes, aber technisch hoch entwickeltes medizinisches System, das es uns erlaubt, uns der Essenz, der Kraft des Lebens – und zwar sowohl unserer eigenen als auch der anderer Menschen – zu nähern.

Es gibt zwei Gründe, warum ich dieses System benutze und lehre. Erstens funktioniert es. Zweitens ist es ein Meisterwerk an Harmonie, Komplexität und Bewegung, das mich immer noch fesselt, fasziniert und neugierig macht. Es umgibt mich wie die Natur, wie ein großartiges Kunstwerk. Es fordert mein Letztes und gibt mir doch gleichzeitig neue Kraft.

Ich bin Facharzt für Psychiatrie und Psychoanalytiker und werde auf den folgenden Seiten meine Odyssee von der westlichen hin zur östlichen Medizin beschreiben. Ausgehend von 17 Jahren direkter Erfahrung untersuche ich in diesem Buch die natürlichen energetischen Funktionen des menschlichen Organismus und wie sie sich in geistige, emotionelle und spirituelle Manifestationen differenzieren. Die emotionalen Entsprechungen des energetischen Organsystems, die derzeit meist mit negativen pathologischen Zuständen gleichgesetzt werden, werden hier aus einem positiven Blickwinkel betrachtet: als »gerichtete Durchsetzung« (Leber/Holz), »kreatives Bewusstsein und Ausdruck« (Herz/Feuer), »göttliche Macht, Liebe und Glaube, die transzendentale Identität des Menschen« (Nieren/Wasser), »Bindungen und Grenzen« (Milz/Erde) sowie »Trennung und Transformation von Bindungen« (Lunge/Metall).

Wir untersuchen diese Entsprechungen einerseits auf dem Hintergrund der energetischen Verfassung und der psychischen Entwicklung des Menschen, andererseits im Hinblick auf Störungen ihrer normalen Entwicklung und ihres normalen Ausdrucks. Pathologische Reaktionen (»Energietransformationen«), die als restitutive adaptive Strategien zur Aufrechterhaltung von »Kontakt« und Wahrung der »Intaktheit« entstehen, werden als Abweichungen von diesen natürlichen Funktionen und nicht so sehr als Abwehr– bzw. Widerstandsmanöver einer unreifen Persönlichkeit verstanden. Die Verzerrungen, die im Laufe eines Lebens in diesen natürlichen Funktionen der Energie auftreten, führen zu allgemeinen Persönlichkeitsbildern, die zu den frühesten Indikatoren einer Energiepathologie zählen können. An dieser Stelle möchte ich den Leser auffordern, sich auf die natürlichen Funktionen dieser Energien zu konzentrieren. Der Kliniker sollte Abweichungen von der Norm nur im Kontext des einzelnen Patienten bewerten und nicht auf Grund von Übereinstimmungen mit den Beispielen für Disharmonien, die als Illustrationen gedacht sind. Letztere sollten nicht wörtlich verstanden und übernommen werden.

Es scheint mir sinnvoll, am Anfang einige der immer wiederkehrenden Konzepte und Themen zu definieren. Unter dem Begriff »chinesische Medizin« verstehe ich die unzähligen, komplexen diagnostischen, therapeutischen und philosophischen Ansätze, die sich in China bereits in ältester Zeit herausgebildet haben und auf Mensch und Tier angewendet wurden. Ihren Ursprung haben sie im daoistischen Konzept der universellen kosmischen Energie, die den bestimmenden Faktor im Leben und in der Gesundheit darstellt.

Ich möchte auch erklären, wie ich den Begriff »westliche Medizin« – also die Praxis und das als »allopathische Medizin« bezeichnete Wissensgebäude – verwende. Dabei möchte ich gleich eingangs klarstellen, dass ich voll anerkenne, dass auch im Westen andere (allopathische oder nicht allopathische) medizinische Praktiken existieren. Wir bezeichnen sie normalerweise als »alternativ«, »komplementär« oder »ganzheitlich«. Manche basieren wie die chinesische Medizin auf einer Theorie und Praxis der Energie; andere wirken auf energetischer Ebene auf die Gesundheit, ohne jedoch über eine klar definierte Theorie oder Praxis von Energie zu verfügen. Eine unvollständige Liste alternativer Heilverfahren würde Homöopathie, Naturheilverfahren, Osteopathie, Chiropraktik, Anthroposophie, kraniosakrale Osteopathie, Orgontherapie und Hypnose nach Erickson umfassen. Jüngere Disziplinen wären die Alexander-Technik, funktionale Integration nach Feldenkrais, Bioenergetik, psychophysische Integration nach Trager, kraniosakrale Therapie, Rolfing, viele Formen der therapeutischen Massage und damit verbundene Körper/Geist-Praktiken. Alle diese Ansätze bedienen sich einer Vielfalt von Gesundheitsmodellen und von Körper/Geist-Funktionen. In diesem Buch geht es nicht darum, einen Vergleich zwischen diesen Verfahren und der chinesischen Medizin zu ziehen; sie dienen in meinen Ausführungen jedoch manchmal als Anhaltspunkte.

Jene Abschnitte, die im vorliegenden Buch unter dem Stichwort »Bioenergetik« folgen, enthalten meine eigenen Interpretationen der von Alexander Lowen und John Pierrakos während unserer jahrelangen Zusammenarbeit erarbeiteten Grundkonzepte (die sie ihrerseits mehr oder weniger von den Theorien Wilhelm Reichs abgeleitet haben), wobei meine Interpretationen zum Teil beträchtlich von jenen Konzepten abweichen, die Lowen und Pierrakos in ihren Schriften und Lehren entwickelt haben.

Im Folgenden möchte ich meinen persönlichen Weg von der westlichen hin zur östlichen Medizin beschreiben. Bevor ich in die medizinische Fakultät eintrat, studierte ich Chemie. Auf die Frage, warum ich Arzt werden wollte, antwortete ich mir und allen anderen, dass ich darin eine Möglichkeit sähe, mein Interesse für Wissenschaft zu befriedigen. Damals wurde mir bewusst, dass mein Interesse eher persönlicher Natur war und mein Bedürfnis, Arzt zu sein, am ehesten in der Psychiatrie gestillt werden könnte.

Während meiner medizinischen Ausbildung erkannte ich, welch disparate Kräfte in der Medizin am Werk sind. Am beeindruckendsten war das reiche technische Wissen, das weder in sich geschlossen war noch eine Ganzheit bildete, sondern sich selbst ständig widersprach. Forschungen wurden durch ein System statistischer Überprüfbarkeit beschränkt, in dem Informationen oft nur deswegen verworfen wurden, weil sie vielleicht »zufällig« zu Stande gekommen waren. Das gesamte System des Studiums und Wissenserwerbs wurde auf fast religiöse Weise akzeptiert, ohne dass es je hinterfragt worden wäre. Aber nur in den seltensten Fällen waren Forschungsergebnisse auch mit der Sicherheit, die dieser Glaube implizierte, überprüfbar oder nutzbringend anwendbar. Die Daten der meisten Forschungen warfen nur selten Fragen über grundlegende physiologische Annahmen auf. Stattdessen wurden sie benutzt, um diese Annahmen zu verstärken.

Wenn Denken sich nur innerhalb spezifischer konzeptueller Parameter bewegt, dann beschränkt sich alles, womit es sich beschäftigt, zwangsläufig auf den Bereich dieser Konzepte – es sei denn, die zu Grunde liegenden Prämissen werden aktiv hinterfragt. Ich erkannte schließlich, dass dies im Falle der Medizin auf Verrat hinauslaufen würde. Wenn zum Beispiel Rückenschmerzen als Folge einer Arthritis der Wirbelsäule betrachtet werden, so wird eine Röntgenaufnahme fast immer strukturelle Deformationen wie Spornbildung ergeben, die diese Annahme bestätigen. Ab einem gewissen Alter treten solche Deformationen bei jedem Menschen auf, ohne Probleme zu verursachen. Maslow hat einmal davon gesprochen, dass man immer einen Nagel suchen wird, wenn der Hammer das einzige zur Verfügung stehende Werkzeug ist.

Ein krasses Missverhältnis bestand für mich zwischen dieser hehren Forschung und der Art und Weise, wie Medizin tatsächlich praktiziert wurde. Oft wurde ein – meist zufällig, ohne Anwendung einer wissenschaftlichen Methode entdecktes – Werkzeug, das vor allem Symptome linderte (in den meisten Fällen ein chemisches) auf geradezu verzweifelte, unkritische Weise angewendet. Meistens wurde dabei nicht berücksichtigt, wie ein bestimmtes Verfahren den übrigen Körper und das Leben einer Person beeinflusste. Es war schrecklich mitzuerleben, auf welch unverantwortliche Art und Weise Penizillin, Kortison, ACTH, psychotrope Medikamente, Lobotomien, elektrische und Insulinschocks, Strahlenbehandlungen und Anästhesien – ganz abgesehen von gefährlichen, schmerzvollen diagnostischen Verfahren mit ihren schwächenden Folgen für den Körper – eingesetzt wurden.

Parallel zur Spezialisierung, Technikgläubigkeit und Entfremdung, die den Arztberuf zunehmend bestimmte, entwickelte sich eine wachsende Entpersönlichung zwischen Arzt und Patient. Die Kunst des Heilens schwand vor meinen Augen. Nur allzu oft traten in den medizinischen Berufen – dazu zählt auch der Pflegebereich – an die Stelle ehrlicher Hingabe Zynismus, Kälte und kaum verschleierte Verachtung. Ein Symbol dafür ist die im Patientenblatt eingetragene Anweisung für »hingebungsvolle Fürsorge«. Es ist schwer zu begreifen, dass ein Arzt Fürsorglichkeit verordnen muss. Eine von weit größerer Verachtung geprägte Haltung schlich sich durch das Tor der psychosomatischen Medizin ein. Jede Krankheit, die nicht als »organisch« kategorisiert werden konnte, wurde als »funktionell« gebrandmarkt, was nichts anderes bedeutete, als dass der Patient nicht richtig im Kopf oder ein Simulant war. Die Möglichkeit, dass das Problem in der Medizin begründet liegen könnte oder mittels diagnostischer Instrumente einfach nicht erfasst werden konnte, wurde nur selten überhaupt in Erwägung gezogen.

Nach Abschluss meiner medizinischen Ausbildung sah ich in unserer Medizin nicht viel Raum für den durchschnittlichen Patienten, der an weniger ernsten Störungen leidet. Der Arzt konnte zwar ein Placebo – oder, was schlimmer ist, ein Beruhigungsmittel – verabreichen, sonst blieb ihm aber nichts anderes übrig, als den Patienten aufzufordern wiederzukommen, sobald eine Krankheit, die die Diagnosemaschinerie der westlichen Medizin entziffern konnte, aufgetreten wäre. Oft war die Krankheit dann bereits weit fortgeschritten. Die westliche Medizin wurde zu einer Medizin der heroischen Leistungen. Wer sich für die Intensivstation qualifiziert hatte, konnte auf bemerkenswert gute Fürsorge zählen. Diese einseitige Betonung einer extremen Pathologie verhinderte, dass der Krankheitsprozess bereits im Anfangsstadium beim »normalen« Patienten untersucht wurde. Statt zu definieren, was Gesundheit ist, waren wir lediglich im Stande, die Abwesenheit gröberer schwächender pathologischer Zustände annähernd zu erfassen. »Präventive Medizin« blieb nicht mehr als ein bloßes Lippenbekenntnis.

Ich fand keine psychosomatische Medizin, in der Konzept und Praxis ein organisches Ganzes bildeten. Ich war gezwungen, zwischen Körper und Geist zu wählen – und wählte den Geist. Da die Psychiatrie damals eine relativ humane Praxis darstellte, war es möglich zu arbeiten, ohne das eigene Sein zu verraten. So schien es zumindest.

Meine psychiatrische Ausbildung umfasste eine dreijährige Assistenzzeit im Krankenhaus und eine sieben Jahre dauernde Ausbildung in einem psychoanalytischen Institut. Obwohl die von mir gewählte psychoanalytische Schule interpersonal orientiert war, war sie stark von Freud'schen Konzepten beeinflusst, und ihre Methode zeichnete sich durch eine künstlich distanzierte Beziehung zwischen Patient und Arzt aus. Ich beschäftigte mich mit der Frage, warum das Konzept des »Widerstands« derart in den Vordergrund gerückt wurde, und formulierte es zu »restitutivem Kontakt« um. Ich werde diesen Gedanken im Laufe des Buches ausarbeiten.[1] Die eigentliche Psychiatrie war auf dem besten Wege, eine technologische Festung zu werden und sich mehr und mehr der übrigen Medizin anzunähern, die von der Psychiatrie so sehr um ihre »Objektivität« beneidet wurde. Könnte die menschliche Psyche im Experiment nur annähernd so leicht überprüfbar sein wie die Leber einer Ratte!

Ich entdeckte im Zuge meiner Arbeit, dass Psychotiker, die nichts mehr zu verlieren haben, schneller und vollständiger »gesund« werden als Neurotiker, für die jede Veränderung eine Bedrohung der altbekannten, leidvollen Wege zur Macht darstellt. Paradoxerweise stellt ein »Versagen« eine Chance dar, während ein »Erfolg« das Wachstum behindert. Ich erkannte, dass die Verfügbarkeit dissoziierten Materials eine Veränderung ermöglicht, vorausgesetzt, man kann aus diesem Material eine »neue Lebenserfahrung« konstruieren, die sich von der ursprünglichen signifikant unterscheidet. Ich begriff, dass Übertragung nichts anderes als die Gelegenheit zu einer solchen Erfahrung ist und »Widerstand« ein restitutives Verhalten darstellt, das als Versuch zu überleben akzeptiert und respektiert werden muss – auch wenn es sich um einen Versuch handelt, der später zur Fixierung führt und damit zum Handicap wird. Jedes restitutive Verhalten bildet jedoch einen Versuch, *Kontakt* aufrechtzuerhalten und dabei *intakt* zu bleiben. Schließlich wurde mir klar, dass die Auflösung dieser Polarisierung von Energien – und nicht die psychoanalytische Beschäftigung mit einem »Widerstand«, der nichts als der *reale Widerstand gegenüber jedem Wachstum ist und der erst in der Therapie ausgebildet wird* – das zentrale Thema in der Therapie und im Leben darstellt.

Meine Konzentration auf den Aspekt des »Kontakts« führte mich zurück zum Körper, zur Berührung, zur Arbeit von Reich, zur Bioenergetik, zu Massage, Rolfing, Gestalt und LSD, die neue Möglichkeiten boten, wieder in Kontakt mit einem dissoziierten Selbst zu kommen. Körper und Geist wurden für mich schließlich wieder zu einem Ganzen. Und langsam begriff ich, was »Energie« bedeuten könnte.

Gleichzeitig engagierte ich mich aktiv im Umweltschutz (1961–71) und wurde immer stärker vom ökologischen Denken und all jenen Konzepten beeinflusst, die von einer gegenseitigen Durchdringung aller Phänomene, von Gleichgewicht und einer universellen Tendenz zu dynamischer Harmonie ausgehen. Ich wurde mir immer stärker bewusst, dass wir in dem Zwang leben, die Natur um unseres Profites willen beherrschen und ausbeuten zu müssen, statt mit ihr eine Partnerschaft einzugehen. Ich wurde Zeuge der konsequenten Zerstörung des ökologischen, harmonischen Gleichgewichts und Lebens. Meine Ehrfurcht vor der »Schöpfung« wuchs, genauso aber auch meine Trauer über unseren Verlust an Respekt und Demut. Fehlen dem Menschen aber diese Eigenschaften – die heute nur allzu schnell verschwinden –, ist er nicht in der Lage, seine biblische Aufgabe als Verwalter der Erde wahrzunehmen.

Auf meiner Suche nach einer Kunst des Heilens, die in Einklang mit diesen Konzepten von Energie, Ökologie und Gleichgewicht steht, stieß ich ganz zufällig auf die chinesische Medizin. Hier habe ich während der letzten 16 Jahre Erfüllung meines Bedürfnisses nach einer erfolgreichen Praxis des Heilens gefunden, in der immer größere Übereinstimmung zwischen meinen Patienten und mir selbst herrscht. Ich möchte nun meine Sicht dieser Medizin aus dem oben skizzierten Blickwinkel festhalten.

Diese Bemerkungen wollen nicht als Verdammung des westlichen Medizinmodells verstanden sein. Das westliche medizinische Modell ist berechtigt und notwendig. Es hat unzählige Menschenleben gerettet, auch mein eigenes. Wenn ich hier die Begrenzungen und missbräuchlichen Anwendungen aufzeige, dann nur als Reaktion auf den unverhältnismäßig großen Einfluss, den sie auf die tägliche Routine in der medizinischen Versorgung im Westen haben. Das Buch will auch nicht als uneingeschränkte Anerkennung der chinesischen Medizin verstanden werden, denn auch die chinesische Medizin ist nicht der Stein der Weisen oder die endgültige Lehre von Heilung und Gesundheit.

Die chinesische Medizin wurde im Laufe von Jahrhunderten für eine Gesellschaft geschaffen, die sich grundlegend von der unseren unterscheidet, vor allem, was die Auffassung von Individualität betrifft. Die Werke von Lu Xun[2] oder Bo Yang[3] mit ihrer herzerfrischenden Ehrlichkeit und Tiefe seien all jenen ans Herz gelegt, die diese Medizin in dem nicht immer sehr schmeichelhaften Kontext des chinesischen Wesens und der chinesischen Kultur verstehen wollen.

Joseph Campbell hat auf bemerkenswerte Weise jene Philosophien des Hasses beschrieben, die im 5. Jahrhundert vor unserer Zeitrechnung in Büchern festgeschrieben wurden und bis heute die vorherrschende Tendenz des chinesischen Lebens beeinflussen und die, historisch gesehen, nur sehr oberflächlich von einem ethischen Konfuzianismus und einem spirituellen, erhabenen Daoismus überlagert wurden.[4]

Das Leben ist ein Paradox. Die spezifischen Merkmale der chinesischen Medizin – Präzision, Voraussagbarkeit, Exaktheit und Systematik – sind auch gleichzeitig ihre größten Schwächen. Seit der Zeit des Konfuzius wurden diese Eigenschaften überbewertet und erzeugten dadurch eine Rigidität, die meiner Meinung nach die Entwicklung der Medizin erschwerte. Intellektuelle Disziplinen erfordern nicht nur die unveränderliche Weisheit der Tradition, sondern auch neue Fragestellungen und neue Antworten. Mein eigener Lehrer, Dr. Shen, hat oft betont, dass sich die chinesische Medizin aus der Arbeit von Menschen wie ihm selbst entwickelt hatte, die zwar manchmal tiefe Einsichten in die Wirklichkeit haben, aber auf Grund ihres Menschseins gar nicht anders können, als nach einer unerreichbaren Perfektion zu streben. In ihrem Kontakt mit dem Westen hat sich die chinesische Medizin zum ersten Mal in ihrer jahrhundertelangen Geschichte in eine Richtung zu verändern begonnen, in der letztendlich der Aspekt einer individuellen und nicht so sehr einer Massenpsychologie in den Vordergrund rücken muss. Die Bedenken und Vorbehalte, die ich hier vorbringe – und die andere bereits vorgebracht haben –, stellen aber in keiner Weise die grundlegende Wahrheit, den grundlegenden Wert der chinesischen Medizin in Frage.

Teil II

Qi Bo, ein Minister des Huangdi, des Gelben Kaisers, stellte folgende Behauptung auf: »Um Akupunktur wirksam einsetzen zu können, muss man zuerst den Geist heilen.«[5] Wenn es uns gelänge, einen bescheidenen Fortschritt in der Verwirklichung dieser tiefen Einsicht zu erzielen, dann könnten wir auch unserem eigentlichen Ziel – einem ganzheitlichen Instrument des Heilens für ein ganzheitliches Wesen – etwas näher kommen.

Für mich ist diese Untersuchung Teil eines laufenden Prozesses, der hoffentlich mein Verständnis von der Beziehung zwischen Organsystemen und den natürlichen Persönlichkeitsfunktionen einerseits und emotionalen Disharmoniezuständen andererseits vertiefen und erweitern kann. Die folgenden Kapitel über Disharmonie sind nur als Denkanstöße gemeint; sie sind nicht der Weisheit letzter Schluss. Ich bringe das Material in dieser Phase seiner Entwicklung nicht deswegen, weil es vollständig oder vollkommen exakt wäre, sondern weil ich dafür einen Zeitpunkt wählen musste, der weder zu früh noch allzu spät angesetzt sein sollte. Mein Alter war ein entscheidender Faktor bei der Wahl des Zeitpunkts für die Veröffentlichung des Buches, denn ich hoffe, in meinem Leben noch Gelegenheit genug zu haben, die intellektuellen Früchte, die diese Konzepte bei anderen tragen, teilen zu können.

Jeder Einzelne nähert sich dem Problem von Psyche und Soma je nach seiner Ausbildung. Wer sich vor allem auf die Wirkung der Akupunkturpunkte konzentriert, wird hier Entsprechungen zwischen energetischen »Einflusssphären« und Emotionen finden. Wer sich hingegen in erster Linie mit den Fünf Wandlungsphasen und den »Beamten« beschäftigt, wird die Beziehung zwischen Körper und Geist aus diesem Blickwinkel betrachten. Andere wiederum werden von den Konzepten des japanischen *Hara* bzw. des chinesischen *Dantian* ausgehen.

Meine eigene Ausbildung begann mit dem System der Fünf Wandlungsphasen und dem Gebrauch der »Beamten« sowie mit der Verlagerung der Energie, wie sie Dr. Van Buren lehrt. Nachdem ich diese Bereiche vier Jahre lang studiert hatte, verbrachte ich die folgenden acht Jahre mit dem Studium der Diagnose unter Dr. Shen, der ein einzigartiges System der Interpretation von Puls[6], Zunge, Gesicht und Augen entwickelt hatte. Ein Teil des Trainings bestand darin, diese Modalitäten bei der Identifizierung von emotionalen Faktoren, die bei der Entstehung einer Krankheit eine Rolle spielen, anwenden zu lernen. In China lernte ich das diagnostische System der Acht Prinzipien, wie es konventionell verstanden wird, genauer kennen. In den letzten Jahren habe ich mich wieder dem System der Fünf Wandlungsphasen, wie es von Worsley gelehrt wird, und dem japanischen System des Hara nach Matsumoto zugewandt. Gestalt, Bioenergetik und angewandte Kinesiologie sowie östliche stille und aktive Meditationspraktiken haben meine Sicht der Dinge ebenfalls geprägt.

Den größten Einfluss auf dieses Buch hatten meine siebenjährige Ausbildung als Psychoanalytiker, meine Arbeit mit Kindern, die sich über 25 Jahre erstreckte, und all die Jahre, während derer ich signifikante Abweichungen von der herkömmlichen Denkweise und Praxis entwickelt hatte, bevor ich überhaupt mit chinesischer Medizin in Kontakt kam. Meine ursprüngliche Ausbildung prädisponierte mich dafür, Energie aus dem Blickwinkel der psychosozialen Entwicklung zu untersuchen. Auf Grund meines persönlichen Standpunkts war ich frei genug, um Energie und menschliches Verhalten aus der Sicht der Gesundheit (natürliche Funktionen) und nicht aus der der Pathologie betrachten zu können. Ich war dadurch auch in der Lage, das »Positive« zu betonen und das »Negative« als dessen Kehrseite zu verstehen – als das Positive, das in eine Sackgasse geraten ist. Das ist die Perspektive, aus der heraus dieses Buch geschrieben ist.

Die erste Anregung für dieses Buch erhielt ich durch Lawson-Woods Buch *The Five Elements of Acupuncture and Chinese Massage*, das ich zum ersten Mal im Jahr 1973 las. Bereits 1974 arbeitete ich an einem evolutionären Energiekonzept, das ich zuerst in einer Reihe von Vorträgen am William A. White Institute in New York City und an der Finca La Falenca in Spanien sowie 1982 in Toowoomba, Australien, und an anderen Orten vorstellte. Als ich 1974 meine achtjährige Ausbildung bei Dr. Shen begann, ließ ich dieses Material vorerst beiseite, um nach meiner Rückkehr aus China und meiner Teilpensionierung im Jahr 1982 wieder daran weiterzuarbeiten.

Das Kapitel über das »Systemmodell« (Kapitel 14) baut auf einer Serie von Vorträgen am Tri-State Institute of Traditional Chinese Acupuncture auf, die ich 1985 und 1986 gehalten habe. Die Ideen von Dr. Shen wurden hier aus der Sicht der westlichen Psychologie, mit der Dr. Shen natürlich nicht so vertraut ist, weiterentwickelt, so dass vieles auf meinen eigenen Schlussfolgerungen und meiner Erfahrung basiert.

Ich habe bewusst kein fremdes Material eingearbeitet, abgesehen von jenen Stellen, an denen explizit darauf hingewiesen wird. Mit der Worsley-Schule kam ich erst lange, nachdem ich diese Gedanken entwickelt hatte, in Kontakt. In jüngster Zeit habe ich mich verstärkt dieser Schule sowie dem japanischen System des Hara zugewandt, denn ich wollte wieder zu einer Form der Arbeit mit Energie zurückfinden, die das Gleichgewicht betont und Energie auf sensiblere, feinere und respektvollere Art einsetzt. Die Arbeit mit diesen beiden Ansätzen ist ein Teil dieser Rückkehr, und ich bin für diese Gelegenheit äußerst dankbar.

- **Teil III**

Es folgt eine Reihe von Beobachtungen, die dem Leser helfen sollen, das in diesem Buch enthaltene Material einzuordnen. Gewisse Begriffe und Besonderheiten bedürfen einer Erklärung.

- **Mit Patienten arbeiten**

Mein erster Kontakt mit einem Patienten dauert zwei bis drei Stunden, und jede weitere Sitzung umfasst bis zu einer Stunde Beratung in der Praxis, bevor ich überhaupt mit einer Akupunkturbehandlung beginne. Am Anfang kommt der Patient einmal pro Woche, im weiteren Behandlungsverlauf dann nur noch einmal pro Monat oder auch seltener. Ich sage jedem Patienten, dass ich sieben Tage pro Woche telefonisch erreichbar bin, um über jeden Aspekt seines Lebens oder der Therapie zu sprechen.

Vor der eigentlichen Beratung bzw. Behandlung erkläre ich dem Patienten sehr detailliert, welche Unterschiede zwischen der chinesischen und der westlichen Medizin bestehen. Ich differenziere genau zwischen den energetischen, funktionalen Aspekten der chinesischen Medizin und den morphologischen der westlichen Medizin, unter anderem indem ich die Funktionen der Organe in den beiden Systemen gegenüberstelle. Besonders wichtig ist mir, keine Diagnose aus westlicher Perspektive zu stellen, es sei denn, ich habe das Gefühl, eine derartige Evaluation sei ratsam, was aber nur selten der Fall ist. Die Patienten schätzen derartige Erläuterungen des therapeutischen Vorgehens, denn dies gibt ihnen das Gefühl, dass ich mich aufrichtig um ihr Wohlergehen sorge und ihnen nicht nur meine Art der Medizin aufdrängen will. Nach 38 Jahren klinischer Erfahrung bin ich zum Schluss gekommen, dass es nicht so sehr darum geht, was man sagt, sondern wie man es sagt.

Manchmal werden Bedenken darüber geäußert, dass dem Patienten beunruhigende Informationen über tief sitzende emotionale und/oder physische Probleme mitgeteilt werden, die mittels chinesischer Methoden diagnostiziert wurden. Solche Enthüllungen wurden von Kritikern manchmal als »Schock-Therapie« bezeichnet. Während der letzten 15 Jahre aktiver Praxis bin ich nur einer einzigen Person begegnet, die ich in einer Lehrsituation untersucht habe und die sich, wie ich erfahren habe, durch diese Mitteilung verletzt oder negativ berührt gefühlt hat. Manchmal kommt es zu heftigen emotionalen Reaktionen, und deswegen muss immer Zeit sein, um diese Gefühle bearbeiten zu können. Keine therapeutische Beziehung sollte beendet werden, ohne dass diese Gefühle in einen positiven Wachstumsprozess integriert worden sind.

- **Anthropomorphisierung der Energie**
Immer wieder werden Einwände gegen die Tendenz zur »Anthropomorphisierung« der Energie vorgebracht, wie dies zum Beispiel im *Neijing* der Fall ist, wenn von »Beamten« die Rede ist. Diese Einwände stammen von jenen, die gleichzeitig davon sprechen, dass »die Leber die Milz angreift«, dass das Qi »rebelliert« oder »wild« ist oder das Blut »aggressiv« ist. Wenn Zorn, Freude, Mitgefühl, Angst und Traurigkeit akzeptable Analogien für Energietransformationen darstellen, warum dann nicht Urteilskraft, Planen, Wille, Wärme und Genauigkeit? Warum nicht auch Verstellung, Verleugnung, Projektion, Unterdrückung, Reaktionsbildung, Verkehrung und Sublimierung? Wir können und müssen die gesamte Bandbreite von Verhalten, Persönlichkeit und Absicht als Wirkungsfeld der Energie betrachten.

Die Urteilskraft ist ebenso eine Energiefunktion wie die Verdauung. Wenn Energie für jede einzelne Funktion differenziert wird, warum sollte sich diese

Differenzierung dann nur auf rein physische Konstrukte beschränken und nicht auch auf mentale angewendet werden? Wenn eine Energie pathogene Faktoren abwehrt und eine andere die Organe an ihrem Platz hält, wie können wir dann eine Energie leugnen, die den Willen steuert, die Bewusstsein hervorbringt, die Menschen aneinander bindet, die dem Willen zur Durchsetzung verhilft und zwischenmenschliche Bindungen transformiert? Rational gesprochen, kann ein System, das per definitionem eine vereinheitlichte Sicht des Kosmos darstellt, nicht stückchenweise angewandt werden. Wenn wir Energie als eine Wirklichkeit erleben, dann müssen wir sie auch in ihrer Ganzheit anerkennen.

- **Fragmentierung der Praxis im Westen**
Ich bedaure zutiefst die Uneinigkeiten, die innerhalb der westlichen Akupunkturszene herrschen und offenbar mit jedem Jahr virulenter werden und an Schärfe gewinnen. Jede neue Interpretation gelangt über die Vermittlung von Menschen in den Westen, die ihr Wissen lediglich aus der Übersetzung eines Fragments des gesamten Spektrums einer Medizin beziehen, die so umfassend und vielfältig ist wie China selbst. Auch wenn wir so vernünftig wären und diese Tatsache anerkennen und jedes Fragment als legitim akzeptieren würden, müssten wir jahrhundertelang forschen, um dieses reiche und wertvolle Erbe in seiner Ganzheit erfassen zu können.

Diese Arbeit wäre auch deswegen besonders mühsam, weil ein großer Teil dieses Wissens im modernen China in den Untergrund wandern musste. Bei allem gebotenen Respekt für die bemerkenswerten Anstrengungen, die die Volksrepublik China für die Wiederbelebung der unter der Herrschaft der Guomindang verbotenen Medizin aufbrachte, umfasst die heutige »traditionelle chinesische Medizin« keinen einheitlichen Wissenskorpus, wie es uns die in China erscheinenden Publikationen glauben machen wollen.

Als ich nach einem dreimonatigen Aufenthalt auf meinem Weg zum Flughafen von Beijing war, erklärte mir ein chinesischer Arzt, dass die chinesische Regierung in den frühen 60er Jahren als Reaktion auf eine Aktion der World Health Organization (WHO) zur Förderung und Verbreitung einheimischer Gesundheitssysteme eine Gruppe angesehener chinesischer Ärzte versammelt und ihnen aufgetragen hatte, eine »traditionelle chinesische Medizin« zu schaffen, die unter der Obhut dieser Organisation Chinesen und Ausländern gelehrt werden könnte. Das bedeutete das Ende der traditionellen Ausbildung, bei der der Schüler viele Jahre lang einem Meister fast wie ein Diener folgte. Tausende von Blüten am Baum dieser Medizin fielen ab, und übrig blieb nur eine. Wenn wir im Westen nun glauben, diese »traditionelle chinesische Medizin« wäre die »wahre« chinesische Medizin, leben wir in einer gefährlichen Fantasiewelt.

- **Das Nervensystem**
»Nervensystem« ist ein Begriff, der immer wieder in diesem Buch vorkommt und Hauptthema in Kapitel 14 ist. Ich verwende diesen Terminus statt eines chinesischen Wortes, dem wir all jene Phänomene zuschreiben könnten, die wir normalerweise mit diesem System assoziieren. Der Begriff umfasst alle zentralen und peripheren Kanäle, die die glatte Muskulatur im gesamten Körper (vegetatives Nervensystem) und unser Muskel-Skelett-System kontrollieren, und die sämtliche kinästhetischen Informationen sowie jene Gehirnfunktion, die wir normalerweise »Bewusstsein« nennen, vermitteln. Der Begriff bezieht sich jedoch auch auf Spannungs- bzw. Entspannungszustände, wenn sie mit den Begriffen »gestresst« oder »ruhig« beschrieben werden.

Dr. Shen assoziiert das »Nervensystem« mit der leichtesten und schnellsten Energie, die nach Auffassung der chinesischen Philosophie diejenige Energie ist, die der Oberfläche des Körpers und den leichteren Energien der Atmosphäre am nächsten ist. Aus diesem Grund bezeichnet er das »Nervensystem« als *Taiyang* oder Großes Yang, d. h. er benutzt einen Ausdruck, der in der chinesischen Medizin mit der Oberfläche assoziiert wird. Dass er sich entschieden hat, diese leichteren, oberflächlichen Energien in Analogie zum »Nervensystem« zu setzen, beruht auf der relativen funktionalen Schnelligkeit dieser Energien bzw. des Nervensystems – verglichen mit der Geschwindigkeit anderer physiologischer Vorgänge, wie sie sowohl in der chinesischen Energielehre als auch in der westlichen bioelektrochemischen Medizin beschrieben werden. Bemerkenswert ist in diesem Zusammenhang, dass die meisten Akupunkturpunkte auf dem äußeren Ast des Blasen-Meridians, eines der beiden Taiyang-Kanäle, bei der Behandlung psychischer Probleme besonders wirksam sind.

Das periphere und das zentrale Nervensystem der westlichen Wissenschaft werden in der chinesischen Medizin als eines der fünf bzw. sechs Außergewöhnlichen Organe begriffen. (Die Außergewöhnlichen Organe sind Gallenblase, Gebärmutter, Blutgefäße, Knochen, Mark und Gehirn, wobei Mark und Gehirn auch als »Nervensystem« zusammengefasst werden.) Der Terminus »Außergewöhnlich« dient hier dazu, diese Energiefunktionen von jenen der fünf *Zang*-Organe (Herz, Lunge, Leber, Niere und Milz) zu unterscheiden. Das »Nervensystem« bzw. »Gehirn« wird das »Meer des Marks« genannt; es enthält die grundlegende, vorgeburtliche Energie des Körpers: das Nieren-*Jing*, die Essenz.

Die »geistige Energie« ist andererseits eine der »Fünf funktionalen Energien«, die den »Fünf Geschmäckern« entströmen, die Überbleibsel des Stoffwechsels darstellen und in der Milz gespeichert sind. Diese Energie wird zum Herzen gelenkt, das nach Auffassung der chinesischen Klassiker den Geist kontrolliert. Hier finden wir die höheren geistigen Aktivitäten wie Gedächtnis, Konzentration, abstraktes Denken und Kommunikation sowie auch den Geist, *Shen*. Im medizinischen Kontext bezieht sich der Begriff Shen direkt auf die allgemeine Vitalität des Menschen und die Lebendigkeit seiner geistigen Fähigkeiten und nicht so sehr auf die esoterische Ebene. Im *Lingshu* heißt es zum Beispiel: »Der Ursprung des Lebens liegt in der Lebensessenz (in der männlichen Spermazelle bzw. der weiblichen Eizelle). Verbinden sich diese beiden zu einem Ganzen, sprechen wir von Shen.« Und weiter: »Shen ist im Wesentlichen die Lebensessenz *Qi*, die aus der Nahrung und dem Wasser stammt.« Das Chinesische verwendet für Herz und Geist (*xin*) ein und denselben Begriff. Nach einer anderen Autorität auf diesem Gebiet sollen die Energien des Leber-Yang das Nervensystem nähren, und auch die Milz-Energie ist an diesem Prozess beteiligt, weil sie die »geistige Energie« speichert und weil aufsteigendes Milz-Qi Gehirn und Geist nährt.

Was das Nervensystem betrifft, so handelt es sich auf der konkretesten Ebene um Nieren-Jing – also um Nieren-Essenz – und um das »Meer des Marks«, die als die materielle Grundlage und vielleicht auch als die unbewusste mentale Aktivität phylogenetischen Ursprungs (das kollektive Unbewusste) aufgefasst werden können. Auf der vergänglichsten Ebene haben wir es mit den »geistigen Energien« Herz/Shen zu tun, die die oben erwähnten, in Zusammenhang mit »Geist« stehenden Funktionen umfassen. Auf einer weiteren Ebene beziehen wir uns auf jene leichteren Energien, die die Aktivität des Nervensystems kontrollieren, nämlich auf die Energien von Blase und Dünndarm des oberflächlichen Taiyang sowie auf die anderen oben erwähnten Energien, die dieses »System« nähren. Wenn wir also den Begriff »Nervensystem« verwenden, sollten wir uns immer dieser verschiedene Bedeutungsebenen bewusst sein.

- **Spezielle Begriffe: Verwendung und Schreibung**
Hinweise auf Körperorgane dürfen nur im Sinne von Energiekonzepten verstanden werden, wie sie in diesem Buch und in den in der Bibliographie angeführten Referenzwerken definiert sind. Herz, Leber, Milz, Niere und Lunge müssen auf begrifflicher Ebene klar von den stofflichen Organen gleichen Namens, wie sie die westliche Medizin kennt, unterschieden werden. In Wirklichkeit befinden sie sich in einem ständigen dynamischen Austausch, und an dem Punkt, an dem sich »Energie« zu »Masse« verfestigt, verschmelzen diese beiden Konzeptebenen, wodurch die Unterscheidung klinisch unscharf wird. Die chinesische Medizin bezieht sich zwar sowohl auf die Ebene der Energie als auch auf die der Masse, beschäftigt sich aber doch in erster Linie mit den energetischen Aspekten.

Wir haben den Begriff »pathologisch« vermieden, weil er meist mit einer relativ rigiden westlichen Morphologie assoziiert wird, obwohl ich der Meinung bin, dass eine derartige enge Assoziation diesem an sich vollkommen legitimen Terminus nicht gerecht wird. Der Betriff »pathologisch« existierte bereits, bevor die heute dominierende westliche Morphologie aufkam und bevor jene, die mit verschiedenen auf energetischen Konzepten beruhenden Formen der Medizin arbeiten (wie zum Beispiel ich selbst), ihre Vorbehalte gegen die unsere Arbeit gering schätzende etablierte Medizin formulierten. Ich verwende stattdessen den Begriff »Disharmonie«, um der Sprache der chinesischen Medizin möglichst treu zu bleiben, die damit eher einen dynamischen und weniger einen starren Vorgang beschreibt.

Im ganzen Buch benutze ich die männliche Form, wenn vom Menschen die Rede ist. Ich möchte hier festhalten, wie sehr ich es bedaure, dass wir uns nicht auf unbelastete Weise auf beide Geschlechter gleichzeitig beziehen können. Sollte ich die Chance erhalten, ein zweites Buch zu schreiben, so werde ich versuchen, das Ungleichgewicht zwischen Männlich und Weiblich dadurch wieder ins Lot zu bringen, dass ich durchgehend die weibliche Form benutze.

Chinesische Begriffe werden in der so genannten Pinyin-Umschrift wiedergegeben. Die früher verbreitete Wade-Giles-Umschrift wird in der Volksrepublik China heute nicht mehr verwendet, und auch andere Länder haben die Pinyin-Umschrift übernommen.

Illustrationen

Meridian- und Akupunkturpunkttafeln habe ich nicht in dieses Buch aufgenommen, weil sie für das Verständnis des Inhalts nicht nötig und in zahlreichen anderen Büchern zu finden sind. Im besten aller möglichen Bücher sollte jedes Element illustriert werden, denn ein Bild sagt mehr als tausend Worte. Leider ist unser Buch schon viel zu umfangreich geraten, und wir haben uns deswegen auf einige wenige Illustrationen beschränkt, um ein wenig vom »Geschmack« unseres so weiten Themas zu vermitteln.

Standpunkt

Im Lauf der Jahre habe ich beobachtet, wie durch unsere Beschäftigung mit verschiedenen Ideen einmal die eine, dann wieder die andere Interpretation an die Oberfläche geschwemmt und als »Wahrheit« betrachtet wird, nur um genauso schnell wieder in den Fluten unterzugehen. Sie alle hinterlassen ihre Spuren, die dann von Strandgutsammlern, wie auch ich einer bin, aufgelesen werden, die damit ihr Inneres weiter ausschmücken.

Ich glaube, es ist wichtig, dass sich einige Menschen intensiv mit einem Fragment der Wahrheit beschäftigen. Sie sind die Gelehrten. Ohne ihren fundierten Beitrag zum Wissen könnte unser Bewusstsein von Bedeutungszusammenhängen nicht wachsen. Ich bin aber auch davon überzeugt, dass der Strandgutsammler seinen kreativen Platz in der »großen Ordnung der Welt« hat.

Dieses Buch ist die Arbeit eines Strandgutsammlers, der den Sand seines eigenen Geistes aufliest. Es ist der Niederschlag eines Lebens und erhebt keinerlei akademische Ansprüche. Der potenzielle Wert des Buches liegt darin, dass es herrlich frei von jeder akademischen Tyrannei und von der Last und dem einengenden Tunnelblick der »Doppelblind«-Illusion ist. Die Beschränkungen des Buches sind einzig und allein die Beschränkungen seines Autors, der es inzwischen gelernt hat, mit seinem begrenzten Wissen zu leben.

Ich kann nur wenig Nachsicht für jene Menschen aufbringen, die den Strandgutsammler nur durch ein bestimmtes philosophisches Prisma betrachten und seine Botschaft nicht hören, weil sie sich nur auf die Unterschiede in der Perspektive konzentrieren. Vor einigen Jahren diskutierte ich sechs Stunden lang mit einem der prominentesten »Denker« unserer Zeit. Am Ende dieser hitzigen Debatte war er völlig frustriert, weil es ihm, wie er selbst sagte, nicht gelungen war, mich in eine ideologische Schublade einzuordnen. Ich habe nichts gegen Kritiken einzuwenden, die von Menschen kommen, die demütig genug sind, um zu erkennen, durch welches Prisma sie die Welt betrachten. Eine solche Kritik ist hilfreich und konstruktiv. Ich wende mich gegen reinen Dogmatismus, egal wie brillant der Geist dahinter auch sein mag, denn ich glaube, er ist gefährlich für unsere geistige und spirituelle Gesundheit.

Spirituelle Begriffe

Die amerikanische Originalausgabe trägt den Titel *Dragon Rises, Red Bird Flies* (»Der Drache erhebt sich, der Rote Vogel fliegt«). Der Drache symbolisiert Kraft und Macht. Er ist die Energie des Kosmos, das zentrale Thema dieses Buches. Der Rote Vogel, der Phönix, steigt in einem endlosen Zyklus aus der Asche auf und kehrt wieder zur Asche zurück. Auch das ist Thema des Buches: die Geschichte einer jungen Seele, die wie eine Spirale in der Schale eines sich entwickelnden Ich heranwächst und ihren Höhepunkt erreicht, indem sie ihr stoffliches Selbst verzehrt und ihr Inneres in die Welt des Geistes entlässt. Dort sucht sie eine neue Ich-Struktur, in der sie zur Einheit mit Gott, mit dem Dao, mit Allem-was-ist heranwächst und dabei immer wieder ihre doch so unverzichtbare Hülle abstreift. Das eine ist die Macht, das andere der Rhythmus des Universums, und beide gemeinsam sind sie die energische »Evolution des Seins«.

Mit dem Ausdruck »Evolution des Seins« meine ich das kontinuierliche, graduelle Sichentfalten der Lebenskraft zu einer immer komplexeren Organisation, Funktion und Leistung. Diese Entwicklung ähnelt der eines Organismus, der von einer einzigen Zelle zu einem reifen Erwachsenen heranwächst und sich bis zum Tod – und darüber hinaus – fortentwickelt. (Dieser Ausdruck spiegelt den Geist des »Werdens« wider, wie er so eindringlich von Gordon Allport dargelegt wurde.)

Die Begriffe »Seele« und »Geist« verstehe ich im Sinne von Rudolf Steiner, für den der Geist, grob gesprochen, den ewigen Aspekt unseres Seins darstellt, während die Seele der auf seinem materiellen, irdischen Weg in unserem Sein inkarnierte Geist ist. Ich bin kein Anhänger von Rudolf Steiner oder irgendeiner anderen institutionalisierten Religion, und wenn ich mich auf das Spirituelle beziehe, so in rein eklektischer Weise. Ich erkenne an, dass Seele und Geist für Anhänger verschiedener religiöser Überzeugungen eine andere Bedeutung haben können.

Es ist uns nicht möglich, uns mit dem Kontinuum des menschlichen Daseins oder dem Spektrum der Evolution menschlicher Energien zu beschäftigen, ohne früher oder später mit dem Grenzbereich zwischen dem, was wir als Wirklichkeit ansehen, und dem großen Unbekannten konfrontiert zu sein. Selbst wenn wir aus biochemischer Sicht erklären könnten, wie Leben zu Stande kommt, wären wir der Antwort auf die Frage »Worum geht es dabei eigentlich?« noch keinen Schritt näher gekommen. Was war vor dem Universum da? Und davor? Einstein sagte, das Leben sei ein Mysterium und würde auch ein Mysterium bleiben – und dies sei gut so. All unser Streben bringt uns diesem Geheimnis, dieser Grenze näher. Und jene, die sich entscheiden, sich an diese Grenze vorzuwagen und sie zu erforschen, werden dadurch nur gewinnen. Deswegen entschuldige ich mich in keiner Weise für all jene Teile des Buches, die mich in einen Bereich führen, in dem keine Wissenschaft mehr existiert, in dem alles, was wir haben, das ist, was wir »wissen«, nicht das, was wir glauben. Wenn wir diese Räume betreten, dürfen wir jedoch nie vergessen, das zu respektieren, was andere wissen – genauso wie wir hoffen, dass sie unsere einzigartige Erfahrung respektieren. Wenn ich also solche Phänomene als »Liebe« und »Macht« bezeichne und sie mit dem Attribut »göttlich« versehe, dann verlagere ich die Richtung unserer Untersuchung in jene Gebiete, in die man nur als Held seiner eigenen Erfahrung vordringen kann – ohne Voreingenommenheit darüber, wohin man geht oder welcher »Wahrheit« man begegnen wird.

Ich benutze den Begriff »Gott«, ohne mich auf irgendein etabliertes, erkennbares theologisches Konzept zu berufen. Ich beziehe mich einzig auf die unbenennbare, geheimnisvolle Kraft, die alle Phänomene des Universums eint und die am prägnantesten im Kapitel 1 des *Daodejing* beschrieben wird:

Der Weg, über den man sprechen kann,
Ist nicht der stete Weg.
Der Name, der ausgesprochen werden kann,
Ist nicht der stete Name.
Was ohne Namen ist, ist der Ursprung von Himmel und Erde.
Was einen Namen hat, ist die Mutter der zehntausend Wesen.
Befreie dich daher von allen Begierden und betrachte diese Geheimnisse,
Doch erlaube dir immer, Begierden zu verspüren, um deren Manifestationen zu betrachten.
Diese beiden sind ein und dasselbe,
Sie tragen nur unterschiedliche Namen, sobald sie sich zeigen.
Da sie ein und dasselbe sind, nennen wir sie Geheimnisse,
Geheimnis um Geheimnis –
Das Tor aller Geheimnisse.

1 Chinesische Medizin und Psychologie: Kongeniale therapeutische Partner

Ganzheitliche Diagnose

Symptome als Botschaften

Abstieg in die Hölle

Himmlische Punkte

Die Rolle des Heilers

Der Akt des Beobachtens

Philosophie der Mitte

Lebenskraft oder E = mc²

Synthese von Ost und West

Die westliche Psychologie und die chinesische Medizin sind kongeniale therapeutische Partner. Beide stehen einander in ihren Konzepten und Praktiken näher als den Prinzipien der westlichen Wissenschaft und Medizin (eine Ausnahme bildet die theoretische Physik). Gemeinsam angewandt, bringen sie dem Patienten größeren Nutzen als jeweils alleine. Mein Ziel ist es, zuerst zu untersuchen, was diese Geistesverwandtschaft eigentlich ausmacht. Ich beginne mit der Definition der Begriffe.

In diesem Buch bezieht sich »Psychologie« auf jene Formen des Studiums und der Behandlung der Conditio humana, bei denen der Respekt für das Individuum die einigende konzeptuelle und praktische Grundlage darstellt. Ziel aller psychologischen Ansätze war es immer, die fundamentalen Fragen der menschlichen Existenz, die bleibenden Qualitäten, die ein menschliches Wesen ausmachen, sowie jene grundlegenden Attribute zu verstehen, die in den sich ständig verändernden Umgebungen existieren und sich entwickeln, denen die Menschen während ihrer Phylogenese und Ontologie unablässig ausgesetzt sind. Der Terminus umfasst all jene geistigen Disziplinen, die im Respekt für das Individuum gründen und dazu beitragen, dass Wachstum und Selbstverwirklichung des Individuums relativ frei von Angst, verkrüppelndem Schmerz, Schuldgefühlen, Desorganisiertheit, Zwang, Besessenheit, Furcht und Depression stattfinden können. Zu diesen Methoden zählen die vielen psychotherapeutischen Traditionen (Freud, Jung, Adler, Will, Sullivan), auf Energie basierende Therapien (Reich, Lowen), die Existenzialpsychologie (Boss, May, Binswanger, Laing), Objektbeziehungen (Fairbairn, Gendlin, Guntrip), die humanistische Psychologie (Maslow, Rogers, Fromm, Fromm-Reichmann, Allport, Bühler, Horney), die Realitätstherapie (Glasser), die rational-emotive Therapie (Ellis), Logotherapie (Frankl) und sogar die Verhaltenstherapie. So unterschiedlich diese Ansätze auch sein mögen, sie alle gründen auf Respekt, und darin stimmen sie mit der Interpretation des Begriffes »Psychologie« in diesem Buch überein.

Der Terminus »chinesische Medizin«, wie er in diesem Buch verwendet wird, umfasst alles, was Anspruch darauf erhebt, die »wahre« chinesische Medizin zu repräsentieren: »klassische«, »traditionelle« chinesische Medizin, »traditionelle Akupunktur«, »Akupunktur nach den Fünf Wandlungsphasen«, »Core Energetics«, »Hara-Akupunktur«, »chinesische Medizin nach den Acht Leitprinzipien« und die »chinesische Medizin nach dem Sechs-Schichten-Konzept«. Ich bin mir zwar der Unterschiede zwischen diesen einzelnen Disziplinen bewusst und habe mich selbst mit allen mehr oder weniger intensiv beschäftigt, aber in Wirklichkeit sind sie jeweils nur ein Teil eines unendlich großen Wissensschatzes. All jene, die heute behaupten zu wissen, welche Bereiche diese Medizin nun wirklich umfasst, erinnern mich an die Blinden in der bekannten Geschichte, die gebeten werden, einen Elefanten zu beschreiben, woraufhin jeder jenen Teil des Elefanten beschreibt, den er berührt hat. Während der 17 Jahre, die ich nun auf diesem Gebiet arbeite, bin ich auf ganze diagnostische und therapeutische Verfahren gestoßen, die nur in der konkreten Praxis der damit Arbeitenden erfahrbar sind. Jedes Dorf, jeder Clan in China, Japan, Korea, Vietnam, Laos und Kambodscha hat seine eigene »chinesische« Medizin entwickelt, die sich von jenen der Nachbardörfer oder -clans klar unterscheidet. Jene Jesuitenpatri, die Texte aus irgendeinem Ort in China übersetzten, konnten nicht wissen, dass sie nur ein kleines Segment einer viel größeren Tradition in den Westen brachten. Wenn ich also den Begriff »chinesische Medizin« benutze, dann meine ich damit jenes reiche, unbegrenzbare medizinische Wissen, das das Erbe von mindestens dreitausend Jahren kontinuierlicher chinesischer Kultur ist.

Die chinesische Medizin unterteilt die Ursachen von Krankheiten in drei Hauptkategorien. Die wichtigste Kategorie ist die der Emotionen, der »Inneren Dämonen«[1]: Zorn, Traurigkeit, Angst, Freude, Nachdenken, Erschrecken und Sorge. Im chinesischen System sind diese Inneren Dämonen für Veränderungen im energetischen System eines Menschen verantwortlich, da sie in verschiedenem Ausmaß Geist und Körper beeinträchtigen. Liest man in Felix Manns Buch *The Treatment of Disease by Acupuncture* (»Behandlung von Krankheiten mittels Akupunktur«), Teil 1, das Kapitel *Function of Acupuncture Points* (»Funktion der Akupunkturpunkte«) nach, so stellt man fest, dass 135 der eigentlich 365 Akupunkturpunkte zur Behandlung geistiger, emotionaler oder spiritueller Disharmonien eingesetzt werden und auch viele der »neuen« oder »seltsamen« Punkte in erster Linie diesem Zweck dienen. Ich stimme vollkommen mit Peter Eckman überein, der in einem persönlichen Gespräch meinte: »Alle therapeutisch aktiven Punkte haben eine Wirkung auf den Geist, weil in der chinesischen Medizin die kartesianische Trennung zwischen Körper und Geist unbekannt ist.« In diesem frühen Stadium der theoretischen und praktischen Beschäftigung mit chinesischer Medizin im Westen sind wir noch auf Übersetzungen von Werken angewiesen (wie z. B. die von Felix Mann), die manchen Punkten größere Bedeutung beimessen als anderen.

Ganzheitliche Diagnose

In den meisten Formen der westlichen Medizin beziehen sich Klassifikationen und Diagnosen auf Krankheiten und nicht auf den Menschen. Die chinesische Medizin hingegen beschäftigt sich – wie auch die meisten Psychotherapien – mit dem speziellen physischen und emotionalen Zustand eines Menschen. Die chinesische Medizin und Psychologie kennt zwar systematische Klassifizierungen von Krankheiten, bei Diagnostik und Behandlungsmethoden jedoch stehen die jedem Individuum eigenen Attribute im Vordergrund. Der menschliche Organismus verfügt über ein begrenztes Repertoire an Symptomen und Zeichen, mit denen er Veränderungen der natürlichen Funktionen signalisiert. Werden diese Symptome und Anzeichen behandelt, ohne dass man sie im Kontext der Geschichte des Menschen betrachtet, so leugnet man die Rolle, die der Patient bei der Entstehung seiner eigenen Disharmonie spielt. Zwei Patienten, die vor kurzem zu mir kamen und über Gelenkschmerzen klagten, waren zuvor von verschiedenen Ärzten auf exakt die gleiche Weise, mit denselben Medikamenten, behandelt worden. Aus der Sicht der chinesischen Medizin sowie auch der westlichen Psychologie war die eine Person eine wohlbeleibte, ungefähr 50-jährige Frau, deren Puls voll und springend war. Ihr Gesicht war rot, die Zunge wies einen dicken Belag auf. Noch wichtiger war, dass sie ihr Leben lang Raubbau an ihrer Gesundheit betrieben hatte: Sie trank, rauchte, nahm übermäßig viel, aber minderwertige Nahrung zu sich, war überarbeitet, in verschiedene Unfälle verwickelt und schlief nicht mehr als vier Stunden pro Nacht. Sie spürte den Drang, ihr »Selbst« ihrem »Ich« zu opfern, das Träume und großartige Pläne hatte. Alle diese Ambitionen wurden von einem Tag auf den anderen von ihren Geschäftsfeinden zunichte gemacht, die sie in ihrem Größenwahn jahrelang ungestraft beleidigt hatte. Diese Patientin war mit den gleichen Medikamenten behandelt worden wie der zweite Patient, ein dünner, blasser Vater mehrerer Kinder, in dessen Familie immer wieder eine schwächende Gelenkentzündung auftrat. Dieser Mann hatte einen tiefen, dünnen, straffen Puls und eine blasse Zunge mit roter Spitze. Er hatte auf Grund einer Scheidung unter enormem emotionalem Stress gestanden. Als sehr junger Mann hatte er vor 15 Jahren eine Phase des Drogen- und Alkoholmissbrauchs durchgemacht, aus der er geläutert hervorgegangen war. Zur Zeit der Behandlung war er wieder verheiratet und erwerbstätig und erfreute sich, abgesehen von seiner Krankheit, eines relativ glücklichen, produktiven Lebens.

Die Ähnlichkeit der Symptome, die diese beiden Patienten aufwiesen und die wir »Arthritis« nennen, ist nahezu irrelevant, wenn man die Essenz ihrer Krankheiten betrachtet, die so unterschiedlich wie ihr Wesen ist. Im Falle des Mannes bestand meine Behandlung darin, einige der in der Vergangenheit angerichteten Schäden wieder gutzumachen, indem ich ihn meine Anteilnahme an den Schwierigkeiten, die seine momentane Wachstumsphase mit sich brachte, spüren ließ und mein Möglichstes dazu beitrug, den Prozess der Selbsterkenntnis in eine positive Richtung zu lenken. Die Kräuter, die Akupunktur und die Gespräche sowie der Verlauf der Behandlung waren denen der Frau fast diametral entgegengesetzt. Aus der Sicht der chinesischen Medizin wiesen die Pulse, der Zustand der Zunge und andere Zeichen und Symptome der beiden Patienten auf zwei vollkommen verschiedene Disharmonien hin, und auch ihre psychologischen Profile unterschieden sich ganz wesentlich voneinander. Und doch wurden beide von der westlichen Medizin mit denselben Medikamenten gegen »Gelenkschmerzen« behandelt.

Sowohl die chinesische Medizin als auch die Psychologie nahmen Roger Williams' Modell der »biochemischen Individualität« vorweg.[2] In diesem Modell gibt es keinen täglichen Minimalbedarf und keine empfohlene Tagesdosis. Nach Williams' Auffassung verfügt jeder Mensch über ein einzigartiges, eigenständiges biochemisches System. Die von Williams an der Universität von Texas durchgeführten Forschungen, in deren Rahmen er das Vitamin B6 synthetisierte, zeigen, dass eine Person pro Tag z. B. ein Gramm Vitamin C braucht, während eine andere 13 Gramm braucht, um die Funktionen ihres jeweiligen Enzymsystems aufrechtzuerhalten.

Symptome als Botschaften

Sowohl die chinesische Medizin als auch die Psychologie richten ihr Hauptaugenmerk auf die Ursachen eines Ungleichgewichts. Einem »hervorragenden chinesischen Arzt« geht es nicht in erster Linie um die Linderung von Symptomen, sondern um die Herstellung des Gleichgewichts der internen Funktionen. Symptome müssen natürlich aus verschiedenen Gründen gelindert werden, nicht nur aus rein menschlichen: Am Anfang der Behandlung muss dadurch die Energie des Patienten für den Heilungsprozess empfänglich gemacht werden, und im späteren Verlauf kann dadurch eine exaktere diagnostische Interpretation, vor allem des Pulses, wie ihn die chinesische Medizin versteht, möglich werden. Die Linderung der Symptome ist jedoch nur der erste Schritt. Uns geht es um den inneren Zustand und die Ursachen, die diesen inneren Zustand hervorrufen. Zwei Patienten, deren Krankheitsbilder nach Kriterien der westlichen Medizin identisch sind, können tatsächlich zwei vollkommen unterschiedliche Krankheitsursachen aufweisen und daher auch zwei vollkommen unterschiedliche Behandlungspläne erforderlich machen. Nach dieser Auffassung existieren ebenso viele »Krankheiten« wie Menschen.

In den Anfängen ihrer Entwicklung unterschied die Psychologie zwischen dem Symptom und der Charakterstruktur, in der sich das Symptom manifestiert, und sie erkannte, dass es notwendig ist, sich mit dem einem Symptom zu Grunde liegenden Charakter zu beschäftigen, wenn man echte Heilung erreichen will. Bereits vor Tausenden von Jahren beschrieben die Chinesen Charakterstrukturen und gaben ihnen ihren festen Platz in der Ätiologie von Krankheiten.

Der »hervorragende Arzt« interessierte sich für Verhalten und Werte, für die Beziehung zu Familie und Gesellschaft und behandelte seinen Patienten dementsprechend als ganzen Menschen. Die chinesische Medizin ist eine »Medizinphilosophie«, die sich bescheiden als »Philosophie der Mitte« versteht und nach Mäßigung in allen Dingen und nach Harmonie mit der Natur ruft. Mit dieser Philosophie im Hintergrund rät der »hervorragende« chinesische Arzt seinem Patienten, seine Lebensweise so zu verändern, dass Disharmonie minimiert und Gesundheit maximiert wird. Die zu Grunde liegende »Ursache«, die in Charakter und Verhalten und nicht im »Symptom« zum Ausdruck kommt, ist der Punkt, an dem beide Disziplinen ansetzen. Die »Ursache«, um diesen Begriff zu verwenden, ist nicht eine von außen eindringende Kraft, ein Virus oder ein Bakterium, sondern sie liegt im Individuum und dessen Lebensstil begründet.

Sowohl die Psychologie als auch die chinesische Medizin werten ein Symptom als ein Signal für nicht beachtete, tiefer liegende Probleme und nicht als ein unangenehmes Phänomen, das es zu eliminieren gilt. Symptome sind eine Chance, unser Leben zu überprüfen, unsere Werte und Gewohnheiten zu hinterfragen, unsere Persönlichkeit, unsere Beziehungen neu zu bewerten, unser Bewusstsein zu erweitern und uns zu verändern. Die humanistische Psychologie strebt nach Wachstum; und das Ziel der chinesischen Medizin ist Prävention von Krankheiten durch Wissen um die Naturgesetze. Dazu gehört auch, dass wir uns so verändern, dass wir in größerer Harmonie mit diesen Gesetzen leben. Keiner der Methoden geht es in erster Linie darum, das Symptom zu beseitigen, beide sind vielmehr bestrebt, die in ihm enthaltene Botschaft zu nutzen.

Abstieg in die Hölle

Auch in einem anderen Punkt decken sich die beiden Disziplinen – und unterscheiden sich damit von der westlichen Medizin: Beide gehen davon aus, dass Wachstum und Heilung oft mit einer »Heilungskrise« einhergehen. Veränderung bedeutet oft Unbehagen, oder – aus chinesischer Sicht – »Verschlechterung«. Am Beginn einer Akupunkturtherapie kann manchmal eine zeitweilige Verschlechterung der Krankheit auftreten, derentwegen der Patient in Behandlung ist. Genauso können auch Symptome einer bereits für bewältigt gehaltenen Krankheit zeitweise wieder akut werden. Dies ist ein positives Zeichen dafür, dass die unterdrückenden Maßnahmen, denen der Patient ausgesetzt war, ihre Wirkung verloren haben. Derartige Heilungskrisen dauern nicht lange (ein paar Stunden bis zu ein paar Tagen) und sind äußerst günstige Anzeichen, vor allem in jenen Fällen, in denen der Patient beginnt, seinen durch Missbrauch von Drogen oder Nahrung gekennzeichneten Lebensstil zu verändern.

Der bei einer westlichen Psychotherapie mit Wachstum und Veränderung einhergehende »Schmerz« wird bereits seit langem als positive Erfahrung gewertet und akzeptiert. Dieser »Abstieg in die Hölle«[3], den der Patient gemeinsam mit dem Therapeuten unternimmt, ist unabdingbar für eine tief greifende Regeneration. Er ist auch integraler Bestandteil jener mythologischen Vorstellung, dass »Metanoia«, die »innere Umkehr«, das Resultat einer gefährlichen Reise ins »innere Selbst« ist. Diese Odyssee wird in Gestalt von Kulturheroen personifiziert und ist einer jener »Rites de Passage«[4], die in vielen Gesellschaften den Übergang von der Kindheit ins Erwachsenenalter symbolisieren. In der chinesischen Medizin wird der Heilungsfortschritt vor allem anhand des geistigen Zustandes des Patienten gemessen. Fühlt sich der Patient körperlich wohler, aber geistig schlechter, dann hat die Behandlung versagt. Solange der Geisteszustand sich verbessert (abgesehen von der Heilungskrise), gilt der Behandlungsverlauf als günstig. Die westliche Psychologie und die psychosomatische Medizin vertreten ebenfalls schon lange diese Auffassung.

Himmlische Punkte

In der chinesischen Medizin birgt jede Krankheit auch einen spirituellen Aspekt. Solche Implikationen sind im westlichen Modell nicht zulässig – sieht man von den Grenzbereichen der humanistischen Psychologie ab, in der z. B. die Psychosynthese von Assagioli[5] die Psychologie um eine spirituelle Dimension erweitert hat. Diese Richtung bezieht sich auf Carl Gustav Jung[6], der am Beginn dieses Jahrhunderts wirkte. In der jüngsten westlichen Wissenschaft oder Medizin sind »Geist« und »Seele« nur selten Teil der Praxis. Wie ich schon weiter vorne bemerkt habe, benutze ich die Begriffe »Seele« und »Geist« in diesem Buch im Sinne von Rudolf Steiner.

In der chinesischen Medizinphilosophie ist »Geist« ein wesentlicher Teil der Diagnose und Behandlung. Es existieren Akupunkturpunkte, die alle mit dem Zeichen für *Tian* (was so viel wie »Himmel« oder »himmlisch« bedeutet) beginnen und speziell dafür eingesetzt werden, um einem Menschen den Zugang zu seiner spirituellen Dimension zu ermöglichen. *Shen* (Geist) stammt vom reinen *Yang* des Universums und ist auf menschlicher Ebene auch als *Hun*, als Geist-Seele, bekannt. *Jing* stammt vom reinen *Yin* des Universums und ist auch als *Po*, als Körper-Essenz, bekannt. Essenz bezieht sich hier auf die materiellen Aspekte der Existenz, Geist auf die nicht materiellen. Innerhalb des chinesischen medizinphilosophischen Modells ist die Verschmelzung von Shen, dem Geist, mit Jing, der Essenz, ein unvermeidliches Ereignis, welches das Leben, *Yuanqi*, das Ursprungs-Qi hervorbringt, die dynamische Energie des Tieres Mensch. (Andere

Punkte am Rücken sprechen speziell die Hun- und Po-Seele sowie andere spirituelle und geistige Funktionen an.)

Die Kombination aus Shen und Qi, *Shenqi*, ist der Geist des Individuums, von dem es heißt, dass er tagsüber im Herzen und nachts in der Leber residiert. Während des Tages öffnet er sich in die Pupillen des Auges. Ist er gesund, zeigt er sich als Glanz in den Augen, ist er hingegen krank, so ist er stumpf, zurückgezogen oder außer Kontrolle (wild). In der Nacht ruht Shen in der Leber und wird über die Träume des Menschen zugänglich. Gemäß der chinesischen Einteilung des Tages, nach der den Spitzenaktivitäten der einzelnen Organsysteme spezifische Tageszeiten zugeordnet werden, liegt die Zeit der Gallenblase/Leber zwischen 23 und 3 Uhr. Manche Spezialisten für chinesische Medizin glauben, ein zufriedener Geist träume nicht.

Andere glauben, dass Shen sich in seiner (im Menschen) verkörperten Form in den animalischen Geist, der in der Lunge lebt (po) und die physischen Energien steuert, und in die Seele, die in der Leber lebt (hun), differenziert und das bewusste und unbewusste Denken kontrolliert. Das Herz ist reiner Geist und göttliches Bewusstsein, die Niere ist reine animalische Willenskraft. Das *Yi* residiert in der Milz und kontrolliert die Fähigkeit zur Reflexion. Meine eigenen Beobachtungen und Erfahrungen, auf die ich später genauer eingehen werde, lassen jedoch auf Ausnahmen von diesem Schema schließen. Die spirituelle Verfassung eines Individuums ist eng mit den großen Organsystemen verbunden, die wiederum in Beziehung mit speziellen menschlichen Merkmalen stehen.

Die Konzepte von Hun (Geist-Seele) und Po (animalische Seele) sind äußerst differenziert. Der Geist, der der Form, der Substanz oder dem *Jingyin* der Dinge zugehörig ist, ist Po, während der Geist, der der bewegenden Energie, dem Qi der Dinge zugehörig ist, Hun genannt wird. Der Geist, der mit Po in Beziehung steht, wird auch *Ling* genannt, was so viel wie »magisch« oder »wunderbar« bedeutet. Der mit Hun assoziierte Geist heißt Shen, was so viel wie »göttlich« bedeutet. Shen ist der »aktive Impuls« (yang)[7], Ling ist der aktive, befähigende Beweger (yin), die materielle Aktualisierung des Impulses.[8]

Praktische spirituelle Anleitungen bezogen die chinesischen Ärzte und Patienten aus dem *Yijing*, dem *Buch der Wandlungen*[9], dessen Philosophie sich im Laufe von Tausenden von Jahren herausgebildet hat. Am Anfang stand die Beobachtung, dass es im Universum acht fundamentale Zustände gibt, *Bagua* genannt, die sowohl die physische kosmische Welt als auch die spirituelle, emotionale und geistige menschliche Welt symbolisieren. Man ging davon aus, dass die meisten spirituellen, ethischen und philosophischen Fragen, mit denen sich die Menschen konfrontiert sehen, mittels unterschiedlicher Kombinationen dieser acht grundlegenden Einheiten oder Trigramme (bagua) ausgedrückt werden können. Es ist erstaunlich, in welchem Maße die 64 Hexagramme (acht mal acht) die menschliche Lebenssituation widerspiegeln – ohne jedoch Anspruch auf Vollständigkeit zu erheben.

In einer bedeutenden Strömung der frühen chinesischen Medizin wurde die Vorstellung von Energiezyklen mit der der Bagua verbunden. Gewisse Formeln wurden in Zusammenhang mit den einzelnen 64 Hexagrammen, die sich aus der Kombination der Bagua (Trigramme) ergeben, gebracht. Auf diese Weise abgeleitete Akupunkturpunkte sind vor allem bei der Behandlung von Kreislaufproblemen nützlich. Außerdem helfen sie demjenigen, der das *Yijing* konsultiert, die Botschaft der Hexagramme richtig zu verstehen und im Interesse seiner geistigen Gesundheit und Harmonie zu befolgen.

Miles Roberts – ein Arzt für die japanische Kräutermedizin *Kanpo*, von dem ich viel über chinesische Medizin gelernt habe – behauptet, es gäbe in der japanischen medizinischen Tradition fünf Niveaus von Ärzten. In unserem Zusammenhang ist interessant, dass auch in einer Gesellschaft wie der japanischen, die eine individuelle Introspektion, wie wir sie hier im Westen kennen, nicht fördert, jener Arzt, der vor allem seiner Beratungsfunktion nachkommt, das höchste Niveau erreicht hat.

Der chinesische Arzt hatte und hat ein System spirituell-körperlicher Bewegungen zur Verfügung, das eng mit dem einenden Energieprinzip und den biorhythmischen Gesetzen von Yin und Yang zusammenhängt. Dieses System liegt z. B. den vielen Formen des *Taijiquan*, des *Qigong* oder *Gongfu* zu Grunde, die alle Ausdruck des natürlichen Prinzips einer rhythmischen Abfolge von »festen« und »nachgebenden« Bewegungen sind. Diese Bewegungen entsprechen im Wesentlichen den Trigrammen des *Yijing*, wo Yang durch eine feste, durchgehende und Yin durch eine nachgebende, gebrochene Linie symbolisiert ist. Nach Auffassung des *Yijing* existieren auch auf spiritueller Ebene ein »Festes« und ein »Nachgebendes«, denen auf menschlicher Ebene die Tugenden »Rechtschaffenheit« und »Liebe« entsprechen. Gesundheit – egal auf welcher Ebene der Existenz – ist demnach eine Funktion der dynamischen Balance dieser scheinbar polaren Kräfte.

Zwar hat sich die chinesische Medizin heute bereits weit von ihren daoistischen Wurzeln entfernt, aber trotzdem raten die chinesischen Ärzte noch immer zu meditativen Übungen. In der Volksrepublik China werden daoistische Übungen wie Taijiquan und Qigong der gesamten Bevölkerung empfohlen, vor allem aber kranken und älteren Menschen; und Qigong ist Teil einer groß angelegten, erfolgreichen Kampagne zur Krebsbekämpfung. Sogar im modernen China geht man also davon aus, dass die »Energie«, die die traditionelle chinesische Medizin zur Diagnose und Behandlung verwendet, eins ist mit der großen Energie des Universums.

Die Rolle des Heilers

Eine weitere Ähnlichkeit zwischen Psychologie und chinesischer Medizin liegt darin, dass im Unterschied zum etablierten westlichen medizinischen Denken hier dem Heiler im Heilungsprozess sowohl in einem realen als auch in einem symbolischen Sinn eine wesentliche Bedeutung zukommt. Die symbolische Bedeutung von Nadeln und Autorität (in der Person des Arztes) wird in der chinesischen Medizin nicht geleugnet und hat für jeden Patienten eine andere Wertigkeit. Die dynamische Psychotherapie ist eine Disziplin, in der der Heiler immer als Teil des Heilungsprozesses anerkannt wurde, und sei es, dass ihm nur eine begrenzte Rolle im Prozess der Übertragung zukommt.[10] In der Tat kommen unverhältnismäßig mehr Vertreter der »alternativen Medizin« (in der die zentrale Rolle des Heilers als wesentlich angesehen wird) aus der Psychologie oder Psychiatrie als aus anderen Sparten der westlichen Medizin.

Wenn jedoch in der westlichen Tradition der persönlichen Präsenz oder Aktivität des Heilers eine direkte Auswirkung auf den Krankheitsverlauf zugebilligt wird, so bedeutet dies, dass gleichzeitig dem Patienten per definitionem seine Krankheit abgesprochen wird: Seine Krankheit sei »eingebildet«. Und ein Patient, der nicht wirklich krank ist, wird mit Herablassung und subtiler Verachtung betrachtet, denn er ist »höchst anfällig für Suggestion«, geistig instabil und als Patient unerwünscht. Der behandelnde Arzt wird vielleicht sogar als Scharlatan angesehen, der die Schwachen ausnutzt.

Aber auch in jenen Fällen, in denen emotionale oder spirituelle Aspekte keine Rolle bei der Auslösung des Krankheitsprozesses spielen, stellt die bloße Anwesenheit von Krankheit eine emotionale und spirituelle Belastung dar. Die verschiedenen Kulturen haben bereits sehr früh erkannt, dass medizinische Fürsorge eines gewissen Rituals bedarf. Fehlte das von der Kultur anerkannte Ritual, galt die Therapie als minderwertig. Rituale mindern die Gesamtlast des Stresses und lindern allein dadurch, dass sie kulturell abgesegnet sind, die emotionale und spirituelle Belastung, die direkt oder auch nur indirekt mit dem Krankheitsprozess verbunden ist. Jede tatsächliche Stressverminderung mittels nicht destruktiver Maßnahmen erhöht für den Organismus die Chance auf Genesung.

Die westliche Medizin vermittelt heutzutage ihre medizinische Fürsorge in Form von Ritualen, die unserem kulturellen Erbe fremd sind. Röntgenstrahlen, die von Technikern in sterilen weißen Kitteln auf Tischen mit kalten Oberflächen und in Räumen, die an ein Raumschiff erinnern, verabreicht werden, wirken im Allgemeinen nicht besonders stressreduzierend.

Suggestion ist nach wie vor ein wichtiger Bestandteil des Heilungsprozesses, denn auch wenn sich unsere Umwelt drastisch verändert hat, so sind die Menschen doch die Gleichen geblieben. Wie auch vielen anderen Heilern, die chronisch Kranke, die für das Gesundheitssystem als unheilbar gelten, erfolgreich behandelt haben, warf man mir vor, eine machtvolle Form hypnotischer Suggestion zu betreiben. Die Ironie dabei ist, dass diese Beschuldigungen ausgerechnet von jenen kommen, die sich am vehementesten gegen die Vorstellung wehren, Emotionen könnten eine »echte Krankheit« verursachen. (Wenn Suggestion Krankheiten heilen kann, kann sie sicher auch Krankheiten verursachen.) Diese Kritiker erkennen damit ungewollt an, dass Suggestion eine machtvolle Waffe ist, sind aber nicht bereit zu untersuchen, wie diese Waffe nutzbringend zum allgemeinen Wohlergehen eingesetzt werden könnte.

Was den Heilungsprozess betrifft, so existiert ein grundlegender Konflikt zwischen jenen, die Medizin als Technologie auffassen, und jenen, die Medizin als »Kunst« betrachten. Die Vertreter des technologischen Ansatzes gehen davon aus, dass ein Heilverfahren nur dann Gültigkeit besitzt, wenn der Heiler für den Heilungsprozess irrelevant ist. In einem Heilsystem jedoch, in dem die Bewegung und das Gleichgewicht der Energie die über Gesundheit oder Krankheit entscheidenden Faktoren sind, muss die Energie des Heilers eine signifikante Rolle spielen, sei es als positive oder negative Kraft. In einem derartigen System ist der Heiler ein Faktor, der den Heilungsprozess entscheidend beeinflusst. Seine Absicht und seine Lebenskraft beeinflussen die Energie des Patienten.

Weder die chinesische Medizin noch die Psychologie versuchen, das Werkzeug vom Handwerker zu trennen, denn beide bilden eine Einheit. Sowohl die bewusste als auch die unbewusste Absicht des Arztes sind Energien, die in eine intensive – sich positiv oder negativ auswirkende – Interaktion mit der Energie des Patienten treten können. Seit Freud seine Träume zur Selbstanalyse benutzte, vertritt die Psychologie deshalb die Auffassung, dass der Behandler seine Intentionen ständig kontrollieren muss, vorzugsweise mit Unterstützung eines relativ objektiven Teilnehmers/Beobachters. Die Devise »Erkenne dich selbst« gilt für Ausübende jeder Heilkunst.

Der Akt des Beobachtens

Beide Wissenskomplexe – die chinesische Medizin und die Psychologie – gründen in erster Linie auf Erfahrungen und erst in zweiter Linie auf Experimenten, und beide gehen davon aus, dass der Heiler wichtig für die Heilung ist. Deshalb wurden beide Systeme im Westen oft als unwissenschaftlich abqualifiziert. Ein derartiges Urteil leugnet die Tatsache, dass Wissenschaft als Kunst der Beobachtung (im Gegensatz zur Kunst der Spekulation) begann. Der Begriff »Kunst« impliziert, dass das Datenmaterial nicht vollkommen objektiv ist, da idiosynkratische Einflüsse aus individuellen Neigungen und persönlich gefärbter Wahrnehmung auf das Endprodukt nicht ausgeschlossen werden können. Die größten Fortschritte in der Wissenschaft waren immer Resultat der schöpferischen Visionen indiosynkratischer Individualisten wie Pythagoras oder Einstein. Eine Beobachtung ohne »Kunst« führt zu einer sterilen, nicht gerade inspirierenden Anhäufung toter Fakten. Die wertvollsten Beiträge seitens der humanistischen Psychologie und der chinesischen Tradition gehen nach wir vor auf die ehrliche Aufzeichnung von persönlichen, menschlichen Erfahrungen und Beobachtungen zurück, die ganz ohne Zuhilfenahme von Technologie gemacht wurden, sondern auf Intuition und Einsicht in die alles Lebende charakterisierenden Prozesse beruhen. Kriterium für Wahrheit ist der sich dabei immer wieder einstellende Erfolg. Bereits vor hundert Jahren warnte uns Emerson vor der Gefahr, aus Erfahrung gewonnenes Wissen zu missachten.[11] Laut Miles Roberts – einem in der japanischen Tradition ausgebildeten Spezialisten für Heilkräuter – beruht auch die japanische, in der schamanistischen Tradition verwurzelte Kräutermedizin Kanpo im Wesentlichen auf Erfahrung. Theoretische, auf den Prinzipien der chinesischen Medizin basierende Rationalisierungen dienten dazu, die Wirkungen der Kräuter zu erklären. Diese rationalen Rechtfertigungen entwickelten sich jedoch erst im Laufe der Zeit und erklären nur teilweise die Anwendung dieser Rezepturen. Der Geist des Menschen, die Energie der Natur und das Wissen um die Wege der Natur sind die heilenden Kräfte östlicher Medizin.

Die moderne Wissenschaft will nur das untersuchen und anwenden, was durch wiederholbare, statistisch signifikante Experimente überprüfbar ist. Statistische Signifikanz bedeutet, den Zufall als Faktor beim Erfolg eines Verfahrens auszuschalten. Dieses Zufallselement auszuschalten ist für das östliche Denken unvorstellbar, denn es sieht in jenen unvorhersehbaren, sich unserer Kontrolle entziehenden Kräften (grob als Schicksal definiert) sowie in der Konstitution zwei der drei fundamentalen Faktoren, die den Verlauf des Lebens eines Menschen bestimmen. Der dritte Faktor ist der individuelle Wille.

Nach hinduistischer und buddhistischer Auffassung liegt der Sinn unserer irdischen Existenz im karmischen Streben. Jeder Mensch erhält die Chance, ein höheres spirituelles Niveau zu erreichen, sofern er die Fehler der Vergangenheit in seinem jetzigen Leben korrigiert. In diesem Licht besehen, steht Krankheit in einem völlig anderen Zusammenhang zum Leben eines Menschen. Das statistisch signifikante Doppelblindexperiment erscheint unter diesem Gesichtspunkt geradezu lächerlich.

Gegen die statistische Signifikanz als Prüfstein für die Wahrheit spricht aber vor allem auch die traditionelle Rolle, die die Gestalt des Guru-Heilers bei der Lösung des karmischen Dilemmas seiner Schüler spielt. In der östlichen Tradition nehmen Heiler das Karma ihrer Anhänger auf sich, was bei ihnen oft zu schweren Krankheiten führt. Dies entspricht in gewissem Sinne der christlichen Vorstellung von Christus, der die Leiden der Menschheit auf sich genommen hat, um sie von der Erbsünde zu befreien. Im Kleinen gibt der engagierte Psychotherapeut seine eigenen Energien im therapeutischen Austausch der Übertragung; und der in Meditation und Gongfu ausgebildete chinesische Arzt nutzt seine Energien im Interesse seines Patienten. Sowohl traditionelle östliche als auch westliche psychotherapeutische Heilverfahren stehen der breit akzeptierten Feldtheorie von Alfred North Whitehead und Kurt Lewin[12] viel näher als dem experimentellen Ansatz der westlichen Medizin. Diese Theorie besagt, dass es kein wahrhaft objektives Experiment geben kann, da die bloße Anwesenheit des Beobachters das »Feld«, in dem das Experiment stattfindet, verändert. Der Psychologe sowie auch der chinesische Arzt akzeptieren das »Feld« als unausweichliche Tatsache und versuchen, es sich zu Nutze zu machen, während die westliche Medizin dieses Feld als »Verunreinigung« betrachtet, die eliminiert werden kann und muss.

Philosophie der Mitte

Sowohl in der chinesischen Medizin als auch in der westlichen Psychologie liegen Gesundheit und Krankheit letztendlich in der Verantwortung des Patienten. Wertvorstellungen und Verhaltensweisen sowie eine ehrliche Auseinandersetzung mit dem Selbst sind in der chinesischen und in der psychoanalytischen Tradition die Grundlage von Gesundheit. Der Arzt hilft, die Natur heilt, und jeder Einzelne ist verantwortlich für seine Beziehung mit der Natur und sich selbst.

Im *Huangdi neijing suwen* heißt es:

Der Gelbe Kaiser, Huangdi, galt als wahres Wunderkind. Bereits im zarten Kindesalter konnte er sprechen. Als er heranwuchs, entwickelte er einen scharfen Blick, als er erwachsen war, war er aufrichtig und verständnisvoll; als er Vollkommenheit erlangt hatte, stieg er in den Himmel auf.
Der Gelbe Kaiser wandte sich einmal an Qi Bo, seinen göttlich inspirierten Lehrer: »Ich habe gehört, dass die Menschen in alten Zeiten hundert Jahre alt wurden und trotzdem aktiv blieben, ohne die normalerweise auftretenden Zeichen des Alters aufzuweisen. Heutzutage altern die Menschen vorzeitig und werden kaum fünfzig Jahre alt, sind altersschwach und hinfällig. Ist das auf eine Veränderung der Umwelt oder auf die Missachtung (der Gesetze der Natur) zurückzuführen?«

Qi Bo antwortete: »In der Vergangenheit übten die Menschen Mäßigung in Essen und Trinken. Sie standen immer zur gleichen Zeit auf und zogen sich zur gleichen Zeit zurück. So bewahrten sie sich ihr geistiges und körperliches Wohlbefinden und waren eins mit ihrer Seele, so dass sie die ihnen zugeteilte Lebensspanne von hundert Jahren vollkommen ausschöpfen konnten.

In den ältesten Zeiten wurden die Lehren der Weisen von denen unter ihnen befolgt. Sie sagten, dass Schwäche und schädliche Einflüsse und verletzende Winde zu bestimmten Zeiten vermieden werden sollten. Die Weisen fanden zufriedene Ruhe im Nichtsein, die wahre Lebenskraft war ihr ständiger Begleiter, und sie wahrten ihren ursprünglichen Geist in ihrem Inneren. Wie hätte da Krankheit über sie kommen können? Sie zügelten ihren Willen und verminderten ihre Begierden; ihre Herzen waren voll des Friedens und frei von Angst. Ihre Körper arbeiteten hart und wurden dennoch nicht müde. Ihr Geist folgte in Harmonie und Gehorsam; alles vermochte ihre Wünsche zu befriedigen, und sie vermochten alles zu verwirklichen, was sie wünschten. Jede Nahrung war ihnen gut genug, und jede Art von Kleidung tat ihren Dienst. Sie fühlten sich in jeder Situation glücklich. Für sie war es unerheblich, ob ein Mensch im Leben eine hohe oder eine niedrige Stellung innehatte. Diese Menschen nannte man ›die reinen Herzens‹. Keine wie immer geartete Begierde konnte den Blick dieser reinen Menschen trüben, und ihr Geist ließ sich weder von Übermaß noch von Bösem verführen.

In einer derartigen Gesellschaft tat es nichts zur Sache, ob ein Mensch weise oder töricht, tugendhaft oder schlecht war, denn sie fürchteten nichts; sie lebten in Harmonie mit dem Dao, dem rechten Weg. So konnten sie mehr als hundert Jahre leben und aktiv bleiben, ohne zu verfallen, denn ihre Tugend war vollkommen und nie in Gefahr.«[13]

Jede Disziplin anerkennt auf ihre Art die Beziehung zwischen Geist und Emotion einerseits und physischer Disharmonie andererseits. Während die moderne Psychologie und westliche Wissenschaft hundert Jahre lang gekämpft haben, bis sie endlich diese Verbindung formulieren konnten, kennt die chinesische Medizin ganz präzise Entsprechungen zwischen diesen beiden Aspekten. Dies ist ein Thema, das in der Folge genauer behandelt wird.

Ein Prinzip der chinesischen Medizin besagt, dass eine sich durch Symptome manifestierende Krankheit immer das Produkt vieler Krankheitsursachen darstellt. Damit stimmt es mit den Ergebnissen von Hans Selye[14] überein, einem bekannten Forscher, der die biologischen Konsequenzen von Stress untersucht hat und zeigen konnte, dass Krankheit die Folge einer Fehlanpassung eines Organismus an mehrere Stressfaktoren ist. Die Ursachen von Stress können physikalischer, chemischer, geistiger, emotionaler oder spiritueller Natur sein. Selyes Arbeit hat die Psychologie und psychosomatische Medizin stark beeinflusst, weniger jedoch die etablierte Medizin. Die chinesische Medizin stimmt mit der Auffassung überein, dass Stress der primäre Faktor bei der Entstehung von Krankheiten ist und dass es normalerweise mehr als eines Stressors bedarf, um Symptome und Anzeichen zu produzieren. Ein chinesisches Sprichwort besagt: »Mit einer Kugel allein kannst du keinen Klang erzeugen.«[15]

Lebenskraft oder $E = mc^2$

Die Chinesen betrachten alle Phänomene als Manifestationen eines einigenden Energieprinzips, als Manifestation der Lebenskraft, des *Dao*. Jede Form und Substanz im Universum ist eine Materialisation von Energie ($E = mc^2$).[16] Die Chinesen beobachteten und dokumentierten die rhythmischen Bewegungen dieser Energie in allen Einzelheiten in den größten und in den winzigsten Strukturen des Universums, die ihrer Beobachtung zugänglich waren. Aus diesem Studium leiteten sie die Gesetze der Natur ab.[17] Von allen Manifestationen der Energie im Universum hat einzig der Mensch die Wahl, diesen Gesetzen zu folgen oder sie herauszufordern. Alle anderen Manifestation dieser Energie, vom Felsen bis zum Affen, folgen ihrem Rhythmus und ihrer biologischen Uhr. Egal, welche Erklärung die Vernunft auch findet: Jede signifikante Abweichung von jenen Gesetzen, die Wertvorstellungen, Ernährungsgewohnheiten, Arbeit und Übung bestimmen, führt zu Krankheit. Der Patient ist für seine Krankheit verantwortlich. Verfügt er über entsprechendes Wissen und Bewusstsein, kann er sie jedoch auch verhindern.

In der westlichen medizinischen Welt finden sich derartige Energiekonzepte nur in der psychoanalytischen Literatur. Freud postulierte mit seinem Konzept der Libido[18] eine Energie, deren Schwankungen im Unbewussten eine wesentliche Rolle bei geistiger und physischer Gesundheit bzw. Krankheit spielen. Die exakte Übersetzung für das, was wir »Instinkt« nennen, wäre Energietrieb, was eine völlig andere Bedeutung vermittelt. Jung betrachtete das »kollektive Unbewusste« als ein Meer psychischer Energie, als die Seele des Menschen.[19] Während Freuds Libido nach und nach aus den Schriften seiner Nachfolger verschwand, erweiterte ein Psychoanalytiker, nämlich Wilhelm Reich, die Theorie der Libido zu einem praktischen therapeutischen Modell, der Orgontherapie[20], die Lowen und Pierrakos später zur Bioenergetik[21] weiterentwickelten. Für sie hatte das Konzept des Orgons nicht mehr nur rein sexuelle Bedeutung, sondern erhielt in ihrer Lehre eine kosmische, spirituelle und psychische Dimension. Harry Stack Sullivan, der Begründer der interpersonalen Schule der Psychiatrie, sprach von »dauerhaften Energietransformationen« und einem »Dynamismus der Energie«[22], um die Entwicklung des Charakters (des Selbstsystems) in interpersonalen Termini zu beschreiben. Abgesehen von diesen psychologischen Arbeiten (und der theoretischen Physik) war die westliche Wissenschaft unfähig, in ihrem konzeptuellen Gebäude die Existenz von Kräften, die wir mittels unserer chemischen und elektronischen Technologie nicht messen können, anzudenken.

Synthese von Ost und West

Andererseits fehlt der chinesischen Medizin eine Synthese ihrer hoch entwickelten Energiekonzepte mit westlichen psychologischen Konzepten. Damit sie auch in der modernen westlichen Welt, die Individualismus und Individuation einen so hohen Stellenwert einräumt, ein wirklich mächtiges Medium für Gesundheit werden kann, muss sie sich mit den Theorien der westlichen Psychologie auseinander setzen und korrekte Entsprechungen entwickeln. Individualpsychologisches Denken ist ein neues Gebiet für das chinesische Bewusstsein, denn die Unterbindung individualistischer Tendenzen war zumindest seit Konfuzius eine der Grundfesten der chinesischen Gesellschaft, wie einer der Interpreten des Konfuzius feststellte: »Ein Herrscher sollte nicht jenen Gehör schenken, die glauben, das Volk hätte eine eigene Meinung und das Individuum seine Bedeutung. Solche Lehren veranlassen die Menschen, sich an abgeschiedene Orte zurückzuziehen und in Höhlen und Bergen zu verstecken, wo sie dann über die herrschende Regierung schimpfen, Autoritäten verspotten, Rang und Geld gering schätzen und alle, die offizielle Posten innehaben, verachten.«[23] Im Westen kann die individualistische Psychologie auf eine lange Tradition verweisen. Hier hat sich eine Psychologie des Individuums entwickelt, die jene, die die Konzepte und Praktiken der chinesischen Medizin in den Westen bringen wollen, nicht ignorieren können.[24]

Die Psychologie hat vergeblich nach einer Physiologie, die eine klare Beziehung zwischen somatischen Ereignissen und den psychologischen Konzepten von Geist und Emotion herstellen könnte, und nach einem spirituellen Modell gesucht, in dem ihre Auffassungen von Wille, Absicht, Werden, Liebe und Selbstverwirklichung einen Platz finden könnten. Westliche Wissenschaft und Theologie waren für die moderne Psychologie immer unsichere Partner, und die Ausflüge der Wissenschaft in die psychosomatische Medizin und die der Theologie in die humanistische Psychologie blieben relativ ergebnislos. Wenn wir uns produktiv mit dem von uns als »Geist« klassifizierten Problembereich auseinander setzen wollen, müssen wir meiner Meinung nach vom medizinischen Standardmodell abgehen und uns in die Richtung bewegen, die uns die zentralen Thesen der chinesischen Medizin weisen. Die westliche Psychologie – also das Studium des Geistes und nicht des Gehirns – steht im Grunde den Lehrsätzen der chinesischen Wissenschaft und Philosophie näher als denen unserer eigenen Kultur.

Wir werden unsere Untersuchung der energiebasierten Medizin mit jenen Erfahrungen beginnen, die ich 1973 machte, als die chinesische Medizin in meine psychiatrische und psychoanalytische klinische Praxis Eingang fand. Anschließend folgen einige Überlegungen dazu, wo das chinesische medizinische Modell in Relation zum westlichen Bild von Gesundheit und Krankheit steht. Dann werden wir uns mit einigen Postulaten der chinesischen Medizin zum Verhältnis von Körper und Geist beschäftigen, wie sie in neueren, in der Volksrepublik China erschienenen Publikationen vorgebracht werden.

Anschließend daran kommen wir zum zentralen Anliegen dieses Buches: zur Umbewertung der negativen Implikationen der »Sieben Dämonen« oder »Sieben Emotionen« – Zorn, Angst, Traurigkeit, Sorge, Nachdenken, übermäßige Freude und Schock – im Sinne von positiven Energiefunktionen. Diese natürlichen Funktionen umfassen all jene geistigen, emotionalen und spirituellen Qualitäten, durch die wir uns als Menschen definieren. Jede dieser Funktionen untersuchen wir im Kontext des Systems der Fünf Wandlungsphasen und als Teil eines evolutionären Schemas. Die Feuer-Energien stehen z. B. in Zusammenhang mit bewusstem Gewahrsein, verständlicher Kommunikation, zwischenmenschlichem Kontakt, Kreativität und dem »Ja«-Stadium der menschlichen Entwicklung. Das Herz-Yin fördert ein spontanes, bewusstes Gewahrsein der Kreativität, Symbolbildung, die freudige, göttliche Inspiration, eine Haltung der Gegenseitigkeit und die Achtung des Selbst und der anderen. Das Herz-Yang ist zuständig für die Organisation und Systematisierung des Ausdrucks, für das Wort, den Logos, für Artikulation, Verstehen und Gedankenaustausch.

Ausgehend von diesen natürlichen Funktionen werden wir Persönlichkeitsdisharmonien untersuchen, die dann auftreten, wenn ein Mangel bzw. ein Überschuss in diesen Funktionen besteht. Die sich daraus ergebenden Charakterbilder dürfen jedoch nur als Wegweiser verstanden werden, sie bilden in keiner Weise die Grundlage für eine diagnostische Typologie.

Mit Dr. Shens Systemmodell werden wir uns vor allem im Hinblick auf das, was er als »Nervensystem« bezeichnet, auseinander setzen. Ich werde versuchen, seine Grundgedanken von meinen eigenen Erkenntnissen zu trennen, die ich seit Mitte der 50er Jahre in meiner Arbeit als Psychiater und Psychoanalytiker gewonnen habe. In diesem Abschnitt werden wir uns mit Dr. Shens Sicht der Beziehung zwischen Entwicklung und emotionalen Funktionen beschäftigen. Außerdem werden wir die Auswirkungen untersuchen, die einerseits Dysfunktionen des Organenergiesystems auf die mentale und emotionale Stabilität und andererseits Emotionen auf die Organenergiesysteme haben.

Nach dem Kapitel über chinesische Medizin als Medizinphilosophie folgt eine Rekapitulation der wesentlichsten konzeptuellen Ansätze dieses Buches. Dieses Werk ist erst der Anfang einer Neuformulierung meines eigenen Verständnisses von Energie und Psychologie und enthält hoffentlich relevante Anhaltspunkte für eine förderliche Lebensgestaltung und für nützliche Interventionen bei Disharmonien.

2 Chinesische Medizin und Psychologie: Erste Begegnungen

Mentale und muskuläre Zustände

Rigide Energietransformationen

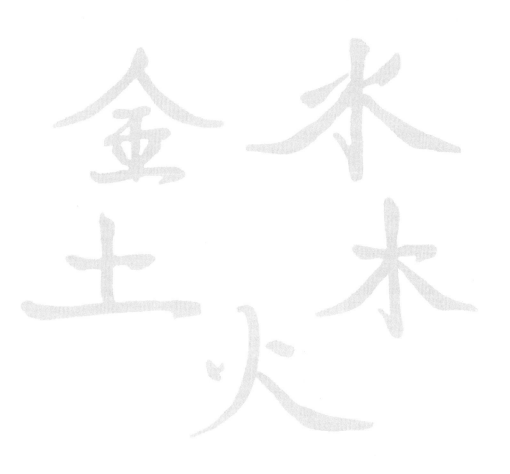

Mentale und muskuläre Zustände

Als ich das erste Mal 1971 in England von Dr. Van Buren behandelt wurde und 1973 selbst meinen ersten Patienten behandelte, war mir klar, dass die chinesische Medizin tief greifende Auswirkungen auf Emotionen, geistige Zustände, kognitive Prozesse und die Persönlichkeit hat. Damals hatte ich Lawson-Wood gelesen, der behauptet: »Alle Denkprozesse und mentalen Zustände gehen mit einer bestimmten Muskelaktivität und -spannung einher. Versteht es ein Therapeut, die Muskelspannung zu beeinflussen, kann er dadurch im gleichen Ausmaß Denkprozesse und mentale Zustände beeinflussen.« Später fügte er hinzu: »Eine Rigidität auf psychischer Ebene tendiert dazu, sich auch auf somatischer Ebene in entsprechender Rigidität zu manifestieren. Fixe Ideen sind nur allzu oft die Vorläufer unbeweglicher oder steifer Gelenke. Auch wenn noch keine Gelenks- oder Muskelversteifungen aufgetreten sind, sollte man die Punkte so auswählen und behandeln, als wären sie bereits vorhanden. Ist ein Patient engstirnig, rigide und starrköpfig und weigert er sich, Vorurteile zu überprüfen, dann sollte man ihn auf Arthritis, Muskelrheumatismus und Zystofibrose behandeln.«[1] Lawson-Wood beschreibt im Folgenden verschiedene Arten von Angst des Yin-Typus, bei denen der Patient vor Angst »weiche Knie« bekommt. In einem solchen Fall würde er Punkte, die bei extremer Schwäche indiziert sind, nadeln, während er bei einer Angst vom Yang-Typus, bei der der Patient »starr vor Angst« ist, Punkte stechen würde, die »bei Spasmen und Muskelanspannung im Allgemeinen oder sogar bei Krämpfen angezeigt sind«.[2] Hier kommt das Prinzip, Ähnliches mit Ähnlichem zu behandeln, zur Anwendung, wobei die gesamte über eine körperliche Krankheit verfügbare Information genutzt und analog angewandt wird. 1975 berichtete ich beim Ersten Weltkongress für Akupunktur in New York über meine Erfahrungen mit ungefähr 120 Patienten, die ich während der vorangegangenen eineinhalb Jahre in meiner allgemeinpsychiatrischen Landpraxis behandelt hatte. Die Probleme, mit denen ich dabei konfrontiert war, deckten das gesamte Spektrum psychiatrischer Störungen ab: Borderline-Zustände, Angstzustände, Depression, manisch-depressive Zustände, psychophysiologische Störungen, Schizophrenie, Sucht und Persönlichkeitsstörungen. Ich hatte derartige Störungen bis dahin 20 Jahre lang in einer normalen psychiatrischen Praxis mit Psychoanalyse, Gestalttherapie, Bioenergetik, Gruppentherapie, Familientherapie, Spieltherapie, Encounter-Workshops und manchmal auch mittels psychotroper Substanzen behandelt.

Akupunktur bewirkt Bewusstheit

Die Akupunktur hat bewiesen, dass sie die Zeitspanne bis zum Eintreten einer signifikanten Veränderung verkürzen und wesentliche Veränderungen in Verhaltens- und Denkmustern bewirken kann, die weit größer sind als bei anderen Behandlungsmethoden. Bevor ich mit Akupunktur arbeitete, konnte ich vor allem bei der Behandlung jener psychiatrischen Patienten, die am stärksten durch ihre Krankheit beeinträchtigt waren und am wenigsten Anzeichen eines »Selbst« zeigten, beachtliche Erfolge verzeichnen. (Dabei muss ich sagen, dass diesen Menschen am leichtesten zu helfen war und sie normalerweise am schnellsten Fortschritte erzielten, weil sie mit ihren gängigen Verhaltensmustern am wenigsten Erfolg und bei einer Veränderung am wenigsten zu verlieren zu hatten.)

Es war mir klar, dass ich eine neue Dimension in meine Arbeit einbrachte. Die Akupunktur fügt sich gut in die Struktur der humanistischen psychotherapeutischen Tradition ein, und viele Patienten, vor allem jene, die nur an körperlichen Problemen litten, öffneten sich durch die Akupunkturbehandlung oft ihren tiefsten, unausgesprochenen oder sogar unbekannten Gefühlen und Gedanken. Meine persönlichen Erfahrungen eines »Abstiegs in die Hölle«[3] und die, die ich mit meinen Patienten während meiner psychoanalytischen Arbeit gemacht hatte, waren mir bei der Aufarbeitung dieser Einsichten äußerst nützlich.

Jede Therapie will eine Veränderung im Charakter und in den speziellen Mechanismen, durch die ein Mensch es vermeidet, das Leben zu leben, herbeiführen. Dieses Ziel konnte ich schneller erreichen, wenn ich mit Nadeln arbeitete. Der Depressive vermeidet es, Verantwortung sowohl für seine Freude als auch für seine negativen Gefühle zu übernehmen; der Zwangskranke vermeidet Gefühle durch Rigidität und Ordentlichkeit; der oral Veranlagte vermeidet es, mit beiden Beinen auf der Erde zu stehen, indem er gehalten und genährt werden will; der Schizoide vermeidet Gefühle durch innere Distanz; der Schizophrene vermeidet Angst durch Fragmentierung; der Paranoide vermeidet das Unbekannte durch Projektion: Diese verzweifelten restitutiven, zu einer Fehlanpassung führenden Manöver stellen die bestmöglichen Strategien dar, die einem Patienten zu einem bestimmten Zeitpunkt zur Verfügung stehen, um in Kontakt und gleichzeitig intakt zu bleiben. Jedem Menschen, der an einer derartigen Störung leidet, kann mit Nadeln geholfen werden, seine Krankheit auf konstruktive Weise zu überwinden.

Das vielleicht wichtigste Ergebnis meiner Arbeit mit Akupunktur bestand darin, dass meine Patienten *Bewusstsein* entwickelten und ich selbst begriff, wie wichtig dieses Bewusstsein für Wachstum und Entwicklung ist. Die Menschen wurden sich der Spannungen in ihrem Körper bewusst und erkannten, wie sie diese durch ihr Denken und Handeln selbst erzeugten. Sie wurden sich ihres Widerstands bewusst, der sie darin hinderte, sich gut zu fühlen, und sie erkannten, dass sie selbst dafür verantwortlich sind, wenn sie sich schlecht fühlen. Ihre Sensibilität gegenüber Nahrung, Geräuschen, Luft und Gefühlsschwingungen ließ sie lebendiger werden, wodurch sie wiederum besser in der Lage waren, für sich selbst zu sorgen und sich selbst zu heilen. Es kam zum Abreagieren und zu kathartischen Ereignissen. Unterdrückte Gefühle, Gedanken, Erinnerungen, Träume, Bilder und dissoziiertes Material (auch Erinnerungen an Kindheitserlebnisse, an die Geburt und vielleicht sogar an frühere Inkarnationen) kamen ins Bewusstsein.

Auch wenn Spannungen, Angst, Depression und Schmerz nur vorübergehend Linderung erfuhren, so machten die Patienten doch oft zum ersten Mal die Erfahrung, dass es auch möglich ist, frei von dem alltäglichen, als gegeben hingenommenen Leid zu sein, und es keimte in ihnen die Hoffnung auf Erneuerung, die natürlich immer mit Angst vor dem Unbekannten gekoppelt ist. Das wahrscheinlich Bemerkenswerteste war für mich jedoch, dass die Patienten ein gesteigertes Körperbewusstsein entwickelten und sich ausgeglichener, zentrierter und geerdeter fühlten. Ihr Selbstwertgefühl stieg, und manchmal kam es sogar zu verblüffenden Veränderungen der Gesichtszüge. Die psychophysische Verfassung wurde tief greifend beeinflusst. Meine erste Patientin, eine Französin, die in Frankreich mit Akupunktur behandelt worden war, erholte sich nicht nur rasch von ihrer manisch-depressiven Störung, sondern innerhalb weniger Monate auch von ihren asthmatischen und allergischen Beschwerden. Ich erinnere mich, dass ein Patient zu mir sagte: »Da Sie nun meinen körperlichen Schmerz gelindert haben, bin ich gezwungen, meinem geistigen Schmerz ins Auge zu sehen.«

Patienten berichteten, dass sie sich lebendiger und ausgeglichener fühlten, über mehr Energie verfügten und daher Schwierigkeiten im alltäglichen Überlebenskampf, in Kommunikation, Beziehung, Arbeit und bei anderen Belastungen besser meistern konnten. Die Ich-Funktionen verbesserten sich oft erheblich, wodurch sich auch eine größere Zufriedenheit mit dem Leben allgemein einstellte. Manche Patienten schrieben auch ihr spirituelles Wachstum der positiven Wirkung der Akupunktur zu. Seltsamerweise schien Akupunktur bei jenen Menschen die dramatischsten Resultate zu zeitigen, bei denen der Verdrängungsmechanismus am stärksten und die Einsicht am geringsten ausgeprägt waren und die an akuten, schwächenden emotionalen Zuständen wie Panik, Drogen- und Alkoholsucht sowie an sehr schweren psychiatrischen Störungen litten. Auch die auslaugende, »toxische« Persönlichkeit entwickelte einen »nährenderen« Zug.

- **Gedanken eines Akupunkturpatienten**

Ein Patient, mit dem ich in dieser frühen Phase gearbeitet habe, berichtete Folgendes:

> Ich kam das erste Mal im Alter von 29 Jahren zu Dr. Hammer. Meine Frau, mit der ich seit neun Jahren verheiratet bin, hatte gerade unser erstes Kind zur Welt gebracht. Ich hatte drei Jahre davor meinen Collegeabschluss gemacht und arbeitete als ... Auf Grund eines tief verwurzelten Gefühls der Unzuläng-

Mentale und muskuläre Zustände

lichkeit und eines dadurch bedingten hohen Angstniveaus hatte ich das starke Bedürfnis zu trinken und musste große Mengen Valium zu mir nehmen, um in der Arbeit, in meinem sozialen Leben und in meiner Ehe überhaupt funktionieren zu können. Ich nahm auch andere Drogen, vor allem Marihuana.

Ich verlor bei meinem Job viel Zeit, weil ich immer wieder einen Kater hatte. Ich war sehr mittelmäßig in der Arbeit, und oft ging ich schwierigeren Aufgaben aus dem Weg, weil ich die Angst, die solche Situationen in mir hervorriefen, nicht ertragen konnte.

Ich hatte Schwierigkeiten mit Freunden, beleidigte immer wieder andere Menschen und verhielt mich so, dass sie nichts mehr von mir wissen wollten. Dieses destruktive Verhalten machte sich auch in meiner Ehe bemerkbar.

Nach der Geburt meiner Tochter entwickelten sich in mir unidentifizierbare Gefühle, mit denen ich nicht zurechtkam. Ich fühlte mich schwindlig und schrecklich unsicher und hatte oft das Gefühl auszurutschen, als würde ich niederfallen. Ich konnte in der Nacht nicht schlafen, wachte immer wieder schweißgebadet auf und hatte das Gefühl, ersticken zu müssen, weil etwas in meiner Kehle steckte. Ich wusste nie, wann der nächste Angstanfall kommen würde. Ich glaubte verrückt zu werden.

Ich war zuerst sieben Monate lang bei Dr. Hammer in Behandlung. Wir arbeiteten mit Bioenergetik. Nachdem ich wieder geerdet war, gingen wir daran, etwas Klarheit in meine Gefühle zu bringen. Es dauerte lange, bis ich Dr. Hammer vertrauen konnte. Er half mir, viele Gefühle aufzuarbeiten und mit ihnen ins Reine zu kommen. Nach drei Monaten Therapie hörte ich auf, Valium zu nehmen, und nahm es auch später nie mehr. Ich trank aber noch immer, wenn auch nicht mehr so viel wie früher. Da ich mich bedeutend besser fühlte, beendeten wir die Therapie einvernehmlich nach sieben Monaten. Ich ging weiter in Gruppentherapie (die ich ungefähr vier Monate nach dem Beginn meiner Einzeltherapie angefangen hatte). Ich gab schließlich auch diese Therapie auf, weil sie mir nichts brachte. Neun Monate später begann ich mit einer anderen Gruppe, zu der ich immer noch gehe.

Nach Weihnachten 1973 verfiel ich in tiefe Depressionen. Einige der alten Symptome kehrten langsam zurück. Ich fing wieder an, viel zu trinken. Ich hatte das Gefühl, als würde ich, nach nun fast einem Jahr, wieder kaputtgehen. Während dieses einen Jahres hatte ich darum gekämpft, mich selbst aufrechtzuerhalten und all das nutzbringend anzuwenden, was ich in der Therapie gelernt hatte, und nun schien es, als würde ich wieder verrückt werden.

Ich ging zurück zu Dr. Hammer. Nach ungefähr zehn Psychotherapiesitzungen begann er mit Akupunktur. Ich konnte praktisch sofort gewisse Veränderungen feststellen. Nach ungefähr sieben Behandlungen fühlte ich mich wie

ein ganzer Mensch. Ich trinke nicht mehr. (Ich versuchte einige Male, mich zu betrinken, aber ich ertrug den Zustand nicht mehr.) Das Verlangen nach Alkohol ist verschwunden. Ich habe auch keine Depressionen mehr. Es scheint, als könnte ich mit schwierigen Situationen fertig werden, ohne mich zurückziehen, in die Defensive zu gehen oder aggressiv werden zu müssen. Ich kann der Situation entsprechend zornig werden, mit dem Zorn umgehen und das Ganze auch wieder loswerden. Der Zorn ist jetzt gerichtet, nicht zerstreut. Ich scheine viel mehr zu fühlen und auf die Gefühle Einfluss nehmen zu können. Ich habe ungefähr doppelt so viel Energie wie früher. Ich habe ein gutes Gefühl mir gegenüber. Ich treibe jetzt regelmäßig Sport und trainiere jeden Morgen um sieben Uhr mit Hanteln. Meine Arbeit ist zur Routine geworden, und ich komme gut damit zurecht. Die Gruppenmitglieder sagen mir, dass ich ihnen näher stehe als je zuvor.
Die Akupunktur hat funktioniert, und ich habe das Gefühl, dass die Veränderung von Dauer sein wird, weil ich nun über ein inneres Wissen verfüge, das ich im Laufe von ungefähr 35 Psychotherapiesitzungen erarbeitet habe. Die Akupunktur scheint ein Vehikel zu sein, durch das dieses innere Wissen Teil meiner selbst wird. Ich weiß nicht, ob die Resultate der Akupunktur ohne Psychotherapie genauso dramatisch ausgefallen wären. Ich habe das Gefühl, dass mir eine Akupunkturbehandlung ohne die Werkzeuge und Einsichten, die ich mir in der Therapie erarbeitet habe, vielleicht nur vorübergehende Erleichterung verschafft hätte. Ich werde mit jeder Behandlung stärker.

Ich stand bis ins Jahr 1982 in persönlichem Kontakt mit diesem Patienten, und seine Verfassung und sein gesamtes Leben besserten sich während dieser Zeit auch ohne Therapie ständig. Seine Reaktion war typisch für die vieler anderer Patienten, die ich bat, ihre Erfahrungen mit Akupunktur zu beschreiben, wobei aber viele von ihnen weder vor noch während der Akupunkturbehandlung eine Psychotherapie machten.

- **Der diagnostische Prozess als Therapie**
Der diagnostische Prozess an sich zeigte bereits eine besondere therapeutische Wirkung. Vor allem nachdem ich die Pulstastung nach Dr. Shen und die Betrachtung des Gesichtes beherrschte, war ich oft in der Lage, Menschen gewisse Dinge über sie selbst und ihr Leben zu sagen, die die normalerweise in einem psychotherapeutischen Prozess auftretenden Widerstände zu umgehen schienen. Wenn der Patient mit harten, schmerzvollen Tatsachen, die auf objektiven Daten beruhen, konfrontiert wird und man nicht versucht, diese Tatsachen in einem forschenden, provozierenden Interview ans Tageslicht zu zerren, werden offen-

sichtlich die Ablenkungsmanöver ausgeschaltet, die unweigerlich auftreten, wenn eine Person versucht, eine andere dazu zu bringen, ihr Inneres zu offenbaren. Das Material wird dem Patienten natürlich in einer rohen, unvollständigen Form präsentiert, die als Ausgangsbasis für die normalerweise so notwendige Katharsis dienen kann, in der dann die Details sichtbar werden. Auf diese Weise kommt man in grundlegenden Fragen viel schneller weiter, und die defensiven restitutiven Manöver können viel schneller überwunden werden. Der für eine therapeutische Beziehung so charakteristische, endlose Kampf wird dadurch wesentlich verkürzt. Ich habe immer den Eindruck, als würde dieser Kampf genau das reproduzieren, was den Patienten in erster Linie krank macht, und das Negative verstärken, statt das Leben des Patienten davon zu befreien.

Der diagnostische Prozess wirkt auch in anderer Hinsicht therapeutisch. Bereits als Kinder werden wir wegen unserer Unzulänglichkeiten gequält, und später quälen wir uns selbst. Ich hatte viele Patienten, die von sich selbst Leistungen erwarteten, die sie allein auf Grund ihrer Konstitution nie erreichen konnten. Wir sind nicht gleich geschaffen, es steht uns nur allen der gleiche Respekt zu für das, was wir sind. Wenn es den Menschen gelingt, das für sie Mögliche vom für sie Unmöglichen zu trennen, so befähigt sie das, ihre Energien in Dinge zu stecken, die sie auch tatsächlich bewältigen können, und anderen Menschen jene Dinge zu überlassen, für die sie einfach nicht geschaffen sind.

Die Diagnostik, wie sie Dr. Shen praktiziert, kann auch helfen, wichtige Dinge im Leben von unwichtigen zu unterscheiden. Wie ich etliche Male in den Fallgeschichten in diesem Buch unterstreiche, können diese diagnostischen Fertigkeiten ein Schlaglicht auf Emotionen und Ereignisse werfen, die in bereits aus dem Bewusstsein verschwundenen Lebensphasen des Patienten stattgefunden haben, die aber mehr Einfluss darauf haben, wer der Patient ist und wie er sich fühlt, als andere Ereignisse oder Emotionen, deren Bedeutung bloß hochgespielt wurde. Eine solche Klärung öffnet den Weg für Einsicht und Wachstum, denn sie kann die therapeutische Energie in produktivere Richtungen umlenken. Wenn eine Diagnose auf diese Weise eingesetzt wird, vermag dies auch dazu beizutragen, die Bindung und das Vertrauen zwischen Patient und Therapeut zu vertiefen.

Rigide Energietransformationen

Die Gedanken-, Verhaltens- und Gefühlsmuster, die zu einer Fehlanpassung führen und die wir als pathologisch klassifizieren, sind durch ein hohes Maß an Rigidität gekennzeichnet. Harry Stack Sullivan beschreibt dies in seiner einführenden Darlegung der »Dynamismen«: »Wenn ich von den Schwierigkeitsdynamismen spreche, meine ich jene Prozesse, die zwar Teil jeder Persönlichkeit sind, die aber gleichzeitig jene besonderen Teile der persönlichen Ausstattung darstellen, die oft missbraucht werden. Mit anderen Worten: Diese Dynamismen werden in Situationen oder auf eine Weise wirksam, in der sie kein Ziel verwirklichen bzw. ein Ziel bestenfalls auf nicht zufrieden stellende Weise verwirklichen. Deswegen tendieren sie dazu, sich ständig zu wiederholen. Ihr häufiges Auftreten bzw. ihre Tendenz, sich über lange Zeiträume zu erstrecken, sind charakteristisch für den geistig Kranken, will man ihn mit dem geistig relativ Gesunden vergleichen. Ein derart hoher Grad an Abhängigkeit einer Persönlichkeit von einem speziellen Dynamismus ist meiner Meinung nach das grundlegende Konzept, von dem wir ausgehen müssen, wenn wir von geistigen Störungen sprechen.«[4]

Sullivan bezeichnet einen bestimmten Aspekt der Erfahrung als »Energietransformationen«, die sowohl offen als auch verdeckt stattfinden können. Diese rigiden »Energietransformationen«[5], die wie nachhallende Kreisläufe erscheinen, werden sowohl auf den Körper als auch auf die Psyche projiziert und bilden damit immer wiederkehrende, einander verstärkende Feedbackschleifen. Genau diese Kreisläufe können mittels Akupunktur unterbrochen werden, wodurch ein Zugang zu neuen Gefühlen, Gedanken und Verhaltensweisen, zu neuen Erfahrungen und neuen Energietransformationen eröffnet wird. Das Ergebnis hängt bis zu einem gewissen Grad davon ab, wie gut es dem Therapeuten gelingt, diese Gelegenheit für eine neue Erfahrung nutzbar zu machen. In einem dynamischen Austausch kann der Patient wesentliche Ereignisse seines Lebens noch einmal durchleben, diesmal aber auf eine positive Weise, die sich oft grundlegend von der ursprünglichen Erfahrung unterscheidet. Häufig jedoch geschieht diese Begegnung unabsichtlich und auf subliminaler Ebene, wodurch sie von beiden Seiten kaum wahrgenommen wird, oder die Themen werden in bedeutungsvollen Begegnungen außerhalb der therapeutischen Beziehung durchgearbeitet.

- **Der Fall H.**

Die folgende Fallgeschichte, die ich bereits an anderer Stelle dargelegt habe[6], illustriert, dass Krankheit einen Teufelskreis bilden kann, in dem Emotionen und Haltungen die Organsysteme beeinflussen, die ihrerseits Wirkungen auf Emotionen und Denken haben. Dies ist die einzige wirklich detaillierte Fallgeschichte in diesem Buch, und obwohl sie lang und komplex ist, präsentiere ich sie schon so früh, um dem Leser eine Ahnung davon zu vermitteln, wie Konzepte der chinesischen Medizin und der westlichen Psychologie auf nützliche Weise miteinander verquickt werden können.

H. war ein attraktives, 19-jähriges Mädchen mit roten Haaren und athletischem Körperbau. Sie war etwas übergewichtig und eher burschikos gebaut, sie hatte breite Schultern und schmale Hüften. Sie wurde von ihrer Mutter geschickt, die früher bei mir in Behandlung war. Ihr aktuelles Problem waren Schmerzen im linken Knie, die mit Schwellungen und Überempfindlichkeit einhergingen. Sieben oder acht Jahre zuvor hatte sich die Patientin bei einem Unfall das linke Knie verletzt, das daraufhin immer leicht angeschwollen war. Von diesem Zeitpunkt an hatte sie ständig leichte Schmerzen im Knie. Der Schmerz verschlimmerte sich nach weiteren Stürzen. Ungefähr sechs Monate vor der ersten Behandlung war die Patientin erneut gestürzt, woraufhin wieder blaue Flecken an Knie und Bein auftraten. Zwei Monate vor Beginn der Behandlung begann das Knie neuerlich zu schmerzen, es schwoll an und wurde druckempfindlich. Als sie zu mir kam, war die Patientin kaum in der Lage zu gehen.

Relevante Fakten in ihrer Krankengeschichte waren unter anderem eine chronische, immer wiederkehrende Infektion des linken Ohres, die mit Magen-Darm-Beschwerden einherging. Beides war mit Angst verbunden. Außerdem waren der Patientin zu einem nicht näher genannten Zeitpunkt die Mandeln entfernt worden.

Bei der ersten Untersuchung wies sie eine Pulsrate von 68 Schlägen pro Minute auf. Im Ruhezustand kam es zu einer leichten Veränderung in Rate und Intensität. Der Puls der Leber- und Gallenblasen-Position war leicht gespannt, und zwischen Leber- und Herz-Puls bestand eine Stagnation. Ihre Zunge war geschwollen, trocken und belegt und zitterte. Ihre Augen zeigten keinerlei Abnormalität. Ihre Handflächen waren bläulich gefärbt und von blauen Linien durchzogen. Das linke Knie war geschwollen und sehr empfindlich. Mein erster Eindruck war, dass die Patientin, abgesehen von ihrem Knieproblem, eine schlecht gelaunte, leicht depressive Person war, die eine beträchtliche Menge Zorn unterdrückt hielt. Veränderungen im Ruhepuls, vor allem wenn der Puls nicht besonders schnell geht, sind ein Zeichen dafür, dass der Betreffende leicht depressiv und emotional instabil ist und vielleicht große Sorgen hat. In einem solchen Fall können die emotionalen Probleme die Leber beeinträchtigen, die dann ihrerseits das gastrointestinale System angreift. Spätere Untersuchungen schienen diese Gemütsinstabilität zu bestätigen, da die Pulsrate von Mal zu Mal beträchtlich schwankte, manchmal betrug sie nur 58, dann wieder 84 Schläge pro Minute, dazwischen waren es 70, 74, 60 und 68. Außerdem traten Veränderungen in der Intensität auf, was einerseits ein Zeichen dafür war, dass sich ihre körperliche Verfassung in einem fließenden Zustand befand, d. h. die Pathologie noch nicht fixiert war, andererseits war dies ein Hinweis auf eine emotionale Störung.

Bei weiteren Untersuchungen war ein Hämmern des gesamten Pulses spürbar, vor allem auf der linken Seite. Dieses Hämmern reflektierte eine innere

Spannung und deren Auswirkung auf das Nervensystem, kann aber auch von einer schlechten körperlichen Verfassung herrühren. Eine solche schlechte Körperverfassung geht normalerweise mit »Hitze« in den Augen und der Zunge einher. In ihrem Fall ließen die Augen keine oder nur »Schwache Hitze« (Leere-Hitze) erkennen, während die Zunge in ihren tieferen Teilen keinerlei Anzeichen von Hitze aufwies. »Schwache Hitze«, im Gegensatz zu »Starker Hitze« (Fülle-Hitze), bezieht sich auf Hitze im Körper, die von einer chronischen Krankheit hervorgerufen wird, bei der die Organsysteme jenseits ihrer Energiekapazität arbeiten. Wie der Motor eines Autos, der überbeansprucht wird, tendiert der chronisch kranke Körper dazu, sich zu überhitzen. Beide brauchen Flüssigkeit. Im Menschen wird Flüssigkeit von den Nieren bereitgestellt. Anfänglich kann die Niere die steigende Nachfrage befriedigen; wenn der Mensch aber älter wird, wird auch die Energie der Nieren schwächer, das Wasser kann die Hitze nicht ausgleichen, und Zeichen von Hitze zeigen sich in Augen und Zunge. Die Patientin H. war jedoch erst 19 Jahre alt, und bei ihr fehlten diese Symptome, obwohl es durchaus vorstellbar wäre, dass sie sie in Zukunft entwickeln könnte.

Muskuläre und emotionale Spannung
Untersuchen wir nun das Problem, das sich bei H. auf Grund ihrer allgemeinen körperlichen Verfassung erkennen ließ. Ich habe bereits die Spannung im Leber/Gallenblasen-Puls erwähnt. Nach chinesischer Auffassung sind Leber und Gallenblase jene Organe, die in Beziehung zur Wandlungsphase Holz stehen, die ihrerseits Sehnen und Bänder kontrolliert. Ihre Funktionen sind eng miteinander verknüpft. Sind Leber und Gallenblase gespannt, so überträgt sich diese Spannung auf Bänder, Sehnen und Muskeln. Dies schafft eine negative Feedbacksituation, weil ein gespannter Muskelzustand seinerseits die ursprüngliche emotionale Spannung verstärkt. Deswegen zielen so viele autogene oder biogene Übungsmethoden auf die Entspannung von Muskeln, Bändern und Sehnen ab. Entspannt man den Körper, so entspannt man auch den Geist. Im vorliegenden Fall füttert ein Organsystem den Körper ständig mit Spannung. Das ist ein extrem wichtiger Punkt, den ich später noch genauer erläutern werde. Darüber hinaus sorgt die Leber für einen geschmeidigen Qi-Fluss. In der westlichen Medizin wird die Leber auch als der »Reiniger« beschrieben, der toxische Substanzen eliminiert. Arbeitet die Leber nicht, wie sie soll, bildet sich »Schädliche Energie«. Gemäß der Auffassung der chinesischen Medizin entweicht die Schädliche Energie aus den normalen Energiekanälen und bahnt sich ihren Weg in jene Körperpartien, in denen auf Grund einer konstitutionellen Schwäche, einer ungesunden Lebensführung oder ei-

nes Traumas eine Schwäche oder Stagnation vorliegt, und ruft dort Schmerzen hervor. Spannung hemmt nach chinesischer Auffassung ebenfalls den allgemeinen Kreislauf. In diesem Fall verschlechtert sich der Zustand der verletzlichen Körperpartien weiter, und die Schmerzen nehmen zu. Die allgemeine Verfassung der Patientin trug also dazu bei, dass sie Schwierigkeiten hatte, sich von ihrem Muskel-Skelett-Trauma zu erholen. Glücklicherweise sind viele der wichtigen Akupunkturpunkte rund ums Knie Gallenblasen-Punkte, die bei der Patientin zur Stärkung der allgemeinen Verfassung beitrugen. Am wichtigsten ist Gallenblase 34 (yanglingquan), der »einflussreiche« Punkt der Sehnen und Bänder im ganzen Körper.

G 34 ist ein so genannter *He*-Punkt. Nach Auffassung einer Strömung der chinesischen Medizin, die von der Funktion der Fünf *Yuan*-Punkte ausgeht, wirkt der He-Punkt eines Meridians, wenn er genadelt wird, direkt auf das ihm entsprechende Organ. Werden die Gallenblasen-Punkte rund ums Knie genadelt, so wirkt dies direkt auf die Leber, denn Gallenblasen- und Leber-Energie stehen in enger Beziehung zueinander. Ich habe während der ersten Sitzung auch andere Gallenblasen- und Leber-Punkte gestochen. Nach dreimaliger Nadelung dieser Punkte und zweier spezieller Knie-Punkte war das Knie vollkommen symptomfrei.

Zu dieser Zeit begann die Patientin zuerst an Halsschmerzen und kurz darauf an Ohrenschmerzen zu leiden. In den folgenden Wochen fing das Ohr an zu nässen, die Patientin hatte starke Magenschmerzen und litt an Magenverstimmung. Darauf folgte eine Erkältung mit verstopfter Nase und beträchtlichen Absonderungen.

Diese Entwicklungen entsprechen dem Prinzip der chinesischen Medizin, das besagt, dass im Falle einer erfolgreichen Behandlung zeitweise alte, nicht vollständig ausgeheilte Krankheiten neuerlich virulent werden. Infektionen des Halses und des Ohres, an denen die Patientin die letzten Jahre gelitten hatte, waren in erster Linie mit Antibiotika behandelt worden, die zwar die Symptome unterdrücken und die beteiligten Bakterien abtöten, aber natürlich das Terrain, auf dem die Bakterien gedeihen konnten, nicht verändern konnten.

Zungendiagnose
H. gab an, dass gleichzeitig mit Ohrenproblemen immer auch Magenprobleme auftraten. Ich habe bereits am Anfang beschrieben, dass ihre Zunge deutlich zitterte, geschwollen und von einem trockenen, schleimigen Belag überzogen war. Die beiden letzteren Symptome ließen an Verdauungsprobleme denken. Bei einer schlechten Verdauung steigert der Magen, der normalerweise Schleim produziert, seine Produktion. Mit Hilfe der Energie der Milz steigt der

Schleim in die Lunge, die den Schleim zu Speichel »verdaut«. Wenn zu viel davon produziert wird oder wenn die Lunge geschwächt ist, kommt es zu einem Übermaß an Schleim und einem Mangel an Speichel. Auf der Zunge zeigt sich dies normalerweise als Verdickung des Belags und Trockenheit, was manchmal zu einer »pelzigen« Zunge führen kann. Nach Auffassung der chinesischen Medizin ist die Schwellung der Zunge unter Umständen darauf zurückzuführen, dass die Milz die Säfte nicht mehr wie gewohnt umwandeln und transportieren kann. Ist diese Funktion gestört, neigt der Patient zu Ödemen ohne Dellenbildung. Das Zittern weist auf Probleme mit dem Nervensystem hin, die wahrscheinlich emotionalen Ursprungs sind, d. h. es sind eher nervliche Komponenten und weniger das Parenchym (das die spezielle Funktion bedingende Gewebe) der Organe beteiligt. Die Handfläche zeigte ein bläuliche Färbung, was auf eine Beteiligung der Leber (auch auf emotionaler Ebene) schließen ließ, und blaue Linien, die auf einen emotionalen Schock hindeuteten.

Während der zweiten Untersuchung bemerkte ich, dass die Zunge mit einem weißen Belag überzogen war. Obwohl die Augen vorher normal gewesen waren, wiesen sie jetzt auf eine Schwache Hitze hin. Der Zustand der Zunge sagte mir, dass die Patientin von Kälte angegriffen worden war, die durch die Lungen eingetreten war. Dies bestätigte sich in der dritten Sitzung, zu der die Patientin mit Halsschmerzen kam. Zu diesem Zeitpunkt behandelte ich sie mit Kwa Sa, einer »kratzenden« Massage, und schröpfte sie (Schröpfköpfe auf der Haut). Diese beiden Techniken sollten die Kälte aus Blut und Körper vertreiben. Die Reaktion war äußerst positiv. Während dieser Sitzung waren die Schwankungen im Puls etwas geringer, obwohl der Puls insgesamt etwas schneller ging. Die linke Seite des Pulses war ausgewogener, die rechte Seite (Lunge, Magen und Blase) war hämmernd. Der Lungen-Puls war leicht oberflächlich, beim Magen-Puls zeigten sich Vibrationen, d. h. die Kälte war in die Lunge gelangt und der Magen beeinträchtigt. Ist der Magen-Darm-Trakt in Ordnung und die Lunge nicht zusätzlich geschwächt, so ist sie normalerweise selbst in der Lage, die Kälte zu bewältigen und zu zerstreuen. Wenn aber der Magen die Lunge mit Schleim überhäuft, ist es ihr fast nicht mehr möglich, ihre normalen Funktionen zu erfüllen und mit der Kälte fertig zu werden. Die Kälte führt zu einer weiteren Stagnation der Zirkulation, und so können die auch im Normalzustand vorhandenen, Schleim produzierenden Bakterien Abfallprodukte anhäufen. Diese können nicht beseitigt werden, und jene Elemente des Immunsystems, die Infektionen bekämpfen, können bei behinderter Zirkulation nicht normal arbeiten. Der Körper muss sich also dieser Giftstoffe entledigen. Sind die Ohren an dieser Anhäufung von Abfallstoffen beteiligt, dann wahrscheinlich wegen einer Schwäche und einer unzulänglichen Zirkulation, die von einem durch ein frühes Trauma (z.B. durch Einsatz von Zangen bei der Geburt) bedingten konstitutionellen Defizit verursacht werden. Die Zangentheorie ist in diesem Fall insofern nahe liegend, als die Infektionen bereits sehr früh auftraten.

Auch rund ums Ohr liegen Punkte, die mit dem Magen-Darm-Trakt in Beziehung stehen: Sie liegen auf dem Dünndarm-, Gallenblasen- und vor allem auf dem Dreifachen-Erwärmer-Meridian. Der Dreifache-Erwärmer-Meridian sorgt dafür, dass die Energie sich von einem Bereich des Körpers in einen anderen bewegt, insbesondere von den verschiedenen Teilen des Magens zu den anderen Organen, vor allem zu Lunge, Herz, Niere, Milz und Bauchspeicheldrüse. Er ist extrem wichtig für alle Ohrfunktionen, vor allem über seine Punkte 3E 3 (zhongzhu), 3E 17 (yifeng) und 3E 21 (ermen). Bemerkenswert ist außerdem, dass Magen-, Dünndarm- und Dickdarm-Meridian jeweils vom Brustkorb über den Hals zum Gesicht verlaufen, wobei der Magen-Meridian in der Mitte der Vorderseite des Körpers, der Dickdarm-Meridian an der Körperseite und der Dünndarm-Meridian an der Hinterseite verläuft. Es ist also nicht weiter verwunderlich, wenn bei Problemen im Magen-Darm-Trakt ein Symptom wie Halsschmerzen auftritt. Die Beziehung zwischen Verdauung und Infektionen der oberen Atemwege, vor allem der Ohren, ist in der westlichen Medizin nicht augenfällig. Wenn wir jedoch in den Dimensionen der chinesischen Medizin und Naturheilkunde denken, dann erkennen wir, dass zwischen beiden signifikante Beziehungen bestehen.

Akupunktur bei emotionaler Spannung
Während der zweiten Sitzung begann ich, H. sowohl wegen ihrer emotionalen Spannung als auch wegen ihrer Knieprobleme zu nadeln. In der dritten Sitzung kam es zu einer heftigen emotionalen Reaktion: Die Patientin zitterte und weinte, und es schien, als würde sich eine Menge Kummer und Spannung lösen. Die dabei genadelten Punkte waren so genannte »Zustimmungspunkte« am Rücken, die direkt auf die ihnen entsprechenden Organe wirken. (Die genadelten Punkte waren die Zustimmungspunkte von Lunge, Zwerchfell, Leber und Magen.) Zusätzlich benutzte ich Di 4 (hegu), 3E 3 (zhongzhu), 3E 17 (yifeng) sowie zwei Punkte, die, wenn gemeinsam genadelt, vor allem bei Halsschmerzen lindernd wirken: Di 7 (wenliu) und N 6 (zhaohai). Der Zustand des Halses verschlimmerte sich sofort und wurde am Tag darauf schnell besser. Auch emotional erholte sich die Patientin am nächsten Tag.

Ohr- und Magen-Darm-Probleme traten wie schon so oft in der Vergangenheit also auch jetzt wieder gemeinsam auf: Sobald sich der Zustand des Ohres besserte, verschlechterte sich der des Magens. Nach einer Überprüfung ihrer Essgewohnheiten wurden H. süßer Reis, Ingwer, rote Datteln sowie Shan Yao (Rx. Dioscorea) und das chinesische Präparat Weisen-yu, die sich alle heilend auf den Magen-Darm-Trakt auswirken, verschrieben. Die reinigende Diät bestand in erster Linie aus süßem Reis und den erwähnten Kräutern, außerdem musste sie alle toxischen Nahrungsmittel vermeiden. Sie reagierte unmittelbar mit einer Phase vermehrter Ausscheidung und gesteigerten Wohlbefindens, obwohl sie dazu tendierte, sich selbst durch unangemessene Ruhezeiten und übermäßige Arbeit zu bestrafen. Di 4 (hegu) und Le 3 (taichong) waren in diesem Stadium besonders hilfreich. Hegu, der Quellpunkt des Dickdarms, ist der große »Ausscheider« sowohl von geistiger als auch von physischer Toxizität. Taichong ist der Leber-Quellpunkt und der Erd-Punkt und sehr wirksam, wenn es um die Entspannung der Leber und das Vertreiben von Hitze geht, vor allem dann, wenn die Nadel Richtung N 1 (yongquan) auf der Fußsohle geführt wird. Diese beiden Punkte wirken an sich schon sehr entspannend und stimmungsaufhellend, sofern die Nadeln relativ lange im Körper verbleiben.

Pulsdiagnose
In der achten, neunten und zehnten Sitzung zeigten sich im gesamten Puls zunehmende Vibrationen – ein Zeichen dafür, dass die Patientin sich schuldig, ängstlich und besorgt fühlte. Sie war gerade von einem Besuch bei ihrer Familie zurückgekehrt. Während der Pulstastung sagte ich ihr, wie ich ihren Gefühlszustand einschätzte, und zum ersten Mal erzählte sie von sich selbst. Bis zu diesem Moment hatten wir nur sehr selten über die psychische Seite ihres Zustandes oder über persönliche Probleme gesprochen. Auf den einen emotionalen Ausbruch während der dritten Sitzung war keine verbale Konzentrierung gefolgt. Während der letzten fünf Sitzungen konnten wir über einige ihrer Probleme sprechen, vor allem über ihr Selbstwertgefühl und ihre Beziehungen zu Vertretern des anderen Geschlechts. Dieser Vorgangsweise liegt eine extrem wichtige These zu Grunde: Puls und Gesicht verraten eine Menge über den emotionalen Zustand eines Menschen – in Vergangenheit, Gegenwart und Zukunft. Wenn der Patient mit diesem direkt aus der Pulsdiagnose abgeleiteten Material konfrontiert wird, so kann durch diese Erfahrung offensichtlich der lange Kampf, den Menschen normalerweise durchmachen, bevor sie sich dem Psychotherapeuten gegenüber öffnen, umgangen werden. Die persönlichen Widerstände, denen man in fast jeder Psychotherapie begegnet, treten hier nicht auf, und das Material, für dessen Bewältigung oft Monate oder Jahre benötigt werden, kann hier innerhalb von Tagen oder Wochen aufgearbeitet werden. Dies trifft vor allem bei Patienten zu, die ursprünglich wegen körperlicher Beschwerden kommen und über keine Erfahrungen mit Psychotherapie verfügen.

Alles in allem umfasste die Behandlung 13 Sitzungen. Von der zehnten Sitzung an berichtete die Patientin über keinerlei Probleme mehr. Der Puls stabilisierte sich zusehends, was sich in den Veränderungen der Rate, in der Intensität und den Vibrationen widerspiegelte, obwohl er am Ende ein bisschen schnell und leicht hämmernd war, da die Patientin eine Arbeit als Bademeisterin angenommen hatte, zu viel arbeitete und sich zu sehr der Sonne aussetzte. Dadurch bildete sich Hitze in ihrem Blut. Ihre Zunge wies beträchtlich weniger Schleim auf. Der weiße Belag war verschwunden, obwohl die Zunge noch etwas trocken war. Die geringfügige Schwache Hitze in den Augen hatte abgenommen. Die blauen Linien in ihren Händen waren jedoch geblieben. Unter dem Schleim konnte man auf der Zunge eine dünne, längs verlaufende Linie entdecken. Nachdem der gelbe Belag verschwunden war, erschien die Zunge selbst etwas blass. Dies und die längs verlaufende Linie waren ein Zeichen dafür, dass eine konstitutionelle Schwäche der Herz-Energie vorlag.

Es zeigte sich also im Zuge der Diagnosenstellung, dass H. von Anfang an an einer gewissen Schwäche der Herz-Energie litt. Da das Herz als der Herrscher über die inneren Organe und als Sitz des Geistes im Körper gilt, führt eine Schwäche der Herz-Energie zu einer allgemeinen Schwäche und mit ziemlicher Sicherheit zu einer Überempfindlichkeit gegenüber allen auf den Geist wirkenden Einflüssen. (Wir wissen aus der chinesischen Medizin auch, dass das Herz dazu tendiert, Rachen und Zunge zu kontrollieren. In diesem Fall litt die Patientin als Kind immer wieder an Halsschmerzen, Tonsillitis und später an Infektionen der Ohren, die mit Magenproblemen einhergingen.) Diagnostisch gesehen, haben wir es in diesem Fall anfangs mit einer Person zu tun, die physisch und emotional verwundbar ist, weil eines ihrer Organsysteme konstitutionell geschwächt ist. Ein Prinzip der chinesischen Medizin besagt jedoch, dass diese Verwundbarkeit sich nur dann als Krankheit manifestiert, wenn zu dieser Verwundbarkeit noch mindestens ein weiterer krankheitsverursachender Faktor dazukommt. Konstitutionelle Verwundbarkeit allein ist nicht genug. Da die Patientin einen extrem gespannten Leber- und Gallenblasen-Puls aufwies und zwischen Leber und Herz eine Stagnation bestand, können wir davon ausgehen, dass sie in ihrer Kindheit aus irgendwelchen Gründen gezwungen war, ihre Emotionen, in erster Linie Zorn, zu kontrollieren und zu unterdrücken.

Verdrängter Zorn
Bei einer Schwäche des Herzens tendiert ein Kind leicht zu Schreckhaftigkeit. Deswegen wirken sich traumatische Erfahrungen sowie die Persönlichkeiten der Eltern und anderer Menschen bei diesen Kindern gravierender aus. Herrscht in einer Familie bzw. in einer sozialen Situation ein Verhalten, das

Zorn hervorruft, so drückt ein in dieser Weise veranlagtes Kind seine Feindseligkeit weniger offen aus und ist daher eher dazu prädisponiert, eine derartige Leber/Gallenblasen-Spannung zu entwickeln. Es ist natürlich nicht der Zorn selbst, sondern die Verdrängung des Zorns, die Leber und Gallenblase angreift. Warum? Wir wissen aus der Bioenergetik und anderen Therapieformen, dass das Muskel-Skelett-System, die Muskeln, Bänder und Sehnen an der Verdrängung von Zorn beteiligt sind. Wir wissen, dass unter solchen Umständen toxische Substanzen – die Chinesen sprechen von »Schädlicher Energie« – angehäuft werden. Da die Leber für die Körperenergie zuständig ist, kann eine exzessive Anhäufung Schädlicher Energie eine Überbelastung dieses Organsystems bedeuten. Nach chinesischer Auffassung kontrolliert das Leber/Gallenblasen-System auch die Nerven; daher steigert eine Zunahme der Hitze in Leber und Gallenblase die Spannung im Nervensystem. Auch in diesem Fall kommt es also zu einem Teufelskreis zwischen einem Organsystem und einem emotionalen Zustand.

Bleibt ein derartiger Zustand unbehandelt, so muss man damit rechnen, dass es wahrscheinlich zu weiteren Problemen kommt. Die Leber, so heißt es, speichert das Blut. Ist sie überarbeitet und entsteht Hitze, so »erhitzt« sich das Blut selbst. Da Hitze bekanntlich aufsteigt, tendiert auch diese Hitze – geht man vom Energiefluss aus – dazu, in Richtung Kopf aufzusteigen, wodurch Kopfschmerzen auftreten können. Wenn die Hitze im weiteren Verlauf die Elastizität der Blutgefäßwände beeinträchtigt, kann dies zu Bluthochdruck und letzten Endes zu einem Schlaganfall führen. Dass es dazu kommt, ist vor allem deswegen umso wahrscheinlicher, weil dem Zustand ein konstitutionell bedingtes Herz-Problem zu Grunde liegt. Wenn wir das Phänomen des verdrängten Zorns von der anderen Seite betrachten – wenn wir also untersuchen, welche natürliche Funktion beeinträchtigt werden muss, damit Zorn überhaupt verdrängt werden kann –, so sehen wir, dass hier vor allem die Funktionen der Selbstdurchsetzung und der Absonderung unreiner Energie relevant sind. Die Antithese zu aufgestautem Zorn, Hass und Wut ist Selbstdurchsetzung und Entladung. Aus einer existenzielleren Sicht hieße dies, dass diese natürlichen Funktionen der Wandlungsphase Holz einen gewissen Seinszustand begünstigen. In der chinesischen Kosmologie entspricht die Wandlungsphase Holz dem Frühling, also jener Zeit, in der Dinge ins Leben kommen und beginnen zu wachsen.

Wenn das Sein frustriert ist und sich nicht durchsetzen kann, entsteht in uns ohnmächtiger Zorn und all das daraus folgende selbstzerstörerische Verhalten: Schuld, passiv-aggressives Verhalten, Negativität und Selbstverachtung. Wir haben es also mit einem Problem der Ich-Funktion zu tun, und wenn wir die Leber als den »Planer« und die Gallenblase als den »Entscheider« betrachten, ist der ganze Körper davon betroffen. Oder wie die Chinesen es formulieren: »Die anderen Beamten (jedes Organsystem hat seinen Beamten) werden zornig, wenn sie keinen Plan haben.« Planen und Entscheiden geschehen vor allem in der Nacht im Schlaf, zwischen 23 Uhr und 3 Uhr, also während der Zeit, die in der chinesischen Tageseinteilung Leber und Gallenblase entspricht. Je nachdem wie die anderen Aspekte der Persönlichkeit gestaltet sind, führt ohnmächtiger Zorn entweder zu Depressionen und passiv-aggressivem Verhalten oder zu Gewalttätigkeit. Auch der Biorhythmus wird dadurch in Mitleidenschaft gezogen.

Wenn der Patient älter wird, werden auch andere Organsysteme beeinträchtigt. Die Niere erschöpft sich, weil sie versucht, Säfte bereitzustellen und so der zunehmenden Hitze im Körper Herr zu werden, die aus der Spannung in der Leber und der Hitze im Blut resultiert. Wenn diese Systeme zusammenbrechen, treten zusätzliche psychische Probleme auf. Auf der Ebene der emotionalen Disharmonie entspricht der Niere die Emotion Angst. Ihre natürlichen Funktionen stehen in Zusammenhang mit Willenskraft, Entschlossenheit und dem Gleichgewicht zwischen Mut und Achtsamkeit, mit Achtung und Respekt vor dem Transzendentalen und mit dem Akzeptieren realer Begrenzungen auf dem Hintergrund kosmischer Zusammenhänge. Der Magen, der eng verbunden ist mit Leber und Niere, ist Teil der Wandlungsphase Erde, die, wenn beeinträchtigt, zu übermäßiger Sorge, Grübelei und einer Reihe von Denkstörungen führen kann. In H.s Puls war bereits abzulesen, dass sie in ihrem Sein frustriert war.

- **Die Beziehung eines Teils zum Ganzen**
  Dieser Fall zeigt ziemlich klar, welche Beziehung zwischen einem Teil des Körpers und einem anderen besteht, wenn es um die normalen Funktionen bzw. die Entwicklung einer Krankheit geht. Darüber hinaus zeigt er, dass alles, was in einem Teil eines komplexen Organismus geschieht, nachhaltige Auswirkungen auf die Vorgänge in einem anderen Bereich hat und dass wir die Systeme nicht voneinander trennen und isoliert betrachten können. Dieses Prinzip vermittelt uns eine Ahnung davon, was gemeint ist, wenn es heißt: Körper und Geist sind eins. Egal wie viel Arbeit diese Patientin in die Lösung ihrer emotionalen Probleme investiert, sie muss auch die beteiligten Energiesysteme beachten, andernfalls wird die Fehlfunktion ihres Leber- und Gallenblasen-Systems immer wieder dasselbe Problem reproduzieren, und sie wird immer wieder mit dessen Lösung beschäftigt sein. Eine Unausgewogenheit in diesen Systemen (Herz, Leber und Gallenblase) wird weiterhin Gefühle produzieren wie tief sitzende Angst, Negativität, Ambivalenz, Schuld, ohnmächtigen Zorn,

die Unfähigkeit, zu planen und Entscheidungen zu fällen, einen passiv-aggressiven Zugang zum Leben und die Unfähigkeit, einfach zu sein und zu wachsen. Eine erfolgreiche Therapie muss daher eine integrierte Therapie sein. Es hat in meiner Praxis einige Fälle gegeben, bei denen Menschen mit körperlichen Symptomen gekommen sind und ihre enormen emotionalen Probleme außerordentlich schnell durcharbeiten konnten, sobald einmal die energetische, physische Seite des Problems gelöst war. Wie auch im vorliegenden Fall folgte auf eine starke emotionale Konzentrierung eine relativ schnelle Integration durch Einsicht und Verstehen. Es scheint, als sei eine sich selbst erfüllende negative Feedbackschleife zwischen Wahrnehmung, Interpretation und Verhalten durchbrochen worden, so dass neue Erfahrungen und neue, korrektiv wirkende Gedanken im System Eingang finden können.

Ich habe diesen Fall deswegen in aller Ausführlichkeit vorgestellt, weil er sehr gut das veranschaulicht, was landläufig als holistische Medizin bezeichnet wird. Vor allem aber wollte ich damit zeigen, wie notwendig es ist, dass wir uns sowohl mit dem Körper als auch mit dem Geist beschäftigen, wenn wir die Lösung für ein Problem in einem der beiden Bereiche suchen.

Ich glaube, es wäre wichtig, viel geistige und körperliche Energie in die Entwicklung ganzheitlicher Systeme zu investieren, die auf sehr praktische Art und Weise der wesenhaften Beziehung zwischen den verschiedenen Funktionen des Körpers Rechnung tragen, die also sowohl den Geist als auch die Funktionen von Nahrungsaufnahme, Verdauung, Assimilierung, Kreislauf, Metabolismus und Ausscheidung berücksichtigen. Ich habe versucht, mit meinem aus der Praxis gegriffenen Beispiel zu veranschaulichen, wie die chinesische Medizin dieses Prinzip der Einheit verkörpert.

Das vorangegangene Kapitel und vor allem die Fallgeschichte illustrierten die verschiedenen Übereinstimmungen, die zwischen chinesischer Medizin und westlicher humanistischer Psychologie bestehen. Im folgenden Kapitel werden wir uns auf allgemeine und spezielle Weise mit einigen wesentlichen Konzepten einer energiebasierten Medizin auseinander setzen. Wir werden untersuchen, wie diese Vorstellungen ein medizinisches Modell formen, das einige der Nachteile, die eine allopathische Medizin aus unserer Sicht aufweist, kompensiert.

3 Die grundlegenden Energiekonzepte der chinesischen Medizin

Voraussagbarkeit und Paradox

Elf Systeme plus eines

Qi: Die Lebenskraft

Gefangene der Pathologie

Vom Unaussprechlichen zum Materiellen und zurück

Eine frühe innere Medizin

Eine Dosis östlicher Medizin

Chinesische Medizin: Einheit von Medizin und Leben

Krankheit ist jener Prozess, der an dem einen Ende eines Spektrums, das von Gesundheit bis zum Tod reicht, mit subtilen Zeichen und vagen Symptomen beginnt und am anderen Ende des Spektrums mit schweren pathologischen Zuständen und dem Tod endet. Aus Gründen, die uns bis heute nicht erklärlich sind, konzentrierten die Chinesen vor Tausenden von Jahren ihre intellektuellen und spirituellen Energien auf die Erforschung jener nicht substanzhaften, natürlichen und pathologischen Phänomene, die am Beginn des Krankheitsprozesses stehen – und dies obwohl sie z. B. über Kenntnisse des Blutkreislaufs oder der im Zuge von Sektionen erkennbaren groben Anatomie des Körpers verfügten. Genauso vertraut war ihnen die grobe Pathologie am Krankheits- und Todesende des Spektrums. Die Tatsache, dass die Kaiser der Han-Dynastie Sektionen und chirurgische Eingriffe verboten hatten, mag dazu beigetragen haben, dass sie sich eher auf die subtileren Zustände als auf die konkreteren pathologischen Symptome konzentrierten.

Sie widmeten sich also dem, was wir das Unaussprechliche nennen würden, und versuchten dabei in erster Linie jene Aspekte der Realität zu verstehen, die bis heute von keinem mechanischen Instrument erfasst, beschrieben oder gemessen werden können. Auf ihrer Suche nach einer gangbaren Methode, zwischen Krankheit und Gesundheit unterscheiden zu können, mussten sie zuerst das definieren, was Leben überhaupt ist, und zwar in Begriffen, die für eine derartige Unterscheidung relevant waren. Die Weisen erfüllten diesen Anspruch, indem sie versuchten, den wesentlichen Unterschied zwischen Leben und Tod, zwischen einem lebenden und einem toten Menschen zu erkennen, und sie fanden ihn in der »Bewegung«. Einfach gesagt, herrscht Leben dort, wo Bewegung ist, und Tod dort, wo keine Bewegung ist. Jene von uns, die oft gezwungen sind, von Tod zu sprechen, werden wohl die folgende elegante Formulierung am meisten zu schätzen wissen: Das Ende aller Bewegung, die absolute Stille, steht in radikalem Gegensatz zu Leben.

Wie wir aus den schriftlichen Aufzeichnungen schließen können, studierten die frühen Wissenschaftler vor allem das Phänomen der Bewegung, denn Bewegung machte ihrer Meinung nach das Leben des Universums (Makrokosmos), der Erde (Mesokosmos) und des Menschen (Mikrokosmos) aus. Sie beobachteten die Bewegungen am Himmel und wurden gute Astronomen; sie beobachteten die Bewegungen in den Jahreszeiten und wurden gute Bauern. Und sie beobachteten die Bewegungen im Menschen und wurden gute Ärzte. An einem gewissen Punkt erforderte es ihre Wissenschaft, eine Erklärung für diese bemerkenswert geordneten, konstanten Bewegungen und die dadurch verursachten Veränderungen im Universum zu finden. Sie postulierten eine Kraft, die im Universum wirksam ist, die beobachtbaren Gesetzen gehorcht und für den systematischen Ablauf im Kosmos verantwortlich ist.[1]

Voraussagbarkeit und Paradox

Die »Kraft« in ihrer ursprünglichen Form wurde als rein potenziell angesehen. Ihr Symbol war ein einziger Punkt. Dieser Punkt der Potenzialität entwickelt sich zu einem vollkommenen Kreis. Der Kreis symbolisiert die fundamentalen Charakteristika dieser Kraft: Einheit (Harmonie), Kontinuität (ohne Anfang und Ende), Stärke und dynamisches Fließen, Zentriertheit, Intuition, Expansion und Kontraktion. Natürlich gibt es kein mächtigeres, universelleres Symbol als den Kreis, der schon immer für die Ganzheit und Essenz des Lebens, des Selbst, des Kosmos stand. Er kommt sowohl als Mandala als auch als Benzolmolekül vor, der Basis allen organischen chemischen Lebens.[2] Für die Indianer Amerikas steht der Kreis seit Anbeginn der Zeiten für Stärke und für die Frau – für das, das Leben gibt, und das, das Leben nimmt. Da die chinesische Medizin aus einer Verschmelzung von intuitivem Wissen und deduktivem Denken entstanden ist und das Paradoxe in sich einschließt, wird auch sie selbst als »rund« betrachtet.

Diese durch den Kreis symbolisierte potenzielle Kraft oder Energie gerät auf Grund eines Ereignisses, das den Kreis in zwei Teile teilt, in Bewegung und schafft damit die für die Bewegung des Lebens notwendige Polarität. Überall konnten die Wissenschaftler der Frühzeit beobachten, dass eine Bewegung einen Wandel herbeiführt, und sie glaubten, dass sich auch der Mensch ständig diesem Wandel anpassen muss. Wer in Übereinstimmung mit der Natur handelt, kann sich dem Wandel anpassen; wer dies nicht kann, erkrankt. Aber noch mehr als der im Universum allgegegenwärtige Wandel beeindruckte die Chinesen dessen voraussagbare Ordnung, die sie durch Berechnung aus den beobachteten Phänomenen ableiten konnten.

Die Chinesen waren praktisch orientierte Menschen, die die Existenz dieser Kraft nicht hinterfragten, sondern sich damit begnügten, sie zu beobachten und zu ihrem Vorteil zu nutzen. So wie die Juden sich damit begnügten, Gott als denjenigen zu akzeptieren, der Moses seinen Namen, Yahwe, – »Ich bin, der ich bin« –, offenbarte, so akzeptierten die Chinesen die Kraft als das, was sie war. Ihr Interesse galt einzig der Gesundheit dieser Kraft. Sie wurde als »gesund« angesehen, wenn sie reichlich vorhanden war, sich nach einem vorhersagbaren, rhythmischen Muster bewegte und ausgewogen war. War einer dieser Parameter in irgendeiner Weise gestört, dann konnte die Gesundheit in Krankheit umschlagen. Während die Astronomen diese Kraft im lebenden Himmel studierten, erforschten die Ärzte sie im lebenden Menschen. Beide aber gingen davon aus, dass die im Himmel und im Menschen wirkende Kraft ein und dieselbe ist. Die Ganzheit und Gesundheit dieser Kraft bildet die eigentliche Basis der chinesischen Medizin, in der alle funktionellen Konstituenten als Teile des kosmischen Ganzen miteinander verbunden sind. Diese holistische Haltung steht in scharfem Kontrast zur westlichen Medizin.

● **Elf Systeme plus eines**

Im Westen haben wir die folgenden Systeme mehr oder weniger unabhängig voneinander erforscht:
1. das kardiovaskuläre und Blut bildende System, das für den Kreislauf und die Versorgung aller Organe und Gewebe des Körpers verantwortlich ist;
2. das Magen-Darm-System, das uns die Nahrung durch den Prozess der Verdauung und Assimilation aufschließt;
3. das Muskel-Skelett-System, das für Stütze, Mobilität und Blutbildung sorgt;
4. das neurohumorale System, ein Biocomputer, der schnelle Regulation und Koordination gewährleistet;
5. das lymphatische Immunsystem, der Beschützer;
6. das Genitalsystem, das die Reproduktion sicherstellt;
7. der Harntrakt, der für den Elektrolytausgleich sorgt;
8. das Atmungssystem, das für Sauerstoff, Elektrolytausgleich und pH-Stabilität sorgt;
9. die Sinnesorgane, die für die Wahrnehmung sorgen;
10. der Stoffwechsel, an dem Leber und Bauchspeicheldrüse beteiligt sind, ist der Erhalter;
11. das endokrine System, das im Unterschied zum neurohumoralen System ein relativ langsames Regulationssystem darstellt.

Die chinesische und andere alte Kulturen hatten von vielen dieser Systeme eine viel differenziertere Sicht, als es in der modernen westlichen Medizin bis vor kurzem der Fall war. Das vaskuläre, Blut bildende System und der Blutkreislauf wurden bereits vor 2500 Jahren im *Huangdi neijing* beschrieben. Das arterielle Yang-Blut ist demnach hellrot, wogegen das venöse Yin-Blut dunkelrot ist. Obwohl die chinesische Pathologie nichts von Systemen wie dem neurohumoralen, endokrinen oder metabolischen wusste, wurden und werden sie von dieser Medizin trotzdem erfolgreich behandelt. Darüber hinaus umfasst die chinesische Medizin ein zusätzliches System, das von der modernen westlichen Medizin nie berücksichtigt wurde. Nach chinesischer Auffassung umfasst dieses System alle anderen Systeme und liefert die eben beschriebene Kraft, die 1) allem, was sonst nur eine Ansammlung unbelebter Materie bliebe, organisiertes Leben verleiht; 2) eine Kraftfeldmatrix liefert, innerhalb derer der sich entwickelnde Embryo bzw. der zukünftige Organismus Form annimmt; 3) eine Kraftfeldmatrix liefert, die alle zukünftigen Funktionen und funktionellen Beziegen, die wir als Leben beschreiben, formt.

Qi: Die Lebenskraft

Für die Chinesen des Altertums hingen die Integrität und Funktionsfähigkeit der einzelnen Körpersysteme allein von den Veränderungen dieser Kraft ab. Deshalb standen die Beobachtung, Einschätzung und Nutzbarmachung dieser Lebenskraft auch im Zentrum aller frühen Formen von Medizin, nicht nur der chinesischen. Bis fast in unsere Zeit hat sich nichts daran geändert: Die Lebenskraft ist der primäre Faktor, wenn es um die Erhaltung und Wiedererlangung von Gesundheit geht. Das in diesem Zusammenhang relevante Credo lautet: »Die Energie, die Krankheit verursacht, vermag sie auch zu heilen.« Krankheit ist nur eine Variation von Gesundheit, nicht ein völlig von Gesundheit getrennter Zustand. Die Kraft, die in der chinesischen Tradition als Qi bekannt ist, war auch im Westen nicht völlig unbekannt: Hier wird sie etwas vieldeutig als »Energie« bezeichnet.

Im Westen ist es uns nach und nach gelungen, viele der in unserer Umgebung wirkenden Kräfte, die wir allgemein als Energie klassifizieren, zu messen. Die Lärmstärke wird in Dezibel, die Lichtstärke in Candela gemessen. Soweit ich weiß, hat es nie eine »objektive« Messung der Lebenskraft gegeben. So unmessbar sie auch sein mag, wir müssen sie als Realität betrachten, da sie in unserer Existenz als lebendige Entitäten eine nicht zu leugnende Tatsache ist. In der Bibel heißt es: »An ihren Früchten sollt ihr sie erkennen.«[3] Die Chinesen sagten: Qi kann nur erkannt werden, wenn es sich manifestiert, wenn es sich also physiologisch oder pathologisch materialisiert.

Im Altertum glaubten die Chinesen, dass das Leben an sich und alle Erscheinungen im Universum auf dem Qi gründen und davon abhängig sind. Befindet sich das Qi außerhalb von Himmel und Erde, so umfasst es alle Erscheinungen; befindet es sich innerhalb von Himmel und Erde, zirkuliert es in ihnen und nährt sie. Ohne Qi können die Sterne nicht strahlen. Das Wetter wird von Qi bestimmt. Die Jahreszeiten werden von Qi verursacht. Der Mensch kann nicht getrennt von Qi existieren. Es stützt ihn und durchdringt ihn. Das Qi ist jenes einende, alles umfassende Konzept, dem die Vorstellung eines alles verbindenden Bandes zu Grunde liegt und in dem alles Trennende, Zerstreuende in den Hintergrund tritt.

Gefangene der Pathologie

Geht man von dem Kontinuum aus, das sich von Gesundheit bis Krankheit, von Leben bis Tod erstreckt, so ist die westliche Medizin im Wesentlichen an jenem Ende situiert, wo es um Krankheit geht. Das Hauptaugenmerk gilt z.B. Labortests, die objektive, konkrete, messbare Organgewebsschäden nachweisen können. Die Patienten, deren EKG, Routinelabor oder Gehirnscans einen positiven Befund ergeben, werden als Rechtfertigung für diese Einseitigkeit gesehen. Der Arzt, der die Diagnose stellt, hat damit sein echtes Bedürfnis zu helfen gestillt und gleichzeitig eine Rechtfertigung für seine lange, mühsame und teure Ausbildung gefunden. Im Moment machen Patienten, die an nachweisbaren Krankheiten leiden, aber nur ungefähr ein Prozent all jener Menschen aus, die die Wartezimmer westlicher Ärzte bevölkern. Die anderen 99 Prozent kommen mit Beschwerden, die nicht einmal unsere extrem hochgezüchteten, teuren Laborausrüstungen quantifizieren können. Die große Mehrheit der Patienten ist in Wirklichkeit irgendwo im Bereich des »Gesundheitsendes« unseres Kontinuums angesiedelt, dort, wo die westlichen Messmethoden keine Ergebnisse liefern!

Worin liegt der Grund für diesen sowohl für Arzt wie Patient äußerst unbefriedigenden Zustand? Er ist darin zu suchen, dass die westliche Medizin nur eine Krankheitstheorie, aber keine Gesundheitstheorie hat. Wir sind Gefangene der Pathologie, und wenn wir von Gesundheit sprechen, dreht sich zuerst einmal alles um eine ernste Krankheit oder den Tod. In letzter Zeit beschäftigt sich die westliche Medizin verstärkt mit der Frühdiagnose von Krankheiten und scheint damit zu versuchen, sich stärker zum Pol der Gesundheit hin zu orientieren. Wir haben mit der groben Pathologie begonnen, und dank Computertechnologie sind wir nun in der Lage, immer kleinere Fragmente der Materie zu messen. Wir haben mit der Leiche begonnen und beschäftigen uns nun mit den Molekülen. In der Hoffnung, den Krankheitsprozess bereits auf molekularem Niveau erfassen zu können, suchen wir nach einer Methode, die Krankheiten im Frühstadium erkennen kann, indem wir unsere Fähigkeit verfeinern, immer kleinere und kleinere Partikelchen zu untersuchen. Diese Versuche stellen zweifelsohne eine außerordentlich interessante Entwicklung in der Wissenschaftsgeschichte dar, aber bis jetzt war sie, was die Frühdiagnose und Prävention von Krankheiten betrifft, nichts als eine teure und vergebliche Übung. Präventivmedizin ist im Westen bestenfalls ein Frühwarnsystem für eine bereits existierende morphologische, identifizierbare Läsion.[4] Die Wahrheit ist, dass am Gesundheitsende des Spektrums noch keine materiellen Veränderungen manifest sind, nicht einmal auf der Ebene der Teilchenphysik. Die Annahme, dass wir diese Veränderungen durch immer raffiniertere Instrumente erfassen könnten, ist unhaltbar. Genau dieses Konzept und diese Erfahrung von Energie trennen den Osten vom Westen auf ganz entscheidende Weise.

Da sich die Lebenskraft vielleicht nie unseren Instrumenten preisgeben wird, wird ein westlich geschulter wissenschaftlicher Geist dieses Konzept vielleicht auch nie akzeptieren können. Die alten Chinesen beobachteten, dass das Qi unbegrenzt ist und dass jede Form von Bewegung – egal wie groß oder klein, wie lang oder kurz, wie schnell oder langsam – von Qi verursacht wird. Konzentriert sich das Qi, wird es Materie genannt; verteilt es sich, wird es Raum genannt. Wenn sich Qi sammelt, spricht man von Leben; wenn es sich zerstreut, spricht man von Tod. Fließt Qi in einem lebendigen Organismus, spricht man von Gesundheit; ist das Qi blockiert, kommt es zu Krankheit. Energie und Materie sind daher austauschbar. Und $E = mc^2$, jene berühmte Formel Einsteins, findet hier eine unerwartete metaphorische Bestätigung.

Vom Unaussprechlichen zum Materiellen und zurück

All dies bedeutet aber nicht, dass die chinesische Medizin irrational und unempirisch wäre oder dem ureigensten Ziel der Wissenschaft zuwiderliefe. Das *Oxford Twentieth Century Dictionary* definiert Wissenschaft als »Wissen, das aufs Strengste getestet, koordiniert und systematisiert ist, vor allem was jene weit gefassten Generalisierungen betrifft, die Naturgesetze genannt werden«. Die chinesische Medizin entspricht ganz klar dieser Definition. Die Anfänge der westlichen Wissenschaft wurzeln in dem Versuch, zu einer Ethik zurückzukehren – die Betonung liegt auf »zurückkehren« –, die die Kunst der Beobachtung über die Kunst der Spekulation erheben sollte.

Die chinesische Medizin ist Wissenschaft in ihrer ursprünglichsten, kreativsten Form. Sie hat die Kunst der Beobachtung, jene ungeheure Verfeinerung unserer Sinne, zu höchster Perfektion gebracht, mit rigoroser Logik verbunden und mit den intuitiven Gaben und den vielfältigen Erfahrungen und Persönlichkeiten der Beobachter bereichert. Der ausgebildete chinesische Arzt ist, wie der altmodische westliche praktische Arzt, ein scharfer Beobachter aller Phänomene. Während wir uns in unserer westlichen Medizin der Fähigkeiten und des Wertes unserer Sinne gar nicht mehr bewusst sind, blieb in der chinesischen Medizin die Wertschätzung und das Training der Sinne erhalten. Die chinesische Medizin ist den Grundlehrsätzen der Wissenschaft – in ihrem ursprünglichen Sinn – weitaus treuer geblieben als die westliche Medizin, in der Wissenschaft gleichgesetzt wurde mit statistischer Signifikanz und Doppelblindstudien.

Die chinesische Medizin mag uns seltsam erscheinen, aber nicht weil sie weniger wissenschaftlich als unsere Medizin ist, sondern weil sie nicht auf den Ausschnitt der Wirklichkeit abzielt, dem seit Beginn der industriellen Revolution das Interesse unserer Wissenschaft gilt. Die chinesische Medizin ist eine reife Wissenschaft, die jene Naturgesetze beobachtet, sammelt, streng überprüft, koordiniert und systematisiert, die am Gesundheitsende vom Spektrum des Krankheitsverlaufs angesiedelt sind; und das ist genau der Bereich, in dem die westliche Medizin noch in ihren Kinderschuhen steckt. Wir im Westen sind Experten für ein Ende des Spektrums, im Osten ist man ebenfalls Experte, nur für das andere Ende des Spektrums. Um zur Ganzheit gelangen zu können, müssen wir Krankheit als einen Prozess auffassen, der mit dem Unaussprechlichen beginnt und mit der materiellen Tatsache der Organkrankheit endet, wir müssen also beide Enden dieses Prozesses gleichzeitig berücksichtigen.

Die chinesische Medizin stellt zwar eine Wissenschaft im besten Sinne dar, aber auf Grund der Bedeutung, die der Heiler dabei spielt, müssen wir sie auch als Kunst betrachten. Als Kunst steht sie in Gegensatz zur modernen Wissenschaft und ihren Gültigkeitskriterien. Sie liefert z. B. nur wenige überprüfbare Daten, wie sie die gegenwärtige wissenschaftliche Methode erfordert. Diese Methode besteht auch darauf, dass der Heiler für den Heilungsprozess nicht relevant sein darf, ja, die Irrelevanz des Heilers ist ein Kriterium für die Gültigkeit eines Heilsystems geworden. Aber in einem Heilsystem, in dem die Bewegung und Ausgewogenheit der Energie der über Krankheit und Gesundheit entscheidende Faktor ist, spielt die Energie des Heilers natürlich eine signifikante – positive oder negative – Rolle. Lawson-Wood schreibt: »Was im Kopf des Arztes vor sich geht, ist therapeutisch gesehen signifikant. Mit anderen Worten: Die Absicht des Arztes hat großen Einfluss auf die Qualität und Polarität der Behandlung, die er dem Patienten angedeihen lässt.«[5]

Eine frühe innere Medizin

Was macht nun die chinesische Medizin aus? Wie wirkt sich die Tatsache, dass die chinesische Medizin die Gesundheitsprozesse begleitet, auf Patienten aus? Die chinesische Medizin ist nicht nur ein holistisches System, sondern auch ein vollständiges System einer inneren Medizin, wie aus dem ältesten existierenden Text, dem *Huangdi neijing suwen*, der aus der Zeit um 200 vor unserer Zeitrechnung stammt, hervorgeht. Diese Medizin verfügt über eine Anatomie, Physiologie, Pathologie und ein diagnostisches System, das von Symptomen und Zeichen ausgeht, und über ein therapeutisches System, das Diät, Massage, Hitze, Körperübungen, Nadelung, Kräuterarzneien, Meditation, Führung und Beratung umfasst.

Die chinesische Medizin beschäftigt sich mit den grundlegenden Fragen von Leben und Tod, von Gesundheit und Krankheit, ohne auf die unzähligen in der westlichen Wissenschaft angehäuften, einander oft ausschließenden Daten aus der Biochemie zurückzugreifen. Sie erreicht auch ohne dieses beeindruckende Wissen ein praktisches Verständnis und funktionierende Lösungen für eine erstaunlich breite Palette medizinischer Rätsel. Ihre allererste Sorge gilt jedoch dem Individuum und der Krankheitsursache, nicht der Unterdrückung von Symptomen. Dem liegt eine zweifache Philosophie zu Grunde: Erstens erklärt der Arzt dem Patienten, welche Beziehung zwischen einem besonderen Verhalten (inklusive Diät, Körperübungen, Sex usw.) und der betreffenden Krankheit bestehen kann, und zweitens unterstützt die Behandlung die körpereigenen Heilungskräfte. Aufgabe des Arztes ist es, die Physiologie wieder zu normalisieren. Ob er dabei Erfolg hat oder nicht, hängt ganz von der Exaktheit seiner Diagnose, von der Qualität seiner Beratung, von der Bereitschaft des Patienten, Veränderungen vorzunehmen, und von der korrekten Wahl der Behandlungsmodalitäten ab, die die Physiologie des Körpers wieder ins Gleichgewicht bringen sollen.

Nach meiner klinischen Erfahrung richtet diese Art der Medizin viel weniger Schaden an als die westliche Medizin, wenn man von eventuellen groben Fehlern absieht. Ich habe nur wenige jener schweren Nebenwirkungen beobachtet, die in der westlichen Medizin bei einer Behandlung so häufig sind. Es stimmt natürlich, dass jede Veränderung der Energie zu größerer Ausgewogenheit, aber auch zu größerer Unausgewogenheit führen kann. Und es gibt sicher niemanden, der so weise wäre, dass er alle Faktoren, die in einem komplexen menschlichen Wesen zum Tragen kommen, immer korrekt behandeln könnte. Die Fähigkeit eines Individuums, etwas Positives ins Negative zu verwandeln, ist ebenfalls ein Teil der Gleichung, die ein weiser Arzt verstehen muss. Er muss auch wissen, dass es Menschen gibt, die er besser gar nicht behandelt. Es ist gewiss schwer, diese Ebene von Weisheit zu verwirklichen, und nur wenige von uns können Fehler, egal auf welchem Niveau der Praxis, vermeiden.

Die chinesische Medizin bildet ein geschlossenes Ganzes, das die Anarchie, die durch die endlose Vermehrung und Ansammlung unzusammenhängender Fakten entsteht, vermeidet. Gesundheit wird daher als die angestrebte Rückkehr zur Natur, nicht als endloser Kampf gegen die Natur betrachtet. In diesem System ist der Mensch nicht der egozentrische Meister und Beherrscher des Universums, sondern lediglich ein kleines Teilchen: eines, das die universellen Gesetze beachten muss und sie nicht machen darf.

Die chinesische Medizin ist – genau wie auch ihr indisches Gegenstück, die ayurvedische Medizin – die Wissenschaft vom Leben. Diese Wissenschaft ist bestrebt, die Gesetzmäßigkeiten der Lebenskraft zu begreifen. Zu diesen Gesetzen zählen: der Fluss bzw. die Bewegung der Energie; ihre Ausgewogenheit oder Harmonie; ihr Wandel bzw. ihre Transmutation (qihua); ihre Rhythmen und Zyklen. Dazu zählen auch Ursprung, Versorgung, Assimilierung, Transformation, Speicherung, Freisetzung und Ausscheidung der Energie sowie ihre Kanäle, ihre Entsprechungen und Funktionen. Alle diese Aspekte können durch sehr genau definierte, raffinierte diagnostische Methoden erfasst werden.

● Eine Dosis östlicher Medizin

Es ist meine feste Überzeugung, dass die westliche Medizin trotz aller technologischer Leistungen einer Dosis östlicher Medizin bedarf. Mit östlicher Medizin meine ich die drei großen traditionellen Medizinsysteme, die sich bis in die heutige Zeit erhalten haben: das indische bzw. ayurvedische, das tibetische und natürlich das chinesische System. Drei Gründe sprechen aus meiner Sicht dafür, dass diese Systeme verstärkt erforscht werden und die westliche Medizin ergänzen sollten:

Erstens wird die westliche Medizin durch die zunehmende Aufsplitterung in Fachgebiete – wobei die Beziehungen zwischen diesen Teilgebieten nicht genug Beachtung finden – immer ineffizienter werden. Der westlichen Medizin fehlt die einigende Matrix. Im Westen gibt es zwar akademische Theologen, theoretische Physiker und ein paar Science-Fiction-Schriftsteller, die die Vorstellung von der Einheit des Menschen mit dem Universum pro forma anerkennen, aber die westliche Medizin ist trotzdem eine unkoordinierte Anhäufung anatomischer, physiologischer, pathologischer und biochemischer Informationen über das System menschlichen Lebens, die sich zu dramatischen, technologisch hervorragenden, heroischen Lebensrettungsverfahren verquicken. Sowohl das ayurvedische als auch das tibetische und das chinesische Medizinsystem betonen nicht nur die Beziehungen und Einheit, die zwischen den verschiedenen Aspekten der Körperfunktionen bestehen, sondern auch jene zwischen Körper und Geist und zwischen menschlichem Sein und Universum. Die östliche Medizin kann eine Matrix liefern, auf deren Grundlage die westliche Medizin aus der planlosen Anhäufung von Daten ein einheitliches System kreieren kann.

Zweitens verfügt die westliche Medizin, wie wir bereits gesehen haben, über keinerlei Vorstellung davon, was Gesundheit tatsächlich ist. Ihre Zugangsweise reflektiert die für die westliche Kultur charakteristische Betonung von Konflikt, und ihr primäres Ziel liegt darin, die fremden Kräfte, die für Krankheiten verantwortlich gemacht werden, zu zerstören. Dieser Kampf wird im Wesentlichen zwischen der medizinischen Technologie und dem Aggressor ausgetragen, und das Schlachtfeld ist der Körper des Menschen. Es gibt zwar inzwischen eine zunehmende Zahl von Ärzten, die die Gefahren dieses Ansatzes erkennt und verstärkt auf die Fähigkeiten der Menschen, sich zu heilen, setzt und die dem Einsatz von Medikamenten und anderen Hilfsmitteln reservierter gegenübersteht, aber der Großteil der westlichen Ärzte, mit denen ich in Kontakt bin, arbeitet noch immer innerhalb dieses alten Schemas. Es ist natürlich kein Geheimnis, dass die Qualität der Ärzte individuell verschieden ist, ganz egal, welchen Ansatz sie vertreten.

Obwohl die westliche Medizin Mechanismen kennt und auch anerkennt, mittels der sich der Körper selbst zu schützen vermag, sieht sie eine Krankheit nicht bloß als Veränderung in diesen Schutzmechanismen, sondern sie geht davon aus, dass diese Mechanismen im Falle einer Krankheit von einer äußeren, fremden Kraft überwältigt werden. Da eine Krankheit als das Resultat einer äußeren Kraft verstanden wird, liegt der Schwerpunkt der medizinischen Forschung im Kampf gegen diesen Eindringling darin, Substanzen zu synthetisieren, die unserem Lebenssystem fremd sind. Ziel ist es, uns selbst von diesem Kampf fern zu halten. Wie hoch der Preis ist, den wir für dieses Fernhalten zahlen müssen, entzieht sich jeder Berechnung, denn wir können ihn nur sehr grob anhand der beachtlichen Liste von schädlichen und manchmal fatalen Nebenwirkungen allopathischer Medikamente abschätzen. In der östlichen Medizin sind vorübergehende Reaktionen ein Teil des Heilungsprozesses, nicht eine neue Krankheit.

Die westliche Medizin ist Erbe der kartesianischen Denktradition und der industriellen Revolution, die auf Kontrolle, ja, Unterwerfung der Natur und des Universums abzielen. Ihre Methoden reflektieren die Vorbehalte, die der westliche Mensch gegen all das empfindet, was – außer seinem Ego – sein Schicksal beeinflussen könnte. Ich bin fest davon überzeugt, dass dies die eigentliche Antriebskraft ist, die hinter diesem wahrhaft beeindruckenden kompensatorischen, zwanghaften und damit endlosen Machtkampf und hinter der wachsenden Entfremdung und Einsamkeit steht. In der östlichen Medizin hilft der Mensch nach, und die Natur heilt.

Für die östliche Medizin ist der Patient der wesentliche Faktor bei der Entwicklung einer Krankheit und jener Teil, der gestärkt werden muss, damit er mit der Krankheit fertig werden kann. Dieser Ansatz wäre auch in der westlichen Medizin äußerst notwendig. Die chinesische Medizin betrachtet Krankheit als Ausdruck einer Verletzung der individuellen Natur. Sie fordert den Einzelnen auf, sich bewusst zu werden, auf welche Weise er den Fluss seiner eigenen Natur stört, und seinen Lebensstil, seine Gedankenmuster, Gefühle, seine Gewohnheiten und Wertvorstellungen zu überprüfen, um herauszufinden, warum er krank ist. Die Aufmerksamkeit liegt dabei auf einer inneren, nicht auf einer äußeren, fremden Ursache. Die Ursache der Krankheit liegt in uns selbst, in unserer Art zu leben.

● Chinesische Medizin: Einheit von Medizin und Leben

Die chinesische Medizin ist im Wesentlichen eine Präventivmedizin. Da die Ursache der Krankheit in uns selbst liegt und wir daher diese Ursache erkennen und verstehen können, gewinnt Krankheit eine rationalere Dimension; sie wird Ausdruck einer Lebenskrise. Wenn wir Puls, Zunge, Augen und Gesicht studieren, können Unausgewogenheiten korrigiert werden, bevor die Krankheit manifest wird. Der Patient kann motiviert werden, mehr darauf zu achten, wie er lebt, isst, denkt, trinkt, schläft und glaubt, bevor sein Leben weiter von schwächenden körperlichen und geistigen Krankheiten beeinträchtigt wird. Medizin und Leben sind eins.

In der chinesischen Medizin studiert und behandelt man den Menschen, nicht die Krankheit, während wir im Westen die Krankheit und nicht den Menschen behandeln. Der Arzt, der sich auf eine Diagnose stützt, die auf chinesischer Pulstastung oder auf anderen Parametern beruht, berücksichtigt den inneren Zustand des Individuums, der sich in der Energiebalance des Körpers ausdrückt. Jedes Individuum wird im Hinblick auf sein spezifisches Ungleichgewicht behandelt, ungeachtet der Natur der Symptome, obwohl für spezielle Arten von Symptomen spezielle Punkte bzw. Punktekombinationen existieren. Im Allgemeinen wird der Mensch in seiner Einzigartigkeit und Ganzheit und nicht einzelne Symptome und Zeichen behandelt.

Die Tatsache, dass Medizin und Leben in der chinesischen Medizintradition eine Einheit bilden, spiegelt sich auch darin wider, dass die Unterscheidung zwischen Körper und Geist im Wesentlichen fehlt. Körper und Geist sind beide Teil ein und desselben Systems. Eine Unausgewogenheit in der Energie kann sich als Störung der höchsten Funktionen oder der so genannten niederen Funktionen oder beider zeigen. Eine korrektive Medizin beschäftigt sich mit der Störung des Energiegleichgewichts, nicht mit der Frage, ob das Symptom Ausdruck einer emotionalen oder einer körperlichen Störung ist. Aus diesem Grund kann man z. B. den Dickdarm-Meridian, den großen »Ausscheider« des Körpers, behandeln, wenn man eine emotionale Katharsis herbeiführen will.

Der Dickdarm ist ein Symbol für Ausscheidung in jeder Hinsicht, also auch für die »Ausscheidung« negativer Gedanken oder negativer Energie (Kot). Genauso verdaut der Magen Nahrung und ist daher auch an der Kontrolle der »Verdauung« von Gedanken und Gefühlen beteiligt. Der Dünndarm trennt seinerseits nicht nur reine von unreiner Nahrung, sondern auch reine von unreinen Gedanken, wobei er das Reine aufnimmt und das Unreine an den Dickdarm weitergibt. Was dies für die Behandlung von Denkstörungen bedeutet, wird in der Folge deutlich werden.

Ein ähnliches Zusammenspiel von Funktionen existiert auch auf der Muskel-Skelett-Ebene. Chronischer Zorn wird sowohl in den Muskeln des oberen Rückens, die die Bewegungen der oberen Extremitäten steuern, als auch in den Muskeln des unteren Rückens gespeichert (»Zurückhaltung«). Dieser Zorn kann dadurch freigesetzt werden, dass man die Verspannungen in diesen Bereichen behandelt. Wenn sich der Zorn auf diese Weise entladen kann, kann er dank des ihm innewohnenden Moments auf der Ebene von Vergangenheit, Gegenwart, Zukunft und Gesamtpersönlichkeit aufgearbeitet werden. Dieser Aspekt der Arbeit ist äußerst eindrucksvoll.

Ein weiteres Beispiel wäre die Behandlung einer bestimmten Art von Depression. Im chinesischen System gilt die Wandlungsphase Holz, der das Organsystem Leber entspricht, als »Reiniger« der Geist-Seele. Die allopathische Medizin sagt uns, dass die Leber das, was der Körper für toxisch hält, umwandelt und von dem trennt, was der Körper für ungefährlich erachtet, wobei er das ausscheidet, was er für gefährlich hält. (Die Chinesen wussten dies schon vor etlichen tausend Jahren, lange vor der westlichen Labormedizin.) In einer Situation, in der der Geist eines Menschen gleichzeitig erregt und depressiv ist, würde man die Wandlungsphase Holz zum Ausgleich heranziehen. Man könnte die Depression durch Ableiten oder Stärken des Leber-Meridians behandeln. In Theorie und Praxis der chinesischen Medizin bilden Körper und Geist eine Ganzheit.

Ein Fall von frühem Schock

Ich möchte das Gesagte kurz durch die Geschichte eines 13 Jahre alten Jungen illustrieren. Als Leitfaden bedienen wir uns der chinesischen Diagnose, deren Grundpfeiler *Sehen, Hören, Fragen* und *Fühlen* sind. Ich möchte anhand von drei dieser diagnostischen Methoden den konzeptuellen Hintergrund dieser Energie-Medizin veranschaulichen, indem ich meine Beobachtungen, die ich bei der Untersuchung des Patienten gemacht habe, kommentiere. Der Zweck besteht dabei nicht darin, chinesische Medizin zu lehren, sondern es soll vielmehr ihr besonderer »Geschmack« vermittelt werden.

Ich beginne mit dem *Sehen*. Sehen bedeutet, die gesamte Physiognomie einer Person zu betrachten und ihre individuellen Details zu erfassen. Im Falle dieses Jungen wies seine leicht gebückte Haltung darauf hin, dass die Energie seiner Lunge geschädigt und seine Stimmung gedrückt war. In seinen Augen lag einer verlorener Blick, sie waren übermäßig glänzend, ein Zeichen dafür, dass die Geist-Energie geschädigt und außer Kontrolle geraten war. Die dunkle, blaugrüne Färbung unterhalb seiner Augen zeigte an, dass das Nieren-Yin (Wasser) und die (ererbten) Jing-Energien überfordert waren. Diese Energien sind unter anderem für die Weitergabe genetischer Energie von einer Generation zur nächsten, für die Entwicklung des Nervensystems und für die »Befeuchtung« der Gewebe des Körpers mit dem »Wasser des Lebens« verantwortlich. Die blaue Farbe war ein Zeichen für Überanstrengung und für ein Defizit an Körperflüssigkeiten. Die Haare seiner Augenbrauen berührten einander an der Nasenwurzel, was auf eine jähzornige Veranlagung und manchmal auch auf ein ererbtes oder angeborenes Problem des Nervensystems hinweist. Die helle, blaugrüne Verfärbung rund um den Mund war ein Indiz dafür, dass er wahrscheinlich sehr früh in seinem Leben irgendeine Art von »Schock« durchgemacht hatte. Da diese Farbe aber nicht auch rund um die Nase auftrat, war dieser Schock wahrscheinlich nach der Geburt aufgetreten. Die fleckige Gesichtsfarbe war ein Zeichen für eine Störung von Magen und Darm. Da sein Gesicht relativ rot und seine Hände relativ weiß waren, konnte man auf Probleme mit der Zirkulation schließen. Die Flecken auf seinen Fingernägeln wiesen auf eine vor kurzem durchgemachte Krankheit hin (und/oder einen Zinkmangel). Seine Lippen waren trocken und rissig, ein Zeichen für Magen-Hitze. Relativ große Ohrläppchen und ein relativ langes, volles Philtrum (Einbuchtung in der Mitte der Oberlippe) zeigten, dass sein Speicher an ererbter Energie intakt war und als Quelle der Heilung genutzt werden konnte. Außerdem ließ dies darauf schließen, dass der Nieren-Mangel angeboren war oder erst nach der Geburt einsetzte, aber nicht genetisch bedingt war.

Seine Zunge war geschwollen, was darauf hinwies, dass die Körperflüssigkeiten nicht in Bewegung waren und wahrscheinlich ein Interstitial- oder zelluläres Ödem (Störung des Elektrolythaushalts) vorlag. Die Zunge war blässlich, woraus sich schließen ließ, dass das Ödem von einer mangelhaften Nieren- und/oder Milz-Funktion herrührte. Ein Riss in der Mittellinie der Zunge war ein Indiz für eine geschwächte Herz-Energie, die angesichts des Alters des Kindes wahrscheinlich konstitutionell bedingt war. Der in seinem Gesicht ablesbare Hinweis auf einen nach der Geburt erlittenen Schock legte die Vermutung nahe, dass der Riss in seiner Zunge mit diesem Schockerlebnis in Zusammenhang stand. Ein Schock wirkt sich vor allem auf die Herz-Energie aus. Rote Flecken auf der Zungenspitze zeigten eine Schwache Hitze des Herzens an. Schwache Hitze ähnelt der Reibungshitze, die in einer nicht sehr effizient arbeitenden Maschine entsteht. Im Fall dieses Jungen bedeutete sie, dass das Herz überbeansprucht war und jenseits seiner Energiekapazität arbeitete. Das Herz kann aber auch durch einen schweren Schock in Mitleidenschaft gezogen worden sein. Mein ursprünglicher Eindruck, der Junge sei niedergeschlagen, kann in diesem Zusammenhang relevant sein. Der Geist residiert im Herzen und zeigt sich in den Augen, die, wie bereits bemerkt, verloren und übermäßig glänzend erschienen. Die Rotfärbung der beiden Zungenränder deutete auf Leber-Hitze hin, die bei einem Kind vielleicht durch verdrängte Gefühle bedingt und ein Hinweis dafür ist, dass ein System jenseits seiner Kapazität arbeitet.

Ich übersprang die Diagnose mittels *Hören* und bediente mich des *Fragens*. Durch gezielte Fragen erfuhr ich, dass das unmittelbare Problem Magenkrämpfe unterhalb des rechten Rippenbogens waren; der Patient hatte das Gefühl, als würde er mit vielen Nadeln gestochen. Diese Attacken, die damals bereits seit zwei Jahren immer wieder aufgetreten waren, dauerten 15 bis 20 Minuten und besserten sich, wenn er Milch trank. Ein prodromales Unwohlsein führte zu Unruhe. Er wollte den Schmerz »zwicken«. Diese Symptome gingen einher mit Übelkeit, Schluckauf und einem Schmerz, der gemeinsam mit einem »stecken gebliebenen« Gefühl in der Kehle aufstieg. Diese Attacken traten um 13 Uhr auf, also ungefähr eine halbe bis eineinhalb Stunden nach dem Mittagessen. Der Stuhlgang war normal, der Urin manchmal hell. Außerdem plagten den Jungen Kopfschmerzen im Stirnbereich. Früher litt er an Hyperaktivität und Unsicherheit, zur Zeit der Behandlung an schweren Albträumen. Hier handelte es sich um eine Entzündung des Dünndarms (eine halbe bis eineinhalb Stunden nach dem Essen), verursacht durch die Schwache Hitze der Leber-Gallenblase, die dazu tendiert, in verletzliche Körperteile zu »wandern«. Außerdem werden in der chinesischen Medizin auch Symptome wie aufsteigender Schmerz, Schmerzen unter dem rechten Rippenbogen, Übelkeit, Schluckauf und das stecken gebliebene Gefühl in der Kehle mit einer stagnierenden Leber-Energie in Verbindung gebracht. Auf Grund dieser Stagnation kann Schädliche Energie (Schwache Hitze) das Verdauungssystem »angreifen«. Die Rötung an den Zungenrändern stärkt diese Annahme.

Dumpfe Schmerzen in der Stirngegend haben meist mit der Verdauung zu tun. Gemeinsam mit dem stecken gebliebenen Gefühl in der Kehle können sie auf aus schlechter Verdauung herrührenden Schleim (Milz-Schleim) hindeuten. Die heftigen und äußerst beängstigenden Albträume werden oft von einem »schwachen« Herzen (im Sinne von Energie und Geist) und einer schwachen Gallenblasen-Funktion verursacht. Was die kognitiven Funktionen betrifft, so kommt der Gallenblase nach Auffassung der chinesischen Medizin die Entscheidungsfunktion zu. Der Junge musste sich entscheiden, ob er bei seiner Mutter oder seinem Vater leben wollte, die geschieden waren und um seine Loyalität konkurrierten. Die geschwächte Herz-Energie habe ich bereits in Zusammenhang mit dem Schock erwähnt. Nach Ansicht der chinesischen Medizin kontrolliert das Herz den Geist. Die Krankengeschichte des Jungen ist weitaus komplexer als hier geschildert und umfasst eine sehr detaillierte psychologische und familiäre Geschichte, die in allen ihren Details relevant für das Verständnis ist.

Zum *Fühlen* gehören das Pulstasten und das Abtasten verschiedener Punkte und Bereiche des Körpers nach Empfindlichkeit oder Knoten, was beides Auskunft über den energetischen Zustand der inneren Organe geben kann.

Der Puls ist das wichtigste und am schwierigsten zu meisternde diagnostische Werkzeug. Es bedarf lebenslanger Übung, und aus diesem Grund ist die Pulstastung eine aussterbende Kunst und Wissenschaft. Ich habe acht Jahre damit verbracht, die Pulstastung bei einem chinesischen Arzt zu erlernen, der sie seinerseits 56 Jahre lang geübt hatte. Ein Teil dieses Wissens wurde weitergegeben und sollte auch weiterhin gelehrt und lebendig gehalten werden.

Die Pulsrate des Jungen betrug 66 Schläge/Minute. Das ist nach Auffassung der chinesischen Medizin für ein 13-jähriges Kind sehr wenig und weist auf Herz-Kreislauf-Probleme hin – dies bestätigte meine früheren Vermutungen. Der gesamte Puls war hämmernd, was Hitze oder Überanstrengung bedeutete und in diesem Fall auf ein »Nervensystem« schließen ließ, das durch das emotionale Durcheinander im Gefolge der Scheidung der Eltern gestresst war. (Das Konzept des Nervensystems wird in Kapitel 14 über das Systemmodell nach Dr. Shen beschrieben.) Die Pulswelle über der Herz- und Lungen-Position war flach, was eine schwere, vielleicht schon lange zurückliegende Enttäuschung erahnen ließ (da der Kreislauf so sehr in Mitleidenschaft gezogen war). Diese mochte auch der Schock sein, auf den alle Zeichen hinweisen.

Der Leber-Puls war voll und fühlte sich wie eine Bogensehne an – ebenfalls ein Zeichen für eine Stagnation, wie ich bereits vermutet hatte. Ursache für eine derartige Stagnation ist meist emotionaler Stress, der das für die Person bewältigbare Ausmaß übersteigt. Der Magen-Puls war sehr straff, ein Anzeichen für eine Entzündung, die darauf zurückzuführen ist, dass der Magen jenseits seiner Energiekapazität arbeitet, weil man sich überisst oder zu hastig isst. Die Entzündung steht auch in Zusammenhang mit emotionalem Stress und der damit einhergehenden Leber-Qi-Stagnation. Der eine Nieren-Puls, der dem Nieren-Yin (Wasser) entspricht, war tief, dünn und drahtig, was auf eine Überanstrengung hinwies, die bis fast zur Erschöpfung (der Körperflüssigkeiten) führt. Der andere Nieren-Puls, der mit dem allgemeinen Stoffwechsel (mingmen) und der Bewegung des Wassers (Nieren-Yang) in Beziehung steht, war sehr schwach.

Meine Diagnose berücksichtigt sowohl langfristig als auch kurzfristig wirksame, zur Zeit der Untersuchung relevante Faktoren. Unmittelbare Probleme des Jungen waren ein stagnierendes Leber-Qi, das das Verdauungssystem »angreift«, sowie eine zwei Jahre zuvor eingetretene Verschlechterung der Ernährungsgewohnheiten. Ursache für die Stagnation des Leber-Qi war einerseits die große emotionale Belastung auf Grund der langwierigen Konflikte zwischen seinen geschiedenen Eltern und andererseits sein Gefühl der Unzulänglichkeit und Frustration, das daraus resultierte, dass er auf Grund von lange bestehenden Lernschwierigkeiten seine gesamte Schulzeit in Sonderschulklassen verbringen musste. Der Junge stand am Beginn der Pubertät, einer Zeit großer Veränderungen und großen Drucks, wobei ihm aber die grundlegenden, für ein Überleben notwendigen Fähigkeiten fehlten und er selbst kaum Hoffnung auf ein normales Leben hatte. Er hatte sich dafür entschieden, bei seinem Vater zu leben (während der vergangenen beiden Jahre), denn durch die Nähe zu einem Mann erhoffte er sich Antworten auf einige seiner Fragen. Durch diese Entscheidung fühlte er sich innerlich zerrissen, was seine Leber/Gallenblasen-Funktion noch weiter beeinträchtigte. Gemeinsam mit der Herz-Schwäche führte die Gallenblasen-Schwäche zu heftigen Albträumen und nächtlichen Angstzuständen.

Alle diese Symptome sind auf dem Hintergrund einer wahrscheinlich angeborenen »Schwäche des Nervensystems« zu sehen, denn seine Mutter hatte während der Schwangerschaft gelegentlich Drogen genommen. Das Nieren-Yin war, wie wir gesehen haben, belastet. Da Nieren-Yin und Nieren-Jing (die Nieren-Essenz) miteinander verwandte, wenn auch in mancher Hinsicht unterschiedliche Energien sind, zieht eine Schwäche einer Energie oft auch die andere Energie in Mitleidenschaft. Das Nieren-Jing ist unter anderem für die Entwicklung des Zentralnervensystems verantwortlich. Eine Schwäche des Nieren-Jing, die bei einem so jungen Menschen wie diesem Jungen auftritt, muss von einer frühen Beeinträchtigung herrühren und mit den »sanften« neurologischen Anzeichen, auch den gravierenden Lernschwierigkeiten und der Hyperaktivität, in Verbindung stehen. Da die Niere die »Mutter« der Leber ist, die ihrerseits unter einer Belastung zu leiden hat, muss die Niere ihre kostbare Energie zur Stützung der Leber verwenden und ihre anderen Aufgaben, vor allem was das Nervensystem betrifft, vernachlässigen.

Zu den vielen Problemen dieses Jungen, vor allem seinen psychischen (Albträume), kommt noch erschwerend hinzu, dass die Herz- und Lungen-Energien durch eine Enttäuschung (Schock) erstickt worden waren, was sich in der blaugrünlichen Verfärbung rund um den Mund und in der flachen Pulswelle niederschlug.

Zur Behandlung stehen im Rahmen dieses Modells die »Acht therapeutischen Methoden« der klassischen chinesischen Medizin zur Verfügung. Dazu zählen Kräuterbehandlung, Akupunktur, Diät, Moxibustion, Schröpfen, Körperübungen, Massage und Meditation. Unter den ersten drei versteht man im Allgemeinen die in Übereinstimmung mit den Prinzipien der chinesischen Physiologie und Pathologie erfolgende Behandlung mittels Kräutern, Nadeln und Nahrungsmitteln. Moxibustion ist das Abbrennen spezifischer Kräuterzubereitungen über Akupunkturpunkten (was für den Patienten völlig schmerzlos ist). Zu den Körperübungen zählen Taijiquan, Qigong sowie verschiedene daoistische Techniken der Energiemanipulation durch Bewegung wie z. B. Gongfu. Massage, *Tuina* genannt, ist energiezentriert und unterscheidet sich wesentlich von der im Westen üblichen Schwedischen Massage, die die Blutzirkulation beeinflusst. Meditation ist eine unspezifische Behandlungsform, die je nach Patient oder Beschwerden variiert. Diese Behandlungsmodalitäten können getrennt oder kombiniert eingesetzt werden, je nachdem wie es der aus der Diagnose abgeleitete Behandlungsplan erfordert.

Im Falle dieses Jungen beschränkte sich die Behandlung auf den Einsatz von Kräutern und einigen Ratschlägen bezüglich Ernährung und Essgewohnheiten, da er in großer Entfernung lebte. Die verschriebenen Kräuter sollten die Entspannung fördern und die Stagnation in der Leber auflösen, die Hitze aus dem Verdauungssystem vertreiben und die Energie nach unten ablenken, um das Herz zu öffnen und zu entspannen und den Geist zu beruhigen. Da ich ihn nur einmal sah, wurde eine gründlichere Behandlung seiner Nieren-Energie-Probleme nicht versucht.

Innerhalb von wenigen Tagen fühlte sich der Junge wesentlich besser. Als als sein Vater erkrankte, empfahl er mich ihm, weil »er hilft, ohne dass es wehtut«. Die bereits seit langem vorhandenen Probleme sind allerdings ziemlich komplex und würden einen beträchtlichen therapeutischen Aufwand erfordern.

Mit dieser Fallgeschichte möchte ich eine Ahnung davon vermitteln, wie eine energetisch orientierte Medizin bei der Diagnose und Therapie von Störungen in den natürlichen Funktionen der Organsysteme eingesetzt werden kann, und zwar auf körperlicher, geistiger und spiritueller Ebene.

Da wir nun einen Eindruck davon bekommen haben, inwiefern eine gewisse Geistesverwandtschaft zwischen westlicher Psychologie und chinesischer Medizin sowohl auf abstrakter als auch auf klinischer Ebene besteht und welches medizinische Modell eine energetisch orientierte Medizin hervorbringen kann, werden wir uns in den folgenden zwei Kapiteln den Körper/Geist-Konzepten des aktuellen chinesischen medizinischen Modells widmen. Danach sind wir, so hoffe ich, bereit, einige dieser Konzepte zu überdenken. Eine derartige Neubewertung ist das Hauptanliegen dieses Buches.

4 Psychosomatische Medizin in Ost und West

Einleitende Betrachtungen
über Körper und Geist

Westliche Medizin und Psychosomatik

Die klassische chinesische Medizin –
eine psychosomatische Medizin

Die fünf inneren Krankheitsursachen

Gleichgewicht, Zirkulation und Energie

Der Zyklus von Sheng und Ke

Tabelle:
Das Gesundheits-Krankheits-Kontinuum

Einleitende Betrachtungen über Körper und Geist

Die einfachste Definition psychosomatischer Medizin stammt aus *Stedman's Medical Dictionary*. Demnach beschäftigt sie sich mit der »Beziehung zwischen Körper und Geist«. Das *Psychiatric Dictionary* führt diese Definition näher aus und schließt: »Meist jedoch wird dieser Begriff in einem nosologischen oder klassifikatorischen Sinn gebraucht, um eine Gruppe von Störungen zu bezeichnen, von denen man glaubt, dass ihre Ätiologie zumindest teilweise auf emotionale Faktoren zurückgeführt werden kann.«[1]

In der überarbeiteten Fassung der psychiatrischen Nomenklatur *(Diagnostic and Statistical Manual of Mental Disorders)* wurden solche psychosomatischen Störungen als »psychophysiologische, autonome und viszerale Störungen« definiert. Im *DSM-II* hieß es:

Diesem Terminus wird der Vorzug vor dem Terminus »psychosomatische Störungen« gegeben, da Letzterer sich auf die Disziplin der Medizin als Ganzer und nicht so sehr auf einen spezifischen Zustand bezieht. Er wird dem Begriff »Somatisierungsreaktion« vorgezogen, denn dieser impliziert, dass diese Störungen nichts als eine andere Form einer psychoneurotischen Reaktion darstellen. Diese Störungen werden hier in einer eigenen Gruppe zwischen psychotischen und psychoneurotischen Reaktionen angesiedelt, um eine exaktere Ansammlung von Daten, Ätiologie, Ursache und Beziehung zu anderen geistigen Störungen zu erlauben.

Diese Reaktionen repräsentieren den viszeralen Ausdruck des Affekts, der dadurch in hohem Maße im Unbewussten bleiben kann. Die Symptome sind auf einen chronischen, übertriebenen Zustand des normalen physiologischen Ausdrucks einer Emotion zurückzuführen, bei dem das Gefühl bzw. der subjektive Teil verdrängt werden. Lang anhaltende viszerale Zustände können unter Umständen zu strukturellen Veränderungen führen.

Als jedoch in den späten 70er Jahren das *DSM-III* formuliert wurde, ersetzte man die »psychophysiologischen, autonomen und viszeralen Störungen« durch »somatoforme Störungen«, und die Beschreibung wuchs von zwei auf zehn Seiten an. Damals wurden sie wie folgt definiert:

Das Hauptmerkmal dieser Gruppe von Störungen sind körperliche Syndrome, die eine körperliche Störung (daher somatoform) vermuten lassen, für die es jedoch keine nachweisbaren organischen Befunde oder bekannte pathophysiologische Mechanismen gibt, aber bei denen ein starker Verdacht oder ein positiver Nachweis bestehen, daß die Symptome mit psychischen Faktoren oder Konflikten zusammenhängen.[2]

Westliche Medizin und Psychosomatik

Die frühere Definition impliziert zwei Gruppen von psychosomatischen Krankheiten:

Erstens Krankheiten, bei denen Symptome auftreten, wie sie in subjektiven Klagen der Patienten geschildert werden. Dazu gehören Kopfschmerzen, Herzklopfen, Schwindelgefühl, Schwächeanfälle, Unruhe, Müdigkeit, Übelkeit, Schmerzen, ja, sogar Konversionsstörungen wie hysterische Lähmung. Dabei entstehen aber keine erkennbaren Zeichen. (Zeichen sind im Unterschied zu Symptomen sowohl für den Patienten als auch für andere Menschen erkennbar. Zeichen sind z. B. hervortretende Augen, eine rote Zunge, ein blasses Gesicht, ein geblähter, empfindlicher Bauch, pfeifender Atem und Zittern.)

Die zweite Kategorie umfasst Krankheiten, die klare Zeichen und Symptome aufweisen, für die die westliche Pathologie keine Erklärung findet und die daher einer emotionalen Ätiologie zugeschrieben werden. Dazu gehören Magen- und Zwölffingerdarmgeschwüre, Asthma, Kolitis, Mononukleose, unerklärbares Fieber, Schilddrüsenkrankheiten, Übergewicht, Magersucht, Erkrankungen der Herzkranzgefäße, Ekzeme, Sprachstörungen, Schlafstörungen, Krebs und Tuberkulose. Mit beiden Gruppen von Krankheiten haben sich bereits viel früher die Theoretiker der Psychoanalyse und Psychophysiologen beschäftigt, und auch so berühmte Ärzte wie Groddeck[3] machten sie zum Objekt ihrer Studien und Spekulationen. (Georg Groddeck studierte bei dem Arzt für Naturheilverfahren und Professor für Anatomie Ernst Schweninger, der seinerseits den schwer kranken Bismarck – als dieser auf dem Gipfel seiner Macht stand und bereits alle anderen Behandlungen fehlgeschlagen waren – mit Tiefenmassage, Diät und Heißwasseranwendungen geheilt hat. Groddeck attackierte in seinen frühen Schriften Freud, erkannte jedoch im Zuge seiner Arbeit – er errichtete das berühmteste Sanatorium Europas in Baden-Baden und behandelte dort die reichsten und berühmtesten Menschen seiner Zeit –, dass er es in erster Linie mit dem »Willen, krank zu sein« oder zu sterben zu tun hatte. Er stand in Briefkontakt mit Freud, der – sehr zum Missfallen einiger seiner Anhänger – darauf bestand, ihn als Psychoanalytiker zu bezeichnen. Groddeck wurde auf Grund seiner unorthodoxen Methoden, u. a. des Haltens und Berührens seiner Patienten, als »wilder Analytiker« bekannt. Er starb an gebrochenem Herzen, weil er sich nicht mit der Nazifizierung Deutschlands und der Verfolgung vieler seiner Patienten – wie z. B. Erich Fromm – abfinden konnte, für die er vergeblich persönlich bei Hitler intervenierte.)

Die bedeutenden Arbeiten früher Psychoanalytiker wie Franz Alexander[4] in Chicago und Otto Fenichel[5] in Europa begründeten eine innovative Richtung psychophysiologischer Forschung, die vor allem von deren Mitarbeitern getragen wurde. Neurophysiologische Forschungen betrieben auch Stewart Wolf und Harold G. Wolff[6] vom New York Hospital, die sich in ihren Studien vor allem auf Migräne und gastrische Funktionen konzentrierten. Durch eine Öffnung (Stoma) im Magen eines verunglückten Patienten beobachteten sie die Magenschleimhaut und deren Reaktion auf emotionale Stimuli. Alexander gründete den Großteil seiner Arbeit auf die Differenzierung von Symptomen in parasympathische und sympathische Reaktionen, denn er ging davon aus, dass der Schlüssel zum Verständnis der psychosomatischen Mechanismen im vegetativen Nervensystem lag. Fenichel tendierte in seiner Arbeit eher zum Symbolischen. Er setzte zum Beispiel Asthma mit Trennungsängsten und Magen-Darm-Störungen des Enddarms mit Fixierungen gleich, die im Analstadium der Entwicklung entstanden sind.

Ein junger Forschungszweig ist die Psychoneuroimmunologie. Sie versucht, Beziehungen zwischen verschiedenen Zentren des Zentralnervensystems – wie dem Hypothalamus und der Hirnanhangdrüse – und dem vegetativen Nervensystem, dem Hormonsystem, den Eingeweiden sowie in jüngster Zeit dem Immunsystem herzustellen. Diese Arbeit ist in dem Band *Psychoneuroimmunology* dargestellt.[7] Dabei geht es darum, eine Bestätigung für die alte Überzeugung zu finden, dass »Geist und Körper untrennbar sind«[8], sowie für die Erkenntnis von Sir William Osler, der behauptete, »die Behandlung von Tuberkulose hänge mehr von dem ab, was der Patient in seinem Kopf hat, als von dem, was er im Brustkorb hat«[9]. Die Beziehung zwischen emotionaler Belastung und körperlicher Krankheit rückt also immer mehr in den Mittelpunkt. Die Forschungsergebnisse bestätigen lediglich mittels wissenschaftlich haltbarer Modelle, was viele schon immer vermutet hatten. Nichtsdestotrotz wird diese Perspektive vom Großteil des medizinischen Establishments abgelehnt.

In der Sichtweise des Gesundheit-Krankheit-Spektrums wären Zustände, die lediglich Symptome aufweisen, am Gesundheitspol des Spektrums angesiedelt, wo nach westlichem Standard keine sichtbaren Zeichen auftreten. Die zweite Gruppe von Zuständen, bei denen bereits Zeichen erkennbar sind, wäre eher dem Krankheitspol des Spektrums zuzuordnen, obwohl auch hier noch immer energetische Faktoren beteiligt sind. Auf der Seite der Gesundheit finden wir funktionale Störungen, am Krankheitsende Störungen der Morphologie.

Von funktionalen Störungen bzw. veränderten Energiezuständen führt eine graduelle Entwicklung hin zu erkennbaren Schädigungen von Organgewebe. Da die westliche Medizin die energetisch orientierte Physiologie und Pathologie der östlichen Medizin überhaupt nicht wahrgenommen hat und auch nicht von ihr beeinflusst wurde, ist sie nicht in der Lage, Krankheit bereits in ihrem Früh- und Entwicklungsstadium zu erkennen oder zu klassifizieren. Trotz neuer Forschungsergebnisse wird gegenwärtig alles, was durch den Raster der morphologisch orientierten westlichen Diagnose oder der pathologischen Theorie fällt, unter die Kategorie »psychosomatische Medizin« subsumiert.

Wir wollen hier aber nicht näher auf die Geschichte der psychosomatischen Medizin im Westen eingehen, die bereits in den 50er Jahren wieder aufgegeben wurde, weil sie als therapeutisches Instrument wirkungslos war. Nichts, was in den Jahrzehnten davor postuliert worden war, erwies sich als klinisch haltbar. Die psychosomatische Medizin wurde völlig zu Recht als eine medizinische Richtung, d. h. als Teil der westlichen Wissenschaft, verworfen, weil es ihr nicht gelang, in Begriffen der westlichen Physiologie zu erklären, wie eine Emotion ein Organ beeinflusst und umgekehrt. Das Konzept einer »Organminderwertigkeit« war zu vage, um als Forschungsgegenstand dienen zu können. (Zu diesem Thema empfehle ich das Buch *Bodymind Energetics* von Mark Seem[10], das die Materie umfassend und klar darstellt.)

Die klassische chinesische Medizin – eine psychosomatische Medizin

Die Physiologie der chinesischen Medizin gibt uns Werkzeuge an die Hand, die es uns erlauben, die Beziehungen zwischen Psyche und Soma zu erklären. Rekapitulieren wir aber zuerst, welchen Stellenwert das Psychosoma innerhalb des chinesischen Medizinmodells einnehmen. Jede Handlung des Menschen oder der Natur, die die Menge, die Zirkulation oder die rhythmische Balance von Lebenskraft oder Energie stört, führt vom Gesundheitspol in Richtung Krankheit, also zum Todesende des Spektrums. Die dafür relevanten Faktoren sind: Konstitution, Ernährungsgewohnheiten, Arbeitsgewohnheiten, umweltbedingter Stress (z. B. Verseuchung durch Chemikalien), Wetter und Klima, sexuelle Gewohnheiten, soziales Milieu (inklusive Drogen, Gifte, epidemiologische Krankheiten) und der in der chinesischen Medizin vielleicht wichtigste Faktor überhaupt: Emotionen oder auch die »Sieben Leidenschaften«. Dank chinesischer Diagnosemethoden – vor allem der Pulstastung sowie der Betrachtung des Gesichtes, der Augen und der Gesichtsfarbe – kann man abschätzen, inwieweit diese einzelnen Aspekte des täglichen Lebens die Integrität der Energiesysteme beeinträchtigen, bevor sich überhaupt Symptome entwickeln. Die Treffsicherheit ist natürlich dann noch größer, wenn sich bereits frühe Symptome zeigen. Die Schwerpunkte liegen dabei auf Gesundheit, auf dem Alltagsleben des Patienten und auf Prävention.

Eine Konzentration dieser Zeichen am Gesundheitsende des Spektrums vermag die meisten jener frühen Symptome und Zeichen des Krankheitsprozesses zu erklären, die nicht in den Bereich westlicher Diagnosemethoden fallen, da diese nur am Krankheits- bzw. Todesende des Spektrums operieren. Durch Frühdiagnose ist es möglich, viel von dem, was in der jüngeren Definition verwirrenderweise als »somatoforme Störungen« bezeichnet wurde, zu identifizieren und zu behandeln. Jene somatoformen Störungen werden im *DSM-III-R* wie folgt definiert: »[...] körperliche Symptome, die eine körperliche Störung (daher somatoform) nahelegen. Es lassen sich für diese Symptome jedoch keine organischen Befunde oder bekannte pathophysiologische Mechanismen nachweisen [...].«[11] An diesem Punkt finden aber sehr reale physiologische Veränderungen statt, und es existiert sehr wohl ein Krankheitsbild. Es handelt sich dabei jedoch um physiologische Veränderungen der Lebenskraft, der Energie, und nicht so sehr um Veränderungen auf morphologischer Ebene, denn die Disharmonie beschränkt sich auf das Energiesystem. Erkennbar werden diese Veränderungen durch Farbe, Ton, Puls und Zunge des Individuums. Je nach der persönlichen Definition von Wirklichkeit finden beobachtbare und messbare Veränderungen statt. Manche, aber bei weitem nicht alle diese Veränderungen können auf emotionalen Stress zurückzuführen sein, und in diesem frühen Stadium können sie von den Wirkungen anderer oben erwähnter ätiologischer Faktoren unterschieden werden. Krankheit ist von diesem Standpunkt aus betrachtet eine Progression von »Energie« zu »Masse«.

Es ist eine Tatsache, dass dieser Prozess in allen seinen Phasen sowohl auf psychischer als auch körperlicher Ebene stattfindet. Veränderungen in Farbe, Ton, Geruch, Puls, Zunge und Augen sind von Anfang an vorhanden, und psychische Faktoren bleiben bis zum Tode wirksam (siehe Tabelle am Ende dieses Kapitels: Das Gesundheits-Krankheits-Kontinuum).

Ein weiteres in der psychosomatischen Medizin vorherrschendes Missverständnis ist die Auffassung, dass eine körperliche Krankheit, die gleichzeitig mit psychischer Belastung auftritt, Zeichen einer psychischen Schwäche sei. Nichts könnte weiter entfernt von der Wahrheit sein. Körperliche Symptome können sich nämlich auch dann entwickeln, wenn ein Mensch psychisch gesund ist. Wenn es ums Überleben geht, dann zahlt es sich aus, ein körperliches Symptom zu entwickeln, wenn man dafür bei Verstand bleibt. Eine Magen-Darm-Störung ist ein geringer Preis für geistige Gesundheit. Im Idealfall ist man kompetent genug, um mit den meisten Belastungen fertig zu werden, ohne körperliche oder psychische Störungen zu entwickeln. Da die meisten ernsten Probleme bereits früh im Leben beginnen, also noch bevor das »Nervensystem« (Nieren-Jing) voll entwickelt ist, ist dieses Ideal aber schlichtweg unerreichbar. Reagiert ein Kind auf ein Leben mit einem alkoholkranken Elternteil statt mit einer Psychose mit chronischen Kopfschmerzen, dann ist es im Besitz eines mehr als adäquaten psychisch-emotionalen Apparates.

Es ist äußerst wichtig, diese Tatsache im Bewusstsein unserer Kultur zu verankern. Ungeachtet aller Bestrebungen in der medizinischen Ausbildung, die Angehörigen der Gesundheitsberufe zu größerem Respekt für ihre Patienten zu erziehen, sind Menschen mit einem psychischen Defizit, und sei es noch so minimal, in der Medizin und in unserer Gesellschaft, die den »starken, stillen Typ« bevorzugt, noch immer unterprivilegiert. Patienten mit so genannten psychosomatischen Problemen werden oft herablassend behandelt. Angesichts dieses sich so hartnäckig haltenden Vorurteils kann gar nicht oft und vehement genug betont werden, dass Menschen, die auf Grund einer emotionalen Belastung körperliche Symptome entwickeln, nicht nur über eine beneidenswert unverwüstliche geistige und körperliche Ausstattung verfügen, sondern auch über die Fähigkeit, sich für die weniger desorganisierende Option einer körperlichen Krankheit und nicht für die massiv desorganisierende eines Nervenzusammenbruchs zu entscheiden.

Gesundheit ist per definitionem ein Zustand, in dem alle Systeme innerhalb eines Mikroorganismus harmonisch ineinander greifen und in einem dynamischen Gleichklang mit der Natur stehen. Wenn man sich auf den Aspekt der Gesundheit konzentriert und Energie als den zentralen Faktor für Gesundheit, Krankheit, Leben und Tod begreift, dann sind alle Phänomene Teil eines einzigen universellen Substrats, in dem die Phänomene nichts anderes als unterschiedliche Ausdrucksformen der Unendlichkeit und der Einheit dieses Substrats darstellen. Da die chinesische Medizin in dieser Einheit gründet, ist sie bestrebt, Beziehungen und Entsprechungen in der Natur zu finden.

Wie wir bereits gesehen haben, beginnen auf dem Hintergrund der fundamentalen Grundsätze der chinesischen Medizin Konzepte wie »psychisch« und »somatisch« oder die Vorstellung von Körper und Geist – als Dichotomie verstanden – zu verblassen.

Im Folgenden und in den anschließenden Kapiteln geht es nun um die umkehrbaren Energietransformationen und die Physiologie und Pathologie dieser Verwandlungen zwischen dem materiell Undefinierbaren – also dem, was wir »Emotion« nennen – und dem materiell Definierbaren – dem, was wir »Körper« nennen. Ich analysiere diese Transformationen zuerst gemäß den Grundsätzen der chinesischen Medizin und in der Folge gemäß jener Variationen, die ich und andere definiert haben.

Die fünf inneren Krankheitsursachen

Die chinesische Medizin hat sich im Laufe ihrer Existenz in Tausende unterschiedliche Richtungen entwickelt. Jeder Clan, jedes Dorf, jede Stadt, jeder Staat und jede Dynastie hatte ihre eigene Tradition. Die jüngst vorgenommene Synthese, die in der Volksrepublik China unter dem Begriff »Traditionelle Chinesische Medizin« (TCM) bekannt ist, ist der Versuch eines modernen marxistischen Staates, die chinesische Medizin als Disziplin darzustellen, die in Einklang mit der materialistischen Ideologie des Staates steht und die für die wissenschaftliche Gemeinschaft des Westens akzeptabler ist. Elemente der ursprünglichen, vielfältigen, im Verschwinden begriffenen Traditionen sind nichtsdestotrotz bis in den Westen durchgesickert, und auch diese Traditionen bergen beträchtliches, für unser Thema relevantes Wissen.

Die chinesische Medizin klassifiziert die Ursachen von Krankheiten in innere und äußere krank machende Ursachen.[12] Für unser Thema sind die inneren Ursachen relevant. Die meisten Texte bezeichnen diese inneren Ursachen als die »Sieben Emotionen«, die »Sieben psychischen oder geistigen Elemente«, als die »Sieben Dämonen«, »Sieben Drachen« oder »Sieben Leidenschaften«. Die Sieben Emotionen sind Freude, Zorn, Kummer, Nachdenken, Traurigkeit (oder Melancholie), Furcht (oder Schock) und Angst, wobei es hier viele Variationen gibt. Vor allem in jüngster Zeit werden die inneren Krankheitsursachen auf fünf reduziert, um sie in Einklang mit der Theorie der Fünf Wandlungsphasen zu bringen: Freude, Zorn, Nachdenken, Traurigkeit und Angst.[13]

Was ihre Entsprechungen mit den einzelnen Organen betrifft, so herrscht in der chinesischen Medizin einstimmig die Meinung, dass übermäßiger Zorn die Leber, Freude das Herz, Nachdenken die Milz, Traurigkeit die Lunge und Angst die Niere schädigt.

Derartige Korrelationen mit den lebenswichtigen Organen beziehen sich jedoch nur auf die Ebene, wie sie in diesem Buch und in anderen Quellen definiert ist: wo Herz, Leber, Milz, Niere und Lunge konzeptuell klar von den stofflichen Organen unterschieden werden. In Wirklichkeit findet ein kontinuierlicher, dynamischer Austausch statt, denn an dem Punkt, an dem die »Energie« sich zu »Masse« verdichtet, verschmelzen diese Konzepte, und die Unterscheidung wird klinisch unscharf. Die chinesische Medizin verfügt zwar über das nötige Rüstzeug, um sowohl auf der Ebene der Energie als auch auf der der Masse arbeiten zu können, doch liegt der Schwerpunkt eindeutig auf dem Aspekt der Energie.

Freude wirkt sich auf das Herz aus, die Heimstatt des Geistes. Da der Geist auf »mentaler« Ebene mit Energie gleichgesetzt wird, kontrolliert das Herz den Geist. Übermäßige Freude (Schock) schädigt den Geist, da sie zu viel »Feuer«

produziert und es zu einer Erregung und Überbeanspruchung der psychischen Energie kommt. Dies kann zu Herzklopfen, Angstzuständen, Schlaflosigkeit, Reizbarkeit und/oder Kurzatmigkeit führen, je nachdem ob ein Mangel an Qi (kinetischer Energie), Blut-Energie oder Yin-Energie (Wasser) besteht. Dieser Zustand wird als Störung von Shen, also des Geistes, bezeichnet.

Unterdrückter *Zorn* schädigt die Leber, und eine kranke Leber lässt einen leicht zornig werden. Die Klassiker sagen, die Leber entspreche der Wandlungsphase Holz. Im Holz muss der Saft fließen. Wenn der Fluss dieses materiellen Aspekts der Energie (yin) behindert ist, führt dies zu einem größeren Output seitens der funktionalen Energie (yang). Das Resultat ist eine unproduktive »Reibungshitze«, die in der chinesischen Medizin als »Leere-Hitze« oder »Schwache Hitze« bekannt ist. Nimmt die Schwache Hitze (yinxu) zu, steigt die Temperatur im ganzen Körper leicht an, was als Spannung und letztlich als Schmerz wahrgenommen wird. Die Leber speichert das Blut, das sich erhitzt, wenn sich Schwache Hitze in der Leber ansammelt. Diese gesteigerte Leber-Hitze manifestiert sich auf körperlicher Ebene auf unterschiedlichste Weise; auf emotionalem Niveau zeigt sich diese langsame bzw. schnelle »Verbrennung« als »Glimmen« bzw. als explosive Reizbarkeit und Zorn. Man könnte auch sagen, der Mensch sei »heißblütig«; das würde genau dem Erhitzungsprozess entsprechen, der in dem in der Leber gespeicherten, sich stauenden Blut stattfindet. Diese grundlegenden Vorstellungen werden weiter unten genauer erläutert.

Mit *Nachdenken* ist jener Prozess der Aufmerksamkeit und Konzentration gemeint, der beim Lösen eines Problems abläuft. Aus Gründen, die später noch erklärt werden, wird vor allem die Milz, die den Prozess der Verdauung, Trennung, Absorption und Ausscheidung sowie die Verteilung von Stoffwechselprodukten kontrolliert, durch übermäßiges Nachdenken geschädigt, da dadurch der Verdauungsprozess verlangsamt wird. Dabei treten Symptome wie Anorexie, Völlegefühl, Durchfall und Schwäche auf. Jede Beeinträchtigung des Milz-Systems führt zu einer Störung im Denkvorgang.

Traurigkeit rührt häufig von einer unverarbeiteten, meist unbewusst gebliebenen, frühen Erfahrung von Kummer her. Da Kummer normalerweise durch Weinen und Schluchzen Ausdruck findet, sind bei einem Abreagieren von Traurigkeit auf physiologischer Ebene in erster Linie die Atemwege involviert. Will man den äußeren Ausdruck von Traurigkeit kontrollieren, muss man den Atemmechanismus unterdrücken. Deswegen schädigt Traurigkeit zuallererst die Lunge. Darauf werden wir an anderer Stelle näher eingehen. Umgekehrt kann eine Erkrankung der Lunge zu unerklärlicher Traurigkeit führen.

Da *Angst* in den unteren Teil des Körpers absteigt, schädigt sie die Nieren, die diesen Bereich kontrollieren. Zum System der Niere gehört nach Auffassung der chinesischen Medizin auch die hormonelle Funktion der Nebennieren, also der am engsten mit Stress verbundenen endokrinen Organe. Lang anhaltender, mit Angst verbundener Stress oder eine »eingefrorene Panik« können das Nieren-System schädigen, wohingegen ein plötzlicher Schreck oder Schock meist das Herz in Mitleidenschaft zieht. Diese Faktoren werden später ebenfalls genauer erläutert.

Was die Auswirkungen von Emotionen auf die allgemeine Energie betrifft, so heißt es: Zorn lässt die Energie im Körper aufsteigen; Freude harmonisiert die Energie; Traurigkeit zerstreut sie; Nachdenken konzentriert sie (im Gehirn); Angst lässt sie absteigen; Schock lässt die Energie chaotisch werden. In manchen Fällen schädigt eine Emotion zuerst ein spezifisches Organ und erst später, wenn sich der Zustand des Organs bereits verschlechtert, das ganze Energiegleichgewicht. In anderen Fällen beeinträchtigen die Emotionen ganz allgemein den Organismus und greifen das spezifische Organsystem in geringerem Maße oder erst später an.

Nach traditioneller Auffassung gelten nur extreme Emotionen als gefährlich. Ein anderer Faktor, der in diesem Zusammenhang von Bedeutung ist, ist die relative Unversehrtheit des entsprechenden Organsystems. Ein emotionales Leiden, das auf eine Dysfunktion eines Organsystems zurückzuführen ist, kann völlig unterschiedliche emotionale Zustände hervorrufen, je nachdem welches Organsystem sich in einem Shi- oder Füllezustand (stark-aktiv) bzw. in einem Xu- oder Leerezustand (schwach-passiv) befindet. Shi-Syndrome (heiß, yang, stark) tendieren dazu, Erregungszustände hervorzurufen, während Xu-Syndrome (kalt, yin, schwach) gedämpftere Zustände, z. B. Depression, verursachen.

● Gleichgewicht, Zirkulation und Energie

Die eben besprochenen inneren, psychischen Faktoren können eine Disharmonie hervorrufen, wenn sie die Energiefunktion des spezifischen Organs (zangfu) oder den allgemeinen Fluss von Energie – d. h. von Qi, Blut und Körperflüssigkeiten – sowie die allgemeine Ausgewogenheit von Yin und Yang stören.

Unabhängig von der Ätiologie müssen bei einer Disharmonie außerdem zwei grundlegende Prinzipien der östlichen Medizin berücksichtigt werden. Das eine Prinzip geht von einer a priori bestehenden Schwäche eines Organs aus, also von einer Schwäche, die bereits besteht, bevor das Organ überhaupt von einem pathogenen Einfluss emotionaler oder anderer Natur angegriffen wird, es sei denn, es handelt sich um einen massiv zerstörerisch wirkenden Faktor wie z. B. einen schweren Unfall oder eine Seuche. Das andere Prinzip besagt, dass zumindest zwei Ursachen vorhanden sein müssen, damit es überhaupt zur Ausbildung von Symptomen kommen kann. Ich habe an anderer Stelle das alte chinesische Sprichwort erwähnt: »Mit einer Kugel allein kannst du keinen Klang erzeugen.«

Die wesentlichen funktionalen Faktoren, die in der chinesischen Medizin zum Tragen kommen, sind: rhythmisches Gleichgewicht, Zirkulation und die Quantität der Energie. Störungen in einem Bereich können, egal ob sie allein oder in Kombination auftreten, zu psychischen Störungen führen. Umgekehrt kann eine psychische Störung die Integrität eines bzw. aller Faktoren verletzen. »Unausgeglichenheit« ist ein Begriff, der meist mit psychischen Problemen in Zusammenhang gebracht wird. Von den drei grundlegenden Erscheinungsformen von Energie – nämlich Qi, Blut (und Körperflüssigkeiten) und Organsysteme – ist das Qi der immateriellste Ausdruck der Energie, es ist daher am labilsten, am anfälligsten auch für die geringste Belastung und am engsten mit den Stimmungsschwankungen verbunden, die bei einem emotionalen Leiden auftreten. (In der »Schule der Wärmeerkrankungen« werden vier Ebenen der Energie unterschieden: *Wei*, Qi, *Ying* (Körperflüssigkeiten) und Blut, wobei das Qi sich auf der oberflächlichsten und Blut sich auf der tiefsten Ebene bewegt).

Das Potenzial für Ausgewogenheit ist eine Funktion von Yin und Yang, die wiederum die Summe vieler Faktoren ist. Zu diesen zählen die Acht Prinzipien von Kälte und Hitze, Innen und Außen, Leere (Mangel, *xu*) und Fülle (Übermaß, *shi*) sowie Yin und Yang. Je nachdem wie diese Faktoren kombiniert sind, herrscht ein Yin- oder ein Yang-Zustand. Das Gleichgewicht von Yin und Yang ist auch eine Funktion von Links und Rechts, wie es im Gesetz von Ehemann/Ehefrau zum Ausdruck kommt; von Vorne und Hinten (*shu* und *mu*) sowie von Oben, Mitte und Unten *(sanjiao)*. Gleichgewicht besteht auch zwischen *Zang* (festes inneres Organ) und *Fu* (hohles äußeres Organ) einer Wandlungsphase; zwischen dem *Sheng*- und dem *Ke*-Zyklus der Fünf Wandlungsphasen sowie zwischen den Sechs Meridianen, die in Puls, Zunge, Augen, Farbe und Symptomen Ausdruck finden. Eine detaillierte Beschreibung der Acht Prinzipien findet sich in *Das große Buch der chinesischen Medizin* (engl.: *The Web That Has No Weaver*) von Ted J. Kaptchuk, eine gründliche Darlegung des Systems der Fünf Wandlungsphasen in Dianne Connellys Buch *Traditional Acupuncture: The Law of the Five Elements*.

»Zirkulation« oder »Kreislauf« meint den Kreislauf von Qi, Blut und Körperflüssigkeiten in den Kanälen, den Organsystemen und den sechs Außergewöhnlichen Organen. Lunge, Milz und Herz sind in erster Linie an der Physiologie des Kreislaufs beteiligt, obwohl jedes einzelne Organ, vor allem die Leber, von einer Störung des Kreislaufs betroffen sein kann. Eine Stagnation des Qi kann auf einen Unfall, auf Wettereinflüsse oder einen emotionalen Schock zurückzuführen sein.

Energie kann stark oder schwach sein. Die konstitutionsbedingte Energie stammt aus der Niere, die die ererbte (aber auch die erworbene) Essenz speichert. Energie nimmt der Mensch während seines Lebens durch Lunge (Luft-Qi) und Magen/Milz (Nahrung und Flüssigkeit) auf. Probleme in einem oder allen drei Organsystemen führen zu einem generellen Mangel an Essenz-Energie. Ein Überschuss an allgemeiner Energie ist selten. Tritt ein lokaler Überschuss während einer akuten Krankheit auf, schickt der Körper also zusätzliche Energie in einen Körperbereich, um einen Krankheitsprozess zu überwinden, wird dies manchmal mit einem Zustand eines echten Überschusses verwechselt. Eine Erschöpfung der Energie wird normalerweise durch eine lange Phase der Überanstrengung, durch eine chronische Krankheit, chronische psychische Probleme, Alter und/oder übermäßigen Sport hervorgerufen.

Um Energie innerhalb der chinesischen Medizin begrifflich zu fassen, bedient man sich folgender Kategorien: Yin/Yang, die Fünf Wandlungsphasen, die Sechs Schichten, die chinesische Zeiteinteilung, Qi, Blut und Organe, Ying und Wei, die Himmlischen Stämme und Irdischen Zweige, das *Yijing*, Astrologie, und Po, Shen und Qi und die Antiken Punkte. Darüber hinaus umfasst das Meridiansystem die zwölf Hauptmeridiane, die acht Außerordentlichen Meridiane, die 15 (oder 16) Luo (Verbindungsmeridiane) und die zwölf Divergierenden Meridiane.

Alle diese Elemente sind für unser Thema von Relevanz. Ich werde mich jedoch vorläufig auf das System der Fünf Wandlungsphasen beschränken, da es das vollständigste System von Entsprechungen zwischen Geist und Körper bietet, und ich werde versuchen, es mit allen anderen wesentlichen Aspekten der chinesischen Medizin zu verbinden. Das System der Fünf Wandlungsphasen muss innerhalb des größeren Zusammenhangs der Medizin gesehen werden. Ein ganzes Kapitel dieses Buches – »Das Systemmodell nach Dr. Shen« (Kapitel 14) – wird sich mit jenen Aspekten der chinesischen Medizin auseinander setzen, die angesichts der Komplexität des Themas nicht erschöpfend in jene Teile des Buches eingearbeitet werden können, die die detaillierteren Erklärungen der Fünf Wandlungsphasen enthalten.

● Der Zyklus von Sheng und Ke

Durch genaue Beobachtung kam man zur Erkenntnis, dass im System der Wandlungsphasen die Phasen der sich zwischen Yin und Yang bewegenden Energie in einer bestimmten Entsprechung zueinander stehen. Sie bilden einen geordneten, organisierten und voraussagbaren Zyklus der gegenseitigen Hervorbringung bzw. Kontrolle, im Chinesischen als Sheng- bzw. Ke-Zyklus bekannt. Diese Zyklen folgen der Bewegung der Jahreszeiten und dem tieferen Fluss der Körperenergie. Den Anfang macht der Frühling, die Wandlungsphase Holz (Leber und Gallenblase), die den Sommer hervorbringt; sie ist also die »Mutter« des Sommers, der Wandlungsphase Feuer (Herz, Dünndarm, Dreifacher Erwärmer und Herzbeutel). Die Wandlungsphase Feuer bringt ihrerseits den Spätsommer hervor, der der Wandlungsphase Erde (Milz/Bauchspeicheldrüse und Magen) entspricht und nun den Herbst, die Wandlungsphase Metall (Lunge und Dickdarm), hervorbringt. Diese bringt den Winter, die Wandlungsphase Wasser (Niere und Blase), hervor. Sie stellt das Ende des *Sheng*-Zyklus, des *Hervorbringungszyklus*, dar und erzeugt wiederum den Frühling bzw. die Wandlungsphase Holz. Den Ausgleich zu diesem Hervorbringungszyklus bildet der so genannte *Kontrollzyklus (ke)*. Innerhalb dieses Zyklus »bedeckt« Holz die Erde, Feuer »schmilzt« Metall, Erde »hält« Wasser »auf«, Metall »fällt« Holz, und Wasser »löscht« Feuer (siehe Diagramme im Anschluss an Kapitel 5).

Das System der Fünf Wandlungsphasen beschreibt die tieferen physiologischen Zusammenhänge zwischen den Organsystemen, während die chinesische Zeiteinteilung die Zyklen der oberflächlich zirkulierenden Energie beschreibt. Um den Krankheitsprozess, wie ihn das chinesische medizinische Modell begreift, verstehen zu können, müssen wir zuerst diese Beziehungen und Entsprechungen verstehen und dann die anderen physiologischen Faktoren ergründen, die diese Muster vervollständigen.

Angenommen, eine Emotion beeinflusst ein Organsystem, z. B. die Leber (Wandlungsphase Holz), dann wäre als nächstes der Yang-Partner betroffen – in unserem Fall also die Gallenblase. Nach der Theorie der Fünf Wandlungsphasen wären wahrscheinlich zuerst das »Kind«, dann die »Mutter«, anschließend das kontrollierte und schließlich das kontrollierende System betroffen, und zwar in dieser Reihenfolge.

Daraus folgt, dass an einem gewissen Punkt des Korrekturprozesses die Behandlung oder die Homöostase – in diesem Kontext – in einer Stärkung der kontrollierenden Wandlungsphase bestehen könnte. »Zorn verletzt die Leber, Traurigkeit kontrolliert den Zorn (Metall kontrolliert Holz). Übermäßige Freude verletzt das Herz, Angst kontrolliert die Freude (Wasser kontrolliert Feuer). Traurigkeit verletzt die Lunge, Freude kontrolliert Traurigkeit (Feuer kontrolliert Metall). Angst verletzt die Niere, und Nachdenken kontrolliert die Angst (Erde kontrolliert Wasser).«[14]

Jahrhunderte, bevor Freud sein Konzept der »Reaktionsbildung«[15] formulierte, hatte das System der Fünf Wandlungsphasen dieses Konzept im Sinne eines natürlichen homöostatischen Mechanismus bereits vorweggenommen – als ein regelmäßiges Verhaltensmuster, das einem starken unbewussten Trend entgegenwirkt.

Psychosomatische Medizin in Ost und West

Das Gesundheits-Krankheits-Kontinuum

KRANKHEIT →

Körperliche Symptome	Minimale Veränderungen der Stuhlkonsistenz und -häufigkeit (von hart nach weich)	Deutlichere Veränderungen der Stuhlkonsistenz; gelegentlicher Durchfall; gelegentliche Krämpfe	Schleim; Verschlechterung der bereits bestehenden Symptomatik	Die bestehende Symptomatik bleibt; Schmerz wird intensiver; Blut; Schwächung	Neuropathien; Ödeme; Depression; Veränderung in der Zusammensetzung des Blutes; Kopfschmerzen; Übelkeit; Erbrechen; Oligospermie; Hautausschläge; Knochenmarksschwund; Tod
Westliche medizinische Diagnose	Dickdarmkrämpfe	Darmreizung	Colitis pseudomembranacea	Colitis ulcerosa	Iatrogene Medikamentennebenwirkungen
Westliche psychologische Diagnose	Neurotisch	Psychosomatisch	Somatopsychisch	Somatisch	Episode einer Major Depression; Psychosen; Suizid
Westliche Therapie	Beratung; medikamentöse Therapie	Beratung; medikamentöse Therapie	Medikamentöse Therapie	Medikamentöse Therapie; Operation	Medikamentöse Behandlung, um iatrogene Krankheit unter Kontrolle zu bekommen
Krankheitsstadium in der chinesischen Medizin	Qi-Stadium (Shaoyang)		Nährstadium (Taiyin)		Blut-Stadium (Shaoyin, Jueyin)

GESUNDHEIT

PROGRESSION →

A. In der chinesischen Medizin sind diese Stadien theoretisch und klinisch aufs Engste miteinander verbunden.
B. Liegt eine außergewöhnliche Empfindlichkeit oder ein überwältigender pathogener Faktor vor, kann eine Krankheit diese Stadien durchlaufen und/oder in jedem beliebigen Stadium klinisch manifest werden, ohne die vorangehenden Stadien erkennbar zu durchlaufen.
C. In der westlichen Medizin existiert keine gesicherte theoretische oder klinische Beziehung zwischen diesen Syndromen oder Stadien.

5 Das traditionelle System der Fünf Wandlungsphasen: Emotion und Krankheitsprozess

An der Front der emotionalen Verteidigung

Verdrängte Emotionen und das Organsystem Leber

Hitzezustände

Schwere Hitzezustände

Der homöostatische Prozess

Emotionen und Organsysteme

Diagramme I und II:
Vor der Geburt – Nach der Geburt

An der Front der emotionalen Verteidigung

Unsere Erforschung des Krankheitsprozesses beginnt mit dem Organsystem Leber. Das System der Fünf Wandlungsphasen dient uns dabei als Führer.

Das Organsystem Leber steht an vorderster Front, wenn es gilt, den Körper auf emotionaler Ebene zu verteidigen. Muss der Organismus mit einem schädlichen emotionalen Stimulus[1] fertig werden, bedient er sich – vor allem, wenn es sich um einen chronischen handelt – zuerst einmal dieses Energiesystems, des konstitutionell stärksten Systems. Bedenkt man, welcher Missbrauch mit diesem System im Laufe der Menschheitsgeschichte allein durch Alkoholkonsum betrieben wurde, so ist das Organsystem Leber in unserem Kampf um physisches und psychisches Überleben tatsächlich ein bemerkenswert verlässlicher Verteidiger geblieben. Zu befürchten steht allerdings, dass es in unserer Zeit unter der Stressbelastung und der enormen Zunahme des Konsums von Drogen und anderen toxischen Substanzen – vor allem bei Frauen während der Schwangerschaft – zusammenbricht.

Die Funktion der Leber besteht nach Auffassung der chinesischen Medizin vor allem im Speichern von Blut.[2] Als blutreiches Organ ist die Leber besser als alle anderen Organe im Stande, sich selbst zu regenerieren. Und tatsächlich besteht eine der für den gesamten Körper wichtigsten Funktionen der Leber darin, dass sie einem erschöpften Körper Energie zuzuführen vermag. Das Organsystem Leber ist außerdem verantwortlich für das, was die Chinesen »Fließen und Ausbreiten« nennen.[3] Damit ist gemeint, dass die Leber-Energie dank ihrer reichlichen Versorgung mit Leber-Blut bei der Bewegung und Zirkulation des Qi und der Vorbeugung einer Stagnation eine wesentliche Rolle spielt. Auf Grund des reichen Blut-Vorrats kann die Leber auch Sehnen und Bänder nähren[4] und den Körper in eine geschmeidige, elastische Arbeits- und Verteidigungsmaschine verwandeln. Das Leber-Yin kontrolliert Bänder und Sehnen (wozu auch die Innervation der Augenmuskeln zählt); auf die gleiche Weise kontrolliert das Leber-Yang auch das Nervensystem.

Betrachten wir nun die »Umkehrbaren Wege«, auf denen Spannung, Wut, Frustration, Unterdrückung und Stress im Allgemeinen mit dem Organsystem und den eben beschriebenen Funktionen der Leber zusammenwirken. Der Terminus »Umkehrbare Wege« bezieht sich auf ein Prinzip der chinesischen Medizin, das besagt, dass der energetische Zustand eines Organsystems die geistige und psychische Verfassung eines Menschen beeinflussen kann, während – gleichzeitig oder zu jeder beliebigen Zeit – der psychische Zustand die Energiefunktion eines Organsystems stimulieren oder hemmen kann. Die klassische chinesische Medizin geht davon aus, dass eine bestimmte Emotion und ein bestimmtes Energie-Organsystem auf diese Weise untrennbar miteinander verbunden sind, so dass alles, was z. B. in der Einflusssphäre der Wandlungsphase Erde geschieht, nur die Emotionen von Sympathie und Mitgefühl beeinflusst, während diese Emotionen ihrerseits nur die Einflusssphäre der Wandlungsphase Erde beeinflussen. So verhält es sich mit Freude und der Wandlungsphase Feuer, mit Zorn und Holz, Angst und Wasser, Traurigkeit und Metall. In den folgenden Kapiteln werden wir dieses »Gesetz« durch gewisse Einschränkungen ergänzen. (Wir benutzen hier abwechselnd die Begriffe »Organsystem« und »Einflusssphäre«, wobei beide mit Manfred Porkerts Begriff der »Orbisikonographie«[5] in Zusammenhang stehen.)

Eine Emotion wirkt unmittelbar auf das Nervensystem ein und löst damit bestimmte Vorgänge aus. Zuerst einmal nährt die Leber das Nervensystem und muss, um ihrer Verpflichtung nachkommen zu können, die zirkulierende Blutmenge erhöhen. Die verstärkte Spannung im Nervensystem kann unter normalen Umständen durch verbalen Ausdruck oder körperliche Aktivität abgebaut werden, wodurch die Homöostase wiederhergestellt wird. Erfolgt dieser Spannungsabbau über den verbalen Ausdruck, so ist das Organsystem Herz involviert; erfolgt er jedoch über körperliche Aktivität, so sind daran die Leber selbst, da sie die Bänder und Sehnen »kontrolliert«, die Lunge, die das Qi aufnimmt, sowie das Organsystem Herz mit dem Kreislauf beteiligt.

Was passiert jedoch mit diesen Emotionen, wenn es keine Möglichkeit der Entladung gibt und das Gleichgewicht daher nicht wiederhergestellt werden kann? Wie funktioniert die Leber, wenn die Emotionen nicht über geeignete Kanäle abgeführt werden können? Wir werden nun diesen Prozess, der in der Psychiatrie als Verdrängung bekannt ist, näher untersuchen.

Verdrängte Emotionen und das Organsystem Leber

Wenn die Spannung oder die Energie, die zuerst einmal eine Hyperaktivität des Nervensystems hervorruft, sich nicht lösen kann, verlangt das Nervensystem in der Folge nach zusätzlicher Nahrung, die die Leber bereitstellen muss. Das Muskel-Skelett-System, das nicht in der Lage ist, der Forderung nach Entspannung nachzukommen, hält die Spannung aufrecht und braucht nach und nach ebenfalls zusätzliche Nahrung. Beide Systeme fordern die Leber auf, ihnen ihr gespeichertes Blut zur Verfügung zu stellen. Die Leber muss langsam feststellen, dass sie für ihre eigene Erholung und für die anderen Funktionen, denen sie nachkommen muss, zu wenig Vorräte besitzt. In einer solchen Situation verwandelt sich die Energie, die die Leber nicht wieder verwerten und erneuern kann, in Schädliche Energie. Da die Leber mit dem Wind und dem freien Fließen des Qi in Verbindung gebracht wird, zieht diese Schädliche Energie viele Körperpartien in Mitleidenschaft; so führt eine Hemmung des Qi-Flusses z. B. zu Stagnation und Schmerzen in verletzlichen Körperbereichen.

Gleichzeitig wird das Kreislaufsystem an der Peripherie durch die mechanische Spannung in den Muskeln behindert, während das Schädliche Qi (bzw. die Milchsäure und ihre Stoffwechselprodukte wie Acetaldehyd) im Inneren die Kreislaufzentren, z. B. Karotissinus, und die Zentren des vegetativen Nervensystems, u. a. den Sinusvorhof, stimuliert. Der dadurch erhöhte Blutdruck beeinflusst nicht nur das Herz, sondern führt auch dazu, dass das Blut zu schnell durch die Leber gepresst wird. Dieser schnelle Blutdurchfluss bewirkt – ähnlich wie eine Überanstrengung –, dass die Leber zuerst eine Starke Hitze und nach einer gewissen Zeit eine Schwache Hitze entwickelt. Letztere muss man sich analog der Reibungshitze vorstellen, die bei einem über seiner Kapazität arbeitenden Motor entsteht. Starke Hitze lässt die Blutgefäße sich ausdehnen und den Blutdruck in die Höhe schnellen. An diesem Punkt können wir im Puls jene Qualität ertasten, für die die Leber in der chinesischen Medizin so berühmt ist: den so genannten »saitenförmigen« Puls (gespannt, hämmernd, leicht überflutend – alles Zeichen für Hitze).

(Ich möchte betonen, dass es meines Wissens keine gesicherten physiologischen Entsprechungen zwischen chinesischer und westlicher Medizin gibt. Wenn ich mich auf Konzepte der westlichen Medizin berufe, so sind die derart hergestellten Beziehungen rein spekulativer Natur und nach zwölf Jahren des Studiums der westlichen Medizin unvermeidbar. Obwohl ich voll und ganz dafür bin, beide Formen von Medizin getrennt zu halten, so möchte ich mir doch nicht das Vergnügen eines gelegentlichen Verstoßes gegen diesen Grundsatz versagen.)

● **Hitzezustände**

Die Hitze ist nun Teil eines Teufelskreises geworden: Hervorgerufen durch die Spannung im Nervensystem, nährt sie selbst diese Spannung immer weiter. Aus diesem Grund müssen wir – zusätzlich zu einer Psychotherapie, die die Ursache dieser Spannungen auf emotionaler Ebene aufzuspüren versucht – die Leber unterstützen, indem wir die Hitze reduzieren, die Stagnation beseitigen und die Leber direkt stärken. Auch wenn die ursprüngliche emotionale Ursache vielleicht schon seit langem durch therapeutische Interventionen oder einfach durch die Wirkung der Zeit beseitigt ist, erzeugt das Organsystem Leber weiter Spannung, solange die normale Physiologie nicht wiederhergestellt ist.

Am Ende dieser Odyssee steht eine erschöpfte Leber, die nicht länger in der Lage ist, Blut zu speichern. Die komplexe Glukosepufferfunktion der Leber ist gestört, was zu Hypoglykämie und vielerlei Allergien führt, wenn die Stoffwechselprodukte nicht entgiftet werden können. Alle diese Faktoren formen die psychische Ausgangssituation.

Einige der Konsequenzen einer Disharmonie des Organsystems Leber sind nach Auffassung der chinesischen Medizin psychische Irritation, Depression und unkontrollierte Gefühlsausbrüche[6]. Sie behindern den freien Fluss des Qi in der Leber und in anderen verletzlichen Teilen des Körpers. Der Magen-Darm-Trakt ist oft am direktesten von dieser Stagnation betroffen. Gemeinsam mit Leber und Gallenblase liegt er im Mittleren *Jiao*. Einige der dabei auftretenden Symptome sind Schmerzen und Spannungsgefühl in der Unterrippengegend (die in Brustkorb, Rücken oder Schulterblatt ausstrahlen), Enge im Brustkorb, Seufzen, Fremdkörpergefühl im Hals, Anorexie, Rülpsen, saurer Reflux und Schluckauf.[7] Ein plötzlicher, explosiver Durchfall ist ein weiteres Zeichen dafür, dass das Leber-Qi die Funktionskonstellation von Milz/Bauchspeicheldrüse, in diesem Fall den Dickdarm, angreift. (Während der Dickdarm im System der Fünf Wandlungsphasen dem Metall entspricht, habe ich während meines Studiums in Beijing 1981 gelernt, dass der Dickdarm, was die praktischen Belange innerhalb des Systems der Acht Prinzipien betrifft, unter das Energiesystem Milz subsumiert werden kann. Außerdem besteht gemäß dem Prinzip des »Gleichgewichts des Kontrollzyklus der Himmlischen Stämme«, wie es Kiiko Matsumoto und Stephen Birch in ihrem Buch *Five Elements and Ten Stems* beschreiben, eine direkte Verbindung zwischen Metall-Yang [Dickdarm] und Holz-Yin [Leber].)

Diese Stagnation des Qi, die Schädliche Energie, beeinträchtigt auf ähnliche Weise auch das Urogenitalsystem. Die Symptome sind in diesem Fall eine unregelmäßige Menstruation, Bauchschmerzen vor der Menstruation, Kopfschmerzen, ein Spannungsgefühl in den Brüsten und leichte Reizbarkeit.[8] Die Leber-Energie ist auf Grund ihrer Blut-Speicherfunktion auch an der Menstruation beteiligt. Bei einer über einen längeren Zeitraum hinweg bestehenden Stagnation des Leber-Qi wird, wie wir weiter oben gesehen haben, die Leber geschwächt. Sie ist dann nicht in der Lage, Blut zu speichern und zu halten, und dieser Kontrollverlust resultiert in Menorrhagie (abnorm starke und lang anhaltende Blutungen). Wenn die Leber später erschöpft ist, steht für die Menstruation nur mehr wenig Blut zur Verfügung, und es kann zu Oligomenorrhö (schwache Blutung) oder Amenorrhö (keine Blutung) kommen.

Bei fortschreitendem Krankheitsprozess erschöpft sich als Erstes das Leber-Yin. Dazu kommt für eine gewisse Zeit eine Erschöpfung des Nieren-Yin, denn die Niere ist die Mutter der Leber und versorgt allgemein den Körper mit Yin. Daraus resultiert eine Hyperaktivität des Leber-Yang, die sich in folgenden Syndromen manifestiert: Kopfschmerzen, Spannungsgefühl im Kopf, Schwindel,

Tinnitus, Taubheit, Schlaflosigkeit, Amnesie, Taubheitsgefühl, Zittern der Extremitäten, eine rote, trockene Zunge und ein saitenförmiger Puls.[9] Unter diesen Umständen treten Krankheiten wie Bluthochdruck, Neurosen, Schwindel, Schilddrüsenüberfunktion und klimakterische Syndrome auf.

Ein wesentlich ernsterer Hitzezustand wird »Emporloderndes Leber-Feuer« genannt. Krankheiten, die in diese Kategorie von Leber-Disharmonien fallen, werden von Hitze im Leber-Meridian hervorgerufen. Übermäßiger Genuss von Alkohol und Zigaretten sowie eine lang bestehende Depression des Leber-Qi können Hitze zu Feuer werden lassen. Dieses Muster zeigt sich bei Bluthochdruck und Blutungen im oberen Magen-Darm-Trakt, bei akuter Augenbindehautentzündung und Schwindel. Die Symptome umfassen Kopfschmerzen, Tinnitus, Bluthochdruck, gerötete Augen, einen trockenen Mund, Bluterbrechen und Nasenbluten.

● Schwere Hitzezustände

Verschlimmern sich die Hitzezustände nach und nach, kommt es schließlich zu einem Syndrom, das in der chinesischen Medizin »Innerlich erregender Leber-Wind« genannt wird. Die drei Subsyndrome werden folgendermaßen beschrieben: »Extreme Hitze kann zu Wind führen«, »Leber-Yin-Mangel bei Hyperaktivität des Leber-Yang verwandelt sich in Feuer und erzeugt Wind« sowie »Leber-Blut-Mangel erzeugt Wind«. Wenn extreme Hitze Wind erzeugt, kommt es in erster Linie zu folgenden Symptomen: Delirium, begleitet von hohem Fieber, Tics, aufwärts starrende Augen, Opisthotonus (ein Krampf in der gesamten Wirbelsäule), geistige Verwirrtheit, rote Zunge mit gelbem Belag, saitenförmiger, schneller Puls. Das zweite Subsyndrom »Leber-Yin-Mangel bei Hyperaktivität des Leber-Yang verwandelt sich in Feuer und erzeugt Wind« führt zu Schlaganfall mit plötzlichem Bewusstseinsverlust, zu einem schiefen Auge, einem schiefen Mund, zu Hemiplegie (Halbseitenlähmung), einer roten Zunge und einem saitenförmigen, feinen Puls. »Leber-Wind durch Leber-Blut-Mangel« verursacht Epilepsie mit Taubheitsgefühl in den Extremitäten, Wackeln des Kopfes, eine blasse Zunge und einen saitenförmigen, feinen Puls.

»Wind«, der von extremer Hitze erzeugt wird, kann bei fieberhaften Erkrankungen auftreten. Wenn der pathogene Hitze-Faktor ein extremes Ausmaß erreicht, kann dies die Leber-Leitbahn beeinträchtigen. Da Sehnen und Gefäße dann nicht ausreichend versorgt werden, kommt es zu Tics und Opisthotonus. Ein Leber-Yin-Mangel kann eine Hyperaktivität des Leber-Yang bewirken, das sich in Feuer verwandelt und aufsteigt oder in Leitbahnen und Nebenleitbahnen wandert. Dies kann zu geistiger Verwirrtheit und Halbseitenlähmungen führen.

Bei einem Mangel an Leber-Blut werden die Sehnen nicht mehr ausreichend versorgt, und mit dem »Innerlich erregenden Leber-Wind« treten Symptome wie Taubheitsgefühl in den Gliedmaßen, Zittern und Konvulsionen auf. Ein »Innerlich erregender Leber-Wind« kann auch zu anderen, weniger gravierenden Syndromen führen, z. B. zu wandernden Gelenkschmerzen und Gesichtslähmung.

Bis jetzt haben wir die Auswirkungen von Emotionen auf das Organsystem Leber sowie die Konsequenzen besprochen, die auftreten, solange der Bewältigungsmechanismus auf dieses eine System beschränkt bleibt. (Eine andere Ursache, die dieselbe Wirkung hat, ist der exzessive Gebrauch von Hitze produzierenden, Wasser erschöpfenden Substanzen wie Alkohol, Nikotin und anderen Drogen.) Untersuchen wir nun, auf welche Art und Weise die auf Homöostase gerichteten Energiemechanismen die Leber im Kontext des Systems der Fünf Wandlungsphasen unterstützen können und welche unerwünschten Folgen solche Interaktionen nach sich ziehen können.

Der homöostatische Prozess

Wir haben bereits die normale Sequenz von Verstärkung und Kontrolle innerhalb des Systems der Fünf Wandlungsphasen besprochen. Im Falle der Leber könnte man Hilfe von ihrem Yang-Partner, dem Fu-Organ Gallenblase, erwarten. Weitere Unterstützung könnte von der »Mutter«, der Niere, vom »Kind«, dem Herzen, von der Lunge, die die Leber kontrolliert, und von der Erde, die von der Leber kontrolliert wird, zu erwarten sein.

Der beschriebene Prozess stellt eine Idealsequenz dar, jedoch können viele Faktoren den Verlauf des homöostatischen Prozesses beeinflussen. Nehmen wir vorläufig an, alle anderen Faktoren seien gleichwertig, und betrachten wir nun den idealen Verlauf.

Die Gallenblase: Fu-Organ und Phasen-Partner

Ein kurzer Blick auf die eben erwähnten Symptome zeigt, dass der Fu-Phasen-Partner, die Gallenblase, ganz offensichtlich eine wichtige Rolle im frühen Stadium des homöostatischen Prozesses spielt. Eine Stagnation in der Leber führt natürlich zu einer Verminderung in der Produktion und im Fluss der Galle zur Gallenblase, deren wesentlichste Funktion das Speichern und Ausscheiden von Galle ist. Eine Reduktion des Flusses zur Gallenblase hat zur Folge, dass sie häufiger ausscheiden muss, es sei denn, man ändert die Essgewohnheiten. Ich bin davon überzeugt, dass Anorexie manchmal ein Wiederherstellungsmanöver seitens des intelligenten Körpers ist, der damit eine Überbeanspruchung des Systems vermeiden will. Diese Körperintelligenz ist bei jenen Menschen besonders effizient, bei denen sie nicht durch chronische, exzessive Medikation oder durch eine schädliche Umwelt zerstört wurde.

Die Fu-Organe haben im Allgemeinen die Aufgabe, die mit ihnen in Verbindung stehenden Zang-Organe von toxischen Energien und Abfallprodukten zu befreien, die sich dann besonders schnell ablagern, wenn die betreffenden Organe aus irgendeinem Grund überlastet sind. Herrscht z. B. im Herzen eine exzessive Hitze, kann diese durch den Dünndarm, den Phasen-Partner des Herzens, abgeleitet werden und sich in Extremfällen als blutiger Harn manifestieren. Eine ähnliche Beziehung besteht auch zwischen Lunge und Dickdarm. Natürlich hängt das Ergebnis dies Regulationsprozesses von der Unversehrtheit des Fu-Organs ab.

Meiner Erfahrung nach dient die Gallenblase der strapazierten Leber jedoch nicht nur als Ausscheider toxischer Substanzen, sondern sie ist vor allem bei jenen Krankheiten wichtig, bei denen ein Entscheidungsprozess eine wesentliche Rolle spielt. Nach dem Energiezyklus der chinesischen Zeiteinteilung hat die Gallenblase ihr energetisches Hoch nachts in der Zeit zwischen 23 und 1 Uhr, die Leber zwischen 1 und 3 Uhr. Die Ich-Funktion der Gallenblase besteht im Entscheiden, die der Leber im Planen. Der gesunde Menschenverstand und die Logik sagen uns, dass ein intelligentes Planen auf überlegten Entscheidungen beruht. Die Gallenblase, der »Entscheider«, erreicht ihren energetischen Höhepunkt also unmittelbar vor der Leber, dem »Planer«; die beiden sind komplementäre Paare ein und derselben Wandlungsphase, der Phase Holz.

Wenn eine für die Leber schädliche emotionale Situation Entscheidungen erfordert, die sehr ambivalent besetzt sind, wirkt sich dies belastend auf die Gallenblase aus. Eine starke Gallenblase kann Energie in die Lösung des Dilemmas investieren und so die Leber entlasten. Dadurch verbessern sich zahlreiche Funktionen, u. a. wird die Planungsfunktion verlässlicher.

Gelingt es Leber und Gallenblase nicht, die Auswirkungen einer über einen langen Zeitraum bestehenden emotionalen Belastung ohne Unterstützung durch einen anderen homöostatischen Apparat zu bewältigen, können alle oder eine beliebige andere Phase hilfreich sein.

Mit Ausnahme der Milz produzieren alle Organsysteme, die sich in einem relativ gesunden Ausgangszustand befinden, während der frühen Stadien einer psychischen Belastung – wenn sie also versuchen, die Stagnation zu überwinden – Starke Hitze. Im mittleren und späten Stadium entwickelt sich der Zustand, den wir als Schwache Hitze beschrieben haben. Die Yin-Flüssigkeit des Organsystems wird zum Ausbalancieren dieser Hitze gebraucht, sie muss also gewissermaßen das Feuer löschen. Ist das Yin des Organsystems erschöpft, braucht es Verstärkung, und die kommt von der Wandlungsphase Wasser, also dem Organsystem Niere. Die Niere versorgt ständig alle anderen Organsysteme mit Wasser, vor allem aber die Phase Holz, denn Holz braucht Wasser zum Wachsen. Wasser erzeugt oder nährt also sein Kind und unterstützt auf diese Weise das Organsystem Leber, wenn es mit einer Belastung fertig werden muss. Wie wir gesehen haben, kann aber das Wasser selbst auch erschöpft sein, was dann zu jenen Symptomen führt, die in dem Syndrom »Hyperaktivität des Leber-Yang« zusammengefasst sind.

- **Wasser: Die Mutter der Wandlungsphase Holz**
Die Yang-Energie der Niere kann ebenfalls das Organsystem Leber unterstützen. Das Nieren-Yang bildet den Ursprung der Willenskraft des gesamten Organismus. Ist die Leber Belastungen ausgesetzt, weil Zorn oder andere Gefühle verdrängt werden, kann das Nieren-Yang den Willen stärken, diesen Gefühlen Ausdruck zu verleihen und die Angst zu überwinden, die deren Verdrängung verursacht hat. Sollte der Konflikt zwischen der Angst vor dem Ausdruck der Gefühle und dem Willen, sich durchzusetzen, chronisch werden, so leidet das Nieren-Yang darunter, und es kommt zu Syndromen, die mit Nieren-Yang-Mangel einhergehen.

Das Organsystem Niere wird nach traditioneller Auffassung auf psychischer Ebene durch Angst angegriffen (und wie manche Autoritäten glauben, auch durch Kummer, der mit Stöhnen einhergeht). Der Verdrängung eines Gefühls, die zu einer Stagnation des Qi führt, liegt oft Angst zu Grunde; dies impliziert – in Übereinstimmung mit der Umkehrbarkeit unserer Formel von der Entsprechung von Körper und Geist –, dass anfänglich ein Ungleichgewicht in der Niere besteht. Das Nieren-Yin (Angst, eigentlich Ehrfurcht) dominiert das Nieren-Yang (den Willen, die Angst zu überwinden). Dadurch kommt es in unserem hypothetischen Patienten zu einer tief sitzenden Angst, die sich natürlich am unmittelbarsten in ihrem »Kind« im System der Fünf Wandlungsphasen auswirkt. Ist das Nieren-Yang von Anfang an schwach, dann war die Person, die ihren Selbstdurchsetzungsdrang und/oder ihren Zorn (eine Leber-Aktivität), unterdrückt, vielleicht mangels Willenskraft nicht in der Lage, diesem Zorn oder einem anderen Gefühl, einem Gedanken oder einer Handlung Ausdruck zu verschaffen.

Andererseits bewirkt eine Erschöpfung des Nieren-Yin gleichzeitig auch ein Aufsteigen des Nieren-Yang. Angst kann deshalb durch eine Demonstration von Willensstärke kompensiert werden, die sich jedoch letzten Endes auch erschöpft, was zu einer bestimmten Form von Depression führt. Genauso kann ein Verlust des Nieren-Yin, der eine Abnahme des Leber-Yin bei gleichzeitiger Zunahme des Leber-Yang bewirkt, in Zornesausbrüchen enden, die, wie wir alle wissen, eine Möglichkeit sind, Angst zu bewältigen.

Unsere Untersuchung des Organsystems Leber, das mit Spannung und Zorn überschwemmt und dadurch restlos überfordert ist, hat uns in einem ersten Schritt zu jenem Organ geführt, das im System der Fünf Wandlungsphasen die Mutter darstellt: zur Niere. Am Beispiel der Niere können wir erahnen, wie das Zusammenspiel zwischen Selbstdurchsetzung, Zorn, Angst und Willenskraft wirksam werden kann.

Feuer: Das Kind der Wandlungsphase Holz

Die nächste Phase in der Verteidigungslinie ist die Wandlungsphase Feuer, die innerhalb des Systems der Fünf Wandlungsphasen das Kind des Holzes darstellt, mit ihrem wichtigsten Organsystem, dem Herz. Ist dieses Organsystem stark, kann es übermäßigen Zorn oder andere aufgestaute Gefühle aus dem Organsystem Leber, das diese Belastung nicht mehr verkraftet, ableiten (Feuer verbrennt Holz). Solange die Energie des Herzens standhält, kann es dieses erstickte Gefühl in Aktivität und Erregung umwandeln, wobei normalerweise der kommunikative Aspekt im Vordergrund steht (das Herz kontrolliert die Zunge). Der Betroffene redet sich seinen Ärger weg und/oder ist gleichzeitig übermäßig vergnügt, vielleicht erscheint er sogar leicht aufgeregt oder hypomanisch. Der restitutive Mechanismus des Herzbeutels, die Verleugnung, kommt hier voll zum Tragen, und es sind sogar Symptome einer Konversionshysterie möglich, sofern noch andere Faktoren ins Spiel kommen. (Eine Konversionshysterie ist eine Reaktion, bei der ein unbewusster psychischer Konflikt in ein sensorisches oder motorisches Symptom umgewandelt wird, z. B. in funktionelle Anästhesie, Taubheit, Blindheit oder Lähmung. Verleugnung bedeutet den ersten Schritt in diese Richtung.)

Sollten die Energien des Feuers langsam schwächer werden oder die unterdrückten Gefühle überwältigende Dimensionen annehmen und Leber-Hitze aufsteigen, dann kommt es zuerst zu Angst und in der Folge zu einem voll ausgebildeten manischen Erregungszustand (zu einem Zerstreuen des Geistes), dem Erschöpfung und Depression folgen. Herzklopfen, Herzjagen und Schmerzen im Brustkorb sind einige der bekannten körperlichen Begleitsymptome.

Auch wenn das Organsystem Herz keine wesentliche Rolle beim Absorbieren gehemmter Emotionen spielt, kann es in Mitleidenschaft gezogen werden. Im Stadium der Qi-Stagnation ist die Leber-Energie (Holz) blockiert und kann daher das Feuer (Herz und Herzbeutel) nicht mehr nähren. Dies führt zu einem funktionellen Herz-Mangel und zu einer Dämpfung der Freude, also zu dem, was wir Traurigkeit nennen. Es ist ja bekannt, dass Traurigkeit und vor allem depressive Zustände mit verdrängtem Zorn in Beziehung stehen; Letzterer wird in der Psychiatrie und in den psychoanalytischen Schriften klassischerweise mit Depression assoziiert.

Je nachdem welcher Aspekt der Phase Feuer verwundbar ist – Herz, Herzbeutel, Dreifacher Erwärmer oder Dünndarm –, können die unterschiedlichsten emotionalen und körperlichen Störungen auftreten. Sie sind entweder das Ventil für ein Überströmen von gedämpfter Emotion oder sie resultieren aus einer Disharmonie des Organsystems Leber. Zum Beispiel ist im Stadium der »Hyperaktivität des Leber-Yang« das Nieren-Yin vermindert und daher unfähig, das Herz-Feuer (also das Yang) auszugleichen. Dies stellt einen kritischen Zustand des Energiegleichgewichts im menschlichen Körper dar. Eine Unausgewogenheit kann zu Schlaflosigkeit, Reizbarkeit, zu Problemen beim Aufnehmen neuer Ideen und zu Verwirrtheit führen, sofern die Energie des Dünndarms betroffen ist. Sind die Energien des Dreifachen Erwärmers in Mitleidenschaft gezogen, geraten die Gedanken ins Stocken und sind unausgewogen, und der Mensch zieht sich aus dem sozialen Leben zurück. Sollte dieses Feuer mit »Schleim« einhergehen, der von einer Dysfunktion der Milz herrührt und zum Herzen aufsteigt, kann eine bestimmte Form von Schizophrenie sowie eine Variante von Epilepsie auftreten. Dieses Thema wird in Kapitel 14 eingehender behandelt.

- **Metall: Der Beherrscher der Wandlungsphase Holz**
Die Wandlungsphase Holz wird von Metall kontrolliert. Ist diese Phase stark, versucht sie wahrscheinlich, die erstickten Gefühle, mit denen die Leber innerhalb ihres eigenen Systems nicht fertig wird, unter Kontrolle zu bekommen. Meiner Erfahrung nach gelingt dies mittels zwanghafter Charaktermechanismen und einer Stagnation des Enddarms, was zu Problemen wie Verstopfung, Divertikulose und Hämorrhoiden führt. Bei einer Schwäche der Phase Metall hingegen treten andere Symptome auf, nämlich Trennungsangst, Angst vor offenen Plätzen, Atmungsprobleme (Asthma) und/oder Mangelsymptome des Dickdarms (Kolitis).

Zu Unausgewogenheiten der Wandlungsphase Metall kann es auch dann kommen, wenn die durch eine Unterdrückung der Selbstdurchsetzung verursachten Probleme innerhalb des Organsystems Leber bestehen bleiben. Zu den frühen Symptomen einer Leber-Qi-Stagnation zählen Schmerzen unterhalb des Rippenbogens, die in den Brustkorb ausstrahlen und dann am stärksten sind, wenn der Patient sich hinlegt, wenn also das Schädliche Qi den Brustbereich »angreift«. Zusätzlich zum Schmerz treten Atemschwierigkeiten, ein Beklemmungsgefühl im Brustkorb, Stöhnen und ein Fremdkörpergefühl im Hals auf. Beim Syndrom »Emporloderndes Leber-Feuer« sind Bluthusten und Nasenbluten möglich.

- **Erde: Unter der Kontrolle der Wandlungsphase Holz**
Schließlich kommen wir zur kontrollierten Wandlungsphase, der Erde. Hier geht es in erster Linie um das Verdauungssystem, um die Integrität der Gefäße, um ei-

ne Stütze für die Zangfu-Organe gegenüber der Schwerkraft sowie um die Kognition, die vom Organsystem Milz kontrolliert wird. Manche der gehemmten, vom Organsystem Leber nicht länger beherrschbaren Emotionen können von der Milz absorbiert werden – z. B. übermäßige Sorge und Grübelei, die nach einer gewissen Zeit die Verdauung verlangsamen und zu Verdauungsschwierigkeiten führen. Ist die Energie der Erde weniger substanziell, kann es im Zuge der Reaktionsbildung zu übermäßiger »Süße« kommen.

Die Erde kann letzten Endes von den erstickten Gefühlen überwältigt werden. Die daraus resultierende Dekompensation kann eine zwanghafte Form der Neurose hervorrufen, die sich weiter zu schizophrenieartigen Zuständen mit schweren Denkstörungen steigern kann. Das Leber-Qi hilft dem Milz-Qi aufzusteigen und dem Magen-Qi abzusteigen. Körperliche Anzeichen können Verdauungsprobleme sein, die mit verschiedenen Milz/Magen-Syndromen in Beziehung stehen. Dazu zählen auch Symptome, die mit der Stagnation des Leber-Qi zu tun haben, wie Anorexie, Rülpsen, saurer Reflux, Schmerzen unterhalb des Rippenbogens und Schluckauf. Beim Symptom »Emporloderndes Leber-Feuer« ist auch Bluterbrechen möglich.

Da die Aufgabe der Milz, deren Energie normalerweise aufsteigt, darin besteht, die inneren Organe an ihrem richtigen Platz zu halten, kann es bei einer gravierenden Schwäche der Milz zu einer Magensenkung kommen. Im Extrem kann dies auch dazu führen, dass die Leber das Blut nicht mehr kontrollieren kann, was bei einer signifikanten Leber-Pathologie Blutungen der Pfortader oder Bluthochdruck in der Pfortader hervorruft.

Alles in allem wird das betroffene Organ, die Leber, so lange versuchen, die Energie zurückzuhalten oder ihr Ausdruck zu verleihen, bis sie dazu nicht mehr in der Lage und endgültig geschädigt ist (Qi-Stagnation, Reizbarkeit). Ihr Fu-Partner (Gallenblase) wird Überschüsse so lange ableiten, bis er selbst überlastet ist und Hitze-Zeichen (Gallensteine, mangelhafte Entscheidungsfähigkeit) entwickelt. Dies trifft auch auf das Kind (Herz) zu, das schließlich ebenfalls überlastet ist (manisch-depressive Störungen). Die Mutter (Niere) setzt alles daran, das betroffene Organ zu nähren, damit es der Belastung standhalten kann, und erschöpft sich dabei selbst (yinxu, Angst, und yangxu, Verlust der Willenskraft). Das kontrollierende Organ (Lunge) tendiert dazu, seine natürlichen Neigungen überzubetonen und wird starr (Rigidität), während das kontrollierte Organ (Milz) bestrebt ist, sich selbst durch Überreaktion (Süße) zu schützen. Bei einem Mangelzustand spielt immer die Mutter die wichtigste Rolle, während bei einem Überschusszustand die kontrollierende Phase eine größere Rolle spielen kann.

Wir haben uns also bis jetzt mit folgenden Fragen beschäftigt: Welche Bedeutung kann eine Diagnose, die bereits am Gesundheitsende des Spektrums gestellt wird, für die psychosomatische Medizin haben? Wie wirkt sich der vereinheitlichende energetische Ansatz auf die Vorstellung eines Körper/Geist-Kontinuums aus? Welche Entsprechungen bestehen zwischen Körper und Geist? (In unserem Beispiel haben wir die Rolle der Leber innerhalb des Rahmens, den das System der Fünf Wandlungsphasen vorgibt, sowie auch die Zusammenhänge zwischen dem Organsystem Leber und anderen Organsystemen untersucht.)

- **Emotionen und Organsysteme**

Untersuchen wir nun auf etwas weniger strikte Weise die in der chinesischen Medizin beschriebenen und in der Erfahrung überprüften physiologischen Mechanismen, mittels deren Emotionen die anderen Systeme beeinflussen. Auf Grund unserer Erfahrungen haben wir die traditionellen Auffassungen in mancher Hinsicht korrigiert.

- **Nachdenken beeinflusst die Milz**

Nachdenken schädigt die Milz. Mit »Nachdenken« ist das ständige, endlose Grübeln, vor allem beim Essen, gemeint. Die Gedanken können in Form und Inhalt variieren und von gedanklicher Beschäftigung mit der Arbeit oder anderen Themen bis hin zu wirklichen Sorgen gehen. Etliche Faktoren spielen in der Beziehung zwischen Nachdenken und Verdauung eine Rolle. Einer von ihnen impliziert Aktivität: die subtilen Bewegungen, die mit geistiger Wachheit und Bewusstheit einhergehen und Vorbedingung für eine ungehemmte Zirkulation sind, die aber beim Grübeln zum Stillstand kommen. Oft fixiert eine in Grübeleien versunkene Person die Zimmerdecke, als ob die Antworten auf ihre Fragen dort geschrieben ständen, und meist ist sie ganz in ihren Gedanken verloren. Die Neigung zu einer Verlangsamung des Kreislaufs wird durch diese sitzende Position, die den Kreislauf im Mittleren Jiao unterbricht, noch verstärkt, und zwar genau dann, wenn eine intensivere Kreislauftätigkeit für eine normale Verdauung notwendig wäre.

Außerdem besteht eine Beziehung zwischen der Freude an einer Mahlzeit und einer guten Kreislauftätigkeit im Magen-Darm-Trakt. Die chinesische Tradition, in der das Essen als hohe Kunst gilt, behauptet, dass man weder die Mahlzeit noch die Vorteile einer guten Kreislauftätigkeit genießen kann, wenn man beim Essen seinen Gedanken nachhängt. Die Verlangsamung der Zirkulation führt früher oder später unweigerlich zu einer Dysfunktion des Magen-Darm-Traktes, zu einer »Verlangsamung der Verdauung«. In westliche Begriffe übersetzt: Unter solchen Umständen konkurrieren Gehirn und Verdauungssystem um die bessere kreislaufmäßige Versorgung, wobei die Verdauung diesen Wettstreit zumindest während der Mahlzeiten verlieren würde – mit allen oben beschriebenen Konsequenzen.

Das normalerweise aufsteigende Milz-Qi versorgt das Gehirn mit Energie (Glukose). Manche Beeinträchtigungen des Bewusstseins wie getrübtes Denken, schlechtes Gedächtnis oder Aufmerksamkeits- und Konzentrationsstörungen beruhen auf einem Mangel an Milz-Qi. Auf welche Weise der kognitive Prozess von einem Mangel bzw. Überschuss von Yin und Yang in den einzelnen Organsystemen beeinflusst wird, soll in den Kapiteln 8 bis 12 genauer untersucht werden. Hier sei nur so viel gesagt, dass bewusstes Denken von der Herz-Energie beeinflusst wird, unbewusstes Denken von der Nieren- und Leber-Energie. Der Grenzbereich zwischen beiden, also das ausgewogene Denken, wird durch die Energie von Milz/Magen, Dickdarm, Dünndarm und durch die des Dreifachen Erwärmers beeinflusst. Dies sind Schlüsse, die ich aus meinen eigenen Beobachtungen ziehe.

Freude beeinflusst das Herz

Nach Auffassung der chinesischen Medizin entspricht das Organsystem Herz der Emotion »Freude«. Freude ist eine positive Emotion, auf die im Kapitel über die Wandlungsphase Feuer genauer eingegangen wird. Übersetzungen chinesischer Texte und Lehrbücher in westlichen Sprachen halten sich seltsamerweise sehr bedeckt, was die durch Freude hervorgerufenen psychischen Störungen betrifft. Meine eigene Arbeit mit erfahrenen Klinikern zeigt, dass ein allgemein anerkannter Aspekt einer solchen Störung mit dem Begriff »Schock« gleichzusetzen wäre. Während das Organsystem Leber am ehesten durch eine chronische emotionale Belastung beeinträchtigt wird, ist das Herz am empfindlichsten gegenüber jeder Art von plötzlicher Emotion, positiver (Freude) wie negativer (Angst). Unvermittelt auftretende, mächtige emotionale Erfahrungen haben eine große Wirkung auf das Nervensystem, vor allem auf das vegetative Nervensystem. Die unmittelbarste Reaktion des vegetativen Nervensystems auf eine derartige Erregung (die unser Körper als Gefahr wahrnimmt) besteht in einer massiven Steigerung der Kreislauftätigkeit. Dabei muss das Herz eine enorme, oft dramatische Nachfrage nach Pumpaktion befriedigen, so dass es seinen eigenen Blutbedarf nicht mehr decken kann, sofern die Versorgung bereits beeinträchtigt oder die emotionale Erfahrung zu überwältigend ist. Wir alle haben schon von Menschen gehört, die vor Angst oder vor Freude (Lotteriegewinn) gestorben sind. Das Nervensystem wird gleichgesetzt mit dem Taiyang, dem Dünndarm und der Blase. Eine heftige Erregung wird meiner Auffassung nach dem Herzen auf dem Umweg über den Dünndarm von außen (fu) nach innen (zang) vermittelt (Näheres siehe Kapitel 14).

Emotionen und Organsysteme

Ich glaube, dass die verschiedenen heftigen Emotionen unterschiedliche Wirkungen auf das Herz haben. Plötzliche Traurigkeit führt zu einer Stagnation oder Verlangsamung des Blut- und Energiekreislaufs. Freude und Zorn, die keinen adäquaten Ausdruck finden, rufen eine plötzliche Fülle im Herzen hervor. In diesem Fall hält das Herz Qi und Blut zurück, wodurch es »voll« wird. Die gravierendsten Folgen hat Erschrecken: Hier versucht das Herz, den Kreislauf aufrechtzuerhalten und gerät dadurch in »Leere«. Dies führt zu einem Zustand des Schocks, bei dem der Körper nicht mehr in der Lage ist, Blut in und durch das Herz zu befördern. Nach Auffassung der chinesischen Medizin bleibt der Kreislauf nach einem Schockerlebnis (vor allem wenn es in sehr jungen Jahren oder in hohem Alter auftritt) in einem gewissen Maße für immer verändert, es sei denn, er wird adäquat behandelt. Wenn die Blutzufuhr zu den Reizleitungen des Herzens ständig reduziert ist, kann dies in einer gewissen nervösen Instabilität des Herzens resultieren, die ohne Behandlung ebenfalls ein Leben lang bestehen bleibt.

Befindet sich das Herz in einer konstitutionell guten Verfassung, dann bleibt nach Dr. Shens Auffassung von einem Schock lediglich ein schneller Puls zurück. Bei einem schwachen Herzen hingegen kommt es zu Schwankungen in der Pulsrate. Diese Zustände manifestieren sich in ihrer milden Form als »Nervöses Herz« und in ihrer schwereren Form als »Schwaches Herz«. Bei einem Nervösen Herzen kann der Puls leicht beschleunigt sein. Bei einem Schwachen Herzen kann er etwas verlangsamt sein, weil der Kreislauf stärker in Mitleidenschaft gezogen ist. Eine über einen langen Zeitraum anhaltende Stagnation kann zu einem Zustand führen, der in seiner milderen Form als »Verschlossenes Herz« und in seiner schwereren Form als »Kleines Herz« bekannt ist. Eine Fülle des Herzens kann nach einiger Zeit zu einer unterschiedlich ausgeprägten Herzvergrößerung führen, der Zustand des Kleinen Herzens zu Koronarinsuffizienz.

Dr. Shen vertritt auch die Auffassung, dass eine plötzliche Emotion dann eine besonders nachhaltige Wirkung auf das Herz ausübt, wenn die Person im Augenblick des Schocks in irgendeiner Weise aktiv ist. Dies trifft bei plötzlichem Zorn zu. Tritt der Schock während des Essens auf, können Leber- und Magen-Puls stagnieren, wobei die Pulswelle flach und der Puls etwas straff und beschleunigt ist. Tritt der Schock während des Harnlassens auf, dann wird die Blase geschädigt. Dies passiert vor allem bei Kindern, mit denen man im Rahmen des Sauberkeitstrainings schreit oder die unvermittelt auf den »Topf« gesetzt werden. Dr. Shen behauptet auch, dass bei einem Schock, der im Ruhezustand auftritt, die Stagnation vor allem die Leber trifft. Wie wir bereits im Abschnitt über die Leber gesehen haben, wird das Herz natürlich auch bei chronischem emotionalem Stress angegriffen. Da das Herz den Geist kontrolliert, erfüllt es letzten Endes bei sämtlichen emotionalen Problemen – und dazu zählen auch Probleme, die das Bewusstsein betreffen – eine Mittlerfunktion.

- **Angst und Traurigkeit beeinflussen die Niere**
Was die Beziehung zwischen Emotionen und Niere betrifft, so existieren zwei Lehrmeinungen. Nach der einen wird die Niere durch chronische Angst geschädigt, nach der anderen durch tiefe Traurigkeit. Wir wollen uns nacheinander mit beiden Auffassungen beschäftigen, da sie höchstwahrscheinlich beide zutreffen.

Angst, sagen die Chinesen, ist eine Emotion, die »absteigt«. Plötzliche Angst schädigt, wie wir gesehen haben, das Herz. Eine tief sitzende Angst, die sich langsam entwickelt und über lange Zeit bestehen bleibt, hat eine völlig andere Wirkung auf das Nervensystem. Meine eigene Erfahrung zeigt, dass plötzliche Angst den mit dem Dünndarm in Beziehung stehenden Teil des Nervensystems angreift und zum Herzen wandert. Chronische Angst bewegt sich von der Oberfläche in die Tiefe, wobei sie zuerst den Teil des Taiyang, der der Blase entspricht, beeinträchtigt und dann zur Niere weitergeht (jenes Organ, mit dem die Blase innerhalb des Systems der Fünf Wandlungsphasen am engsten verbunden ist; außerdem ist es das komplementäre Organ in der Phase Wasser.) Die Angst wandert durch die Luo- und Divergierenden Meridiane sowie durch die tieferen Bahnen des Blasen- und Nieren-Meridians. (Diese letzteren Bahnen sind anscheinend selbst den meisten Akupunkteuren unbekannt und werden hier nur der Vollständigkeit halber erwähnt. Wer sich näher mit diesem Thema auseinander setzen will, sei auf Felix Manns Buch *Meridians of Acupuncture* verwiesen, in dem sie im Detail beschrieben sind.)

Aus der Sicht der westlichen Physiologie erfordert ein plötzlicher Schock eine schnelle Reaktion seitens des Nerven- und des Kreislaufsystems. Ein chronischer emotionaler Stress würde andererseits eher die langsamen Adaptationsmechanismen, die mit dem endokrinen System in Zusammenhang stehen, belasten – nach einer von Hans Selye im Konzept des »Allgemeinen Adaptationssyndroms« weiterentwickelten Theorie: vor allem die Nebennieren. Die Nebennieren liegen, wie ihr Name schon andeutet, in unmittelbarer Nähe der Nieren und sollten meiner Meinung nach ebenfalls zur Einflusssphäre der Niere gerechnet werden. Tatsächlich sind einander die Funktionen des Nebennieren*marks* und jene des Nieren-Yang, des *Mingmen* oder Nieren-Feuers, sehr ähnlich: Beiden wird die Aufgabe zugeschrieben, auf ihre Weise den Rest des Organismus mit jener Vitalität zu versorgen, die es den anderen Systemen ermöglicht, ihrer speziellen energetischen Funktion nachzukommen. Die Nebennieren*rinde* ähnelt in ihrer Funktion in mancher Hinsicht dem Nieren-Yin, denn beide wirken entzündungshemmend und Wasser regulierend. Genauso steht auch das Nieren-Yin mit der Funktion der Hirnanhangdrüse und das Nieren-Yang mit der der Schilddrüse in Beziehung.

Nach Dr. Shen wird die Niere außerdem von tief sitzender, lang anhaltender Traurigkeit oder Angst beeinflusst. Diese Traurigkeit manifestiert sich in schwachen Tönen oder Stöhnen, es fließen keine Tränen. Im System der Fünf Wandlungsphasen wird dieses Stöhnen meist mit der Niere assoziiert. Da diese Traurigkeit so tief sitzt, werden die Tränen und damit der gesamte Wasser-Kontrollmechanismus unterdrückt. Dadurch erschöpft sich das Nieren-Yin, das dieses System versorgt, so dass zuerst die Niere und dann die anderen Organsysteme austrocknen. Trockenheit verwandelt sich letzten Endes in Feuer, das seinerseits eine Spannung im Nervensystem erzeugt. Ohne die Fantasie allzu sehr strapazieren zu müssen, könnte man darin eine durch derartige Ereignisse gestörte Elektrolytbalance und ein erschöpftes neurohumorales System erkennen.

Chronische Angst schädigt das Nieren-Yang, und chronische, tief sitzende Traurigkeit schädigt das Nieren-Yin. Letzten Endes sind also sowohl das Yin als auch das Yang erschöpft.

Kummer beeinflusst die Lunge

Chronischer Kummer, der keinen Ausdruck findet, hemmt die Zirkulation von Qi und Blut im Oberen Jiao, vor allem in der Lunge. Jeder von uns weiß, welche Körperhaltung ein bekümmerter, trauriger Mensch einnimmt: Der Kopf ist gesenkt, die Augen fixieren den Boden, der Rücken ist nach vorne gebeugt, der Brustkorb beengt. Diese Haltung »tötet« nach und nach die Zirkulation des Qi im Brustkorb. Da die Lunge aber Qi hervorbringt und dieses Qi die Kraft ist, die den Kreislauf von Energie und Blut im Körper antreibt, muss die Lunge eine größere Anstrengung aufbringen und wird langsam geschwächt. Der Lungen-Puls weist zunächst eine flache Welle auf, ein Zeichen für Stagnation. Später ist der Lungen-Puls tief und versteckt, der spezielle Lungen-Puls ist leicht voll, die Pulse sind etwas beschleunigt, und der Patient hat ein unangenehmes Gefühl im Brustkorb. Fast immer findet man eine Stagnation und in der Folge eine Schwäche des Herz-Pulses, und zwar aus Gründen, die im Abschnitt über die drei Jiao näher erklärt werden. Lunge und Herz teilen sich den Oberen Jiao.

Plötzlicher, tiefer Kummer schädigt – wie jede andere plötzliche Emotion – zuerst den schwächsten Bereich des Körpers, wobei diese Schwäche entweder konstitutionell oder durch Überbeanspruchung bedingt sein kann. Alles Plötzliche zieht immer auch das Herz in Mitleidenschaft, egal ob es stark oder geschwächt ist. Im Allgemeinen resultiert daraus eine Stagnation. Ich habe diese Wirkung einige Male beim Leber-Puls von Menschen konstatiert, die in ihrer Jugend Drogen konsumiert hatten und anschließend eine plötzliche, große Enttäuschung erleben mussten. Das klinische Resultat war Hepatitis in zwei Fällen und Mononukleose in einigen anderen.

Eine scheinbar nicht mit einer Lungen-Schwäche in Zusammenhang stehende Komplikation, die ebenfalls auf chronischen, nicht zum Ausdruck gebrachten Kummer zurückzuführen ist, kann sich als eine Form von Epilepsie manifestieren. In der chinesischen Medizin gilt die Lunge als Teil des Verdauungssystems: Sie verdaut den von Magen und Dünndarm im Übermaß produzierten Schleim, vor allem wenn die Milz schwach ist oder der Patient schlechte Essgewohnheiten aufweist. Ist die Lunge schwach und unfähig, den Schleim zu verdauen, so wandert er zum Herzen, das den Geist kontrolliert, oder zum Herzbeutel. Bestehen gleichzeitig mit diesem Schleim-Überschuss auch noch andere ungünstige Zustände (die später genauer beschrieben werden), können Schluckbeschwerden bei einem Schlaganfall oder ein epileptischer Zustand ausgelöst werden.

- **Zorn beeinflusst die Leber**

Wir haben uns schon genauer damit beschäftigt, wie chronischer Zorn das Organsystem Leber beeinflusst. Ein Zornesausbruch beschleunigt den Blutkreislauf. Diese höhere Geschwindigkeit »erhitzt« das in der Leber gespeicherte Blut, das sich schneller ausdehnt, als es zirkulieren kann, und dadurch in der Leber blockiert wird. Dies führt zu einem Pulsbild, das als Leber-Fülle bekannt ist.

Es gibt eine Reihe anderer emotionaler Zustände, die im System der Fünf Wandlungsphasen der chinesischen Medizin nicht gesondert behandelt werden. Einer dieser Zustände ist Sorge, ein anderer Schuld, und ein weiterer der »abgehobene« Zustand, in dem sich junge Menschen so oft befinden.

- **Sorge und durch Schuldgefühle bedingte Angst beeinflussen den Herz-Puls**

Dr. Shen geht davon aus, dass Sorge sich als intermittierende, oberflächliche Vibration des Herz-Pulses, der dabei straff ist, äußert. Der gesamte Puls ist etwas beschleunigt, und es können Schwankungen in der Pulsrate auftreten. Die Zungenspitze ist gerötet. In leichten Fällen tritt die Veränderung der Pulsrate nur bei Bewegung auf. Je größer die Schwankungen, desto ernster der Zustand, vor allem wenn es im Ruhezustand zu großen Schwankungen kommt. Derartige Veränderungen treten auch dann auf, wenn keine Vibrationen vorhanden sind, was ein Zeichen für Instabilität und Angst ist. Die Vibration des Herz-Pulses ist das Anzeichen für Sorge.

Durch Schuldgefühle verursachte Angst liegt dann vor, wenn der gesamte Puls, vor allem aber Leber- und Herz-Puls, eine oberflächliche Vibration aufweist. Im Allgemeinen finden wir diesen Puls bei Menschen, die nach einem schweren Vergehen Angst haben, entdeckt zu werden. Hier ist jedoch Vorsicht angebracht, denn diese Zustände dürfen nicht mit jenen verwechselt werden, bei denen die Vibration nur an einer Pulsposition tastbar ist und tief und ständig ist, denn in einem solchen Fall ist das betroffene Organ in großer Gefahr. Kommt dies z. B. beim Magen-Puls vor, dann kann man mit dem baldigen Auftreten eines schweren Magengeschwürs rechnen. Zeigt der Herz-Puls derartige Vibrationen, kann ein Herzanfall drohen. Die durch Sorge bedingte Vibration des Herz-Pulses ist, wie wir gesehen haben, oberflächlicher und gröber. Die Vibration, die auftritt, wenn ein Organ vor dem Kollaps steht, ist tief, sehr fein und schnell.

Ein entscheidender Punkt in der chinesischen Medizin ist die Umkehrbarkeit der Ätiologie. Qi, Blut, Körperflüssigkeiten und alle Organe können emotionale Störungen hervorrufen. Deswegen kann eine Leber-Disharmonie Zorn hervorrufen; eine Herz- oder Herzbeutel-Disharmonie kann zu übermäßiger Angst oder übermäßiger Freude (Manie) führen; eine Milz-Disharmonie kann das Denken in Mitleidenschaft ziehen; eine Lungen-Dysfunktion kann Traurigkeit oder Angst erzeugen; und eine Nieren-Schwäche begünstigt Angst. Die Umkehrbarkeit dieser Entsprechungen macht die chinesische Medizin zu einem präzisen, dynamischen, sowohl psychosomatischen als auch somatopsychischen Medizinsystem, das sich vor allem in die modernen Gesundheitswissenschaften hervorragend einfügt. Die chinesische Medizin, wie wir sie hier beschreiben, ist eine umfassende Wissenschaft von Körper und Geist und in dieser und manch anderer Hinsicht wahrhaft holistisch.

Das traditionelle System der Fünf Wandlungsphasen: Emotion und Krankheitsprozess

● **Diagramm I: Vor der Geburt – Der Frühe Himmel des *Yijing***

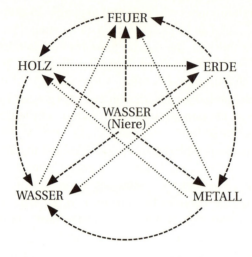

● **Diagramm II: Nach der Geburt – Der Späte Himmel des *Yijing***

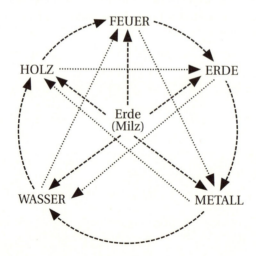

-------- *Sheng-Zyklus*
·············· *Ke-Zyklus*

6 Die traditionellen Konzepte von Emotion im Kontext des Systems der Fünf Wandlungsphasen – neu interpretiert

Nährende Energie

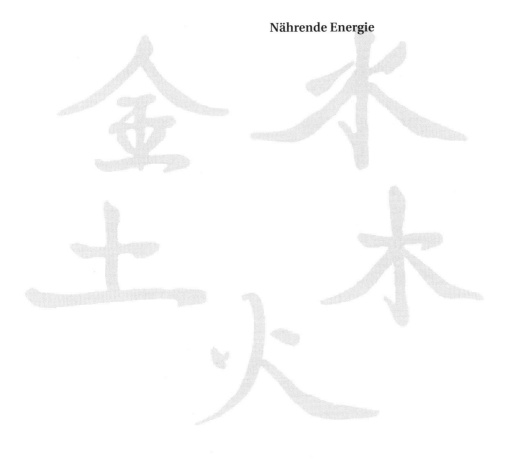

Die traditionellen Konzepte von Emotion im Kontext des Systems der Fünf Wandlungsphasen – neu interpretiert

Ich möchte hier eine mögliche Sichtweise von Emotionen präsentieren, die in erster Linie auf meiner Erfahrung als Psychiater gründet und nicht ganz mit den konventionellen Vorstellungen von Emotionen übereinstimmt, wie wir sie im System der Fünf Wandlungsphasen finden und in Kapitel 4 und 5 untersucht haben. Bei der Formulierung dieses Standpunkts habe ich mich von der Arbeit von Lawson-Wood inspirieren lassen. Die Überzeugungen, die ich aus meiner Erfahrung gewonnen habe, können wie folgt zusammengefasst werden:

1. Abgesehen von Freude haben alle in den vorangegangenen Kapiteln beschriebenen Emotionen negative Implikationen.
2. Negative Emotionen sind immer ein sekundärer Ausdruck einer Unfähigkeit, einer primären, positiven emotionalen Kraft oder einem Bedürfnis Ausdruck zu verleihen.
3. 35 Jahre intensive Arbeit mit Menschen haben mich davon überzeugt, dass das Grundthema des Lebens Kontakt ist. Menschen stellen *Kontakt* auf jede erdenkliche Art her, sofern sie dabei *intakt* bleiben.
4. Abgesehen von Fällen von Besessenheit (Kontrolle durch äußere Kräfte) sind Menschen bestrebt, mit anderen auf dem Hintergrund positiver Emotionen in Kontakt zu treten.
5. Die menschliche Erfahrung kann nicht immer positive Emotionen hervorbringen; in vielen Situationen können nur negative oder feindselige Gefühle entstehen, und paradoxerweise können auch sie lebenserhaltend wirken. Wenn das Leben über lange Zeit hinweg derart negative Gefühle verlangt, wird Negativität zum bestimmenden Faktor im Leben.
6. Negativität führt zu einer Fehlanpassung und ist letzten Endes zum Scheitern verurteilt. Negativität ist etwas Unangenehmes, und unsere nur zu verständliche Reaktion besteht darin, sie zu zerstören oder abzuwehren. Das ist eine natürliche Reaktion, die aber nur in den seltensten Fällen – unter ganz speziellen Umständen (in einem Kontext bewiesener Liebe) – therapeutisch wirksam ist. Therapeuten haben diese Negativität von den allerfrühesten Anfängen an als »Widerstand« erlebt und auf sie mit professionell rationalisierter und destillierter Feindseligkeit reagiert, was in der Literatur als »den Widerstand analysieren«, »Schockbehandlung« oder »chemische Eindämmung« bekannt ist.
7. Als Gesundheitsarbeiter sind wir nur dann für Rat Suchende von Wert, wenn wir ihnen etwas anbieten, das sich grundlegend von der gewöhnlichen Reaktion unterscheidet. Natürlich erkennen und anerkennen wir das Negative in all seiner Destruktivität. Aber:

8. Wir werden gebraucht, weil wir in der Lage sind, die positive Suche nach Kontakt, die hinter jeder negativen Emotion, hinter jedem negativen Verhalten steht, zu erkennen; dies ist besonders bei Menschen wichtig, die sich bereits selbst verachten.
9. Dies ist der Anfang einer »neuen Erfahrung« mit einem Menschen, bei dem man sicher sein kann, dass er das Positive und nicht das Negative im anderen finden und auch darauf eingehen will, der unterstützt und nicht verdammt, der in der Lage ist, zumindest für eine gewisse Zeit die eigenen Bedürfnisse denen des anderen hintanzustellen.
10. Nur wenn wir eine neue Erfahrung zulassen und ein neues Modell liefern, kann der Kontakt mit unseren Patienten eine wahrhaft heilende, wachstumsfördernde, therapeutische Erfahrung sein.[1]

Auf Grund dieser meiner Überzeugungen und meines Verständnisses der Theorie der Fünf Wandlungsphasen, die ich als Bestätigung des positiven Strebens der Natur nach Leben und Erneuerung begreife (wobei sogar der Tod auf positive Weise als unabwendbarer Teil des Lebens betrachtet wird), konnte ich mich mit der negativen Rolle, die den Emotionen in der chinesischen medizinischen Literatur zugeschrieben wird, nicht abfinden. Es war mir eine Erleichterung und große Befriedigung, als ich das Buch von Lawson-Wood, *The Five Elements of Acupuncture and Chinese Medicine*, entdeckte. Er schreibt: »Die primären Emotionen werden mit jenen Begriffen umschrieben, die Ilsa Veith in ihrer Übersetzung des *Neijing* verwendet. Bei allem Respekt vor der wissenschaftlichen Arbeit von Ilsa Veith bin ich nicht überzeugt, dass diese Begriffe auch tatsächlich das widerspiegeln, was in der Tradition damit gemeint war. Das geschriebene Chinesisch bedient sich eines Symbols, um eine Idee zu vermitteln, und es ist fast unmöglich, es mit einem einzigen Wort zu übersetzen.«[2] Lawson-Wood wendet diese Auffassung in der Folge auf alle Fünf Emotionen an: »Im Westen tendieren wir z. B. oft dazu, mit dem Gefühl des Zorns etwas Abfälliges zu verbinden. Traditionell gesehen, ist Zorn die Emotion der Seele bzw. der spirituellen Fähigkeiten, die den Drang nach Selbstverwirklichung, nach Geburt und Wachstum des Ich verspürt. Dies ist das gesunde Verlangen danach, etwas zu werden, zu leben, sich auszudehnen und gegen eine restriktive Umgebung anzukämpfen, wie eine Pflanze, die sich ihren Weg durch die Erde, nach oben, zum Licht bahnt ...«[3]

Das System der Fünf Wandlungsphasen ist der Lebenszyklus von Hervorbringung und Kontrolle des »Seins«. Mit »Sein« meine ich alle essenziellen Qualitäten eines Individuums, die sich in einem Prozess der Individuation und Differenzierung aus dem allen Menschen gemeinsamen unbewussten und spirituellen Erbe entwickeln. Das System der Fünf Wandlungsphasen verkörpert das Wachstum und die Entwicklung des potenziellen Seins von der Empfängnis bis zum Tod; es verleiht ihm seinen Ausdruck. Die Erfahrungen, die in den entscheidenden Stadien des Lebens gemacht werden, können diese Entwicklung fördern oder behindern. Diesen Lebensphasen entsprechen in ihrer ganzen Komplexität die einzelnen, in Progression befindlichen Wandlungsphasen.

Wenn wir davon ausgehen, dass der Sheng- bzw. Ke-Zyklus die Zyklen von Leben und menschlicher Entwicklung repräsentiert und wir Leben als etwas an sich Positives betrachten, müssen wir die natürlichen Funktionen dieses Zyklus in ausschließlich positiven Begriffen beschreiben. Die negativen Emotionen, die üblicherweise mit diesen Phasen assoziiert werden, sind das Resultat einer Verzerrung dieses Prozesses, sie sind nicht der Prozess selbst. Sie treten nur dann auf, wenn dieser Lebenszyklus gestört oder unterbrochen ist. Diese Erfahrung einer Störung verändert das Gleichgewicht, den Kreislauf und die energetische Versorgung. Ordnung ist für das Leben unabdinglich. Unordnung ist für das Leben, wie wir sehen werden, nur während kurzer Perioden des Wachstumszyklus notwendig und förderlich und geht immer mit einer tief greifenden Reorganisation des Selbst einher. Der Organismus, dessen Lebenszyklus von einer lang anhaltenden Unordnung bedroht ist, muss zuallererst wieder mit den ihm zur Verfügung stehenden Mitteln der Homöostase Ordnung in sein System bringen. Je nach Reife des Organismus und je nach Intensität und Chronizität der Bedrohung erweisen sich die restitutiven Mechanismen, die dabei zum Tragen kommen, als angepasst oder fehlangepasst. Die »Sieben Drachen« oder »Sieben Dämonen«, also die Sieben Emotionen, sind solche restitutiven Maßnahmen. Sie können zwar durch das Gesetz der Entsprechung mit den Fünf Wandlungsphasen in Verbindung gebracht werden, müssen aber in erster Linie als Ausdruck einer Disharmonie im Zyklus und nicht als dessen Essenz verstanden werden.

In Übereinstimmung mit Lawson-Woods Behauptung, die Sieben Dämonen (er selbst zählt fünf auf) seien eine verzerrte, negative Interpretation der Psychologie des Systems der Fünf Wandlungsphasen, möchte ich nun dieses System aus einem neuen Blickwinkel beleuchten und es als Ausdruck des gesamten Spektrums der Entwicklung des menschlichen »Seins« interpretieren. Ich werde die positiven natürlichen Funktionen der einzelnen Phasen beschreiben und untersuchen, welch einzigartigen Beitrag sie zum »Werden« leisten. Dann möchte ich im Detail auf die als »Disharmonie« bezeichneten, komplexen restitutiven Manöver eingehen und sie klassifizieren. Diese Manöver, die sowohl auf körperlicher als auch auf emotionaler Ebene stattfinden, sind durch eine Hemmung der angemessenen, kontrollierten Evolution des menschlichen Seins bedingt.

Am Beginn möchte ich jedoch klarstellen, dass Restitution selbst eine natürliche Funktion ist, auch wenn sie an den für Wachstum und Entwicklung notwendigen Energien zehrt. Wir werden diese Disharmonien im Hinblick auf ihre diagnostische Bedeutung untersuchen, wobei wir uns immer vor Augen halten müssen, dass Restitution im Grunde bereits eine kreative Anstrengung eines mit Widrigkeiten kämpfenden Menschen darstellt, aus der sich im Laufe der Zeit sowohl die edelsten als auch die verwerflichsten Aspekte eines Charakters herauskristallisieren.

Nährende Energie

Einige der westlichen psychologisch orientierten Körpertherapien basieren auf einem Konzept der Energie, doch ihre Vorstellung von Energie und die damit verbundenen Techniken beschränken sich oft auf die Oberfläche, auf die Muskeln und Faszies. Moderne verbal und nonverbal arbeitende Psychotherapieformen legen oft besonderen Wert darauf, diese Oberfläche, die »Abwehrmechanismen« (»Schwierigkeitsdynamismus«) sowie die Widerstände, die sie darstellen, zu durchbrechen. Diese Betonung des »Durchbruchs« ist zum Teil auf ein ungenügendes Verständnis der Körperenergie als solcher und zum Teil auf die große Bedeutung zurückzuführen, die die westliche Psychologie dem Widerstand beimisst – eine Tendenz, die auch in somatisch orientierten Therapien ihren Niederschlag gefunden hat. Vielleicht rührt diese Beschäftigung mit dem Konzept des Widerstands daher, dass die westlichen Kulturen Angst haben, das Bedürfnis nach einer nährenden Beziehung anzuerkennen, ein Bedürfnis, das Erwachsene mit Schwäche, mit der infantilen Hilflosigkeit assoziieren, die wir in uns und in anderen so sehr verabscheuen. In mancher Hinsicht gilt der Ausdruck und vor allem die Befriedigung dieses Bedürfnisses als bedrohlich für unsere Werte, als sündhaft und verwerflich.

Auch in der Bioenergetik, einer der am stärksten energiezentrierten Therapieformen, will man letzten Endes erreichen – sieht man von der obligaten Umarmung am Ende einer Sitzung ab –, dass der Patient für sich selbst atmet und sich selbst seine »Nahrung« verschafft. Dem liegt die Auffassung zu Grunde, dass Luft eine vollkommene, adäquate Energiequelle für menschliches Leben ist. Außerdem geht man davon aus, dass allein schon eine Verbesserung der Atmung sowie die Auflösung muskulärer Blockaden eine signifikante psychische Veränderung in einem von Stagnation, Ungleichgewicht, Disharmonie und Desintegration geprägten Leben bewirken kann.

Wie wertvoll solche Therapien auch sein mögen, uns im Westen haben sie dahin geführt, dass wir uns der großen Bedeutung gar nicht mehr bewusst sind, die andere Energien haben, die für das psychische und das physiologische Wohlbefinden ebenfalls notwendig sind. (Eine Ausnahme bilden natürlich jene alternativmedizinischen Ansätze, in deren Mittelpunkt die Ernährung an sich steht.) Die westliche Psychologie geht viel zu oft davon aus, dass man lediglich die Abwehrmechanismen verringern müsse, um dieses Nähren aus sich selbst heraus geschehen zu lassen. Diese Annahme fand auch in den hundert Jahren keine Bestätigung, die vergangen sind, seit Freud und Breuer mit ihrer Vorstellung, Wachstum würde automatisch stattfinden, wenn nur der Widerstand gebrochen und die Verdrängung aufgehoben würden, die moderne Ära der Psychologie eingeläutet hatten.[4] Meiner Meinung nach rührt die relative Wirkungslosigkeit von Psychotherapie zu einem guten Teil daher, dass sie nicht im Stande und auch gar nicht gewillt ist, sich in angemessener Form mit den nährenden Aspekten von Wachstum und Entwicklung auseinander zu setzen. Der Leben spendende Beistand, den ich hier meine, ist nicht nur ein Gefühl der Sicherheit, Wärme, Freundschaft oder Liebe – obwohl uns all dies oft fehlt und wir wieder Zugang dazu finden sollten; es handelt sich eher um jenes Ausgangsmaterial, um jene fundamentale Energie, die alle Ebenen der Existenz aufrechterhält. Dieses »Nähren« ist in der westlichen Psychologie keine therapeutische Größe.

Bedarf danach bestünde jedoch genug. Heilung geschieht zwar meist ohne äußere Intervention, aber manchmal ist der durch falsche Lebensführung entstandene Schaden einfach zu groß und zu tief greifend. Es ist von Grund auf falsch, einem Patienten die erforderliche Unterstützung vorzuenthalten, weil man von der Annahme ausgeht, dieses Bedürfnis sei nichts als ein Teil der Strategie des Patienten, sich der Therapie zu widersetzen und alles zu tun, um zu vermeiden, sich selbst zu helfen. Diese Vorstellung leugnet das Bedürfnis von Körper und Geist, die nach einer Phase der Lebensführung, die sich zerstörerisch auf das »Selbst« und das »Ich« ausgewirkt hat, gestärkt oder wieder gestärkt werden wollen. Wenn man von der Müdigkeit absieht, so sind die Menschen schließlich auf einige wenige erkennbare Sehnsüchte reduziert, die registrieren, was fehlt.

Es braucht Stärke, um sich dem Leben zu stellen und sich selbst und die eigenen Lebensbedingungen zu verändern. Die chinesische Medizin hat für jede Art von Mangel – auch für einen ererbten Mangel – viel zu bieten. Ist ein System einmal so weit zerstört, dass der Mensch es nicht mehr selbst zu heilen vermag, so kann die chinesische Medizin ihm helfen, wieder genug Energie zu erlangen, um die falsche Lebensführung zu korrigieren und sich aus sich selbst heraus aufrechtzuerhalten. Dieser letzte Schritt ist dabei natürlich unumgänglich. Niemand leugnet, dass Wachstum und Entwicklung nur dann möglich sind, wenn der Mensch auch die Verantwortung dafür übernimmt. Der Arzt muss die Energielecks aufspüren, und der Patient muss sie stopfen, indem er seinen Lebensstil verändert. Dieser Schritt kann aber nur dann getan werden, wenn Organismus und Mensch stark genug dafür sind. Dieses Stärken ist ein gemeinschaftlicher Prozess, der oft nur mit äußerer Hilfe in Gang gesetzt werden kann. Die chinesische Medizin bietet diese äußere Hilfe auf verschiedenste Art und Weise an.

In der chinesischen Medizin geht es vor allem um ein Gleichgewicht zwischen der so genannten Wei- oder Abwehrenergie *(weiqi)* und der Ying- oder nährenden Energie *(yingqi)*. »Wei« bezieht sich auf die Energie, die nahe der Körperoberfläche unter der Haut durch Muskeln und Bindegewebe fließt. Diese Energie fließt durch die *Jingluo*, die die ganze Körperoberfläche durchziehen, und nicht durch die zwölf Hauptleitbahnen bzw. die acht Sonderleitbahnen, auf denen die Akupunkturpunkte liegen. Die Abwehrenergie gehorcht ihrem eigenen Zyklus, wobei sie, wie es heißt, 25-mal während der Nacht und 25-mal während des Tages zirkuliert. Das Weiqi gilt als die den Körper schützende Energie des Körpers. In psychologischen Begriffen gesprochen, ist es meiner Ansicht nach identisch mit der defensiven Energie der Reich'schen Orgonenergie.[5] (Zu Reichs Ehre sei gesagt, dass er diese Energie mit der kosmischen Energie gleichsetzte.)

Das Yingqi ist die nährende Energie des Körpers, die gemeinsam mit dem Blut in den Organen und in den oben erwähnten großen Leitbahnen fließt. Es ist der Brennstoff, der alle Lebensfunktionen – auch die geistigen Funktionen – eines Organismus aufrechterhält, integriert und erneuert. Die östliche Medizin hat ein Gleichgewicht zwischen diesen beiden Energien, der schützenden und der nährenden, erzielt und ist daher in der Lage, mit Abwehr, Widerstand und negativen Emotionen umzugehen. Genauso kann sie auch eine viel wichtigere, positive Aufgabe meistern: Sie kann die Probleme bewältigen, die mit dem für Entwicklung und Wandel im menschlichen Leben notwendigen »Nähren« einhergehen. Es heißt: »Der Mensch hilft, die Natur heilt.« Unglücklicherweise ist die Natur nicht in der Lage, diese Last ganz alleine zu tragen, der Mensch muss helfen.

7 Einführung in die natürlichen Funktionen und Disharmoniezustände nach dem System der Fünf Wandlungsphasen

Entwicklungsstadien in der »Evolution des Seins«

Bindungen, Rhythmen, Identität, Geist

Früher Himmel und Später Himmel

Die Phase in der Phase

Ein revidiertes System von Entsprechungen

Persönlichkeitsmerkmale

Yin und Yang

Gleichgewicht

Mangel und Überschuss

Kompensatorische Merkmale

● Entwicklungsstadien in der »Evolution des Seins«

Es ist meine Absicht, die traditionelle Theorie des Gesetzes der Fünf Wandlungsphasen zu erweitern und als Ausdruck der »Evolution des Seins« zu interpretieren. Die einzelnen Entwicklungsstadien, die der Mensch in seinem Leben durchläuft, spiegeln die wachsende Fähigkeit zum Selbst-Sein, zum Selbstausdruck, zur Introspektion und zu zwischenmenschlicher Kommunikation wider. Der Kontakt mit dem eigenen Selbst und mit anderen Wesen geschieht auf allen Ebenen, umfasst ein breites Spektrum an Berührung und bedient sich machtvoller Energiekanäle. Nur wenige Menschen sind sich dieser substanziellen, aber unsichtbaren energetischen Verbindungen bewusst, die in ihnen selbst und zwischen ihnen und anderen Menschen bestehen. Betrachtet man diese Verbindungen im Lichte der Energiekonzepte der chinesischen Medizin, so sagen uns diese Verbindungen etwas über den Beitrag, den die natürlichen Funktionen der Fünf Wandlungsphasen zur Entwicklung des Menschen leisten.

»Kontakt«, der über diese verbindenden Kanäle der Lebenskraft hergestellt wird, ist von zentraler Bedeutung für das menschliche Überleben. Die Menschen nutzen instinktiv ihre kreativen Fähigkeiten, um die Integrität dieser Energiebahnen zu wahren. Dies trifft sogar dann zu, wenn ihre Taktik der Entwicklung eines »Selbst« im weiteren Sinn abträglich ist. Disharmonisch sind die Taktiken dann, wenn sie fehlangepasst sind. Ich werde diese komplexen restitutiven Maßnahmen, die sowohl auf körperlicher als auch auf emotionaler Ebene stattfinden, aus dem Blickwinkel der Energie diskutieren und katalogisieren. Diese Maßnahmen sind als eine Reaktion auf eine Hemmung des adäquaten, kontrollierten Wachstums und der Entwicklung des »Seins« von der Empfängnis bis zum Tod zu verstehen.

Das konzeptuelle System, das ich darlegen möchte, fasst die Fünf Wandlungsphasen als Entwicklungsstadien in der »Evolution des Seins« auf. Ich möchte zunächst kurz die natürlichen Funktionen und Disharmonien der Energien der Fünf Organsysteme oder Einflusssphären skizzieren, die in der Folge detailliert ausgearbeitet werden:

1. Die Energien der Phase *Wasser* überwachen die genetischen und intrauterinen Phasen der Evolution. Eine Hemmung dieser Energien kann sowohl subtile, alle Bereiche betreffende neurologische Störungen als auch eine Prädisposition für schwerste psychische Störungen (Schizophrenie) hervorrufen.
Die Wasser-Energien sind die Quelle aller Phylogenese und Ontogenese. Diese Energien umfassen das unbewusste Reservoir der angeborenen, intuitiven Intelligenz, des intelligenten Willens sowie auch der Lebenskraft, die die Erstge-

nannten zur Reife bringt. Sie haben mit der individuellen und kollektiven Identität der Menschen zu tun, mit der menschlichen Rasse und dem Transpersonalen, mit dem Gleichgewicht zwischen Ehrfurcht und Staunen sowie zwischen dem Banalen und dem Prosaischen, mit dem Besten und dem Schlechtesten. Im weiteren Sinne steht die Energie der Phase Wasser in Beziehung zu göttlicher Liebe und Macht, zum göttlichen Geist, also zu all den Dingen, deren wir als Kinder des Universums potenziell fähig sind.

2. Die Wandlungsphase *Holz* ist verantwortlich für unsere uranfängliche Wiedergeburt, für das Durchsetzungsvermögen des Seins und die Richtung, die das Sein in seiner Entwicklung nimmt, für den freien, leichten Flug des »Roten Vogels«. Wird einer dieser Faktoren unterdrückt, kommt es zu passiv-aggressiven Persönlichkeitsstörungen. Ausweglos erscheinende Lebensprobleme, die sich um die Frage drehen, wann man weitergehen und wann man sich zurückziehen soll, stehen mit der Energie der Wandlungsphase Holz in Beziehung und werden auf unvergleichliche Weise im *Yijing* behandelt.

3. Die Wandlungsphase *Feuer* schafft und kontrolliert, sie schützt und integriert, sie ordnet und harmonisiert die Energien, die dem Sein einen freudigen und liebenden Ausdruck verleihen. Herrscht ein Mangel oder werden diese Funktionen des Feuers unterdrückt, so kommt es zu Problemen mit der Kreativität, die sowohl die rechte (yin) als auch die linke (yang) Gehirnhälfte betreffen, und zu vielen der zwischenmenschlichen Katastrophen, die die Menschheit seit jeher heimsuchen.

4. Die Wandlungsphase *Erde* ist verantwortlich für Abgrenzung und Bindung, also auch für die erste Bindung an eine Mutterfigur. Diese Bindung beginnt noch im Uterus während der letzten Phase der Schwangerschaft und reicht bis in die frühen Jahre der Kindheit. Unter dem Einfluss der Energie des Metalls weitet sie sich später auf Ersatzeltern (Lehrer) und Ersatzgeschwister (Freunde) aus. Die Erd-Energien beeinflussen nicht nur die Bildung und Ausweitung von Beziehungen, sondern in erster Linie ihre Qualität und Reife. Gewisse schizophrene, schizoide und Borderline-Störungen sowie orale Abhängigkeits- und narzisstische Störungen rühren von einer Schwächung der Erd-Energien während dieser frühen Entwicklungsstadien her.

5. In die Zuständigkeit der Phase *Metall* fallen die Transformation und Ausweitung dieser Bindung auf bedeutungsvolle andere Menschen und auf die Gesellschaft im Allgemeinen. Wie eng oder locker eine Bindung bereits am Beginn oder in der Bewährungsphase ist, hängt davon ab, ob diese Energien einen Mangel oder einen Überschuss aufweisen. Die Energien der Lunge ermöglichen es uns, eine extrem unmittelbare Beziehung des Gebens und Nehmens mit unserer Umgebung aufzubauen. Besondere Bedeutung erlan-

gen sie in der Vorpubertät und Pubertät sowie in jenen Entwicklungsphasen, in denen wir erstmals Autoritäten in unser Selbst integrieren.
6. Obwohl es nur Fünf Wandlungsphasen gibt, existiert im Zyklus des Seins eine sechste Phase. Die Wandlungsphase *Wasser*, die am Beginn dieses Zyklus steht, bestimmt auch die letzte Szene auf diesem Planeten, denn sie ist verantwortlich dafür, dass sich unsere Bindungen über die Gesellschaft hinaus ausweiten und uns zu einer Einheit mit der ganzen Schöpfung und Lebenskraft führen – in westlichen Termini müssten wir wohl von der Vereinigung mit Gott sprechen. Hier sehen wir uns mit Machtproblemen konfrontiert.

Wie diese Energien in einem heranwachsenden Menschen reifen, hängt einerseits davon ab, ob sie in den Eltern unversehrt vorhanden sind, und andererseits davon, wie viel und welche Kraft in die Beziehung investiert wird. Gelegenheiten für Missbrauch gibt es genug.

Die Evolution der Lebenskraft, den »sich erhebenden Drachen«, könnten wir also kurz folgendermaßen charakterisieren: Macht ist Wasser, Gerichtetsein ist Holz, Bindung ist Erde, Ausdruck ist Feuer, und Expansion/Transformation ist Metall.

- **Bindungen, Rhythmen, Identität, Geist**

Die Energie, die es uns erlaubt, alte *Bindungen* zu lösen und neue einzugehen, entstammt der Phase Metall; die Kraft, eine Bindung aufrechtzuerhalten und reifen zu lassen (Loyalität, Verlässlichkeit, Vertrauen, Hingabe), entstammt der Erde. Feuer verleiht einer Beziehung Leidenschaft (Vereinigung); ihre Richtung (Selbstdurchsetzung) bezieht sie aus der Wandlungsphase Holz; die Kraft (Wille und Mut) kommt wie immer aus dem Wasser.

Was die *natürlichen Rhythmen* betrifft, so ist Wasser Hervorbringung, Holz ist Erneuerung und Reinigung, Feuer ist schnelle Ausdehnung und Kontraktion, Erde ist Reifung, und Metall ist langsame Ausdehnung und Kontraktion.

Im Kontext von *Identität* ist Wasser die Begründung des Seins, das »Ich existiere«; Erde ist die Abgrenzung des »Ich bin«, Holz ist die negative Behauptung »Nein, ich bin nicht«; Feuer ist die positive Behauptung »Ja, ich bin«; Metall ist die Einverleibung einer Autorität in das »Ich bin«, und Wasser schließlich ist »Ich bin eins mit Gott, mit der Lebenskraft«.

Was den *Geist* betrifft, so ist das Nieren-Yin die Substanz und das Nieren-Yang die treibende Kraft für dessen Entwicklung. Das Herz-Yin bringt diese Substanz ins Bewusstsein, das Herz-Yang verleiht einer kreativen Vorstellung ihre Form. Der Herzbeutel verleiht ihr Schutz und Angemessenheit, der Dünndarm Klarheit. Metall schenkt die erfrischende, reinigende Kraft für immer neue Inspiration. Holz gibt die Richtung, die Milz die Nahrung.

Wasser liefert einen *weiteren Aspekt des Geistes*, das allgemein menschliche und das individuelle Unbewusste, das über die Generationen hinweg besteht. Holz ist die Geist-Seele, die der Welt während des Tages begegnet, die im Leben wächst und während der Nacht den Geist »speichert«, der sich uns in den Träumen zeigt. Feuer speichert und verteilt den individuellen Geist bei Tag und bringt ihn in unser Bewusstsein. Die Erde nährt das inkarnierte »Sein«, das den individuellen Geist speichert; Metall erneuert und verfeinert ihn in der Meditation und durch den Atem.

Früher Himmel und Später Himmel

Mein Konzept des Sheng- oder Hervorbringungszyklus der Fünf Wandlungsphasen unterscheidet zwei Formen. Die eine dominiert vor der Geburt, die andere nach der Geburt (siehe Diagramme I und II vor Kapitel 6).

Die beiden Zyklen stehen in einer dynamischen Interaktion. Auch nach der Geburt ersetzt das Schema des Frühen Himmels zu gewissen Zeiten das des Späten Himmels, wenn z. B. das Bedürfnis nach Essenz, himmlischer Liebe, Wille und Geist (siehe im 8. Kapitel über die natürlichen Funktionen der Niere) besonders dringlich ist. Der Ke- oder Kontrollaspekt ist in beiden Zyklen wirksam.

Beide Formen des Sheng-Zyklus beginnen und enden mit der Phase Wasser, der Wandlungsphase des Winters. Wasser ist jene Phase, die die Lebensenergie von einer Generation an die nächste übermittelt und den genetischen Apparat kontrolliert. Sie stößt uns im Moment der Empfängnis, wenn »der Drache sich erhebt« und »der Rote Vogel fliegt«, in den Raum der Existenz und geleitet uns im Augenblick des Todes in einen anderen Raum. Die Wasser-Energie begleitet uns vom Winter des Beginns bis hin zum Winter der Vollendung (den wir Tod nennen), wenn der Rote Vogel sich selbst verbrennt und der Drache ruht.

Die Energie des Wassers gibt diese Lebensenergie, diesen Geist, von Leben zu Leben weiter. Während des Lebens residiert der Geist im Herzen und wird vom Feuer in den individuellen Geist verwandelt. Er manifestiert sich durch die »Vernunft« des Feuers in der Sprache, dem Wort bzw. Logos. Während dieses Lebens tauscht dieser Geist seine Energien mit anderen aus – durch das Medium der Feuer-Energie. Holz (Geist-Seele) nährt das Herz (den individuellen Geist), so dass unsere Wasser-Energie im Augenblick unseres Todes einen entwickelten Geist in die Ewigkeit eingehen lassen kann. (Das ist in der Tat die einzige Rechtfertigung, die ich für die bloße Tatsache unserer leidvollen Existenz auf diesem wundervollen Planeten finden kann.)

Die Phase in der Phase

Sämtliche Phasenenergien sind immer aktiv, und zwar entweder unabhängig voneinander oder als »Phase in der Phase«. In den einzelnen Phasen der »Evolution des Seins« spielen jeweils eine oder mehrere Energien eine entscheidende Rolle. Nach J.R. Worsley, dem Begründer und Leiter des Traditional Acupuncture Institute in England, enthält jede Wandlungsphase auch Energie aller anderen Phasen, die es für seine eigene Entwicklung benötigt. Bei diesem Phänomen der »Phase in der Phase« verleiht z. B. das Holz der Erde in den Zeiten des Übergangs ihre spezifische Färbung (Holz in Erde). Gleichzeitig könnte das Holz nichts bewirken ohne den nährenden Einfluss der Erde, deren Kraft im Ke-Zyklus scheinbar entgegengesetzt wirkt.

Betrachten wir nun die Disharmonie »Zorn« im Lichte der Theorie von der Phase in der Phase. Gemäß Worsleys Schule der traditionellen Akupunktur handelt es sich dann um »Metall in Holz«, wenn der Zorn »kalt« ist, wenn also jemand einem anderen Menschen die »kalte Schulter« zeigt. Bei akutem Zorn handelt es sich um »Feuer in Holz«. Löst sich der Zorn in Tränen auf, dann spricht man von »Erde in Holz«. Geifert man vor Zorn und beutelt einen die Angst, dann befindet sich zu viel »Wasser in Holz«. Schreien ist einfach »Holz in Holz«.[1]

Wenn wir uns vor Augen halten, dass die natürliche Funktion der Holz-Energien die des Durchsetzens ist, erkennen wir, dass der Impetus und die Richtung des Durchsetzens »Holz in Holz« ist. Die Kraft, sich durchzusetzen, ist »Wasser in Holz«; genährt wird dieses Durchsetzen von »Erde in Holz«; die Risikobereitschaft, der Mut, sich durchzusetzen, ist »Feuer in Holz«; während die Präzision und das Nach-außen-Gehen in der Selbstdurchsetzung »Metall in Holz« ist.

Dieses Konzept hilft uns, die energetischen Aspekte der Evolution zu verstehen. Jede einzelne Wandlungsphase dominiert einen wesentlichen Aspekt der Persönlichkeitsentwicklung, aber vom Moment der Empfängnis an werden immer auch alle anderen Energien in verschiedenem Ausmaß ineinander wirksam. In einem bestimmten Entwicklungsstadium dominiert eine Energie, aber gleichzeitig spielen auch eine oder zwei andere eine wesentliche Rolle.

Ein revidiertes System von Entsprechungen

Wir Menschen funktionieren als eine Einheit, aber wir versuchen, in einer analytischen (»kartesianischen«) Sequenz zu denken und zu kommunizieren, wodurch ein umfassendes Wissen in kleine, handhabbare Informationspartikel zerstückelt wird. Wir »sind« zwar eine Einheit, aber wir denken in Bruchstücken und versuchen ständig, diese Bruchstücke miteinander in Beziehung zu setzen und zu einem geordneten Konzept aufzublasen. Wir scheinen unserem Wesen nach auf das Formulieren von Konzepten beschränkt zu sein, die wir dann wieder in die Wirklichkeit konvertieren müssen. Egal, wie künstlich die Unterscheidungen, die wir zwischen »Einflusssphären« treffen, auch sein mögen, sie sind nichtsdestotrotz real und notwendig. Ohne sie wäre weder eine theoretische Auseinandersetzung noch eine therapeutische Intervention möglich.

Nach dieser Einleitung möchte ich zuerst die *natürlichen Funktionen* der einzelnen Phasen insgesamt beschreiben. Anschließend werden die unterschiedlichen Aspekte dieser natürlichen Funktionen, die wir Yin und Yang nennen, beleuchtet. Die natürlichen Funktionen eines energetischen Organsystems können auf mindestens drei Ebenen untersucht werden. Es sind dies die alten, wohl bekannten und fast schon abgedroschenen Konzepte von Körper, Psyche und Geist. Die natürlichen Funktionen, die wir untersuchen werden, gehen weit über das hinaus, was die modernen Texte, die ausgezeichnete Beschreibungen der Physiologie und Pathologie der Zangfu liefern, zu diesem Thema zu sagen haben. Diese natürlichen Funktionen unterscheiden sich von denen der Worsley-Schule insofern, als ich den Entwicklungsaspekt betone. Manche Überschneidungen sind allerdings – hoffentlich – unvermeidlich, sollten beide Ansichten eine gewisse Gültigkeit haben.

Verzerrungen in den natürlichen Funktionen der einzelnen Energiesysteme, die sich in Form von Persönlichkeits- und Verhaltensstörungen auswirken, resultieren unmittelbar aus einem konstitutionellen Mangel oder Überschuss bzw. aus einer signifikanten Hemmung oder Verdrängung dieser natürlichen Funktionen und der ihnen zu Grunde liegenden Energien. Auf energetischer Ebene haben wir es mit Leere oder Stagnation zu tun.

Stagnation an sich kann das Ergebnis einer Blockade oder Schwäche der Energie sein. Eine Blockade kann plötzlich auftreten, sie kann sich aber auch über längere Zeit hinweg aufbauen. Schwäche kann konstitutionell bedingt oder das Resultat einer lang andauernden Stagnation sein. Die in unserem Kontext maßgeblichen Krankheitsursachen bilden eine Mischung aus konstitutionellen Faktoren und einer über einen längeren Zeitraum bestehenden Hemmung der natürlichen Funktionen. Dadurch fehlen in einem gewissen Maße die für die Entwicklung eines vollständigen menschlichen Wesens notwendigen Erfahrungen, oder sie sind zumindest verzerrt.

Solange der Zustand der Erschöpfung noch nicht erreicht ist, kann eine stagnierende Energie entweder durch Akupunktur oder Psychotherapie oder durch eine Kombination beider Methoden derart aktiviert werden, dass sie sich im Zuge einer neuen Erfahrung entwickeln und verwirklichen kann. Ist aber der Zustand der Erschöpfung schließlich erreicht, weil die Natur ständig vergeblich versucht, sich selbst zu heilen, treten unterschiedlich ausgeprägte Unausgewogenheiten auf, die für die psychische und körperliche Gesundheit bedrohlich sein können.

Die restitutiven Verzerrungen, die die Hochs und Tiefs im Prozess des Werdens[2] in den einzelnen natürlichen Funktionen zurücklassen, werden im Hinblick auf Persönlichkeit und Verhalten, Angst und Depression, kognitive Fähigkeiten und Psychose, Liebe und Sex sowie bioenergetische Aspekte diskutiert. Geistige und psychische Störungen werden im Detail behandelt, wobei ich von meiner persönlichen Erfahrung und den sich daraus zwingend ergebenden Schlüssen ausgehe. Spezifische Phänomene, die bei emotionalen Disharmonien auftreten und die ich selbst nicht im Detail erforscht habe (dies gilt vor allem für Traummaterial), werden gemäß dem Wissen aus verfügbaren klassischen Quellen behandelt. Ich erwähne das in der traditionellen chinesischen Medizinliteratur vorhandene Material über Träume, so wie ich es verstehe. Bioenergetische Überlegungen basieren im Wesentlichen auf der Arbeit von Alexander Lowen und John Pierrakos.[3]

Das Ergebnis ist ein revidiertes System von Entsprechungen zwischen Organsystem und Persönlichkeit. Ich hoffe, dass dadurch die menschliche Psyche innerhalb der chinesischen Medizin einen höheren Stellenwert erlangen kann; dass die im chinesischen Medizinsystem bereits vorhandenen, gut dokumentierten Kriterien für Diagnose und Behandlung von geistigen und psychischen Störungen eine Erweiterung finden und dass sich außerdem zusätzliche Berührungspunkte zwischen chinesischer Medizin und westlicher Psychologie ergeben.

● **Persönlichkeitsmerkmale**

Die für die Energien der einzelnen Organsysteme charakteristischen natürlichen Funktionen und deren Verzerrungen, die zu Persönlichkeitsstörungen führen, sind Eigenschaften, die sich ausnahmslos bei allen Menschen finden. Jeder von uns ist des Besten und des Schlechtesten fähig. Auch wenn die Ähnlichkeiten zwischen den Menschen überwiegen[4], beschäftigen wir uns hier mit jenen einzigartigen Seinsqualitäten, die uns von den anderen Menschen unterscheiden und als solche Hinweise auf einen Mangel oder einen Überschuss in den wichtigen Energiesystemen liefern können.

Viele der hier definierten Persönlichkeitsmerkmale werden in ihrer Entstehung von Faktoren beeinflusst, die nicht mit dem jeweiligen Phasensystem in Beziehung stehen. Wir werden diese Aspekte im Kapitel über das »Systemmodell« (Kapitel 14) diskutieren. Das Leben ist viel zu komplex, als dass wir jedes Teilchen ganz genau in eine Schublade einordnen könnten.

Die hier skizzierten Persönlichkeitsmerkmale dienen vor allem als Anhaltspunkte für den diagnostischen Prozess, als »Gedankennahrung«, und müssen in Verbindung mit und nicht an Stelle von anderen Kriterien verwendet zu werden. Wie auch bei anderen diagnostischen Modalitäten können derartige Charakteristika manchmal ebenso falsch und irreführend sein wie Hinweise, die aus der Zungen- und Pulsdiagnose oder aus der Analyse körperlicher Symptome gewonnen werden. Sie sind deswegen dann am nützlichsten, wenn sie als Teil eines Ganzen betrachtet werden.

Charakterliche Zeichen einer Disharmonie sind die frühestmöglichen Hinweise auf eine Störung der natürlichen Funktionen der Wandlungsphase. Im Allgemeinen treten sie eine beträchtliche Zeit vor jenen Zeichen und Symptomen auf, die normalerweise mit einer Erkrankung dieser Systeme assoziiert werden, und können als frühe Warnzeichen betrachtet werden. Wenn wir von dem weiter vorne beschriebenen Krankheitsspektrum ausgehen, ergibt sich folgendes Szenario: Psychische Zustände manifestieren sich in der Anfangsphase des Prozesses; die vertrauten Veränderungen in Puls, Zunge, Augen und Gesichtsfarbe zeigen sich im mittleren Stadium, während die für die westliche Medizin relevanten diagnostischen Kriterien erst gegen Ende dieses Prozesses auftreten. Sollten die klassischen Symptome und Zeichen im Gegensatz zu den auf eine Persönlichkeitsstörung hindeutenden Indikatoren stehen, so liefern meiner Meinung nach Letztere die verlässlichere Information über die eigentliche energetische Problematik, während die klassischen Zeichen auf die unmittelbar vorliegende Unausgewogenheit der Energie hinweisen. Beide müssen jeweils zum ihnen entsprechenden Zeitpunkt berücksichtigt werden. Die Chinesen tendieren dazu, das Offensichtliche zuerst und das Subtilere später zu behandeln, während die Japaner genau umgekehrt vorgehen. Beide Systeme funktionieren.

Spezifische Persönlichkeitsmerkmale weisen jedoch in der Regel darauf hin, dass ein bestimmtes System geschädigt ist und im Kontext des gesamten diagnostischen Bildes eingehendst untersucht werden sollte. Diese Behauptung basiert auf meinen eigenen Beobachtungen an Kindern, deren charakteristische Anpassungsmuster fast von Geburt an relativ stabil waren. Würde man eine große Gruppe von Kindern von Geburt an beobachten und dabei alle diagnostischen Parameter berücksichtigen, so würden wahrscheinlich auch die restlichen Indikatoren von Anfang an ein ebenso kohärentes Bild bieten wie die Persönlichkeitsmerkmale.

● **Yin und Yang**

In den meisten Texten werden Yin und Yang lediglich als komplementäre, in dynamischer und einander verzehrender Interaktion stehende, aber doch gegensätzliche Aspekte der gesamten Wirklichkeit, des Dao, betrachtet. Yang symbolisiert jene Phänomene, die die Eigenschaften von Feuer besitzen: Wärme, Helligkeit, Ausdehnung, Aufwärtsbewegung und Erregung. Yin hingegen symbolisiert Kühle, Dunkelheit, Kontraktion, Abwärtsbewegung und Stille. Nach dieser Interpretation von Yin und Yang bedingt das eine die Existenz des anderen. Sie erschöpfen einander aber auch, d. h. sobald eines erschöpft ist, gewinnt das andere die Oberhand. Wir verwenden diese Begriffe hier in einem erweiterten Sinn, der diese allgemein anerkannte, korrekte Interpretation ergänzt.

Wir benutzen die Begriffe Yin und Yang in erster Linie als Substantive und weniger als Adjektive. Sie sind Qualitäten und Quantitäten, die von Natur aus voneinander unabhängig sind und getrennt von den Faktoren Gleichgewicht und Homöostase existieren, obwohl sie immer deren Einfluss unterliegen. Diese autonomen Entitäten können sich aus der Lebenserfahrung, aus genetischen Bedingungen oder einer Kombination beider entwickeln. In jeder beliebigen Wandlungsphase können bei ein und derselben Person gleichzeitig sowohl Yin als auch Yang in unterschiedlichem Ausmaß entweder einen Mangel *(xu)* oder einen Überschuss *(shi)* aufweisen. Die Voraussetzung dafür finden wir in den traditionellen Zangfu-Syndromen. Auf rein materieller Ebene findet man oft sowohl einen Yin- als auch einen Yang-Mangel innerhalb ein und derselben Phase, z. B. einen Magen-Yin- und einen Milz-Yang-Mangel, oder innerhalb desselben »Organs«, z. B. einen Nieren-Yin- und einen Nieren-Yang-Mangel. Bei Erkrankungen wie Tuberkulose kann ein Lungen-Yin-Mangel mit einem Qi-Mangel einhergehen, und ich habe im Lauf der Zeit viele Patienten gesehen, die sowohl Marihuana als auch Alkohol in großen Mengen genossen haben und gleichzeitig einen Leber-Yang- und einen Leber-Yin-Mangel aufweisen.

Wenn wir die Methodologie der »Sechs Schichten«, die die Phasen einer Erkrankung klassifiziert, anwenden, so finden wir in den ersten drei Phasen eine starke Yang-Reaktion und ein relativ stabiles Yin. In den letzten drei »tieferen« Phasen des Krankheitsverlaufs finden wir Symptome, die auf ein schwaches Yang und auf ein zunehmend schwächeres Yin, gepaart mit falschem Yang (Leere-Hitze), hinweisen. Nichtsdestotrotz sind Yin und Yang im homöostatischen Sinne insofern wesentlich für diese Diskussion, als bei einem echten Yin- oder Yang-Überschuss bzw. -Mangel – die gleichzeitig auftreten können – immer auch kompensatorische Kräfte in Bewegung kommen, die das Gleichgewicht wiederherstellen wollen. Diese Kräfte sind Energie, die jede Form – geistig-psychisch, körperlich oder spirituell – annehmen kann.

● Gleichgewicht

Damit sind wir bei dem in der chinesischen Medizin sehr kontroversen Thema des »Gleichgewichts« angelangt. Gleichgewicht als Wert kann wie alle menschlichen Konzepte positiv oder negativ verwendet werden. Die konfuzianische Lehre von der Mitte wurde in der ganzen chinesischen Geschichte dazu benutzt, um Exzesse, ohne die Kreativität, Wandel und Revolution nicht möglich sind, zu unterdrücken. Diese Lehre, die die Geschichte um ein soziales System mit ungekannter Stabilität bereichert hat, war eine mächtige nivellierende Kraft, die über die letzten 2500 Jahre in vielen Bereichen des chinesischen Lebens zu einer bemerkenswerten Rigidität und Mittelmäßigkeit geführt hat.

Für jene frühen Philosophen, die das Yin-Yang-Konzept entwickelt haben, war Gleichgewicht nie etwas, das »erreicht« werden kann. Die daoistische Kosmologie geht davon aus, dass das Universum als ein einzelner Punkt begann, der sich in leichtere (yang) und schwerere (yin) Energien differenzierte. Die leichteren Energien stiegen auf, die schwereren sanken hinab, und beide bildeten schließlich einen Kreis potenzieller Energie, das daoistische Symbol für Einheit. Eine »Firststange« teilte den Kreis in zwei Hälften und spaltete die Einheit in die gegensätzlichen energetischen Eigenschaften von Yin und Yang auf, womit sich zum ersten Mal die kinetische dynamische Energie des Universums in Bewegung setzte. In diesem Fall war ein Ungleichgewicht die Quelle der Bewegung von Yin zu Yang, der eigentlichen Essenz des Lebens.

Es existieren daher zwei widersprüchliche Auffassungen von Gleichgewicht: Die eine preist es, die andere verdammt es, und beide sind notwendig. Manche vertreten die Meinung, dass Größe ohne ein extremes Energieungleichgewicht nicht erreicht werden kann. Ich habe mir noch keine endgültige Meinung darüber gebildet, weil ich keine Möglichkeit habe, diese Standpunkte zu überprüfen. Andere wiederum vertreten die Ansicht, dass z. B. Einstein nur deswegen »zwölf Jahre sitzen« und auf jene Inspiration warten konnte, die ihn schließlich die Relativitätstheorie formulieren ließ, weil er einen massiven Nieren-Yin-Überschuss und gleichzeitig einen massiven Nieren-Yang-Mangel hatte. Die enorme Schwellung unter seinen Augen legt diesen Schluss nahe. Es wäre wohl sinnvoll, jede einzelne Wandlungsphase mit dem zugehörigen Organ unter diesem Blickwinkel zu betrachten. Aber sicher gibt es genug Menschen, die zwölf Jahre dasitzen und absolut nichts vollbringen. Außerdem glaube ich, dass die Fähigkeit, warten zu können, zwar ein wesentliches Element von Kreativität ist, dass aber

Vorstellungskraft, Intelligenz, ein kohärentes, organisiertes Ich, die Fähigkeit, Ehrfurcht zu empfinden, und Geerdetsein genauso wichtig sind.

Eine Disharmonie stellt meiner Meinung nach ein Extrem einer normalen Funktion dar. Der Mensch verfügt nur über ein beschränktes Verhaltensrepertoire, so dass auch ganz gewöhnliche Menschen die abnormsten und bizarrsten Verhaltens- und Denkweisen an den Tag legen. Halluzinationen und gewöhnliche Fantasien oder Tagträume sind aus ein und demselben Stoff gewebt. Bei Halluzinationen fehlen jedoch wesentliche Elemente – z. B. starke, klar definierte Grenzen –, die Fantasien und Tagträume zu gesunden, kreativen Aktivitäten machen. Die Extreme, die mit einem Verlust an kontrollierten Grenzen einhergehen, sind manchmal im Leben oder in der Geschichte notwendig, um einen gewünschten Wandel einzuleiten oder zu vollenden, aber dies gilt immer nur für kurze, dramatische Augenblicke. Ich bin mir im Klaren darüber, dass mancher diesbezüglich anderer Meinung ist, aber meine Erfahrung zeigt mir, dass Extreme destruktiv wirken, sobald sie den Lebensstil bestimmen.

Mangel und Überschuss

Beeinträchtigungen im Phasensystem, die sich in Form von Persönlichkeitsstörungen und den anderen oben erwähnten Verhaltensmerkmalen widerspiegeln, werden auf Überschuss oder Mangel zurückgeführt. Obwohl sich diese Begriffe auf die quantitative Ebene beziehen, haben sie doch auch qualitative Implikationen. Man muss zwischen den verschiedenen Graden von Mangel oder Überschuss unterscheiden, denn diese können sich ganz unterschiedlich auf die Persönlichkeitsentwicklung auswirken.

Die Begriffe »Überschuss« und »Mangel« beschreiben charakteristische, dauerhafte Energiezustände der natürlichen Funktionen der Organsysteme. Mit diesen Begriffen ist zwar eine gewisse Dauerhaftigkeit assoziiert, doch gibt es Situationen, in denen die Natur der Phase an sich, z. B. die der Phase Feuer, bereits jede Dauerhaftigkeit ausschließt und ein Mangel bzw. Überschuss in ein und derselben Person zu verschiedenen Zeiten auftreten kann.

Die diagnostischen Konzepte von »Schwach« (*xu*, Leere) und »Stark« (*shi*, Fülle), wie wir sie in den »Acht Prinzipien« finden, sind nicht mit denen von Mangel und Überschuss, wie sie in diesem Kontext verwendet werden, austauschbar. Überschuss im Sinne von Shi bezieht sich auf einen pathologischen Prozess in einem Organ, das gesund genug ist, um diesen Prozess aktiv bekämpfen zu können. Das klinische Bild eines Überschusses kommt dadurch zu Stande, dass die Energie in einem abgegrenzten Bereich zeitlich und räumlich übermäßig konzentriert ist. Ein derartiger Zustand zeichnet sich durch schwere, akute Symptome wie starke Schmerzen oder hohes Fieber aus und ist als »starke Krankheit« bekannt. Im Gegensatz dazu sind die Symptome bei einer »schwachen Krankheit« weniger ausgeprägt, haben eher chronischen Charakter und gehen meist mit einer Erschöpfung der Energie einher, die sich als Benommenheit, Kurzatmigkeit, Herzklopfen und leichte Ermüdbarkeit auswirkt.

Ein Überschuss, wie er im Modell der Acht Prinzipien verstanden wird, bezieht sich auch auf Anhäufungen, die in Wirklichkeit das Resultat eines Mangels sein können. »Überschuss« ist eigentlich ein irreführender Begriff, weil damit die Vorstellung verbunden ist, dass etwas an sich Positives – nämlich Energie – im Übermaß vorhanden ist. Nässe-Schleim, ein Überschuss an Schleim, ist aber in Wirklichkeit auf eine Schwäche oder einen Mangel des Milz-Qi oder Milz-Yang zurückzuführen. In der chinesischen Medizin wird eine schwere chronische Krankheit mit Mangelzuständen assoziiert.

Abgesehen von den weiter oben in Zusammenhang mit Einstein erwähnten Auffassungen ist Gleichgewicht in der chinesischen Medizin immer ein prekärer Zustand. Sogar ein Überschuss von etwas Positivem ist nicht gesund, wenn er über längere Zeit hinweg besteht. Homöostatische Mechanismen sorgen dafür, dass das Gleichgewicht unter dem Druck der mächtigen, ständig wirksamen und unausweichlichen Dynamismen, die das Leben ausmachen, aufrechterhalten bleibt. Einsteins Nieren-Yang-Mangel konnte sich nur deshalb positiv auswirken, weil er durch ein Übermaß an Intelligenz, Weisheit und Mitgefühl ausgeglichen wurde.

Ich möchte jedoch klarstellen, dass ich hier, was das Problem des Gleichgewichts betrifft, eine Extremposition einnehme, um die hier wirksam werdenden Mechanismen deutlich hervortreten zu lassen. Ich bin mir aber vollkommen darüber im Klaren – und ich habe mein persönliches und berufliches Leben auf dieser Prämisse aufgebaut –, dass kein »echter« Mensch vollkommen im Gleichgewicht sein kann. Wären wir alle so schrecklich im Gleichgewicht, dann wäre die Welt wohl auch nicht dieser interessante und faszinierende Ort, der sie tatsächlich ist. Außerdem glaube ich, dass es in den meisten Situationen im Leben gefährlich und oft auch verwerflich ist, über »Normalität« und »Abnormalität« urteilen zu wollen. Bedenkt man, wie vielen Hindernissen, die uns in unserem Überleben und Wachstum hemmen, wir im Leben begegnen, so ist es nur gut, wenn die Grenzen zwischen Normalem und Abnormalem nicht immer eindeutig zu ziehen sind.

Ich werde die Begriffe »Überschuss« und »Mangel« in einem ganz anderen Sinn verwenden: Ich bezeichne damit Exzesse oder Extreme in den natürlichen Funktionen der Organsysteme. Ich beschränke mich auf die Beschreibung von Extremen, denn von diesen kann auf moderatere Zustände des Ungleichgewichts rückgeschlossen werden. Im Kontext der folgenden Seiten müssen Überschuss und Mangel also immer und explizit als Disharmonie verstanden werden.

In diesem Sinne stellt die Ausgewogenheit der natürlichen Funktionen den einzigen gesunden Ausdruck dieser Merkmale dar. Eine Person mit günstigem Nieren-Qi mag vielleicht zu einer starken spirituellen Hingabe tendieren und in mancher Hinsicht moderat fanatisch erscheinen, aber sie steht trotzdem »mit beiden Beinen auf der Erde«. Ihr Eifer und ihre strengen religiösen Prinzipien werden dadurch ausgeglichen, dass sie auf die Bedürfnisse und Glaubensgrundsätze anderer Menschen eingeht und sie respektiert. (Das Argument, dass viele Tyrannen ein starkes Nieren-Qi aufweisen, ist nur dann akzeptabel, wenn es im herkömmlichen Sinn und innerhalb der Grenzen der auf physischer Ebene gültigen Parameter dieser Energien interpretiert wird und – im Unterschied zu meinen Ausführungen in den folgenden Kapiteln – die geistigen, emotionalen und spirituellen Komponenten dieser energetischen Konzepte nicht berücksichtigt.)

Für eine Wandlungsphase sind jene Persönlichkeitsstrukturen am relevantesten, die aus einer Verringerung bzw. Steigerung der natürlichen Yin- und Yang-Funktionen der Phase innerhalb des Gesamtbildes der »Evolution des Seins« resultieren. Die auf Mangel zurückzuführenden charakterlichen Zustände spiegeln in einem gewissen Sinne die Erschöpfung oder Hemmung der mit der jeweiligen Phase verbundenen Yin- oder Yang-Funktion wider. Eine Erschöpfung kann entweder konstitutionell oder durch den Lebensstil bedingt sein.

Überschusszustände existieren in jedem Yin- und Yang-Phasenpaar in Form einer absoluten konstitutionellen Energiefülle oder in Form von kompensatorischen Mechanismen oder von beidem. Echte konstitutionell bedingte Überschusszustände können, wie oben erwähnt, in jeder Wandlungsphase auftreten. Besonders deutlich wird ein derartiger Überschuss in der Phase Wasser, weil diese am stärksten von genetischen und vorgeburtlichen Einflüssen geprägt ist. Da die anderen Phasen weniger durch genetische und intrauterine Faktoren, sondern vor allem durch die Lebensweise bestimmt werden, sind Überschusszustände dort in viel größerem Ausmaß auf Lebensgewohnheiten zurückzuführen, als dies beim Wasser der Fall ist – obwohl natürlich bei allen Wandlungsphasen beide Faktoren mitspielen. In der Phase Wasser kann sich ein Überschuss nicht auf materieller Ebene zeigen, außer bei Menschen, die sexuell enthaltsam leben. Gegen diese Annahme mag man gewisse Einwände vorbringen, aber man kann nicht leugnen, dass die natürlichen Funktionen der Wandlungsphase Wasser auf geistiger und spiritueller Ebene – Mut, Elan, Kraft und Wille – bei manchen Menschen im Überschuss vorhanden sind und nicht nur restitutive oder kompensatorische Funktion haben, sondern tatsächlich einen echten Ausdruck ihres Selbst darstellen.

● **Kompensatorische Merkmale**

Die natürliche Antwort auf jede Art von Unterdrückung ist Restitution. Restitution ist ein Versuch des Organismus, so gut er kann einen Ersatz für das fehlende Merkmal zu finden. Meistens geschieht dies innerhalb der Phase selbst. Wenn also Yin oder Yang gestört sind, wird das jeweils andere versuchen, diese Störung zu kompensieren. Wenn z. B. die Yin-Funktion unterentwickelt ist, versucht die Yang-Funktion, das Gleichgewicht wiederherzustellen, und umgekehrt. Ist bei einem Menschen also das Herz-Yin gestört und sind die kreativen, feinen Emotionen relativ schwach ausgeprägt, so springt das Herz-Yang – die Energie des organisierten Ausdrucks dieser emotionalen Kreativität – ein, und der Betroffene wird wesentlich mehr sprechen, singen, malen, schreiben, komponieren, pflanzen oder formen als »normal«. Diesem Ausdruck fehlt es jedoch an echter Kreativität und an der Wärme des authentischen Herz-Yin, auch wenn sie vielleicht simuliert werden. Es handelt sich in diesem Fall um eine der vielen »Als-ob«-Situationen.

Die natürliche Funktion des Holz-Yin liegt in der Fähigkeit, sich dann zurückzuziehen, wenn dies strategisch günstig erscheint. Ein Mensch mit Holz-Yin-Mangel ist nicht in der Lage, sich mit Anstand zurückzuziehen und dies als eine für sein Ich akzeptable Form der Anpassung zu sehen. Ist der Rückzug jedoch überlebensnotwendig, dann mag es für ihn annehmbar sein, sich oberflächlich zurückzuziehen und sein verwundetes Ich mit Hass- und Wutgefühlen zu pflegen. Dieses Verhalten erinnert stark an die Persönlichkeitsmerkmale eines Menschen mit Holz-Yang-Mangel, mit dem einen Unterschied, dass dieses Verhalten nicht bleibend ist und nur bei Bedarf eingesetzt wird. Andererseits kann ein Mensch, dem es an Holz-Yin mangelt, gewisse Charakteristika eines Menschen mit Holz-Yang-Überschuss annehmen, z. B. dann, wenn er aggressiv und forsch wird, um einen vermeintlichen Aggressor abzuhalten und eine Konfrontation zu vermeiden. Verhaltensmaßnahmen, die eine schützende Funktion haben oder eine innere Restitution bewirken sollen, können jede beliebige Form annehmen und das Bild zeitweise verzerren. Eine diagnostische Unterscheidung kann nur getroffen werden, wenn man die Dauerhaftigkeit des Charakterzugs und den Zeitpunkt des ersten Auftretens berücksichtigt. Konstitutionell bedingte Züge sind dauerhafter, passen besser ins Gesamtbild und sind oft schon in der Kindheit erkennbar.[5] Kompensatorische Merkmale fügen sich weniger harmonisch ins Gesamtbild ein, sind weniger dauerhaft und treten oft erst später im Leben auf. Mit einiger Erfahrung kann man erkennen, dass die kompensatorische Aggressivität eines Menschen mit Holz-Yin-Mangel primär defensiv ausgerichtet ist und kein integraler Bestandteil seiner Persönlichkeit und auch keinen sein Verhalten prägenden Zug darstellt.

Einführung in die natürlichen Funktionen und Disharmoniezustände nach dem System der Fünf Wandlungsphasen

Obwohl der natürliche kompensatorische restitutive Mechanismus meist derselben Wandlungsphase entstammt, ist die menschliche Psyche doch zu komplex, als dass sie sich so bequem vorhersagen ließen. Wenn das Überleben des Individuums auf dem Spiel steht, können sowohl natürliche als auch kompensatorische Charakteristika von überall her entlehnt werden. Je intelligenter die Person, desto komplizierter das Muster.

Die folgenden Persönlichkeitsprofile sind Stereotype und dürfen nicht wörtlich verstanden werden. Klassifizierungen sind gefährliche Behelfe, die dazu tendieren, ein Eigenleben zu entwickeln und verdinglicht und institutionalisiert zu werden, auch wenn sie eigentlich nur als Veranschaulichung gedacht sind. Da wir uns alle an einfachen Gewissheiten festhalten wollen, besteht unglücklicherweise immer die Gefahr, dass sie potenziell dehumanisierend wirken. In Wirklichkeit passt niemand von uns in eines der hier beschriebenen Persönlichkeitsprofile. Sie dienen nur dazu, um pathologische Extreme der einzelnen Überschuss- und Mangelzustände zu illustrieren.

Wenn man das dynamische Zusammenspiel von Organsystemfunktion, Lebenserfahrung, Konstitution und Restitution untersucht, so zeigt sich, dass eine der Wandlungsphasen die Hauptrolle bei der Entstehung einer Krankheit spielt, je nachdem in welcher Entwicklungsperiode dieser Prozess stattfindet. Vorgeburtliche Ereignisse spiegeln sich im Wasser wider, das seinerseits die Wirkung von Ereignissen registrieren kann, wie z. B. eine Strahlungseinwirkung auf die Chromosomen oder Drogen- oder Alkoholmissbrauch während der Schwangerschaft. Welche Wirkung Ereignisse zeitigen, die in der frühen Kindheit stattfinden, hängt davon ab, wie adäquat die erwachsenen Pflegepersonen handeln und wie unversehrt die dominierende Wandlungsphase Erde sowohl im Kind als auch in den Pflegepersonen ist. Die Persönlichkeit des Kindes wird vom Energiesystem desjenigen Elternteils geprägt, der die Bedürfnisse seines noch unausgeformten, sich erst entwickelnden Energiesystems befriedigt. In jeder Entwicklungsphase werden sowohl Kind als auch Eltern von einem Organsystem dominiert, wobei während der ersten Lebensjahre des Kindes der Zustand der nährenden Erd-Energie der Mutter wichtiger ist als ihre richtunggebende Holz-Energie.

Man muss sich jedoch immer vor Augen halten, dass ein »neuer Mensch« keine Tabula rasa[6] darstellt, in die das Leben einfach seine Botschaft einschreibt. Ein Kind wird mit einer Lebenskraft geboren, die bereits das Muster seines »In-der-Welt-Seins« trägt und es klar von jedem anderen Kind unterscheidet. Die Fähigkeit, etwas aus dem Inneren hervorzubringen, und die Organisiertheit, die notwendig ist, um auf einem speziellen Niveau mit der Umwelt interagieren zu können, sind für die persönliche Entwicklung genauso wichtig wie die Bereitschaft der Umwelt, darauf zu reagieren. Ist die Energieschablone für die Entwicklung der Erd-Energien des Kindes geschädigt, weil in der vorangegangenen Periode, in der die Wasser-Energie dominiert hat, Probleme aufgetreten sind, und ist es dem Kind deshalb unmöglich, Bindungen einzugehen, dann reicht auch all das nicht, was ihm die beste Mutter zu bieten im Stande ist.

In jedem der angeführten Beispiele hängt das Resultat daher vom angeborenen Potenzial des maßgeblichen Energiesystems, von der Stärke der anderen Energiesysteme (vor allem des vorangehenden) und auch davon ab, ob die Umgebung eine positive Wachstumserfahrung ermöglichen kann. Das Verhalten eines Menschen, der an einem Nieren-Yang-Mangel leidet und über wenig nachhaltig motivierende Energie verfügt, wird wesentlich davon bestimmt, in welcher Weise er die Haltungen bedeutungsvoller, sein Selbstbild beeinflussender Menschen internalisiert hat. (Wir werden – vielleicht viel zu sehr – so, wie wir glauben, dass andere für uns bedeutungsvolle Menschen uns wahrnehmen.) Sind diese Personen tolerant und akzeptieren sie den Menschen, der einen Mangel an Nieren-Yang aufweist, dann werden dessen Charakter und Verhalten viel gutmütiger sein die eines Menschen, der wegen seiner Unfähigkeit, eine Anstrengung durchzuhalten, ständig Druck, Kritik und Feindseligkeit ausgesetzt war. Für einen wesentlichen, unser gesamtes Leben prägenden Unterschied sorgen auch jene Beziehungen, die über die Ursprungsfamilie hinausgehen. Lehrer, Freunde und sogar Berater können eine Situation zum Besseren oder Schlechteren wenden. Im vorliegenden Buch betone ich die schlechtestmöglichen Varianten, wobei der Leser die oben erwähnten Vorbehalte bedenken muss.

Da die dauerhaften Persönlichkeits- und Verhaltensmuster in den energetischen Organsystemen eingebrannt sind, widersetzt sich der Organismus auch den bestgemeinten Anstrengungen, diese Muster zu verändern, es sei denn, die energetischen Systeme selbst werden in das therapeutische Programm mit einbezogen. Die fernöstliche Medizin gibt uns die Möglichkeit, genau dies zu tun. Was folgt, ist ein Führer zu den Entsprechungen zwischen Persönlichkeit und Energie, der hoffentlich zu einem gewissen Grad die vielschichtige Beziehung zwischen »Psyche« und »Soma« entmystifizieren kann.

Vorbemerkung zu den Kapiteln 8–12

● **Natürliche Funktionen**

Den größten Nutzen kann man aus dem folgenden Material über die geistigen, emotionalen und spirituellen Disharmonien der Energie der Organsysteme ziehen, wenn man ein klares Bild der natürlichen Funktionen des jeweiligen Teils des Energiesystems (Yin, Yang oder Qi) hat. Dann treten die Disharmonien deutlicher zu Tage.

Die nun folgenden Beschreibungen von Stagnation bzw. Mangel im jeweiligen Energiesystem stellen immer Extremvarianten dieser Zustände dar. Ich habe mich aus didaktischen Gründen entschieden, das Material auf diese Weise zu präsentieren. In der Praxis begegnet man nur selten solch drastischen Persönlichkeitsdefekten wie den in den Fallgeschichten geschilderten. Es bleibt der Einbildungskraft des Lesers überlassen, sich die weniger schweren und daher häufiger auftretenden klinischen Erscheinungsbilder vorzustellen, die sich aus diesen Stagnations- oder Mangelzuständen ergeben können.

Die Kombinationen und Permutationen von Einflüssen, die eine Persönlichkeit formen, sind derart miteinander verflochten, dass es unmöglich ist, in einem Buch oder sogar in einem Leben alle Möglichkeiten zu untersuchen. Auch wenn im Leben ein komplexes Zusammenspiel von Überschuss, Mangel und Gleichgewicht stattfindet und dabei auch die den Fünf Wandlungsphasen inhärenten Faktoren wirksam werden, müssen wir jede Energie gesondert betrachten.

Die Einteilung von Menschen in »Typen« bedeutet zwar eine grobe Vereinfachung, aber wir haben keine andere Wahl, wenn wir versuchen, Vorstellungen in Bezug auf Menschen zu definieren. Jede der in diesem Buch beschriebenen psychischen Disharmonien ist natürlich ein Stereotyp, das in dieser reinen Form im wirklichen Leben nicht vorkommt. Ich bin mir bewusst, dass diese Kategorien künstlich sind, und ich weiß auch um die Gefahr des Reduktionismus und der Übertreibung. In unserem Streben nach innerer Kohärenz erliegen wir meist der Versuchung, einer Realität, die wir ohnehin nie ganz im Griff haben, von außen starre Muster aufzuzwängen. Nichtsdestotrotz existieren dominierende Züge, die wir mit unseren analytischen Fähigkeiten erkennen und verstehen können. Diese Beschreibungen sind heuristische Modelle.

Dementsprechend stellen die in den folgenden Kapiteln präsentierten Fallbeispiele mögliche Resultate von Verzerrungen der »natürlichen« Funktionen einer bestimmten Energie auf emotionalem, geistigem und spirituellem Niveau dar, nicht aber eine Einteilung in Holz-, Wasser-, Feuer- oder irgendwelche andere Typen. Die Betonung liegt auf dem »natürlichen« Aspekt der einzelnen Funktionen, also auf dem positiven Aspekt dieser Energien. Die Konsequenzen einer Fehlleitung sind nicht positiv, es sei denn, man begreift diese Fehlleitung als restitutive Maßnahme, denn so gesehen sind ihre Konsequenzen auch in ihrer negativsten Form ein Versuch, Schicksalsschläge zu bewältigen, und nicht selten bringen gerade sie die größten Talente und kreativsten Energien hervor. Deshalb dürfen diese »negativen« Resultate nicht einfach als schlecht oder als unabänderliche Seinszustände aufgefasst werden. Solange wir leben, geben wir alle unser Bestes, um mit dem Fluss der Lebenskraft mitzufließen. Wir verlassen diesen Weg nur unter Protest und auch erst dann, wenn wir unser Überleben nur dadurch sichern können, dass wir einen anderen Weg einschlagen. Unser Sein will immer wieder dorthin zurückkehren, wo eine ungehinderte Entfaltung des inneren Selbst möglich ist.

Die hier vorgestellten Fallbeispiele illustrieren Störungen der natürlichen Funktion in dem eben erläuterten Sinn. Sie sind jedoch nicht als Beispiele für mögliche Behandlungen gedacht und enthalten auch kein diesbezügliches Material. Sie sollten einfach als konkrete Beispiele für bleibende Persönlichkeitsmuster gesehen werden, die ich in abstrakterer Form im speziellen Teil des Buches beschrieben habe.

● **Die Yin- und Yang-Aspekte der Wandlungsphasen**

Der Yin-Aspekt meint das Feste (Zang-Organ), der Yang-Aspekt das Hohle (Fu-Organ). So ist die Leber das Holz-Yin, die Gallenblase das Holz-Yang. Das Herz ist der Yin-Aspekt des Herz-Feuers, der Dünndarm sein Yang-Aspekt; der Herzbeutel ist der Yin-Aspekt des Herzbeutel-Feuers, der Dreifache Erwärmer sein Yang-Aspekt. Bei der Wandlungsphase Erde haben wir die Milz als Yin und den Magen als Yang. Metall-Yin ist die Lunge, Metall-Yang der Dickdarm. Der Yin-Aspekt der Wandlungsphase Wasser ist die Niere, ihr Yang-Aspekt die Blase; ihr Qi ist eine Kombination von Yin und Yang.

Diese Zusammenhänge werden nicht bei jeder einzelnen Wandlungsphase gesondert erklärt, müssen aber bei der Lektüre des Buches stets bedacht werden.

8 Die Wandlungsphase Wasser

Die natürlichen Funktionen des Energiesystems Niere

Allgemeine geistige, emotionale und spirituelle Disharmonien des Energiesystems Niere

Disharmonien des Nieren-Yin

Disharmonien des Nieren-Yang

Disharmonien des Nieren-Qi

● Die natürlichen Funktionen des Energiesystems Niere

Die Nieren-Energien sind die ererbten Energien, die Vergangenheit, Gegenwart und Zukunft einen und diese drei im Individuum mit den kosmischen Kräften, mit den Geheimnissen und Mysterien des Universums verbinden.

● Nieren-Yin
Materielle Ebene

Das Nieren-Yin (das Nieren-Jing, die Nieren-Essenz, eingeschlossen) speichert die genetische Essenz, die das »Mark« bildet, das das Gehirn erfüllt. Es heißt: »Das Gehirn ist das Meer des Marks.« Die Integrität aller Funktionen und des Organgewebes hängt auf allen Ebenen des Zentralnervensystems von der Fähigkeit der Nieren-Essenz ab, dieses Mark zu erzeugen und zu erhalten. Zahlreiche zerebrale Schädigungen können von der Empfängnis bis zum Tod immer dann auftreten, wenn die Nieren-Essenz nicht genügend Mark produziert. (Zerebrale Lähmungen, Entwicklungsverzögerungen, Neuropathien wie Multiple Sklerose und Amyotrophische Lateralsklerose sowie psychische Störungen wie Schizophrenie und Depression können von Schädigungen des Gewebes oder einem chemischen Ungleichgewicht herrühren.) Die genetische Essenz ist auch für das Knochenmark zuständig, von dem wiederum das Blutbildungs- und Immunsystem abhängen.

Das Nieren-Yin kontrolliert außerdem die Speicherung der erworbenen Essenz, also jener Energien, die nach der Geburt aus Nahrung und Luft aufgenommen werden und einen Überschuss bilden, den der Körper bei seinen täglichen Verrichtungen nicht unmittelbar verbrauchen kann. Sie stellen ein Reservesystem dar, auf das der Körper in Zeiten verstärkter Belastung zurückgreifen kann. Die erworbene Energie hält gemeinsam mit der ererbten genetischen Essenz die von der Essenz abhängigen körperlichen Funktionen aufrecht, also z. B. das Zentralnervensystem, Funktionen des Immunsystems und Blut bildende Funktionen. (Diese »gespeicherte Energie« umfasst auch die kortikosteroiden endokrinen Funktionen der Nebennierenrinde, die in Krisenzeiten Glykogen aus Muskeln und Leber freisetzen, sowie die verschiedenen epinephrinen Wirkungen auf Herz, Kreislauf und Gehirnfunktionen, die durch das Nebennierenmark vermittelt werden. Die Nebennieren gehören mit Sicherheit zu dem, was die Chinesen als Organsystem Niere bezeichnen.)

Diese beiden gespeicherten Essenzen steuern die Fruchtbarkeit von Mann und Frau, indem sie sich mit dem (in der Leber gespeicherten) Blut mischen und in den Hoden das Sperma bzw. in den Eierstöcken die Eizellen produzieren. Die gespeicherte Essenz »dominiert« Wachstum und Entwicklung, aber auch die

Die natürlichen Funktionen des Energiesystems Niere

Härte der Knochen und Zähne. Diese letzte Funktion wird zum Teil dem Nieren-Qi übertragen, das so zum aktiven kontrollierenden Mechanismus für Fortpflanzung, Wachstum und Entwicklung wird.

Die Hitze des Nieren-Yang kontrolliert das Wasser, indem sie die anderen Teile des Körpers damit »benetzt«. Das Nieren-Yin hingegen ist das Wasser selbst. Welche Bedeutung das Nieren-Yin für den gesamten Organismus hat, wird deutlich, wenn man bedenkt, dass der Mensch zu über 80 Prozent aus Wasser besteht und Wasser einen essenziellen Bestandteil jedes Stoffwechselprozesses darstellt. Die Funktionen der einzelnen Körpersysteme sind von der Niere abhängig, vor allem dann, wenn ein System überarbeitet ist. So erklärt es sich, dass das Nieren-Yin zu jenen Energien zählt, die im Alter als erste versagen.

Was die kognitive Ebene betrifft, so kann sich das Zentralnervensystem nur dann gesund entwickeln, wenn ein Gleichgewicht zwischen den Funktionen der rechten und der linken Gehirnhälfte besteht. Bei einem Menschen, der sich im Gleichgewicht befindet, sorgt die linke Gehirnhälfte für das logische, rationale Denken und die rechte für die intuitiven, übernatürlichen, außersinnlichen Fähigkeiten. Dominiert eine der beiden Hälften, steuert normalerweise die andere die für die vollständige Lösung eines Problems nötigen Funktionen bei.

Was die Frage des »Gleichgewichts« betrifft, so sind wir auf Mutmaßungen angewiesen. Interessanterweise scheint es beim Übergang von einer geschichtlichen Periode zur nächsten zu einer graduellen Verlagerung der Dominanz der Gehirnhälften gekommen zu sein. Die ersten derartigen Veränderungen traten bereits im Mittelalter auf und setzten sich später in der zunehmenden Komplexität der Renaissance, dem Zeitalter der Vernunft und Wissenschaft, in der Romantik und in der Gegenwart fort. Heute befinden wir uns in einer Phase, in der die logische, rationale Dominanz der Newton'schen Physik einer breiteren Sicht der Wirklichkeit Platz macht. Langsam erkennen wir, dass die Realität nur annäherungsweise erfasst werden kann und dass Materie und Energie in verschiedenen Schwingungszuständen austauschbar sind. So werden sich in Zukunft die theoretische Teilchenphysik, östliche Philosophie, Psychologie und spirituelle Wissenschaften zu überlappen beginnen.

Diese Energien sind nicht nur für die kognitiven Funktionen des Zentralnervensystems verantwortlich, sondern sie überwachen auch die Entwicklung des Sinnesbewusstseins und halten den Modus operandi dieser Bewusstseinsmodalitäten aufrecht. Jede der Fünf Wandlungsphasen ist für eine Art von Wahrnehmung zuständig. In der Praxis ist die Beziehung zwischen Organsystem und Sinnesorgan wesentlich komplexer, als es die Lehrbücher erahnen lassen. Ohrensausen (Tinnitus) z. B. kann durch Probleme in einem von drei Systemen verursacht werden, je nachdem was für eine Art von Ton erzeugt wird. Ein hoher Ton ist kennzeichnend für eine Störung der Leber; ein Ton, der an fließendes Wasser erinnert, weist auf eine Nieren-Störung hin, während ein erstickter, gedämpfter Ton mit der Lunge in Verbindung gebracht wird. Auch wenn spezifische Entsprechungen zwischen Organsystem und Sinnesmodalität bestehen, so hängt die funktionale Integrität des gesamten Sinnesbewusstseins vom Nieren-Yin ab.

Die Energien des Nieren-Yin (jing) ermöglichen dem Individuum eine fundierte, aber ausgewogene Sicht der Vergangenheit. Diesen Energien verdanken wir zumindest einen Teil unserer Fähigkeit, eine zusammenhängende, durchgängige Erfahrung unseres Lebens zu entwickeln. Der gesamte Prozess, der die Vergangenheit zu einem Teil des Lernens, des Wachstums und der kulturellen Entwicklung macht, wird vom Nieren-Yin vermittelt. Dass unsere »Wurzeln« eine derartig weit reichende Bedeutung für unser Leben haben, ist eine Funktion dieses Organsystems. Das Interesse für Geschichte, Archäologie, Anthropologie, Genealogie und Paläontologie hängt von der Integrität des Nieren-Yin ab. Eine übermäßige Beschäftigung mit der Vergangenheit kann jedoch diese Energien letzten Endes schwächen.

Spirituelles Sein
Das Nieren-Yin gibt das genetische Material der Lebenskraft von einer Generation an die nächste weiter. Es ist unsere Vergangenheit im tiefsten Sinne, es ist das Wasser, das das Lebensmilieu für die Existenz aller lebenden Dinge bildet. Auf diesem Niveau der Abstraktion gibt die Rolle des Nieren-Yin Anlass für theologische Spekulationen, denen zufolge es z. B. das Wasser des Lebens, das den Geist tauft und reinigt, oder die Essenz der göttlichen Liebe sein soll. Der westliche Ansatz interpretiert dies folgendermaßen: Liebe ist die Fähigkeit zu verzeihen, wie sie im Vaterunser zum Ausdruck kommt: »Vergib uns unsere Schuld, so wie auch wir unseren Schuldigern vergeben.«[1] Sie ist daher vorbehaltlos. Das Nieren-Yin im Sinne der göttlichen Liebe bildet die Voraussetzung für ein solches Verzeihen. Diese Fähigkeit ist eine potenzielle Liebe, die von der Energie des Nieren-Yin von Generation zu Generation weitergegeben wird, und sie ist die Basis für die Bindung schaffende Liebe der Erd-Energie und für die kreative Liebe der Feuer-Energie. Ohne die göttliche Liebe der Energie des Nieren-Yin könnten die anderen Formen von Liebe nicht entstehen.

Da die Energien des Nieren-Yin das, was den Menschen ausmacht, von Generation zu Generation übermitteln, bilden sie auch die Basis dafür, dass der Mensch sich wirklichkeitsgemäß als Homo sapiens begreift, als von allen anderen Phänomenen unterschieden, seien sie stofflicher oder ätherischer Natur.[2]

Normalerweise tendiert der Mensch dazu, sich entweder mit der tierischen Welt oder mit den »höheren« Welten zu identifizieren. Ob hier eine erstrebenswerte, gesunde Balance hergestellt werden kann, hängt in hohem Maße davon ab, ob wir akzeptieren können, dass unsere Ressourcen erdgebunden und begrenzt sind. Die Fähigkeit, diese Begrenztheit zu akzeptieren, ohne sie zu verdrängen, ist ein Geschenk der Energien des Nieren-Yin.

Die Energien des Nieren-Yin sind also für die ausgewogene Einschätzung der menschlichen Begrenztheit verantwortlich. Die wesentlichste Beschränkung, mit der wir fertig werden müssen, ist die Begrenztheit unseres Ich. Eine Erweiterung des Ich kann zu den »unbegrenzten«, destruktiven Zuständen von Megalomanie führen. Wir sind nicht in der Lage, die Natur, den Sinn und Zweck Gottes und des Unendlichen zu erkennen. Dank unserer Intelligenz können wir zwar verstehen, *wie* Dinge funktionieren, wir können aber nicht verstehen, *warum* – wenn man einmal von rudimentären, meditativen Einsichten absieht. Wenn wir aus irgendeinem Grund beginnen zu glauben, wir könnten über die begrenzten Parameter der Menschheit hinausgehen, bringen wir die Menschheit insgesamt in Gefahr.

Der Mensch sucht nach den äußeren Grenzen seiner Identität, indem er sein Bild von sich selbst mittels einiger Standards, die auf den momentan vorherrschenden Idealvorstellungen basieren, idealisiert. Diese allgemein akzeptierten Normen für ideales Verhalten und innere Haltungen sind Werte, die Nationen vereinen und die dem Menschen seine Motivation und seinen Antrieb liefern. Menschen, bei denen das Nieren-Yin ausgewogen ist, sind meist realistische, rational veranlagte Menschen, die aber in ihrer Suche nach innerer und äußerer Perfektion große Leidenschaft entwickeln können. Diese Suche gründet auf der sich allmählich entwickelnden Liebe der Menschen füreinander und auf der Suche nach Gemeinwohl. Gesellschaftlich gesehen, bildete sich diese Liebe im Laufe des 18., 19. und 20. Jahrhunderts heraus und äußert sich darin, dass wir Respekt vor der Autonomie und Freiheit des anderen verspüren und einen Teil der Macht an die Machtlosen übertragen. Dies geschieht nicht ohne Kampf, und Macht wird nicht aus purer Nächstenliebe abgegeben.

Unser Ideal von Vollkommenheit befindet sich in einem Zustand des aktiven Übergangs. Die Vertreter des Wassermannzeitalters machen ihre Besitzansprüche geltend. Das Gleiche tut auch die »moralische Mehrheit«. Jedes idealisierte Bild hat sein reaktives Gegenstück, das ihm immer und überall wie ein Schatten folgt und es vervollständigt. Wir auf der Erde können dieser Dualität nicht entkommen, denn es ist die Dualität, die uns das Leben geschenkt hat. Und deswegen ist alles, was wir anstreben, für immer mit seinem Gegenteil verknüpft: Liebe mit Hass, Freiheit mit Unterdrückung, Gesundheit mit Krankheit und Leben mit Tod.

Die Energien des Nieren-Yin spielen auch eine entscheidende Rolle bei der Bewältigung jener Angst, die mit einer uns tief berührenden Trennung – und der Tod ist wohl die einschneidendste Trennung – verbunden ist. Die Energien des Nieren-Yin verleihen uns die Kraft, uns bewusst zu werden, dass wir nicht durch den Tod begrenzt sind, und lassen uns dem Unausweichlichen ins Auge schauen, ohne dass wir in eine bedrohliche Panik verfallen. Außerdem sind diese Energien (Essenz) für ein kompetentes Zentralnervensystem (Gehirn/Geist) verantwortlich, das uns hilft, uns auf philosophischer und theologischer Ebene mit der Vorstellung des körperlichen Todes zu versöhnen. Manche Menschen träumen von einer Rückkehr in den Mutterleib, von einer Einheit mit Mutter Erde, andere warten auf die Vereinigung mit Gott, dem Vater. In jedem Fall sind die Energien des Nieren-Yin unerlässlich für einen produktiven Übergang ins Nachher.

- **Nieren-Yang**
    Materielle Ebene

Nieren-Yin und Nieren-Yang verleihen der Lebenskraft ihr »Leben« bzw. ihre »Kraft«. Die »Kraft« bewirkt die Bewegung, die das Lebende vom Nichtlebenden unterscheidet; sie stimmt mit der Vorstellung des Qi überein. Wenn »Energie«, zu der alle Organsysteme das Ihre beitragen, die Gesamtheit der Überlebensfähigkeit des Organismus darstellt, dann ist das Qi der aktive Teil oder die Kraft, die teilweise von Lunge, Niere, Milz und Leber bereitgestellt wird. Das Qi bewegt diese Energie innerhalb einer bestimmten Zeitspanne über eine bestimmte Distanz und erzeugt Kraft, Arbeit, Bewegung und Zirkulation. Energie ist potenziell, Qi ist kinetisch. Das Nieren-Yang, also der Teil, den die Niere zum Qi beisteuert, ist die kinetische Komponente der Wandlungsphase Wasser. Eine detailliertere Darstellung der »struktiven Energien« und »aktiven Energien« findet sich im Buch *Die theoretischen Grundlagen der chinesischen Medizin* von Manfred Porkert.[3]

Das Nieren-Yang (auch Nieren-Feuer oder Feuer des *Mingmen* genannt) ist daher die funktionale Energie, die den Antrieb für alle Organsysteme und für die Zirkulation liefert. Die Hitze-Energie, die für die körperlichen und geistigen Verdauungsfunktionen der Wandlungsphase Erde benötigt wird, kommt vom Mingmen. Die Fähigkeit der Phase Erde zu Bindung und Trennung hängt von der motivierenden Kraft des Nieren-Feuers ab. Ohne diesen Antrieb würde der Körper nur sehr träge funktionieren. Auf geistiger Ebene äußert sich dieser Antrieb als Motivation und Willenskraft. Die auf Selbstdurchsetzung zielende Rolle, die das Element Holz in der »Evolution des Seins« spielt, bedarf der Willenskraft, die vom Feuer des Mingmen bereitgestellt wird. Das Nieren-Feuer liefert die Stoffwechselhitze, die das, was sonst ein relativ träger Organismus wäre, in ein dynamisches, zielorientiertes, aggressives Wesen verwandelt. Von Anfang an verleiht es der »Lebenskraft« die »Kraft« und dem »Lebenswillen« den »Willen«.

Eine Komponente dieser durch die Energien des Nieren-Yang vermittelten Vorwärtsbewegung ist die angemessene Beschäftigung mit der Zukunft. Die Energien des Nieren-Yang sorgen für den vorwärts gerichteten Aspekt des Phänomens der zeitlichen Kontinuität, während die Energien des Nieren-Yin uns eine retrospektive, historische Sicht gewähren. Dank der Energien des Nieren-Yang sind wir fähig, die gesamte jeweils zur Verfügung stehende Information in allen möglichen Variationen zu kombinieren und sie an unserem Konzept von Wirklichkeit zu testen, um zu einer vernünftigen Einschätzung der Zukunft zu gelangen. Menschen, bei denen dieses Talent überdurchschnittlich entwickelt ist, sind Visionäre und Propheten, die zu ihren Lebzeiten fast nie anerkannt und erst im Nachhinein kanonisiert werden. Der Dichter und Künstler William Blake rechnete diese Funktion zu den imaginativen und kreativen Fähigkeiten des Menschen; Ezra Pound bezeichnete Dichter als »Antennen der Rasse«. In unserer Zeit ist das »prophetische« Talent vor allem bei Science-Fiction-Schriftstellern ausgeprägt, denen es in unserem wissenschaftlichen Zeitalter im Allgemeinen besser ergeht als ihren Kollegen in früheren Zeiten.[4]

Der Hang vorauszuschauen geht Hand in Hand mit einer Begabung für Projektion, die es uns erlaubt, uns aus uns heraus an andere Orte und Zeiten in Vergangenheit und Zukunft zu bewegen. Dieses Talent kann auf esoterische Weise ausgelebt werden (in Form von außerkörperlicher Erfahrung), aber wie alle anderen natürlichen Funktionen kann es auch zu einer Abwehrhaltung werden. In diesem Fall dient es der Vorwegnahme zukünftiger »Beleidigungen«, und es entwickelt sich das, was allgemein Paranoia genannt wird. Die der Wandlungsphase Holz eigene Fähigkeit zur »klaren Sicht«, wie sie Worsley versteht, ist der konzentrierte Einsatz dieses Talents der Wasser-Energien für einen spezifischen Zweck.

Das Nieren-Yin liefert das »Wasser des Lebens«[5], das der Träger der für das materielle Sein notwendigen nährenden Substanzen ist, während das Nieren-Yang das Feuer liefert, das die Grundlage für die biochemischen Prozesse bildet und das Gleichgewicht dieser Substanzen stabilisiert, indem es die Glomerulusfiltration kontrolliert und zwischen Lunge und Nieren-Yang einen Zustand der Homöostase von Anionen und Kationen im Körper aufrechterhält. Die Elektrolyte bilden eines der drei Körpersysteme, die nur eine geringe Toleranz gegenüber gröberen Unausgewogenheiten aufweisen, ohne dass es zu lebensbedrohlichen Situationen käme. Jeder Kompromiss in der Leistung des Nieren-Yang würde sich fatal auswirken. Obwohl die chinesische Medizin selbst sich nicht auf die westliche Biochemie bezieht, ist es meiner Meinung nach nicht unangebracht, Spekulationen über derartige Zusammenhänge anzustellen.

Spirituelles Sein

Während das Nieren-Yin die genetische Essenz (das materielle Leben) von einer Generation an die nächste weitergibt, gibt das Nieren-Yang die genetische Kraft (das Feuer des Mingmen) weiter. Diese angeborene, aufwärts strebende Kraft treibt den Menschen bis jenseits seiner materiellen Essenz und seines Sinnesbewusstseins hin zu göttlichem Bewusstsein, zu intuitiver, das Manifeste transzendierender Weisheit, zu einem über unser Sinnesvermögen hinausreichenden Wissen und zu göttlicher Macht. Aus theologischer Sicht verleiht die göttliche Kraft dem Menschen die Stärke, seine kreative Intelligenz (seine Herz-Energien) wirksam werden zu lassen, seinen lebensfördernden göttlichen Willen weise einzuschätzen und zu nützen und göttliche Liebe mit Leidenschaft, Erregung und Gerichtetsein zu erfüllen. Ohne göttliche Macht gibt es weder rationale Selbsteinschätzung noch einen angemessenen Egozentrismus; es gibt kein stabiles Zentrum der Schwerkraft und auch kein Verankertsein in der Mitte, wie es in dem meditativen Satz »Ich bin mir selbst Zweck« zum Ausdruck kommt. Nur aus dieser inneren Mitte heraus kann der Mensch sein einzigartiges Talent verwirklichen, nämlich dank seiner Kreativität Gott zu »erkennen« – wenn auch nur in einem rudimentären Sinne – und sich mit ihm als letztem Stadium in der eigenen Entwicklung zu einem »ganzen Menschen« zu identifizieren.

Auf spiritueller Ebene besteht der vom Nieren-Yang stimulierte und von den Energien des Nieren-Qi vermittelte letzte Schritt in der »Evolution des Seins« – die höchste Freiheit – in der inneren Suche nach Gottes Willen und in der Hingabe unseres ererbten Willens an den Willen Gottes. Die Nieren-Energien erfüllen eine paradoxe Funktion: Sie überwachen die Weitergabe des Ich von einer Generation an die nächste, sind aber gleichzeitig immer bestrebt, es zu seiner endgültigen Zerstörung zu führen: zum Tod des Ich.

- **Nieren-Qi**
   ### Materielle Ebene

Das Nieren-Qi ist die dynamische, kinetische Entladung von Energien am Berührungspunkt zwischen Nieren-Yin und Nieren-Yang. Die Energien des Nieren-Qi steuern während des ganzen Lebens das Wachstum, die Entwicklung und Reproduktion. Am größten ist ihr Einfluss während der Phasen intensivsten Wachstums, also vor allem während des ersten Abschnitts des Lebenszyklus im Mutterleib und in den ersten drei Jahren nach der Geburt, die von der Energie der Erde dominiert werden. Diese Energien reagieren besonders in den ersten Jahren äußerst sensibel auf traumatische Einwirkungen sowie auf alle Arten von Exzessen oder Störungen in den basalen Funktionen wie Ernährung, Arbeit und Sex.

Das Nieren-Qi unterstützt die Wandlungsphase Metall bzw. die Lunge beim »Empfangen des Qi«. Damit ist gemeint, dass die Lunge Luft und Qi aus der Atmosphäre aufnimmt und dem Körper in Form von *Zongqi* (Sammel-Qi) zur Verfügung stellt. (Zongqi vereint sich mit der Energie der Verdauung, *Guqi*, und der konstitutionellen Energie, *Yuanqi*, und bildet gemeinsam mit ihnen die Arbeitsenergie des Körpers.) Ein Zusammenbruch dieser die Atmung unterstützenden Funktion kann zu Asthma führen.

Auch wenn wir uns noch so sehr von der Vergangenheit angezogen fühlen oder von der Zukunft fasziniert sind, sind wir doch ständig gezwungen, uns der Gegenwart zu stellen. Die Energien des Nieren-Qi helfen uns, uns in der Gestalt des »Hier und Jetzt« zu verankern, sie unterstützen uns aber auch dabei, Echtheit in unseren Gefühlen und Gedanken zu erlangen und diese Gefühle und Gedanken je nach den aktuellen Anforderungen zu kommunizieren.

Mit seiner Betonung der Direktheit[6] lieferte Fritz Perls einen wesentlichen Beitrag zur modernen Psychotherapie. Wir können uns eine gesunde Balance zwischen Vergangenheit, Gegenwart und Zukunft in Form einer »Normalkurve« vorstellen, wobei der größte Bereich der Kurve von der Gegenwart besetzt ist. Die Energien des Nieren-Qi brauchen wir, um das dynamisch-stabile Konstrukt zu realisieren, das wir als »immanente Gegenwart« konzeptualisieren, und sie ermöglichen es uns, uns den unmittelbaren Anforderungen des täglichen Lebens zu stellen.

Auf kognitiver Ebene vereint das Nieren-Qi, das auch hier eine Balance zwischen Nieren-Yin und Nieren-Yang darstellt, die Macht der »Kraft« (das Yang-Feuer des Mingmen) und die Stärke der »materiellen« Struktur (die Yin-Essenz) und schmiedet unseren »intelligenten Willen«. Intelligenz umfasst Gedächtnis, Konzentration, Aufmerksamkeit, abstraktes Denken, Assoziationsfähigkeit, Einsicht und Kommunikation – also all jene Merkmale, die den Homo sapiens ausmachen. Die Domäne des Feuers ist die kinetische, bewusste Intelligenz. Das Reich des Wassers ist die potenzielle, unbewusste Intelligenz. Der Wille, der funktionale Antrieb, ist die aktive Anwendung dieser potenziellen Fähigkeiten im Hinblick auf ein produktives Ziel. Für die persönliche Erfüllung sind sie beide gleichermaßen von Bedeutung.

Die Energien des Nieren-Qi sorgen auch dafür, dass sich unser inkarniertes Sein zu einem gesunden Ich entwickeln kann. Aus einer spirituellen Perspektive betrachtet, bedarf es einer klaren, realistischen Einschätzung der zwischen Mensch und Gott bestehenden Grenzen, damit wir das, was mit »Mensch in Gott und Gott im Menschen« gemeint ist und wozu sich alle Menschen offenbar seit den Anfängen des Bewusstseins hingezogen fühlen, auch auf sichere, befriedigende Weise erforschen können. Die Energien des Nieren-Qi erlauben es dem

Menschen, eine realistische Sicht seiner Position im Kosmos zu erlangen: »mit den Füßen auf der Erde und dem Kopf in den Wolken«.

Spirituelles Sein
Die Energien des Nieren-Qi erreichen einen Zustand, der diesem Gleichgewicht sehr nahe kommt und den wir als »kreative geistige Gesundheit« bezeichnen könnten, denn diese Energien üben einen maßgeblichen Einfluss auf gewisse menschliche Eigenschaften aus:

Ehrfurcht, das staunende Gewahrsein der Tiefe und Unendlichkeit der Schöpfung;

Achtung, die Verwandlung von Ehrfurcht in eine ruhigere, weniger dramatische, aber beständigere Eigenschaft des Selbst;

Demut, die direkte Konsequenz aus dem Staunen, das ein sensibilisierter Mensch angesichts der gewaltigen Komplexität des Lebens empfindet, z. B. angesichts der Entwicklung einer einzelnen Zelle zu einem komplizierten menschlichen Wesen oder des Ökosystems der Erde und des Universums;

Meditation mit ihren zahllosen Varianten, die den bewussten Menschen mittels des unbewussten göttlichen Potenzials mit höheren Ordnungen des Seins verbindet und ihn zu einer reifen Beziehung zwischen dem schöpferischen Menschen und der Schöpfung im weiteren Sinne führt;

universelle Werte, das Bewusstsein jener unleugbaren Gesetze, die unsere Beziehung zur Natur, zu uns selbst und anderen regeln und die das expansive menschliche Ich in eine rationale Perspektive stellen;

Akzeptanz der Unverständlichkeit des »Willens Gottes« (oder der Lebenskraft), also die essenzielle Hingabe des Ich an das Paradox, wonach die Existenz immer jenseits der begrenzten Fähigkeit unserer Intelligenz zu liegen scheint;

Glaube an ein positives Grundgerüst, z. B. daran, dass Leben einen Sinn hat, auch wenn wir ihn vielleicht nie erkennen werden, oder dass Leben lebenswert ist, auch wenn das »Sein« letzten Endes absurd und paradox ist.

Aus dieser Perspektive gesehen, ist der endgültige Triumph der Nieren-Energien die höchste Stufe der »Evolution des Seins«. Der Mensch wird von seinem göttlichen Geist dazu motiviert, seinen Kampf um Sicherheit aufzugeben und die unentrinnbare Unsicherheit, aus der es keinen Ausweg gibt, zu akzeptieren. In dieser Wahrheit kann der Mensch seine Erlösung, das Nirwana, finden.

- **Wasser und Feuer: Ererbter und erworbener Geist**
Auf der Erde ist die Wandlungsphase Wasser Träger des »ererbten Geistes« und die Wandlungsphase Feuer Ausdruck des »erworbenen Geistes«. Sie brauchen

einander und gleichen einander aus. Nur allzu oft ist einer der beiden im Extrem vorhanden. Menschen mit einem Überschuss an ererbtem Geist beanspruchen ein Maß an göttlichem Geist, das sie nicht besitzen und zu dem sie auch keinen Zugang haben. Die überzeugenderen Vertreter dieser Gruppe können, wie Abraham Lincoln sagte, »einige Menschen die ganze Zeit und alle Menschen eine gewisse Zeit täuschen«. Zur zweiten Gruppe zählen die Menschen, deren Feuer-Phase es an Ausdrucksfähigkeit mangelt. Sie leben in einem Zustand tiefer Frustration, ohne kreative Betätigungsmöglichkeit. Offensichtlich gibt es kein perfektes Gleichgewicht in der Welt der Menschen.

Das Wasser ist das potenzielle Mysterium, das sowohl in der menschlichen und – auf das Reich des Spirituellen übertragen – in der göttlichen Liebe (und im nicht unterscheidenden Wissen um Gott) zum Ausdruck kommt. Feuer ist die kinetische, höhere intellektuelle Manifestation des Mysteriums, das kognitive Wissen um Gott (das »Wort«, der Logos).

Allgemeine geistige, emotionale und spirituelle Disharmonien des Energiesystems Niere

Mangel- oder Überschusszustände des Energiesystems Niere äußern sich in Form von konstitutionell bedingten, auf genetischer Disposition beruhenden Zuständen oder in Form von angeborenen, während der Schwangerschaft oder Geburt entstandenen Abnormitäten. Eine mögliche Ausnahme von dieser Regel sind jene extremen Fälle von Deprivation im Säuglings- oder frühen Kindesalter, bei denen das gesamte Organenergiesystem in Mitleidenschaft gezogen und die Energie der Wandlungsphase Wasser gestört wird. Manche der offensichtlichen und viele der weitaus subtileren Dysfunktionen des Zentralnervensystems, die unter dem Etikett »Minimal Brain Damage« (minimaler Hirnschaden) subsumiert werden, resultieren meiner Meinung nach aus Verletzungen des Fötus während der Schwangerschaft oder Geburt. Zu diesem Schluss bin ich auf Grund meiner achtjährigen Erfahrung als ärztlicher Leiter eines Beratungszentrums für Kinder und meiner 30-jährigen Arbeit mit Kindern, Jugendlichen, jungen Erwachsenen und deren Familien gekommen. Die meisten dieser Schädigungen beeinflussen entweder die Nieren-Energien, die für die normale Entwicklung des Zentralnervensystems während der Schwangerschaft verantwortlich sind, oder sie schädigen auf Grund von Geburtstraumen das bereits entwickelte Nervensystem. Die dadurch verursachten Behinderungen reichen von Persönlichkeitsstörungen bis zu schwersten neurologischen Erkrankungen. Welche Form der Behinderung tatsächlich auftritt, hängt davon ab, wo und in welchem Ausmaß diese Energien und das Zentralnervensystem geschädigt wurden. (Eine am Cornell Medical Center durchgeführte Studie zeigt, dass eine statistische Korrelation zwischen Suizid im Jugendalter und Atemfunktionsstörungen während der Geburt besteht.[7] Im Abschnitt über Depression in Kapitel 13 gehe ich näher auf dieses Thema ein.)

Störungen der Nieren-Energie, die auf extreme Belastungen im späteren Leben, z. B. durch exzessiven Sex während der Adoleszenz (inklusive Masturbation), zurückgehen, rufen meist ähnliche, jedoch weniger schwere Störungen hervor, sofern die übrigen Voraussetzungen annähernd gleich sind.

Persönlichkeit: Expansives Ich
Wir werden uns in erster Linie mit Disharmonien in der spirituellen Entwicklung beschäftigten, denn diese werden von den Nieren-Energien überwacht und gelenkt. Um der Klarheit willen gehe ich davon aus, dass die materiellen Aspekte der Physiologie der Nieren-Energie optimal sind und das Subjekt unserer Untersuchung mit den höchsten potenziell möglichen geistigen Fähigkeiten ausgestattet ist.

Das Hauptproblem ist das expansive Ich, das sich in seinem eigenen Universum und letzten Endes im ausgeweiteten Universum anderer Menschen in eine zentrale Position drängt. Diesem Ich fehlt es an Achtung vor einer höheren Macht, wobei es sich aber gleichzeitig als dessen spezieller Repräsentant wahrnimmt. Ein solcher Mensch ist unfähig, mit der »Furcht vor dem Unbekannten« umzugehen. Diese Unfähigkeit führt zu einer ichzentrierten Persönlichkeitsorganisation, die ihre eigenen Gedanken und Gefühle nach außen projiziert, wodurch »draußen« nur mehr Weniges existiert, was als bedrohliches Unbekanntes wahrgenommen werden könnte. Im Zuge einer Reaktionsbildung können sich auch kompensatorische Eigenschaften entwickeln. Hier versucht der Betreffende, mit seinem ausufernden Ich Schritt zu halten, indem er ins andere Extrem verfällt und sich selbst übermäßig beschränkt oder extrem zurückhaltend wird.

Projektion ist der wichtigste Restitutions- bzw. Abwehrmodus. Bei derartigen Ich-Problemen kommt »Selbstbeschuldigung« nicht als bewusste Option in Frage, weil sie eine zu ernste Bedrohung für die Persönlichkeitsorganisation darstellen würde. Die Schuld auf andere zu schieben, ist – vorausgesetzt, das Zentralnervensystem ist intakt – ein viel raffinierteres Manöver und eine größere Herausforderung für die Intelligenz als die relativ naive Strategie der Verleugnung.

Weitere Merkmale einer Disharmonie der Nieren-Energie
Psychotische Episoden manifestieren sich meist in Form von Paranoia in all ihren vielschichtigen Schattierungen und Färbungen, wobei die endgültige Ausprägung von den allgemeinen Variablen wie Unversehrtheit der Grenzstruktu-

ren, Erdung, Bindungsintensität bzw. von den speziellen Variablen wie Energiepolarität, Mangel und Überschuss abhängt. Eifersucht, Neid, Hass und Rache spielen oft eine Rolle.

Die *Kognition* ist stark von Beziehungsdenken dominiert. Der Mensch, dessen Organsystem Niere nicht richtig funktioniert, erfährt sich selbst als Zentrum der Welt. Alle kognitiven Prozesse werden von dieser Prämisse beeinflusst und verzerrt. Der Betreffende wird von einem Bedürfnis, gebraucht zu werden, angetrieben, was im Extrem zu einem megalomanischen Zustand führen kann. Diese Ichzentriertheit wird anfangs als äußerst befriedigend erlebt, später jedoch unterliegt sie wie alle das Ich befriedigenden Illusionen einer unausweichlichen, sich gegen den Betroffenen selbst richtenden Verwandlung. Der Mensch, der ein so geringes Selbstwertgefühl aufweist, dass er in einer Illusion von Größe leben muss, wird spätestens dann zum gequälten Opfer von Selbsthass, wenn das projizierte Material wieder auf das selbst proklamierte Zentrum des »Universums« zurückfällt. Diese Charakterstruktur braucht die selbsttäuschende Projektion, die nichts als der Versuch der Entleerung des Selbst ist und auch zu Problemen mit der Speicherung kognitiven Materials führt (was wiederum in Zusammenhang mit der Blasen-Funktion steht).

Auch *Phobien* stehen im Dienste des paranoiden Wahnsystems. Andere Menschen werden als die letzte Ursache für geringen Selbstwert wahrgenommen und daher als Feinde identifiziert. Menschen, deren Energiekomplex Wasser beeinträchtigt ist, sind besonders anfällig für ein Leiden, das uns alle plagt, nämlich die Furcht vor dem Unbekannten. Wir müssen uns aber auf die Hilfe dieser Energien verlassen können, wenn wir mit dem Tod, dem größten Unbekannten, konfrontiert sind. Das Unbekannte hält für Menschen, deren Nieren-Energien beeinträchtigt sind, immer neue Schrecken bereit. Das, was am unmittelbarsten gefährlich und am wenigsten vorhersagbar ist, sind andere Menschen. Wenn wir vertraute Gedanken und Gefühle aus unserer eigenen Psyche auf andere projizieren, mögen sie anfangs weniger bedrohlich erscheinen. Wenn sich jedoch unser projizierter Selbsthass wieder gegen uns selbst richtet, dann verwandeln – wie wir bereits weiter oben gesehen haben – diese Gedanken unsere einstigen Feinde in schreckliche, unbezwingbare Peiniger. In diesen Fällen kommt es zu Phobien vor Menschen, nicht vor Orten oder Dingen.

Depressionen, die in Zusammenhang mit den Energien der Niere stehen, variieren von einer Untergruppe von Yin, Yang oder Qi zur anderen. Allen diesen Depressionen ist gemeinsam, dass sie zu einem chronischen Verlauf tendieren und zum Zeitpunkt ihres Auftretens nicht erklärbar ist, warum sie auftreten. Dadurch fallen sie in die diagnostische Kategorie der »endogenen Depression«. Die lebenslang bestehende Neigung zu Depressionen, die die Psychiatrie mit den verschiedensten Theorien zu erklären versucht, hat ihre Wurzel im genetischen und intrauterinen Entwicklungsstadium, das von den Energien der Niere (durch den chongmai) kontrolliert wird. Jede Störung der natürlichen Entwicklung der Energien in dieser Phase (»Sein«) führt zu Depression, was jedoch auch in jedem anderen Entwicklungsstadium der Fall wäre. Der signifikante Unterschied besteht darin, dass eine Störung in diesem frühesten Stadium ein tieferes, umfassenderes und obskureres emotionales Erbe hinterlässt als in jeder anderen Entwicklungsphase. Ein Grund dafür mag darin liegen, dass die Nieren-Essenz, die materielle Quelle des Zentralnervensystems, wahrscheinlich diejenige Form von Energie darstellt, die den Aminosäurederivaten wie Acetylcholin, Epinephrin und Dopamin, die in der westlichen Medizin mit der Übertragung von Nervenimpulsen assoziiert werden, am nächsten kommt.

Die chinesische Medizin geht davon aus, dass ein Mangel an Nieren-Qi *Träume* von Schiffwracks und Ertrinken hervorruft. Außerdem vertritt sie die Ansicht, dass man bei einem »blühenden« Yin, das vor allem mit Wasser assoziiert wird, von Fluten träumt, aber auch davon, dass man durch Wasser watet, müde ist und Angst und Furcht empfindet. Ein Überschuss an Nieren-Qi soll Träume von Würmern und Wunden hervorrufen. Bei einem Shi-Zustand (Energiefülle) träumt man angeblich, dass das Rückgrat vom Körper abgetrennt ist. Wenn die Blase sich im Shi-Zustand befindet, träumt man vom Schwimmen, bei einem Mangelzustand träumt man vom Reisen. Wie schon weiter oben erwähnt, habe ich nicht versucht, diese Entsprechungen zu testen.

Gemäß jener Tradition der Symbolisierung, die mit »Ministern« und »Beamten« arbeitet, ist die Niere der Minister der Energie, der den Speicher reiner Energie überwacht und »energetische Arbeit« leistet. Sie ist der Beamte, von dem die Stärke des Körpers abhängt. Die Blase ist der Erziehungsminister, der die »Archive« überwacht, und verantwortlich für die Speicherfunktion des Gedächtnisses ist und auf psychischer Ebene verhindert, dass man in Emotionen ertrinkt. Gemeinsam sind sie für Kraft, Antrieb und Willen zuständig.

Nach Auffassung der chinesischen Medizin fließt die Energie des Energiesystems Niere im Normalzustand abwärts. Bei einem Ungleichgewicht in diesem System kommt es bei allen Polaritäten, Überschuss- und Mangelzuständen zu einem umgekehrten, aufwärts gerichteten Fluss. Dies wird im Abschnitt über »Bioenergetik« genauer erläutert.

● Disharmonien des Nieren-Yin

Da das Nieren-Yin (die Essenz) die Entwicklung des Zentralnervensystems beeinflusst, werden wir jene Zustände, bei denen sich nach aktuellem Wissenstand das Zentralnervensystem normal entwickelt hat, getrennt von jenen betrachten, bei denen sowohl leichtere als auch schwerere neurologische Defizite vorhanden sind.

- **Nieren-Yin-Mangel bei intaktem Zentralnervensystem**
  Persönlichkeit: Der brutale Konkurrent

Ein Mensch, dessen Nieren-Yin einen genetisch bedingten Mangel aufweist, identifiziert sich nicht mit den menschlichen Werten und ethischen Grundsätzen und wird im Extremfall von seinen Mitmenschen als roh und brutal eingeschätzt. Er vermag die kulturellen und zivilisatorischen Eigenschaften, aber auch die Quellen seiner Kultur und deren historische Perspektiven nicht zu nutzen, ja, er wird wahrscheinlich eine stark defensive Verachtung dafür empfinden. Er ist im Allgemeinen ästhetischen Gesichtspunkten und sinnlichem Raffinement gegenüber unempfänglich. Er ist ein brutaler, egoistischer Konkurrent, der keinen Ehrenkodex kennt und dessen Verhalten auf der Prämisse aufbaut, dass die Welt an sich feindselig und bedrohlich ist. In seiner Selbstsucht ist ihm jedes Mitgefühl mit Menschen, die ihm scheinbar im Weg stehen, fremd. Seine Philosophie ist es zu töten – sei es im wörtlichen oder im übertragenen Sinn –, bevor er selbst getötet wird. Jede Form von Sensibilität gegenüber dem Lebendigen wäre für ihn insofern gefährlich, als sie ihn von seinem primären Anliegen, nämlich zu zerstören, bevor er zerstört wird, ablenken würde. Er ist der rücksichtslose, skrupellose Bauunternehmer, der seine Umgebung niederreißt und die Natur nur als Hindernis für seine Ambitionen erlebt. Da ihm jedes Gefühl für seine Begrenzungen als menschliches Wesen, das Teil einer größeren Ordnung ist, fehlt, hat seine eigene Ordnung Vorrang vor allem anderen. Diese neue Ordnung, die den unendlich vielschichtigen Nuancen der Natur vollkommen entfremdet ist, ist fantasielos, monoton und unendlich langweilig. Diese Ordnung wird von jenen Menschen fortgeschrieben, die ihr erliegen, weil sie ihre tägliche ästhetische Kost ist. Sie sind bald ebenso prosaisch und uninteressant wie alles, was sie sehen, hören, berühren und riechen.

Das Verhalten eines Menschen mit Nieren-Yin-Mangel wird von egoistischen Impulsen dominiert, und die einzigen Grenzen, die er anerkennt, sind die, die ihm die Gesellschaft setzt. Er benutzt seinen Intellekt und sein Bewusstsein dazu, um diese Grenzen auszuloten, nicht aber dazu, um sie innerlich mit den Bedürfnissen des Allgemeinwohls und der kosmischen Ordnung abzustimmen.

Der Mensch, so der logische Schluss, ist das brutale Tier, das seine Mitmenschen zu Opfern macht, ohne das geringste Mitleid zu verspüren. »Jeder für sich.« »Der Käufer nehme sich in Acht.« Die Welt jenseits seiner Person ist ihrem Wesen nach »der Feind«. Das Leben ist billig und kann gedankenlos genommen oder gegeben werden. Jagen ist alles. Solche Menschen können professionelle Soldaten, Mörder und Tyrannen sein. Impulsives Tun ist für sie das Maß allen Handelns, die Richtschnur fürs Leben. »Was sich gut anfühlt, muss auch gut sein.« Ein Mensch mit einem Nieren-Yin-Mangel ist ein prähumaner Jäger, dem es an Respekt für die geheiligten Bedürfnisse des Jägers nach Erneuerung fehlt. (Im Gegensatz zu seiner Haltung ist dieser Respekt das bestimmende spirituelle Element in allen primitiven Jägergesellschaften.) Die Liebe für seine Mitmenschen beschränkt sich bestenfalls auf seine Familie, auf den Clan, den Club oder eine kleine soziale Gruppe, innerhalb der die Qualität der Beziehung ebenfalls vom Prinzip der Einschüchterung des Schwachen durch den Starken bestimmt ist. Allen, die außerhalb dieser Gruppe stehen, wird noch viel weniger Mitleid entgegengebracht. Es besteht die Tendenz, die soziale Autorität auf die kleinere Gruppe zu übertragen und in Extreme zu verfallen (wie z. B. im Falle von Charles Manson). Es gibt nur wenig intellektuelle Rechtfertigung, obwohl sich geistig relativ gesunde Menschen vielleicht auf einen stolzen Individualismus, auf das Überleben des Stärkeren und eine Haltung des Laissez-faire beziehen. Wenn aber die geistige Gesundheit nicht mehr gegeben ist, dann kann es zu einer Tendenz zu idiosynkratischer Rechtfertigung kommen, wie es beim Manson-Kult der Fall war – ein übertriebenes Beispiel für die Megalomanie, die in verschiedenem Ausmaß bei Individuen und Gruppen mit Yin-Mangel auftreten kann.

Merkmale eines Nieren-Yin-Mangels: Angeboren oder anerzogen
In diesem Abschnitt beschäftigen wir uns mit dem genetisch bedingten Yin-Mangel. Da die Tendenz besteht, dass sich Menschen mit ähnlicher Charakterstruktur zu Familien, Clans und Gemeinschaften zusammenfinden, werden Charaktermerkmale immer stärker formalisiert und als organisiertes Lebens- und Erziehungsmuster rationalisiert, so dass auch jene, die mit einem geringeren Yin-Defizit geboren werden, ähnliche Charakterstrukturen entwickeln müssen. Bei genauerer Untersuchung finden sich aber sehr wohl Unterschiede zwischen Menschen, die bereits mit diesen Merkmalen geboren wurden, und Menschen, denen diese Merkmale anerzogen wurden. In letzterer Gruppe sind die Extreme etwas gemildert, weil deren Mitglieder konstitutionsbedingt mit anderen positiven Energiequalitäten ausgestattet sind und sich oft von der Gruppennorm weg entwickeln. Dies kann sie für begrenzte Zeit in Konflikt mit ihrer Gemeinschaft bringen. Manchmal übernehmen sie innerhalb der Gruppe paradoxerweise sogar eine antithetische Führerposition. Diese Menschen können zum Gewissen ihres Clans werden, mit dem sie sich solange identifizieren, bis sie von dessen dauerhaften Eigenschaften zerstört werden (Gandhi). Manchen

Menschen, die in solch relativ »primitive« Situationen hineingeboren wurden, gelingt es sogar, sich völlig davon zu lösen; sie zeichnen sich im Leben durch ihre intellektuellen und spirituellen Verdienste aus.

Wir müssen unterscheiden zwischen Menschen, die mit einem Yin-Defizit geboren werden und die oben erwähnten Merkmale aufweisen, und Menschen, bei denen sich der Mangel im Lauf des Lebens aus den verschiedensten Gründen (wie z. B. übermäßige sexuelle Aktivität) aufbaut. In der zweiten Gruppe sind die Charakterzüge weit weniger ausgeprägt, aber auch weniger vorhersehbar. Welche Gestalt sie letztlich annehmen, hängt davon ab, wie sehr das Individuum in der Lage ist, Verantwortung für die stattfindenden Veränderungen zu übernehmen. Manche wachsen als Individuum, obwohl sie dazu neigen, immer egozentrischer zu werden.

In der chinesischen Medizin geht man allgemein davon aus, dass die genetische Nieren-Yin-Essenz mit zunehmendem Alter abnimmt und auch die höheren Zentren des Zentralnervensystems in ihren Funktionen nachlassen. Parallel zu diesen Verfallserscheinungen treten Veränderungen in der Persönlichkeit auf, wobei manche in weniger dramatischer Form bereits im früheren Leben feststellbar sind, andere wiederum völlig unerwartet auftreten. Im Allgemeinen passen diese Merkmale in unsere Beschreibung eines Nieren-Yin-Mangels (zu dem im Alter auch ein Nieren-Yang-Mangel dazukommt). Zu diesen Eigenschaften zählen in erster Linie eine gesteigerte Reizbarkeit, Ichbezogenheit, Paranoia und Depression. Menschen mit angeborenem Nieren-Yin-Mangel gelingt es nicht, diese Veränderungen (z. B. Abnahme der sexuellen Fähigkeiten und Gedächtnisverlust) würdevoll zu integrieren und Verständnis für die faire Haltung der Natur aufzubringen, die da sagt: »Wenn du zu viel von der Bank abhebst, musst du dich letzten Endes mit der Tatsache abfinden, dass dein Konto überzogen ist.« Menschen, deren Ich diese Tatsache auf spiritueller Ebene nicht akzeptieren kann, werden verbittert, gehen in die Defensive und machen andere für ihre Beschränkungen verantwortlich bzw. leugnen sie überhaupt.

Weitere Merkmale eines Nieren-Yin-Mangels
Diese existenzielle Haltung geht immer mit *Furcht* einher, die jedoch oft durch eine aggressive Pose maskiert wird und bei anderen Menschen in der Umgebung ein unangenehmes Gefühl des Eingeschüchtertseins hervorruft. Die übertriebene Zurschaustellung von Willen und Elan ist als kompensatorischer Faktor in Form eines Yang-Überschusses zu werten, der den Yin-Mangel ausgleichen soll. Ein anderes Merkmal ist die relative Freudlosigkeit, ein Mangel an spontaner Freude. Menschen mit Nieren-Yin-Mangel können zwar durchaus impulsiv sein, aber durch das Gefühl spontaner Freude wären sie der Feindseligkeit und Gefahr

in der Welt rundherum schutzlos ausgeliefert, und das wäre ein für sie unerträglicher Zustand.

Bei Menschen mit einem konstitutionell bedingten Nieren-Yin-Mangel ruft jedes Bedürfnis nach Freundschaft, Zärtlichkeit und zarten Gefühlen gegenüber einer anderen Person *Angst* hervor. Die Angst wird durch Freundlichkeit erzeugt, weil Freundlichkeit als Versuch zu entwaffnen erfahren wird. Die Persönlichkeit ist um die Erwartung eines Angriffs herum organisiert. Die Phobie, die in dieser Gruppe am häufigsten auftritt, ist die Angst vor jeder Art von Intimität, bei der Zärtlichkeit ins Spiel kommt.

Im Gegensatz zu Freundlichkeit provoziert Gefahr nicht Angst, sondern ein beträchtliches, scheinbar erstrebenswertes Gefühl der Erregung. Diese Erregung kann manchmal die einzige relativ angenehme Emotion sein, die sich solche Menschen zugestehen. Es herrscht immer eine Tendenz zu agitierter *Depression*, wobei die Depression auf einen konstitutionell bedingten Wasser-Mangel und die Erregungskomponente auf Schwache Hitze bei Yin-Mangel zurückzuführen ist. Wann immer sich der Betreffende über längere Zeit in einer Situation befindet, in der er sich weniger als perfekt gegen die Welt verteidigen kann – wenn er also nicht das unverletzliche Zentrum seines eigenen Universums sein kann, sondern chronisch abhängig vom Mitgefühl anderer Menschen ist – tritt eine schwere Depression auf (Ernest Hemingway ist ein gutes Beispiel dafür).

Außerdem besteht die Neigung, sich im Konkreten zu verschanzen, um sich vor den subtilen, versteckten Bedrohungen, die sich in Abstraktionen verbergen, zu schützen. Das Konkrete lässt wenig Raum für Täuschung. Die *Kognition* wird ebenfalls von Beziehungsdenken und Projektionen dominiert, was ein für Menschen mit einer Störung des Energiesystems Niere ganz charakteristisches Abwehrmanöver darstellt. Auf Grund des Gefühls vollkommener Isolation und ständiger Bedrohung können diese Menschen eine *Psychose* entwickeln, bei der sie sich in ihren Wahnvorstellungen von der äußeren Welt bedroht fühlen, was aber nichts anderes als eine Projektion ihrer eigenen brutalen Sicht vom Leben ist.

Liebe ist meist auf den Clan, die Familie, die Dynastie oder Organisation beschränkt und wird in einem hohen Ausmaß mit Loyalität gleichgesetzt. Die Mafia-Familie ist ein typisches Beispiel eines Clans, dessen Mitglieder die äußere Welt aus ihrem Konzept der Liebe ausschließen. Die Person, egal ob Mann oder Frau, die an Nieren-Yin-Mangel leidet, bringt ihrem Partner gegenüber meist keinerlei Sensibilität auf, denn dieser wird, wie schon erwähnt, in erster Linie deswegen geliebt, weil er Teil des Abwehr- bzw. Angriffssystems ist. Anders als beim Qi-Mangel, bei dem der Pakt zwischen zwei Menschen geschlossen wird, steht in diesem Fall die größere Gruppe (Clan, Gang) gegen die Welt.

Sex wird im Wesentlichen als ein Freisetzen von Spannung erlebt, was mit der existenziellen Position des Menschen – die Welt wird als ständige Bedrohung und Gefahr erlebt – zusammenhängt. Es wäre für ihn viel zu ablenkend und zu gefährlich, sich tiefer einzulassen und wirklich auf den Partner einzugehen. Deshalb wird auch der sexuelle Akt eher schnell vollzogen. Sex wird im Kontext der Familie, der Organisation oder des Clans gesehen und als Pflicht und Teil der erwarteten Loyalität erlebt. Beim Mann kann es im fortgeschrittenen Stadium eines Nieren-Yin-Mangels zu vorzeitigem Samenerguss kommen. Bei dieser Störung gehen die sexuellen Vorlieben in eine Richtung sadomasochistischen Verhaltens, aber nur dann, wenn ein derartiges Verhalten nicht auf Widerstand stößt. Diese Menschen tendieren dazu, andere zu benutzen und wegzuwerfen und sind nicht bereit, für dieses Privileg auch zu zahlen. Manche von ihnen können sich zu Zuhältern oder Puffmüttern entwickeln.

Bioenergetisch gesehen, besteht eine Tendenz zur Verschiebung nach oben, wodurch die Muskeln im oberen Teil des Körpers entwickelter sind als im Unterkörper. Blockaden treten vor allem an der Schädelbasis auf. Sie trennen die Funktionen des Bewusstseins von jenen der Gefühle und Emotionen. Eine Blockade befindet sich am Beckenrand, wodurch die Genitalien und Beine vom Rest des Körpers abgetrennt werden. Trotz der scheinbaren Stärke ist diese Person innerlich eher schwach und nicht wirklich in der Lage, eine Anstrengung über längere Zeit aufrechtzuerhalten, was vor allem auf Männer jenseits der 50 und Frauen jenseits der 45 zutrifft.

Die Energie der Niere ist die Grundlage des Organismus in all seinen Erscheinungsformen. Daher besteht auch eine großer Bedarf an Nieren-Energie, gleichzeitig steht aber nur ein begrenzter Vorrat zur Verfügung. Aus diesem Grund erfolgt die Regenerierung langsamer und sie ist auch schwieriger als bei anderen Formen von Energie. Vor allem daoistische Übungen wie Taijiquan und Qigong, die heute in der Volksrepublik China mehr denn je als Gesundheitsmaßnahme praktiziert werden, wirken sich auf die Nieren-Energie stärker positiv aus als auf andere Energieformen.

Zeichen für einen Nieren-Yin-Mangel können – wie bereits erwähnt – auch bei Menschen auftreten, deren ursprüngliche Persönlichkeitsstruktur sich in eine ganz andere als die oben skizzierte Richtung entwickelt hat. Solche Menschen verfügen vielleicht bereits über eine breite Palette an subtilen und komplexen Hilfsmaßnahmen, die diese Entwicklung kompensieren. Nichtsdestotrotz dürfen wir nicht vergessen, dass immer eine Tendenz in die beschriebenen Richtungen besteht, egal wie gut sie durch bestehende Stärken der Persönlichkeit ausgeglichen wird.

Ein Fall von Aggression
Nur wenige Menschen mit den oben beschriebenen Persönlichkeitsmerkmalen suchen psychologische Hilfe, aber manche brauchen andere medizinische Unterstützung. Das war bei einem 28-jährigen Mann der Fall, der bei einem Autounfall ein Schleudertrauma und ernste Subluxationen der Halswirbel erlitten hatte. Ich lernte ihn erst dadurch besser kennen, dass ich auch seine Frau behandelte. Die von ihr gelieferte Charakterisierung ihres Mannes wurde vom überweisenden Arzt bestätigt. Er lebte in einer Welt, die ganz auf Ausbeutung ausgerichtet war, was ihm in der kleinen, verträumten, ländlichen Stadt, in der er lebte, große Vorteile verschaffte. Sein Vater, der in einer größeren Stadt in der Nähe lebte, war als rücksichtsloser Geschäftsmann verschrien, der seinen Sohn verstoßen hatte, weil er für sein eigenes Fortkommen nicht wirklich nützlich war. Zu dem Zeitpunkt, zu dem ich den jungen Mann kennen lernte, war er schon der brutale, unbarmherzige Konkurrent, der seinen Vater bereits weit hinter sich gelassen hatte. Die Familie seiner Frau stammte aus einer höheren sozialen Schicht und wurde skrupellos ausgebeutet. Er benutzte seine Frau in seinem täglichen Leben, um seine Herrschaft über eine Welt auszubauen, in der weder er selbst noch die, die mit ihm zu tun hatten, aus lauter Angst vor einer unbekannten Bedrohung seines Lebens Ruhe finden konnten. Er wurde gemeinsam mit seiner Frau zur Paartherapie an einen Therapeuten in einer weit entfernten Stadt überwiesen, denn der Gedanke, mit einem im Ort ansässigen Therapeuten zu arbeiten, rief in ihm die Angst hervor, dass man in seiner eigenen Stadt erfahren könnte, dass er verletzlich war und Hilfe in Anspruch nehmen musste.
Man könnte argumentieren, dass dieser junge Mann sich einfach nur mit seinem Aggressor, also seinem Vater, identifizierte, dessen Persönlichkeit in scharfem Kontrast zu der wesentlich gelasseneren Haltung der anderen Mitglieder dieser Landfamilie stand. Viele junge Leute in ähnlichen Situationen lehnen jedoch diese Option ab und entscheiden sich für einen alternativen Lebensstil. Die Entscheidung des Patienten und auch die seines Vaters sollten sowohl hinsichtlich der energetischen Dispositionen als auch der konventionellen psychologischen Standpunkte betrachtet werden. In solchen Situationen bringt es weitaus mehr, wenn beide Ansätze und nicht nur einer berücksichtigt werden. Außerdem fällt es solchen Menschen leichter, eine Strategie, die auf energetischen Überlegungen fußt, zu akzeptieren.

- **Nieren-Yin-Mangel bei Störung des Zentralnervensystems**
Ein Nieren-Yin-Mangel führt manchmal zu offensichtlichen Defiziten des Zentralnervensystems, die entweder physisch (wie im Falle einer Gehirnlähmung)

oder geistig (wie bei geistigem Zurückgebliebensein, z. B. beim Down-Syndrom) sein können. In allen Fällen kommt es zu einem repetitiven, stereotypen Verhalten. Außerdem können Persönlichkeitsstörungen vorliegen, die unvermeidlich sind, wenn man mit einer derartigen Störung in einer mit Vorurteilen behafteten, auf Wettbewerb ausgerichteten Gesellschaft leben muss. Welche Form die Störung tatsächlich annimmt, hängt von vielen Variablen ab, z. B. von Familie, wirtschaftlichem Status, Haltungen und Ressourcen innerhalb der Gemeinschaft, von dramatischen Reaktionen auf Frustration, exzessiver Stimulierung, unrealistischen Erwartungen und anderen Belastungen, die mit höherem Alter zunehmen.

Ganze Bereiche des menschlichen Gehirns sind bis heute noch nicht klar erfasst, so dass in unserem Wissen über die spezifischen Wirkungen von genetischen oder angeborenen Defekten große Lücken klaffen. Ich bin überzeugt davon, dass die folgenden Probleme eine signifikante konstitutionelle Komponente aufweisen: Lernstörungen, Unfähigkeit, abstrakte Begriffe zu gebrauchen, Schizophrenie, Unterscheiden von Grenzen, Autismus und geistiges Zurückgebliebensein. Wir werden die Störungen in dieser Reihenfolge untersuchen.

Ein Fall von Lernstörung

Lernstörungen umfassen Probleme der Wahrnehmung und der gemischten Dominanz. Bleiben sie unerkannt, werden Kinder, die bei Intelligenztests durchweg gut abschneiden, als »schwierig«, »schlimm« oder »gestört« etikettiert. Die sich daraus ergebende Verletzung des Selbstbildes des Kindes kann sich in verschiedenster Weise schädlich auswirken, je nachdem welche Haltung Familie, Schule und Gemeinschaft einnehmen.

V. war ein junger Mann, der ein schweres Verbrechen begangen und während der Untersuchungshaft einen Suizidversuch verübt hatte. Eine sorgfältige Durchleuchtung seiner Vergangenheit ergab, dass V. alle Faktoren für die Diagnose eines Aufmerksamkeitsdefizits nach *DSM-III* (das früher auch als minimaler Hirnschaden oder psychoneurologische Lernstörung beschrieben wurde) aufwies. Er zeigte alle neurologischen und Verhaltenssymptome für eine linkshemisphärische Lernstörung.

Die folgende Fallgeschichte ist als typisches Beispiel für einen Nieren-Yin-Mangel bzw. ein Defizit des Zentralnervensystems zu verstehen. Die deutlichsten anamnestischen und diagnostischen Anhaltspunkte waren die folgenden:

1. Verlängerte Wehen: Seine Mutter hatte zweieinhalb Tage lang starke Wehen.
2. Die Nabelschnur war bei der Geburt um den Hals gewickelt.
3. Ein Leistenbruch wurde im Alter von zwei Monaten chirurgisch korrigiert.

4. Rhythmisches Aufschlagen mit dem Kopf während der ganzen Kindheit.
5. Doppelt- oder Dreifachsehen sowie schwere Augendefekte, die als Astigmatismus, Amblyopie, angeborenes unwillkürliches Zittern des Augapfels (Nystagmus) sowie Exotropie diagnostiziert wurden und ihn mit vier Jahren zwangen, Brillen zu tragen.
6. Lispeln, schlechte Artikulation und leicht verminderte Hörwahrnehmung.
7. Sehr kurze Aufmerksamkeitsspanne: Unfähigkeit, sich für mehr als fünf Minuten zu konzentrieren; ständig unterwegs, Aufmerksamkeitsspanne in einer Gruppe am kürzesten, am besten in einer Eins-zu-eins-Situation mit minimalen Stimuli; leichte Ablenkbarkeit, konstant wechselnde Aktivitäten, große Schwierigkeiten beim Organisieren und Zuendeführen von Aufgaben.
8. Ständige Rastlosigkeit, Zappeln, Hyperaktivität; Geschwindigkeit war ein ständiges Thema.
9. Schlechte Koordination, häufige Unfälle, Unfähigkeit, Spiele wie Baseball zu spielen.
10. Schreckhafte Reaktion und vermindertes Angsttoleranzniveau; grobschlägiger Tremor.
11. Schlechte Impulskontrolle und niedrige Frustrationsschwelle, schneller Verlust des Interesses, wenn sich Erfolg nicht sofort einstellt.
12. Funktionen in allen Bereichen instabil, unvorhersehbar und ungleichmäßig.
13. Fühlt sich von jüngeren oder älteren Kindern angezogen, nicht von Gleichaltrigen.
14. Perseveration; konkretes Denken (die Unfähigkeit, vom Spezifischen zum Allgemeinen zu gehen); Lernstörung (Vertauschen von Buchstaben, Überspringen von Worten, Widerstand gegen Lesen und Vorliebe für Bilderbücher).
15. Tests wiesen auf mangelnde Koordination und Integration von Hör- und Sehreizen sowie motorischer Aktion hin; beste Ergebnisse bei konkreten Reizen.
16. Leichte neurologische Zeichen, inklusive gemischte Dominanz (linkes Auge, rechter Arm, rechtes Bein).
17. Sekundäre Anzeichen wie Clownspielen, Rückzug, Negativismus und Vermeidung.

Die Ursachen für diesen Nieren-Yin-Mangel bzw. das Zentralnervensystem-Defizit liegen wahrscheinlich in einem Sauerstoffmangel bei der Geburt und in schwerer körperlicher Misshandlung während der Kindheit, speziell durch Schläge auf den Kopf mit Metallpfannen. Das Problem wurde durch die Unwissenheit und Gleichgültigkeit in der Schule, Verwaltung und einer psychologischen Beratungsstelle verschlimmert.

Ein Fall von Unfähigkeit, abstrakte Begriffe zu verwenden

Bei dieser Unfähigkeit, abstrakte Begriffe zu verwenden (literalism), handelt es sich um ein spezifisches Defizit im Bereich des abstrakten Denkens, das nicht in die Kategorie Schizophrenie fällt. Das Kind interpretiert Kommunikation nach einem Schwarzweiß-Schema, und da ihm dabei das Grau entgeht, wirkt das verbale und nonverbale Verhalten seiner Umgebung verwirrend. Diese Verwirrung führt bei dem Kind zu Konflikten und letzten Endes zu einem Gefühl der Isolation, woraufhin es das Schlechteste von seinen Mitmenschen annimmt und klinisch paranoid wird. Die Affekte sind flach. Dieser Zustand beginnt meiner Erfahrung nach mit der Geburt und ist nur sehr schwer durch gängige Interventionen zu beeinflussen. Der Verlauf führt geradewegs zu Paranoia, wobei das Tempo vom Grad der Beeinträchtigung abhängt.

> Q. wurde im Alter von 22 Jahren an mich überwiesen, weil er überzeugt war, seine Eltern hätten seit seiner Kindheit vorsätzlich versucht, ihn zu zerstören. Diese Wahrnehmung dehnte sich auf andere Beziehungen aus, sein ganzes Leben war von Zeichen und Symbolen durchsetzt, die auf eine bevorstehende Zerstörung hindeuteten. Aus diesem Grund versagte er im College, das er kurz zuvor verlassen hatte, um sich in stationäre psychiatrische Behandlung zu begeben.
>
> Er wurde vom Arbeitsamt vorgeladen, weil er eine Beschäftigung ohne Angabe eines stichhaltigen Grundes abgelehnt hatte. Als er um Sozialhilfe nachsuchte, boten sie ihm einen befristeten Job an; er sollte Gras und andere Vegetation an Autobahnen zurückschneiden. Bei einer Anhörung begründete er seine Ablehnung dem verblüfften Richter gegenüber damit, dass er als Vegetarier Pflanzen nur selektiv töten würde, um sein Überleben zu sichern, dass er aber keinen »Massenmord« durch Rasenmähen oder Bäumefällen begehen könnte.
>
> Sein Denken war in dem oben erläuterten Sinn sehr buchstäblich und konkret. Keine Pflanzen zu töten bedeutete für ihn einfach, keine Pflanzen zu töten, wobei die Situation keine Rolle spielte. Auch bei einem Waldbrand wäre er nicht in der Lage, Pflanzen zu töten, um eine Schneise in den Wald zu schlagen, obwohl dies viele Pflanzen und Bäume retten könnte.
>
> Q. war nicht in der Lage, Reize zu integrieren. Die Reize blieben voneinander getrennt, und bei jeder Kommunikation zwischen ihnen mussten sie einzeln aussortiert und wieder zusammengesetzt werden. Die üblichen Funktionen, die eine automatische Verquickung von Informationen zu einem Kontext gewährleisten, der Vergangenheit, Gegenwart und Zukunft einschließt, fehlten in diesem Fall.

Schizophrenie

Zum bekannten Krankheitsbild der Schizophrenie muss hier nur so viel gesagt werden, dass ein Schizophrener mehr oder weniger unfähig ist, abstrakt zu denken und eine Grenze zwischen innerer und äußerer Welt zu ziehen. Schizophrenie hat ihren Ursprung in dem vom Nieren-Yin dominierten genetischen und intrauterinen Milieu und wird durch ein Versagen der Erd-Energie nach der Geburt weiter verstärkt. Die charakterlichen Veränderungen bei Schizophrenen sind in Hunderten von Büchern aus den verschiedensten Blickwinkeln beschrieben worden. Ich werde meine Sicht im Kapitel über die Erd-Energie darlegen.

Beeinträchtigte Urteilsfähigkeit

Bei gewissen Menschen ist das Gefühl für Grenzen signifikant reduziert, wodurch die Urteilsfähigkeit stark beeinträchtigt wird. Diese Personen fallen in die Kategorie der unreifen oder inadäquaten Persönlichkeiten, wie sie im *DSM-II*, nicht mehr jedoch im *DSM-III* beschrieben werden. Diese Menschen können die von der Gesellschaft gesetzten Grenzen nicht erkennen und geraten daher oft in Konflikt mit ihnen. Außerdem sind sie schlecht organisiert und unfähig, ihre gegen die Gesellschaft gerichteten Handlungen klug zu planen und gut zu verheimlichen, was ihre Probleme mit dem Gesetz nur noch vergrößert.

Eine kleine, aber wichtige Untergruppe dieser Menschen bilden die so genannten Soziopathen (antisoziale Persönlichkeitsstörung). Abgesehen davon, dass ihre Urteilsfähigkeit vermindert ist und sie die Konsequenzen ihrer Handlungen nicht begreifen können, sind diese Menschen auch in höchstem Maße unfähig, Beziehungen mit anderen Menschen einzugehen. Da viele von ihnen eine relativ ereignislose Kindheit durchgemacht haben und jene Aspekte der Erd-Energie relativ intakt erscheinen, die die Beziehungsfähigkeit bestimmen, müssen wir eine andere Erklärung für ihre Unfähigkeit, Liebesbeziehungen einzugehen, suchen. Eine Ursache könnte darin liegen, dass bei ihnen das Nieren-Yin nicht im Stande ist, das Potenzial für Liebe weiterzugeben.

Eine weitere Untergruppe umfasst die im Allgemeinen als autistisch beschriebenen Personen. Bei ihnen kann die Energie der Erde die potenzielle Fähigkeit für Liebe und Zuneigung, die das Nieren-Yin in sich birgt, nicht umsetzen. Die Verbindung zwischen Wasser und Erde kann weder im intrauterinen Stadium noch kurz danach auf adäquate Weise hergestellt werden. Außerdem fehlt auch die Grundlage für eine Kommunikation auf verbaler Ebene, was darauf hindeutet, dass der Kontakt zwischen Wasser und Feuer noch weiter unterbrochen wurde. Manche dieser Kinder reagieren auf geradezu heroische Anstrengungen, und es kann mit entsprechend intensiver Stimulation wieder eine Verbindung aufgebaut werden. Es wäre lohnenswert zu untersuchen, inwiefern Akupunktur und Kräuter helfen können, diese Energiekanäle zu öffnen.

Geistiges Zurückgebliebensein

Zu den Symptomkomplexen, die auf ein Defizit des Zentralnervensystems hinweisen, zählen eine ganze Reihe von Affekten, die von der Gutmütigkeit eines Kindes mit Down-Syndrom, bis hin zur Apathie bei stärker zurückgebliebenen Menschen reicht. Bei Menschen mit Down-Syndrom jenseits der 40 treten vor allem bei verstärktem Stress, bei gesteigerter Erwartungshaltung oder Frustrationserlebnissen eine ganze Reihe von Affekten auf, die von Reizbarkeit bis hin zu dramatischen Reaktionen reichen, ähnlich wie bei Alzheimer-Patienten. Abgesehen vom jungen Patienten mit Down-Syndrom ist der Affekt in der unmittelbaren Situation im Allgemeinen labil.

Diese generelle Verletzlichkeit führt vor allem bei jenen Patienten zu Verwirrung und Angst, die sich ihrer Defizite bewusst genug sind, um sich bedroht zu fühlen. Wie auch bei der Alzheimer Krankheit leiden Menschen, die sich ihrer reduzierten geistigen Kräfte bewusst sind, an schwerer Depression. Auf kognitiver Ebene kommt es in diesen Fällen zu konkretem und stereotypem Denken.

Die weiteren Unterkategorien können nicht klar von jenen abgegrenzt werden, die als Nieren-Yin-Mangel bei intaktem Zentralnervensystem beschrieben worden sind.

Nieren-Yin-Überschuss
Persönlichkeit: Stolz auf das überlegene Gehirn

Das Hauptmerkmal dieser Menschen ist ihre anmaßende Identifikation mit dem Menschsein an sich. Sie rühmen sich ihres überlegenen Gehirns. Bei einem Menschen mit Nieren-Yin-Überschuss ist das Gehirn besonders hoch entwickelt, und er misst auch im alltäglichen Leben den Fähigkeiten seines Gehirns besonderes Gewicht bei. Je nachdem ob die rechte oder die linke Gehirnhälfte dominiert, entwickeln sich disparate Persönlichkeiten, wobei es natürlich zu gewissen signifikanten Überschneidungen kommen kann. Während die Nieren-Yin-Essenz insgesamt für die Integrität und die Entwicklung des Zentralnervensystems verantwortlich ist, entscheidet die relative Menge an Yin bzw. Yang innerhalb des Nieren-Yin darüber, welche Gehirnhälfte über die andere dominiert. Überwiegt das Yin, kommt es zu einer Dominanz der rechten Hemisphäre. Steigt das Yang auf, dann dominiert die linke Hemisphäre. Über das Corpus callosum stehen die beiden Hälften des Gehirns miteinander in Verbindung. Unter idealen Umständen kann ein einwandfrei funktionierendes Corpus callosum die jeweiligen Unausgewogenheiten einer Rechts-Links-Dominanz mildern.

Dadurch ist die Persönlichkeit ausgeglichener als bei jenen Extremfällen, die im Folgenden als rechts- bzw. linksdominant beschrieben werden.

Dominanz der linken Gehirnhälfte: Dieser Mensch glorifiziert die logischen, rationalen Kräfte der Vernunft und schließt dabei alle anderen Erkenntnismodalitäten aus. Die sechs Sinne und der deduktive Prozess sind seine Kriterien der Wirklichkeit. Er schreibt diesen Faktoren, ja, dem »Menschen«, der diese Merkmale besitzt, die letzte kosmische Autorität zu. Er ist der Atheist, der Agnostiker, der Materialist, für den das wissenschaftliche experimentelle Modell die universelle Religion darstellt. Sein logisch arbeitender Geist ist Gott; und seinem analytischen Geist, diesem Gott, offenbaren sich alle Mysterien der Existenz zur gegebenen Zeit.

Beziehungen gründen sich auf klar definierten, von Logik und Vernunft vorgegebenen Verhaltensregeln. Ein Mensch, bei dem die linke Gehirnhälfte dominiert, ist legalistisch, vertragsorientiert, er lebt nach dem Diktat der Vernunft und erwartet von anderen, sich ihm gegenüber ebenso vernünftig zu verhalten. Unlogisches Verhalten wirkt sich auf ihn in höchstem Maße desorganisierend aus. Er tendiert dazu, sich an Gesetze zu klammern und loyal zu sein. Pflichterfüllung ist eine stark motivierende Kraft. Er weist eine Tendenz zu Stabilität auf.

Für diesen Menschen ist der Tod etwas Endgültiges. Unsere Körper zersetzen sich und kehren in den natürlichen Kreislauf zurück, während wir unsere Besitztümer – den materiellen Ausdruck unserer Liebe – in Form dessen, was wir vererben, zurücklassen. Die Endgültigkeit des Todes stellt entweder eine tief empfundene Erfahrung dar oder wird vollkommen geleugnet. Da es nichts jenseits des Todes gibt, muss der Tod um jeden Preis vermieden werden. Unsere heroische, lebensrettende Medizin mit ihren Intensivstationen ist der ultimative Ausdruck dieser materialistischen existenziellen Grundhaltung.

Auf das Zeitalter der Aufklärung folgte der Idealismus des 19. Jahrhunderts. Der Mensch ist sein eigener Herr, er hat seine Umgebung fest im Griff, er stirbt für eine Sache im Dienste des Fortschritts des Menschen und engagiert sich in Revolutionen, die sich Unabhängigkeit und materielle Gleichheit zum Ziel setzen.

Dominanz der rechten Gehirnhälfte: Dieser Mensch verherrlicht die Fähigkeiten der rechten Gehirnhälfte. Intuitive Erkenntnis oder übersinnliche Kräfte sind für ihn der einzige Weg zum Wissen. Logisches, rationales Denken verweist er ins Reich der in die Irre führenden Falschheit; »Materialismus« ist Teufelswerk. Im Extrem handelt es sich um fanatische Menschen, die im Besitz übersinnlicher Fähigkeiten sind, oder um unverbesserliche Dogmatiker.

In weniger krassen Fällen haben wir es mit äußerst idealistischen, romantisch veranlagten Personen zu tun, die der Menschheit absolute Liebe entgegenbringen und auch bereit sind, sie unter Einsatz ihres Lebens zu erlösen. Viele Helden des 19. Jahrhunderts wiesen diese Merkmale im Übermaß auf.

Da das Verhalten dieser Menschen in erster Linie von der Inspiration, der inneren Stimme, die oft unvorhersehbar und impulsiv sein kann, bestimmt wird, sind sie in Beziehungen oft unberechenbar und instabil. Ein Symbol dieses Lebensstils, der für die Bohème so charakteristisch ist, ist der französische Maler Gauguin, der, einem Impuls folgend, seine Frau und seine Familie verließ, um im Südpazifik zu malen. Er hatte wenig Sinn für die aus Vereinbarungen resultierenden Verantwortungen und Pflichten.

Linke und rechte Gehirnhälfte
Affekt
Linke Hemisphäre: Mangel an Spontaneität, kontrolliert, tendiert zu übermäßiger Ernsthaftigkeit.
Rechte Hemisphäre: Der Affekt ist labil und impulsiv, übermäßig spontan, oft explodierend und aufbrausend.

Angst
Linke Hemisphäre: Angst tritt immer dann auf, wenn der Betroffene mit Problemen konfrontiert ist, die sich seiner Logik entziehen, oder wenn er sich in einer Situation befindet, in der Unvernunft das Handeln zu bestimmen scheint. Er neigt dazu, auf soziale Situationen, die Spontaneität fördern und in denen er die Kontrolle über seine Gefühle verlieren könnte, phobisch zu reagieren.
Rechte Hemisphäre: Angst provozieren alle Situationen, in denen Vernunft und Logik besonders wichtig sind. Dieser Mensch wird vor allem in solchen Situationen mit Angst reagieren, in denen andere von ihm Regelmäßigkeit und Routine als wesentlichen Teil der Beziehung verlangen, also vor allem in Arbeitssituationen, in der Beziehung zwischen Vorgesetztem und Untergebenem sowie in engen zwischenmenschlichen Beziehungen wie in der Ehe.

Depression
Linke Hemisphäre: Eine Depression tritt hier in einem späteren Lebensabschnitt, in der so genannten Involutionsperiode, auf, weil Logik und Vernunft nicht mehr ihre gewohnte Leistung erbringen können. An einem gewissen Punkt in der Lebensmitte erlebt sich der Mensch, was sein spirituelles und kreatives Sein betrifft, als Wüste, in der ein Gefühl der Leere herrscht.
Rechte Hemisphäre: Die Depression, die auch in diesem Fall um die Lebensmitte auftritt, resultiert daraus, dass der Betroffene seine Logik und Vernunft

nicht mehr ausreichend in jenen kreativen Prozess integrieren kann, der ein ganzheitliches, ausgewogenes und vollendetes Kunstwerk schafft.

Kognition
Linke Hemisphäre: Es herrscht deduktives Denken vor, wobei eine Tendenz zu Rigidität und eine Vorliebe für unflexible konzeptuelle Modelle besteht.
Rechte Hemisphäre: Es herrscht induktives Denken vor, wobei eine Tendenz zu inadäquater Struktur und loser kognitiver Organisation besteht.

Psychose: Tendenziell paranoid
Linke Hemisphäre: Es kommt zu einer Projektion von unbewusstem, unterdrücktem Material des Primärvorgangs, das oft sexueller Natur ist.
Rechte Hemisphäre: Es überwiegt die paranoide Psychose, die in erster Linie eine Projektion von Zweifeln an der eigenen Kreativität auf eine meist konservative Welt ist, die zwar tatsächlich nicht sehr freundlich gesinnt ist, aber feindseliger und bedrohlicher für die eigenen idiosynkratischen, unkonventionellen Verhaltensmuster, Gedanken und Kreationen erlebt wird, als sie in Wirklichkeit ist.

Liebe
Linke Hemisphäre: Gefühle der Liebe werden nicht durch Leidenschaft entstellt und müssen durch einen Appell an Vernunft und Logik gerechtfertigt werden. Beziehungen sind oft von Prinzipientreue, von Pflicht und Verpflichtung bestimmt. Obwohl diese Haltungen nicht immer den wahren Grund für die Zuneigung darstellen, sind sie aber eine notwendige Rationalisierung für ein Verhalten, das nicht akzeptiert werden könnte, würde es nur auf rein emotionaler Ebene gründen.
Rechte Hemisphäre: Das Auf und Ab der Liebe wird zum Teil von esoterischen Überlegungen bestimmt. Horoskope, die Negatives über eine Beziehung sagen, können das Ende dieser Beziehung bedeuten.

Sex
Linke Hemisphäre: Sex findet innerhalb einer »legitimierten«, meist stereotypen Beziehung statt und gehorcht konventionellen Regeln. Er ist relativ fantasielos, und Variationen werden nur unwillig angenommen. Im Grunde inakzeptable sexuelle Fantasien können jedoch in kontrollierten Situationen, die logisch mit ihnen zu tun haben, z. B. in einem Bordell, ausagiert werden.
Rechte Hemisphäre: Hier gibt es zwei mögliche Entwicklungen. Im ersten Fall ist das sexuelle Verhalten äußerst unvorhersehbar, spontan und polymorph. Es ist eine Reaktion auf den Ruf der inneren Stimme und weniger die Erfüllung einer wachsenden Intimität oder Ausdruck des Interesses an den Bedürfnissen eines anderen Menschen. Die zweite Möglichkeit wäre der vollkommene Verzicht auf diese Neigungen, was aber aus anderen Gründen nicht akzepta-

bel scheint. Hier kann eine graduell unterschiedlich stark ausgeprägte Enthaltsamkeit geübt und eventuell sogar ein ganzes Leben lang durchgehalten werden (wie im Fall von Priestern oder Nonnen, die oft an schweren verdrängten sexuellen Konflikten leiden).

Bioenergetik
Bei der Dominanz einer der beiden Gehirnhälften finden wir eine generelle Verschiebung Richtung Kopf, wodurch der Kopf im Verhältnis zum Körper relativ groß ist.

Ein Fall von Linkshemisphärendominanz
Typisch für eine Dominanz der linken Gehirnhälfte ist der Fall eines 65-jährigen Wissenschaftlers, der zu mir kam, weil er an Bluthochdruck litt, der aber keine konventionellen Medikamente vertrug; sie führten zu Impotenz. Obwohl er gewisse Vorbehalte gegenüber einer Behandlung hatte, deren Wirksamkeit nicht mittels Doppelblindstudien nachgewiesen worden war, beruhigte ihn meine Ausbildung in westlicher Medizin so weit, dass er der Empfehlung seiner Frau folgen und die chinesische Medizin ausprobieren konnte. Es faszinierte ihn unendlich, dass ich Vertrauen in eine Methode haben konnte, ohne über einen »Beweis« ihres Wertes zu verfügen. Die Tatsache, dass seiner Frau mit chinesischer Medizin geholfen werden konnte, war angesichts der »Unwissenschaftlichkeit« der chinesischen Medizin völlig irrelevant. Für ihn beschränkte sich Wissen auf statistisch signifikante Information, die für ihn die einzige Wahrheit im Universum darstellte. Die Erfahrung, dass sich auch sein Zustand im Zuge der Behandlung besserte, war bedeutungslos, weil es statistisch gesehen auch reiner Zufall sein konnte. Je besser er sich fühlte, desto größer wurde sein Widerstand gegen die Vorstellung, dass die chinesische Medizin tatsächlich helfen könnte. Gleichzeitig wollte er jedoch an deren Wirksamkeit glauben und begann daher, alles zu lesen, was er finden konnte, um sich selbst zu überzeugen. Er fühlte sich von Menschen angezogen, die in einem Glauben verwurzelt waren und spontan sein konnten. Er schien sie zu beneiden, weil sie in ihrer Existenz nicht vollkommen von deduktivem, logischem Denken abhängig waren. Dies bildete jedoch eine Trennlinie in seinem Leben, die er nicht überspringen konnte. Trotz der deutlichen Besserung seines Zustandes entschied er, zu seinem früheren Arzt zurückzugehen, der ihn davon überzeugte, dass er ohne die konventionellen Medikamente sterben würde. Tatsächlich starb er zwei Jahre später im Schlaf, trotz aller Medikamente.

Man könnte nun spekulieren, dass er impotent sein wollte, weil er dadurch seiner Frau, mit der ihn eine stürmische Beziehung verband, aus dem Weg gehen oder sie bestrafen konnte. Demnach wären für ihn die Medikamente mit ihren Nebenwirkungen weniger bedrohlich gewesen als seine Frau. Was auch immer die Motivation gewesen sein mag, er entschied sich für die westliche Medizin, der er als Wissenschaftler sein Leben gewidmet hatte. Er war gezwungen, der Methode zu folgen, die seine Vernunft ansprach, und nicht der, die seine Erfahrung ansprach.

Ein Fall von Rechtshemisphärendominanz
Das Gegenstück zu diesem Patienten war eine talentierte 25-jährige Frau, die als Geistheilerin arbeitete und mit den intuitiven Aspekten der chinesischen Medizin wohl vertraut war. Sie kam wegen einer gewöhnlichen Erkältung und »Schmerz im Herzen« zu mir. Ihr Nieren-Puls war erschreckend langsam, wobei der restliche Puls springend war. Damals notierte ich, dass »ein Kampf zwischen der Notwendigkeit, Grenzen zu erkennen, und ihrem Willen« herrschte. Tatsächlich aber gab es nur wenig Anlass für einen Kampf. Obwohl wir bereits das Jahr 1975 schrieben, lebte sie noch immer nach den Überzeugungen der 60er Jahre, nämlich dass man das tun sollte, was sich gut anfühlte. Und genau das tat sie. Kurz nach der ersten Behandlung fühlte sie sich bereits wieder besser. Bald begannen wir, uns gegenseitig Patienten zu überweisen. Akupunktur kombiniert mit Geistheilung erwies sich für viele Patienten, mit denen wir über eine Periode von sechs Monaten arbeiteten, als außerordentlich positiv. Viele stammten aus ihrem enorm großen Bekanntenkreis. Es wurde jedoch innerhalb kurzer Zeit klar, dass diese ideale Situation nicht von Dauer sein würde. Sie erschien mehrmals nicht zur Arbeit, woraufhin ich an einem Nachmittag bis zu 15 Patienten behandeln musste (normalerweise waren es fünf). Als ich die Situation mit ihr besprechen wollte, sagte sie mir, dass sie nicht arbeitete, wenn ihr nicht danach sei. Verpflichtung, Verantwortung, Professionalität waren völlig dem momentanen Impuls untergeordnet; stimmte der Zeitpunkt nicht, dann stimmte er eben nicht, egal ob Kranke warteten oder nicht. Sie wurde schwanger, heiratete und bekam ein Kind. Wir trafen uns einige Jahre später wieder; da war ihr das Kind bereits zur Last geworden.

- **Disharmonien des Nieren-Yang**

- **Nieren-Yang-Mangel**
  Persönlichkeit: Mangelnde Tatkraft
Das Leben eines Menschen mit Nieren-Yang-Mangel wird von einem Defizit an Tatkraft dominiert. Es ist, als würde er mit einer niedrigeren Stoffwechselrate und einer niedrigeren Motivationsspannung arbeiten. Von Geburt an fehlt ihm

Disharmonien des Nieren-Yang

der Ansporn; Körper und Geist scheinen nicht »aufgeladen« zu sein, es ist, als ob er mit einer schadhaften Energiebatterie geboren wäre. Ein solcher Mensch ist Aufgaben, die Ausdauer oder Schnelligkeit verlangen, nicht gewachsen. Es kann aber sein, dass er vor allem in jungen Jahren immer wieder einen Anlauf dazu nimmt, oft mit Hilfe anderer Menschen, bevor er endgültig aufgibt.

Diesem Menschen folgt der Ruf, er sei träge, faul, zögerlich und erfolglos. Er hat keine Perspektiven für die Zukunft, und selbst dort, wo sich etwas für ihn abzeichnet, verfügt er nicht über genügend Kraft, um diesen guten Absichten Taten folgen zu lassen. Es gibt keine Vorwärtsbewegung, weder für ihn selbst noch für die Menschheit, und aktiven Menschen begegnet er, wenn überhaupt, höchstens mit defensivem Skeptizismus.

Daraus resultiert ein tiefes Gefühl der Ohnmacht und Frustration, wobei ihm aber die innere Stärke fehlt, um die dazugehörige Wut zu entwickeln. Stattdessen macht sich der Betroffene selbst kleiner, es mangelt ihm an Vertrauen in sich selbst und in andere. Im besten Fall sucht er ständig nach diesen fehlenden Eigenschaften, ohne die er sein Leben ohne ein Zentrum lebt – ein Leben, das von Chaos, Verwirrung, Angst und Depression geprägt ist. Bei einem Nieren-Yang-Mangel kann es zu einer kompensatorischen Intellektualisierung kommen, die aber angelernt und nicht wirklich ist. Ein Beispiel wäre ein Mensch, der sein ganzes Leben lang Kurse belegt, ohne dass er die erworbenen Kenntnisse produktiv verwerten würde. Wenn er sich seiner tief sitzenden, allgegenwärtigen psychischen Ohnmacht nicht bewusst wird, kann sie sich in Form von Neid auf jeden und alles ausdrücken. Er kann aber auch andere für seine Misserfolge verantwortlich machen, ihnen offen oder versteckt Misserfolge wünschen oder all jenen feindselig gesinnt sein, die Enthusiasmus an den Tag legen und versuchen, etwas Neues zu schaffen oder auszuprobieren. Manche Menschen gebärden sich – sei es zufällig oder absichtlich – gegenüber Ehepartnern, Kindern oder Untergebenen als kleinliche Despoten, obwohl es ihnen an Entschlossenheit und Intensität mangelt. Im schlimmsten Fall verfällt ein Mensch mit Nieren-Yang-Mangel in eine inadäquate Version des »leichten Lebens« oder er landet auf dem niedrigsten Niveau kinetischer Existenz, entweder als Obdachloser auf der Straße oder als Langzeitpatient in einem psychiatrischen Krankenhaus.

Diese Menschen sind tendenziell trübsinnig, freudlos und manchmal auch reizbar. Der Rhythmus ihrer Existenz scheint gebremst und wird im Extremfall von anderen als drückende Untätigkeit und Stagnation erlebt.

Weitere Merkmale eines Nieren-Yang-Mangels

Angst ruft bei einem Menschen mit Nieren-Yang-Mangel jede Situation hervor, in der von ihm ein sehr ausdauerndes, aggressiv energiebetontes Verhalten oder die Übernahme von Verantwortung erwartet werden könnte. Er kann mit Angst auch auf Personen reagieren, die für sich einen Erfolg verbuchen konnten oder die eine Situation herbeiführen können, die ihm selbst ein Erfolgserlebnis bescheren könnte. Auch wenn er es zu verbergen versucht, ist er sich in seinem tiefsten Inneren sehr wohl der Tatsache bewusst, dass er nicht im Stande ist, eine Anstrengung, egal auf welchem Gebiet, durchzuhalten. Die Angst vor einem Misserfolg, die bereits ein kleiner Erfolg auslösen kann, reicht, um die beschriebene Form von Angst hervorzurufen. Dieses tief sitzende Gefühl der Unzulänglichkeit geht einher mit lebenslanger Angst.

Depression und Stagnation sind für das Wesen und Leben dieser Menschen kennzeichnend. Eine Major Depression[8] tritt bei ihnen normalerweise in der Lebensmitte oder später auf, wenn die Betroffenen die projektiven Rationalisierungen ihrer Misserfolge nicht mehr aufrechterhalten können, wenn sie ihre Unzulänglichkeit in ihrer ganzen Tragweite erkennen und davon förmlich überschwemmt werden. Eine Depression kann aber auch dann auftreten, wenn jene, die bis zu diesem Zeitpunkt von diesem Menschen dominiert wurden, z. B. die Kinder oder der Ehepartner, erfolgreich gegen diese Dominanz rebellieren. Die Depression ist meist endogener Natur, sie tritt in der Involutionsperiode auf und ist von beträchtlicher psychomotorischer Verlangsamung und geringer Einsicht gekennzeichnet.

Ist genügend Nieren-Yin vorhanden, sorgen *Kognition* und Intelligenz für ein klares, logisches Denken und gutes Planen. Der Elan und die mentale Energie, die für eine ausdauernde Beschäftigung mit speziellen Aufgaben und damit zur Überwindung von Hindernissen erforderlich sind, fehlen jedoch. Aufgewecktheit und intellektuelle Schärfe wird man bei solchen Menschen vergeblich suchen. Ihr Denken ist vom Gefühl der Unzulänglichkeit dominiert, das nach außen projiziert wird, was wiederum die Entwicklung von Einsicht und die Suche nach Hilfe verhindert.

Psychosen sind in erster Linie paranoider Natur, wobei das Gefühl der Unzulänglichkeit und Ohnmacht nach außen projiziert wird und Teil einer depressiven Episode sein kann, die immer dann auftritt, wenn die Kontrolle über kleinere Teilbereiche verloren geht.

Diesen Menschen steht nur wenig Energie zur Verfügung, um eine enge *Liebesbeziehung* aktiv über längere Zeit zu verfolgen. Wenn sie aber Beziehungen eingehen, vernachlässigen sie die intime Seite, denn Intimität würde bedeuten, auch die Gefühle der Schwäche mit dem anderen zu teilen, denen sich Menschen mit Nieren-Yang-Mangel aber nicht stellen wollen. Stattdessen benutzen sie Beziehungen als Vehikel, um andere Menschen dominieren und herabsetzen zu können, denn nur so fühlen sie sich selbst überlegen.

Diese Menschen sind nicht fähig, einen vollständigen Sexualakt auszuführen, obwohl sie ein starkes Bedürfnis nach *Sex* verspüren, der aber nur ein Mittel ist, um ihr eigenes Ich zu stärken. Auch hier können letztlich alle Zeichen jener Ohnmacht auftreten, die auch die anderen Lebensbereiche durchdringt. Gelingt es ihnen nicht, den Sexualakt auf erwachsener Ebene zu Ende zu führen, kann es dazu kommen, dass sie Kinder sexuell missbrauchen. Bei Widerstand drohen sie unter Umständen mit Vergeltungsmaßnahmen, aber der niedrige Energiepegel reduziert im Allgemeinen das Risiko einer Gewaltanwendung.

Bioenergetisch gesehen, kommt es vor allem bei jenen Personen, bei denen der Mangel nicht extrem ausgeprägt ist, zu einer Verschiebung nach oben. Dies äußert sich in einer überentwickelten Muskulatur im Oberkörper, wodurch das Gefühl der Unzulänglichkeit kompensiert werden soll. Dabei sind die Muskeln aber eher aufgeblasen als tatsächlich entwickelt, und daher verfügen diese Menschen über vergleichbar wenig Kraft. Den Gliedmaßen fehlt es ebenfalls an angemessener Kraft.

Ein Fall von geistiger und körperlicher Müdigkeit
Ein junger Mann litt an schwerer körperlicher und geistiger Müdigkeit. Er beklagte sich über ein schlechtes Gedächtnis, über geistige Verwirrtheit, über Schwierigkeiten bei der Konzentration, über ein abgehobenes Gefühl, einen schwankenden Schlafrhythmus, Erregtheit, Reizbarkeit und Depression. Seine Verdauung war schlecht, nach fast jeder Mahlzeit fühlte er sich aufgedunsen, und sein Darm arbeitete mit einer Verzögerung von bis zu vier Tagen. Bei körperlicher Betätigung wurden seine Knie und Beine schnell schwach, und er verbrachte den Großteil des Tages vor dem Fernseher. Dies war das seit seiner Kindheit dominierende Gefühl.
Seine Symptome wiesen auf einen schweren Mangel an Milz-Qi und Milz-Yang hin, d. h. seine Verdauungsenergie konnte ihrer Verdauungs-, Assimilierungs-, Transport- und Speicherfunktion nicht nachkommen. Darüber hinaus konnte die Milz-Energie nicht normal ins Gehirn aufsteigen (Glukose und Sauerstoff) und daher auch nicht für adäquate geistige Funktionen sorgen. Milz-Qi und Milz-Yang werden jedoch vom Kleinen Feuer (mingmen) des Nieren-Yang produziert, das die basale Stoffwechselhitze aller chemischen Reaktionen im Körper (ATP) darstellt. Das frühe Auftreten der Symptome, die Schwäche der Knie, der Antriebsmangel sowie die extreme Darmträgheit waren alles Anzeichen dafür, dass das Nieren-Yang der für diese Störungen verantwortliche konstitutionelle Faktor war. Es fehlte die basale dynamische Energie, und tatsächlich wies sein Bruder ähnliche, wenn auch weniger schwere Symptome auf; sein Vater war als Psychotiker in stationärer Behand-

lung. In westlicher Terminologie gesprochen, mag sein Zustand zwischen Schizophrenie, schwerer Neurasthenie und einer tief greifenden Entwicklungsstörung angesiedelt sein. Ich bevorzuge letztere Diagnose, da sie mit der chinesischen Diagnose eines Nieren-Yang-Mangels zusammenfällt. Dazu gehört auch eine Schwächung des Nieren-Qi, das in seiner Kombination aus Nieren-Yin und Nieren-Yang Wachstum und Entwicklung steuert. Es gab keine Hinweise auf Halluzinationen oder Wahnvorstellungen, die auf eine Schizophrenie hätten schließen lassen.

- **Nieren-Yang-Überschuss**
  Persönlichkeit: Wille und Antrieb

Ein Mensch mit Nieren-Yang-Überschuss lebt in einem hohen Maße von seinem Willen und Antrieb. Wenn die anderen Energien ähnlich stark sind, können Wille und Antrieb ein Leben lang bestehen. Bei einem Nieren-Yin-Mangel beispielsweise ist die stoffliche Essenz, die diesen Willen nährt, nicht vorhanden, und der Betroffene zählt zu jenen Menschen, die zwar im ersten Lebensabschnitt hell brennen, aber bereits in jungen Jahren »ausgebrannt« sind. Dieses Ausgebranntsein kann viele verschiedene Bereiche betreffen: den kreativen, emotionalen, geistigen oder körperlichen. Wenn ein Managementgenie in seinen frühen Vierzigern an einer plötzlichen, nicht vorhersehbaren Herzattacke stirbt, so kann dies anhand vieler Modelle erklärt werden: Herzinfarkt Typ A, Cholesterin, freie Radikale, Verklumpung der Blutplättchen und eine falsche Art von Prostaglandinen. Die Tatsache, dass viele Menschen, auf die diese Beschreibungen passen, sich eines langen Lebens erfreuen, beweist aber, dass die endgültige Erklärung in einem anderen Modell zu suchen ist. Zum Beispiel führt ein Nieren-Yang-Überschuss (übermäßiger Wille) zu dieser Art von Burn-out, wenn er nicht von der Essenz gestützt wird oder wenn er ohne die Herz-Energie auskommen muss, die den kreativen Antrieb aufrechterhält. Das ist der Grund, warum bei so vielen alternativmedizinischen Therapien und bei der Behandlung und Prävention von Burn-out ein so großer Wert auf Meditationsübungen gelegt wird. Das Eindämmen des Willens (Ich) wird intuitiv als Vorbedingung und Ziel für die Vermeidung bzw. Linderung eines Burn-out-Syndroms verstanden.

Im Extremfall ähnelt ein Mensch mit Nieren-Yang-Überschuss einem menschlichen Dynamo, der in seiner eigenen Aktivität seine enormen Antriebskräfte nicht vollkommen aufbrauchen kann, der andere in diese Raserei mit hineinzieht und kein Mitleid mit jenen kennt, die mit der vorgegebenen Geschwindigkeit nicht Schritt halten können. Thomas Edison, der nur selten schlief, scharte eine Gruppe von Arbeitern um sich, deren ganzes Leben sich nur um seine Forschung drehte. Dieses Beispiel illustriert die Dimensionen und die

Richtung, um die es hier geht. Wie Edison verfügen die meisten Menschen mit Yang-Überschuss über ein äußerst ausgeprägtes Selbstbewusstsein. Im Unterschied zu Edison tendieren sie jedoch dazu, sich für allwissend zu halten, und reißen jene mit, die in der Illusion leben, die Macht des Demagogen in sich aufsaugen zu können.

Wie beim klassischen Halbgott wandelt sich die Identifikation dieser Person »mit Gott« in eine Identifikation »als Gott« – er »ist Gott«, statt »eins mit Gott« zu sein. Erich Fromm beschrieb die Kapitulation von 60 Millionen deutschen Ichs vor dem Willen eines Ich (Hitler) und nannte dies *Die Furcht vor der Freiheit*. Wenn die Unterscheidung zwischen der eigenen Identität und der Identität Gottes verloren geht, kommt es zu einer Übersteigerung der eigenen Fähigkeiten, die auf Kosten anderer geht. Das Ergebnis ist eine egotistische, selbstzentrierte, von sich selbst besessene, unerträglich anmaßende Persönlichkeit, die sich selbst als das Zentrum der Welt begreift und die Zentren aller anderen Selbste auslöscht. Davon betroffen sind vor allem Menschen, die selbst nicht über diese Eigenschaften verfügen oder einem solchen Menschen den Respekt verweigern. Während der Mensch mit Nieren-Yang-Mangel zum kleinlichen Tyrannen, zum Demagogen wird, ist der Mensch mit Nieren-Yang-Überschuss dagegen ein Tyrann in großem Maßstab, der sich über alle Grenzen hinwegsetzt, seine Macht auch jenseits seines Zuständigkeitsbereichs ausübt und mit diesem Verhalten oft Fehlschläge provoziert.

Wir können uns diesen Prozess als Introjektion der Macht Gottes vorstellen, bei der aber die göttliche Liebe fehlt. Er wird von jenen getragen, die den Anspruch erheben, exklusiven Zugang zu göttlichem Wissen zu besitzen. Ein Mensch mit Nieren-Yang-Überschuss beschäftigt sich so sehr mit den zukünftigen Konsequenzen seines heutigen Verhaltens, dass andere Menschen dies bereits als abergläubisch werten. Er erhebt nicht nur den Anspruch, göttliches Wissen zu besitzen, sondern er beansprucht vielleicht sogar, im Besitz des seltenen Privilegs zu sein, Voraussagen über zukünftige kosmische Ereignisse abgeben zu können. Dadurch zieht er Menschen an, die ihr ganzes Leben nach solchen Weissagungen ausrichten und dafür einen enormen Preis zahlen. Hitler versprach Deutschland eine tausendjährige Hegemonie.

Da wir Menschen in unserer beschränkten Sicht Gott als unendliche Vollkommenheit sehen, projiziert ein Mensch, der die Macht Gottes, der die liebende Komponente fehlt, introjiziert, seine eigenen Unvollkommenheiten auf andere. Die Lösung liegt in der scheinbar unerschöpflichen Paranoia unserer Existenz, die der »Führer« *für* alle mittels Worten (Propaganda) zum Ausdruck bringt und die *von* allen für den »Führer« mittels Aktion (Krieg) zum Ausdruck gebracht wird.

Von solchen Menschen fühlt man sich fast magnetisch angezogen und stimuliert, was im Extremfall eine wahrhaft überwältigende Wirkung (Charisma) haben kann.

Weitere Merkmale eines Nieren-Yang-Überschusses
Angst wird durch jede Situation provoziert, die das starke Streben nach Macht, vor allem nach Macht über andere, zeitweise bremst oder erstickt. Menschen mit Nieren-Yang-Überschuss reagieren phobisch auf alle Situationen – bzw. die damit verbundenen Menschen –, in denen von ihnen erwartet oder verlangt wird, sich passiv und inaktiv zu verhalten oder sich in die Routine anderer einzufügen. Zu einer *Depression* kommt es durch jede länger anhaltende Beschneidung ihrer Macht und Motivation, sei es auf geistiger, körperlicher oder sexueller Ebene, oder durch den Verlust der Macht über andere. In diesen Fällen geht die Depression meist mit Erregung einher, und Suizid ist auf Grund des hohen Energiepegels und der niedrigen Frustrationstoleranz eine realistische Möglichkeit.

Dank ihres hohen Energieniveaus können und wollen diese Menschen gleichzeitig verschiedene *kognitiv* anspruchsvolle Aufgaben ausführen. Oft sind sie Geschäftsleute, die viele Projekte parallel abwickeln, die sie meist auch gut in der Hand haben. Wenn ihr Schwung jedoch ihre angeborenen geistigen Fähigkeiten übersteigt, kann es zu Misserfolgen, zu schweren Enttäuschungen, Depression und schließlich zu paranoiden *Psychosen* mit manischen Elementen kommen, wobei der Betroffene sein Bedürfnis, sich selbst und andere anzutreiben, auf die Welt projiziert und sich daher seinerseits von der Welt kontrolliert und getrieben fühlt.

Liebe empfinden Personen mit Nieren-Yang-Überschuss nur für jene Menschen, die sich ihrem Willen unterordnen, die ihre Macht stärken und sie in ihrem Getriebensein nicht bremsen. Ihre »Liebe« – für sich selbst und für alles, womit sie sich identifizieren: Familie, Stamm, Dynastie, Rasse – währt nur so lange, wie der Partner diese Anforderungen erfüllt. Macht, nicht Vergnügen ist für diese Menschen das vorrangige Interesse. Sie haben im Allgemeinen ein starkes Verlangen nach *sexuellen* Beziehungen, wodurch sie auf Grund ihrer Machtproblematik für Promiskuität anfällig werden. Diese Neigung ist vor allem dann stark ausgeprägt, wenn sie über starke Nieren-Essenz verfügen. Sexuelle Perversionen sind in erster Linie von ihrem Bedürfnis, zu dominieren und andere ihrem Willen unterzuordnen, bestimmt. Der Geschlechtsakt selbst kann einen Missbrauch mit einschließen, falls ihre dominierende Position in Frage gestellt wird, wobei Macht, nicht Schmerz der zentrale Punkt ist.

Bioenergetisch gesehen, kommt es zu einer Verschiebung nach oben hin. Brustkorb und Kopf sind im Vergleich zum unteren Teil des Körpers äußerst entwickelt, das Gleiche gilt für die Muskeln. Diese Menschen haben einen dicken Hals und oft mächtige Schultern und Arme. Sie tendieren jedoch dazu, bereits in jungen Jahren auszubrennen, vor allem dann, wenn der übermäßige Antrieb nicht durch genügend Nieren-Essenz aufgefangen wird.

Ein Fall von Grenzüberschreitung
Ich bin in meiner Praxis zwar immer wieder Menschen mit derartigen Merkmalen begegnet, aber die Person, die mir spontan dazu einfällt, ist ein Mann, den ich seit 43 Jahren nicht mehr gesehen habe. Wir lernten uns an einer Universität kennen, an der Kadettenanwärter für die amerikanische Luftwaffe ausgebildet wurden. Das waren die eifrigsten, begierigsten Menschen, die ich je kennen gelernt habe. Sie brannten darauf, gegen die Deutschen und Japaner fliegen zu können, und waren bereit, alles zu unternehmen, um dieses Ziel zu erreichen. Fünf Gruppen zu je 60 Männern lieferten sich den erbittertsten Wettkampf, denn jeder wollte der Beste sein. Sie wetteiferten darum, wer die schönsten Zieltonnen malen konnte, und rivalisierten um den ersten Platz im Kampf und in der Klasse. Während des fünfmonatigen Aufenthalts meiner Gruppe hatte ich zuerst einen Absolventen einer Militärschule im Süden als Kadettenanführer. Er war als »professioneller« College-Footballspieler zehn Jahre lang von College zu College gezogen. Außerdem war er Alkoholiker. Er blieb nur drei Wochen. Sein Nachfolger war Y. Er war ungefähr 1,60 groß und wog gut 90 Kilogramm. Sein Hals war so breit wie sein Kopf, weil er jeden Tag eine Stunde lang Kopfstand übte. Y. kam aus dem Mittleren Westen an eine Prestigeuniversität an der Ostküste, um dort Football zu spielen und sein Studium zu absolvieren. Er machte sich über seinen Vater lustig, der es geschafft hatte, die größte Kette von Einrichtungshäusern im Mittleren Westen aufzubauen, denn gemessen an den Zielen, die er sich selbst gesteckt hatte, war sein Vater nur ein kleiner, mickriger Unternehmer.
Y. präsentierte sich als demokratischer »Mann des Volkes«, aber als die Zieltonnen nicht so bemalt wurden, wie er es sich vorgestellt hatte, kamen seine hässlichen Seiten zum Vorschein. Er wollte, dass unsere Gruppe den wöchentlichen Wettbewerb gewann. Der Lohn dafür war ein freies Wochenende. Dieses Kunststück gelang uns nur ein einziges Mal, und zwar als mein Freund Bill, ein äußerst intelligenter Technikstudent, uns mit einigen der besten Ergebnisse auf den vordersten Rang katapultierte. Y. übernahm nach und nach immer mehr Macht. Er begann langsam, aber sicher die Autorität der eigentlichen Offiziere abzulösen. Auch sie ließen sich von seinen Zeugnissen blenden, aber es blieb ihnen nichts anderes übrig, als ihn nach einigen Zwischenfällen, bei denen er ihre Führungsposition offen in Frage stellte (er hatte sie

öffentlich für sich beansprucht), aus seiner übersteigerten Position zu entfernen. Er war nun wieder einer von vielen Kadettenanwärtern, während mein Freund Bill die Gruppe übernahm und sie auf wesentlich rationalere Art führte.

Jeder Kadettenanwärter wollte entweder Pilot, Navigator oder Bomberpilot werden. Nur sechs schafften es. Die Rolle des Piloten war im Allgemeinen die begehrteste, denn sie versprach den größten Ruhm – war doch der Pilot Kommandant seines Flugzeuges. Wir alle waren – wie auch Y. selbst – überzeugt, dass Y. Pilot werden und schließlich hoch genug fliegen würde, um Gott zu werden. Als wir für sechs Wochen nach San Antonio übersiedelten, wo wir uns extrem anstrengenden Tests unterziehen mussten, um die Berechtigung als Fliegerkadetten in einer der oben erwähnten Kategorien zu erwerben, ging Y. nochmals aufs Ganze und war bald Kadettenoberst der gesamten Basis. Auch hier überschritt er die Grenzen seiner Autorität und nahm Kompetenzen in Anspruch, die nur dem eigentlichen Kommandanten der Basis zustanden, und musste daher degradiert werden.

● Disharmonien des Nieren-Qi

Das Nieren-Qi ist eine Funktion der Interaktion von Nieren-Yin und Nieren-Yang. Es repräsentiert die Balance der natürlichen Funktionen des Nieren-Yin und -Yang, die Wachstum, Entwicklung und Reproduktion des Organismus überwachen. Wenn man die absolute Verteilung von Nieren-Yin und -Yang betrachtet, so sind Unausgewogenheiten unterschiedlichen Grades nicht die Ausnahme, sondern die Regel. Eine Disharmonie des Nieren-Qi ist also nichts Besonderes. Auf Grund seiner Ausgleichsfunktion nimmt das Nieren-Qi insofern eine eigene Identität an, als seine natürlichen Funktionen in der »Evolution des Seins« breiter angelegt sind und auch die Defizite und Überschüsse dieser natürlichen Funktionen einen spezifischen Charakter aufweisen. Die klinischen Überlegungen zum Nieren-Qi unterscheiden sich jedoch nicht wesentlich von denen zum Nieren-Yin bzw. -Yang, da das Qi ja eine enge Vermischung dieser Polaritäten darstellt. Eine Störung von Yin und Yang ist daher immer auch eine Störung des Qi. In jenen Fällen, in denen eine Disharmonie in Form eines Qi-Mangels bzw. -Überschusses im Wesentlichen mit einem Mangel bzw. Überschuss an Yin bzw. Yang gleichzusetzen ist, gehen wir im Folgenden nicht genauer darauf ein. So mag die Besprechung der Störungen des Qi weniger erschöpfend als die der Disharmonien von Yin und Yang scheinen, weil wir hier nur das anführen, was nicht ohnehin schon weiter vorne gesagt wurde.

- **Nieren-Qi-Mangel**
  Persönlichkeit: Mangel an Vertrauen

Einem Menschen, der an einem Mangel an Nieren-Qi leidet, fehlt es an Vertrauen und an Eigenschaften, die Vertrauen voraussetzen, wie Ehrfurcht, Demut, Akzeptanz und Hingabe. Die Antithese zu Vertrauen ist Angst, und diese Angst führt dazu, dass der Betreffende sein Leben lang alles Mögliche unternimmt, um diese Angst nicht ehrlich anerkennen zu müssen. Es handelt sich um Menschen, die Angst haben zu »sein« und die einer authentischen Konfrontation mit starken, unmittelbaren Gefühlen aus dem Weg gehen, weil ihnen der Glaube an die stille Kraft in ihnen selbst und in anderen fehlt. Eine Konfrontation, die im Rahmen eines nicht destruktiven Austauschs stattfindet, ist ohne Nähe nicht möglich, erzeugt andererseits aber auch Nähe. Da man jedoch das Innere eines anderen Menschen nie völlig kennen kann, muss man darauf vertrauen können, dass der andere gute Absichten verfolgt. Gleichzeitig muss man aber davon überzeugt sein, auch dann überleben zu können, wenn dieses Vertrauen in den anderen nicht gerechtfertigt war.

Das Bedürfnis nach Nähe, das für alle Säugetiere in unterschiedlichem Ausmaß charakteristisch ist, kann bei einem Menschen, dem dieses Vertrauen fehlt, nicht befriedigt werden. Stattdessen lebt er im inneren Konflikt zwischen Sehnsucht und Angst, der oft mit einem Gefühl der Leblosigkeit einhergeht, das für Menschen charakteristisch ist, die es sich nicht gestatten, jene Ehrfurcht zu empfinden, die das Leben zu einem einzigen Wunder macht. Sie finden daher nur schwer oder gar nicht Zugang zu jenen Aspekten des Lebens, die sich inspirierend auf ihr persönliches Wachstum auswirken könnten.

Vertrauen kann nur dann zu einem integralen Bestandteil eines Menschen werden, wenn ihm jene Personen, die während seiner Kindheit für sein Überleben, sein Glück und seine Selbstachtung verantwortlich sind, treu bleiben. Diese Energien können durch physiologische Beeinträchtigungen oder Ereignisse in einer früheren Lebensphase geschädigt werden. Die wesentlichste Quelle für diesen Mangel an Vertrauen ist meiner Meinung nach jedoch eine unglückliche Erfahrung früh im Leben und nicht so sehr ein angeborener Nieren-Qi-Mangel.

Weitere Merkmale eines Nieren-Qi-Mangels

Affekt: In manchen Fällen führt der für diese Menschen charakteristische Mangel an Demut, an spirituellen Prinzipien und Werten dazu, dass sie ihre Grenzen und Fähigkeiten unrealistisch einschätzen, wie es für ein arrogantes Ich typisch ist. In Kombination mit der oben beschriebenen Angst kommt es zu einem bedrohlichen, explosiven Zustand, in dem der an Nieren-Qi-Mangel leidende

Mensch gefährlich werden kann, falls er zum Extrem getrieben wird. Viel öfter jedoch ist meiner Erfahrung nach Angst die dominierende und entscheidende Kraft, die durch eine demonstrative Waghalsigkeit gemildert werden soll. Oft hat ein solcher Mensch Angst vor seiner eigenen Arroganz, weil sie bei Mitmenschen negative, für ihn selbst bedrohliche Reaktionen hervorruft. Er kann darauf mit Zurückhaltung reagieren und verschlossen und unzugänglich werden. Dann ist er nicht bereit, anderen Menschen direkt gegenüberzutreten, und kann ihnen nicht gerade in die Augen schauen. Diese scheinbar so farblose Person ist jedoch höchst unbeständig, sie unterliegt häufigen Stimmungsschwankungen, und es kann zu plötzlichen, oft Angst auslösenden Zorn- und Hassausbrüchen kommen, wenn sie auf ein Hindernis stößt.

Angst, die sich als allgemeines Unwohlsein manifestiert, kann durch jede zwischenmenschliche Beziehung ausgelöst werden, die Vertrauen, Glaube, Authentizität und direkte Konfrontation erfordert, vor allem dann, wenn dabei die wahren, intimen Gefühle zum Vorschein kommen könnten.

Eine Episode von Major *Depression* kann immer dann auftreten, wenn die Ausweitungstendenz des Ich über längere Zeit behindert wird. Ebenso kann es dazu kommen, wenn der Betroffene gegen Ende seines Lebens mit dem »großen Unbekannten« konfrontiert wird und in sich eine spirituelle Wüste vorfindet, da er keinen Rückhalt im Glauben hat.

Die *Kognition* zeichnet sich durch einen Mangel jener Brillanz aus, die nur erreicht werden kann, wenn intuitive Intelligenz und Willen integriert werden können. Meist dominiert ein Aspekt auf Kosten des anderen, der dann weitestgehend ausgeschlossen wird. Ein Mangel an Vertrauen in die eigenen intellektuellen Kräfte sowie in die von anderen Menschen kann einen kognitiven Fortschritt unmöglich machen. In den meisten Fällen finden wir entweder eine Intuition, die nirgendwo hinführt, oder eine Stumpfheit, die alles unter sich begräbt. Der Betroffene kann diese Schwierigkeiten oberflächlich dadurch verbergen, dass er Überlegenheit und herablassende Langeweile zur Schau stellt.

Da das Nieren-Yang zu den Wasser-Energien zählt, tendieren *Psychosen* zu einem paranoiden Verlauf. Dazu kommt ein beträchtliches Gefühl von Grandiosität, und der eigene Mangel an Vertrauen wird auf die anderen projiziert, d. h. ein Mensch mit Nieren-Qi-Mangel geht ungerechtfertigter Weise davon aus, dass andere ebenfalls kein Vertrauen in ihn haben. Außerdem projiziert er seine eigene Tendenz zu rücksichtslosem Verhalten nach außen, so dass er immer Angst vor plötzlichen, unbegründeten Angriffen hat. Bei Menschen, die in ihrem Inneren ängstlich sind, denen es an Ausgewogenheit sowie an einem Sinn für Grenzen mangelt und die keinen Zugang zu ihrer »dunklen Seite« finden, besteht immer ein gewisses Risiko, dass sie tatsächlich gewalttätig werden.

Auf Grund von Problemen mit dem »intuitiven intelligenten Willen« mangelt es diesen Menschen oft an jenem intuitiven Urteilsvermögen, das es ihnen erlauben würde, ihre Partner nach realistischen Gesichtspunkten auszuwählen. Dies führt wiederum dazu, dass sie sich immer wieder in ihrem Mangel an Vertrauen bestätigt sehen. *Liebe* beschränkt sich oft auf eine Beziehung in Form eines relativ ungefährlichen Paktes mit einer anderen Person – oft mit einem Kind –, wobei dem »geliebten« Menschen Immunität gegen das gesamte projektive System verliehen wird. Diese eine Person, die bereitwillig den egoistischen Bedürfnissen eines solchen Menschen nachkommt, wird als der einzige Verbündete gesehen: »Wir zwei gegen den Rest der Welt.«

Sex, der nicht durch Intimität verfälscht ist, ist für diese Menschen oft die einzige sichere Möglichkeit, ihre sonst unartikulierten Gefühle zu kanalisieren, und eine der wenigen Möglichkeiten, mit einem auserwählten Partner eine tiefer gehende Beziehung aufzubauen, wenn man einmal von der oben erwähnten Folie à deux absieht. Der Sexualakt gewinnt daher eine so große Bedeutung und wird so sehr mit sonst unterdrückten Emotionen beladen, dass es oft zu Impotenz oder vorzeitiger Ejakulation kommt, wofür diese Menschen auf Grund ihres Nieren-Yang- oder Nieren-Yin-Mangels ohnehin prädestiniert sind. Fehlen die mildernden menschlichen Eigenschaften wie Demut und Respekt, kann dieser rücksichtslose Mensch mit unerwarteter Gewalttätigkeit reagieren, Vergewaltigungen begehen und potenziell gefährlich werden, wenn er auf Widerstand stößt.

Bioenergetisch gesehen, kommt es zu einer Verschiebung nach oben hin, die sich meist auch im Äußeren widerspiegelt. Das Gesicht ist sehr angespannt, und die Energie wird vor allem dazu benutzt, jeden Ausdruck innerer Gefühle, vor allem von Angst, über das Gesicht zu verhindern. Den Augen fehlt es an Ausdruck und Glanz; auch sie spiegeln keinerlei Gefühle wider.

Der Fall eines ewigen Verlierers

F. war ein großer, erschreckt blickender, deprimiert wirkender Mann, der mich dringend um Hilfe bat. Unser Treffen fand während des Vietnamkriegs statt, den F. vehement ablehnte. Er arbeitete in einem Krankenhaus als Assistent eines bekannten Arztes. Als er eines Tages an der Krankenhausapotheke vorbeiging, hörte er zufällig, wie einige Leute darüber diskutierten, dass Mitglieder der Nationalgarde vier Studenten der Kent State University getötet hätten. Die Leute im Raum – auch der Leiter des Krankenhauses war dabei – vertraten die Meinung, dass viel mehr Studenten hätten getötet werden sollen. F. hatte daraufhin schreckliche Angst davor, in einem Konzentrationslager zu landen, weil er anderer Meinung war. Er beantragte unverzüglich eine Beurlaubung, denn das Krankenhaus schien ihm ein zu gefährlicher Ort zu sein.

F. beschrieb sich selbst als »Verlierer«. Er war ständigen Einschüchterungen seitens seines älteren Bruders ausgesetzt, der ihn zu einer homosexuellen Beziehung zwang, die erst endete, als er bereits 18 Jahre alt war. Dieser Bruder wurde später psychotisch und lebte jahrelang in einem psychiatrischen Krankenhaus. Seine Eltern waren beide während seiner Kindheit invalid. Sie zwangen ihn, auf einem Feldbett in der Küche zu schlafen, und erniedrigten ihn auch auf andere Art und Weise. Nachdem er von zu Hause ausgezogen war, ging er heterosexuelle Beziehungen ein und heiratete eine Frau, die, wie er selbst sagte, nie geheiratet hätte, »wenn nicht einer wie ich dahergekommen wäre«. In ihrer sexuellen Beziehung hatte sie Angst vor ihm, sobald er sich »stark« fühlte, aber sie tröstete ihn sexuell, wenn er sich niedergeschlagen fühlte. Er hatte eine natürliche Begabung für seine Arbeit, zeigte erfinderisches Talent und konnte in einer großen Firma beträchtliche Erfolge verbuchen, obwohl er keine formale Ausbildung genossen hatte.

F. fühlte sich ständig betrogen, auch von seinen eigenen Kindern. Er traute niemandem, er empfand die Welt als unendlich gefährlich und glaubte, alle wollten ihn hintergehen. Jeden Moment, den er mit Menschen verbringen musste, beurteilte er, als wäre es der erste und letzte, und auch angenehme Erfahrungen hinterließen bei ihm keinen anhaltend positiven Eindruck. In der Gesellschaft von Maschinen fühlte er sich wohler. Sein Therapeut war seine einzige sichere Zufluchtsstelle und sein einziger Freund. Gott existierte für ihn nicht und konnte daher auch nicht um Hilfe und Trost angerufen werden. Zu Hause, in seiner Familie, war er selbst der Gott und handelte wie ein kleinlicher Tyrann, der seine Frau und Kinder unaufhörlich kritisierte.

Westliche Psychiater würden F. ganz korrekt als paranoide Persönlichkeit einstufen. Die dieser Paranoia zu Grunde liegende Angst beruhte darauf, dass F. kein Vertrauen in die Gnade und Güte in den Herzen der Menschen und in den Willen der Götter hatte. Ohne Glauben und Ehrfurcht kann es für F. aber keine Freude und keinen sicheren Platz im Universum geben.

- **Nieren-Qi-Überschuss**
  Persönlichkeit: Rigide und konformistisch

Menschen mit Nieren-Qi-Überschuss sind intelligente, motivierte Menschen, die sich aus den verschiedensten Gründen mit esoterischen Lehren beschäftigen, was so weit gehen kann, dass sie ihr Leben und das anderer Menschen nur aus diesem Blickwinkel betrachten können. Diese Ausschließlichkeit nimmt fanatische, starre Züge an. Ein solcher Mensch ist derart tief in sein spirituelles Streben verstrickt, dass eine ernsthafte Auseinandersetzung mit Vergangenem oder mit eventuellen Konsequenzen für die Zukunft in den Hintergrund tritt. Rigidität drückt sich hier in Form eines auf unflexiblen Prinzipien ruhenden Wertesystems aus, das keinerlei Dissens, keine persönliche Initiative oder Kreativität zulässt und absolute Konformität erfordert.

Hier kann man zwei Typen unterschieden. Der erste Typus, bei dem das Yin vorherrscht, ist meist der starre »Anhänger«. Ein Mensch, der dem zweiten Typus angehört, ist Yang-dominiert, verfügt über einen hoch entwickelten »intelligenten Willen« und kann zum charismatischen Brennpunkt einer »religiösen« Bewegung jeglicher Größenordnung werden. Wenn bei einem Menschen der Wille höher entwickelt ist als die Intelligenz, ist er impulsiver und kann Menschen und Ereignisse direkter manipulieren. Dominiert die Intelligenz, so kann er das »Mastermind« sein, das die Pläne erarbeitet, die andere dann ausführen. (Dies erinnert an George Bernard Shaws bekannten Kommentar: »Der, der kann, tut, der, der nicht kann, lehrt«.[9])

Diejenigen Menschen, die ihr Leben der Meditation widmen, sind oft äußerst fortgeschrittene spirituelle Wesen mit gut entwickeltem Ich. In unserer Zeit gibt es viele, vor allem junge Menschen, die versuchen, der harten, mühsamen Arbeit, die die Vorbedingung für die Ausbildung eines starken Ich ist, zu entgehen, indem sie sich verfrüht in Meditation, Demut und Glauben zurückziehen. Nur zu oft ist die Beschäftigung mit Mystik eine Flucht aus der Verantwortung, die aber jeder Mensch in der Welt realistischerweise übernehmen muss. Auch Glaube kann die Tatsache nicht außer Kraft setzen, dass Gott tatsächlich nur jenen hilft, die sich selbst helfen. Man kann ein Ich nicht verlieren, weder durch Meditation noch durch andere Methoden, wenn man noch nie eines besessen hat. Bei Menschen, deren Ich und Selbstvertrauen unterentwickelt sind und die Angst haben, kann auf eine Phase überschwänglicher Ehrfurcht ein Zustand geistiger und emotionaler Lähmung folgen. Sind die Ich-Grenzen nicht genügend ausgeprägt, kann Meditation dazu führen, dass die Betroffenen den Kontakt mit den irdischen, materiellen Grundbedingungen des menschlichen Lebens verlieren und eine schwere Geisteskrankheit entwickeln. In der chinesischen Medizin spricht man in solchen Fällen davon, dass das Qi »wild« wird. In den 60er und frühen 70er Jahren habe ich viele junge Menschen behandelt, die psychotisch wurden, während sie Stunden und Tage in den hiesigen Zen-Klöstern Zazen praktizierten.

Weitere Merkmale eines Nieren-Qi-Überschusses

Wir finden hier zwei grundlegende *Affektzustände*: Einen eher Yin-betonten Typ, der einen jenseitigen, abgehobenen Eindruck macht und heute am ehesten den »Moonies«, den Anhängern der Mun-Sekte, entspricht. Der andere, eher Yang-betonte Typ, hat einen leicht fanatischen, brennenden, durchdringenden Ausdruck, er hat »Feuer in den Augen«. Ersterer ist engelsgleich, passiv und akzeptierend, Letzterer ist entschlossener und aufdringlicher.

Angst rufen Menschen oder Situationen hervor, die die dem Dogma zu Grunde liegenden Prinzipien in Frage stellen oder ablehnen. Diese Angst kann durch die Unterstützung seitens der Gruppe gemildert werden. Mit einer Phobie reagieren Menschen mit Nieren-Qi-Überschuss auf Menschen, die in einem engen Verwandtschaftsverhältnis zu ihnen stehen. Diese Personen können leichter starke negative emotionale Reaktionen auslösen, z. B. Zorn und Furcht, also Emotionen, die sich nicht mit ihrem wahnhaften Dogma, das endlose Liebe für alle fordert, vereinbaren lassen. Bei Menschen mit übermäßigem Yang, die einen Hang zu Feuer, Hölle und Schwefel haben, rufen Kontakte mit engen Angehörigen unter Umständen ein gewisses Mitgefühl hervor, das mit ihren eisernen Grundsätzen unvereinbar ist. In jedem Fall wird ein spontaner, emotionaler Kontakt mit engen Angehörigen vermieden.

Depression steht hier normalerweise in Zusammenhang mit dem Zusammenbruch eines Glaubenssystems oder mit der Zurückweisung durch das System oder den Anführer.

Die *Kognition* zeichnet sich durch eine dogmatische Tunnelsicht und eine Rigidität aus, die alle Phänomene ausschließlich unter einem Aspekt betrachtet. Geistige Scheuklappen verhindern den Blick auf jede Wirklichkeit, die der einen großen Idee entgegenstehen mag. Abstraktes und spekulatives Denken ist selten, während obsessiv konkretes Denken sehr häufig auftritt.

Wie bei jeder Disharmonie, die die Wandlungsphase Wasser betrifft, tendiert eine eventuelle *Psychose* in Richtung Paranoia. Der eher Yang-betonte Typus sieht sich vielleicht als verfolgter Prophet Gottes, wie es bei Jim Jones war; der Yin-betonte Typus hingegen fühlt sich als verfolgter Anhänger eines verschmähten Propheten.

»Universelle *Liebe*« ist nach der Definition dieser Menschen meist ein unpersönliches, wahnhaftes Rezept gegen alle Leiden des Menschen. Eine personenbezogene Liebe hingegen würde die Euphorie, die die von der Gruppe angestrebte universelle Liebe bewirkt, in Frage stellen. In einer Beziehung, die eine erweiterte Form von Intimität mit sich bringt, wäre es natürlich unmöglich, das ganze Spektrum an Emotionen zu vermeiden, also auch jene, die als schädlich eingestuft werden. Euphorische Gefühle sind jedoch in der Realität nicht lange aufrechtzuerhalten, und daher sind langfristige Verpflichtungen entweder extrem formalisiert oder sie werden überhaupt nicht befürwortet.

Sex, so er überhaupt erlaubt ist, sollte zufällig, unpersönlich und promisk sein, damit keine enge Bindung zu Stande kommen kann, denn die könnte sich auf das Engagement des Einzelnen für das System bedrohlich auswirken (es sei denn, die Bindung kann in das System integriert werden). Manchmal sind gewisse Sexualpraktiken gestattet, die der eigenen spirituellen Entwicklung dienen. Wo Promiskuität erlaubt oder gefördert wird, finden sich alle Arten von Sexualpraktiken. Am anderen Extrem stehen jene Menschen, die mit Gott verheiratet sind. Sexuelle Fantasien über eine solche Vereinigung sind nichts Unbekanntes, obwohl die konkreten Inhalte dieser Fantasien nur selten aus der geschützten Sphäre des Beichtstuhls an die Öffentlichkeit dringen.

Bioenergetisch gesehen, verschiebt sich die Energie weg von der »Wurzel« hin zu den Augen. Beim Yang-Typus kommt es dadurch zu einem feurigen, fast fanatischen Ausdruck, beim Yin-Typus zu einem jenseitigen, abgehobenen, benommenen Ausdruck und einer besänftigenden, monotonen Stimme.

Ein Fall von fanatischer Verehrung
Diese Patientin war die erste, die ich mit Akupunktur behandelt habe. Dank des sprichwörtlichen Anfängerglücks war das Resultat fantastisch. Sie war Ausländerin, mit einem Professor verheiratet und hatte ein Verhältnis mit einem anderen Professor, ihrem Lehrer. Ein örtlicher Psychologe hatte sie nach einer seiner Gruppen, während der sie in einen manischen Zustand verfiel, in einer Notaktion an mich überwiesen. Dieser manische Zustand hielt drei Wochen an. Da sie während der ersten Sitzung zwei Stunden lang ohne Pause und sehr schnell in ihrer Muttersprache auf mich einredete, war ich der Verzweiflung nahe. Glücklicherweise fragte ich sie in meinem stockenden Französisch: »Voulez-vous acupuncture?« (Wollen Sie sich akupunktieren lassen?) Zu meiner Verwunderung sprang sie von meiner Couch herunter auf den Tisch. Die Akupunkturbehandlung vollbrachte geradezu ein Wunder, was ihre Manie und die übrigen Symptome betraf. Nach der Behandlung schlief sie fünf Stunden lang in meiner Praxis. Ihr Problem war ein Wasser-Feuer-Ungleichgewicht.

Dann begannen die wirklichen Schwierigkeiten mit ihrem Mann, ihrem Liebhaber und ihrem Kind. Wir bearbeiteten diese Probleme lange und intensiv, bis schließlich klar wurde, dass sich diese Frau in ihrem gesamten Tun von einer fanatischen, übersteigerten Verehrung für eine Sache oder einen Menschen leiten ließ. In den folgenden elf Sitzungen bildeten ihre vollkommene Hilflosigkeit und ihr Gefühl der Unzulänglichkeit das zentrale Thema. Sie erkannte, dass sie ihren Mann mit ihrer Behauptung, er hielte sie gefangen, nur für ihre Abhängigkeit verantwortlich machen wollte. Trotz dieser Erkenntnis und der ständigen Eheprobleme gelang es ihr jahrelang nicht, die Beziehung zu ihrem Mann zu beenden. Als sie ihn schließlich doch verließ, wurde sie Anhängerin eines indischen Gurus. Während der Jahre in dessen Gefolgschaft überließ sie ihre Tochter der Obhut ihres Mannes. Irgend jemand in einer exaltierten Sphäre spiritueller Autorität war bereit, sie von der Last, mit ihrem eigenen inneren Chaos fertig zu werden, zu befreien.

Die letzten Sitzungen fanden vier Jahre später statt. Sie war aus dem Ashram entlassen worden, um sich wegen ihrer chronischen Bronchitis in medizinische Behandlung zu begeben, und durfte erst nach Besserung ihres Zustandes zurückkehren. Die Mitglieder des Ashrams hatten ihr keinerlei Hilfe angeboten und sie buchstäblich vor die Türe gesetzt, ohne dass sie gewusst hätte, wohin sie gehen sollte. Sie hatte bereits vor langem mit ihrem Ehemann und ihrem Kind gebrochen und hatte auch keine Familie mehr in ihrer Heimat. Sie sprach auch dieses Mal gut auf die Behandlung an. Zum letzten Mal wurde sie gesehen, als sie von einem Anhänger des Gurus, den sie nach wie vor als ihren Lehrer verehrte, zum nächsten zog, um um Unterschlupf und Essen zu bitten.

Was den Yang-Typus eines Nieren-Qi-Überschusses betrifft, dem ich in meiner Praxis nie begegnet bin, so verweise ich den Leser auf die Medien, denn dort beherrschen sie weiterhin die Leben und Taschenbücher ihrer Yin-Gegenstücke.

9 Die Wandlungsphase Holz

Die natürlichen Funktionen des Energiesystems Leber

Allgemeine Disharmonien des Energiesystems Leber

Disharmonien des Leber-Yin

Disharmonien des Leber-Yang

● Die natürlichen Funktionen des Energiesystems Leber

Die fünf Wandlungsphasen symbolisieren Zyklen der Jahreszeiten der Erde und des menschlichen Lebens. Holz ist die Wandlungsphase des Frühlings, des Ostens, der aufgehenden Sonne; es steht für die enormen Kräfte, die nach der winterlichen Ruhephase des Planeten wieder erwachen, es ordnet und leitet die Lebenskraft. Holz ist das Symbol der Wiedergeburt; es steht für die gerichtete Bewegung der Existenz (»Sein«).

Die Wandlungsphase Holz ist perfekt für ihre kinetische Rolle im Lebenszyklus des Seins geeignet. Auf Grund ihrer Funktion, Blut zu speichern, ist die Leber in der Lage, Bänder, Sehnen, das Zentralnervensystem und die großen Muskelsysteme zu nähren und die körperlichen Grundlagen des Handelns zu kontrollieren. Die Wandlungsphase Holz ist für den »geschmeidigen«, freien Fluss des Qi verantwortlich, sie kontrolliert das Fließen und Ausbreiten. Die Leber besitzt ihr eigenes Qi und lässt das Qi der anderen Zangfu-Organe leicht und geschmeidig fließen. Um mit Needham zu sprechen: Die Leber schafft einen »leicht bearbeitbaren« Organismus. Die Bewegung der Energie ist das Wesentliche jeder Handlung. Das für eine effiziente Aktivität wichtigste Sinnesorgan ist das Auge, in das sich die Wandlungsphase Holz »öffnet«. Die Wandlungsphase Holz überwacht alle für Anabolismus und Katabolismus (Aufbau und Abbau) des Seins notwendigen Stoffwechselprozesse, wobei sie das »Reine« nutzt und das »Unreine« entgiftet.

Aktivität setzt sich aus zwei Aspekten zusammen: Der eine ist die Fähigkeit, sich vorwärts zu bewegen und zu handeln (Leber-Yang), der andere ist die Fähigkeit, sich zurückzuziehen und abzuwarten (Leber-Yin). Im Idealfall besteht ein Gleichgewicht zwischen beiden Aspekten: Dann wäre man weise genug, um zu wissen, wann man sich bewegen und wann man in Stille verharren kann. Innerhalb des Pantheons der energetischen Ich-Funktionen ist die Wandlungsphase Holz, vor allem aber die Energie der Gallenblase, der »Entscheider«. Da die Leber-Energie eine zweifache Rolle erfüllen muss – nämlich sich vorwärts zu bewegen bzw. sich zurückzuziehen – bedarf es einer engen Beziehung mit der Fähigkeit, Entscheidungen zu treffen. Die Natur hat beide Aspekte in ein und demselben Energiesystem vereint, um maximale Überlebenschancen zu sichern.

Wenn man von einem kleinen Kind verlangt zu entscheiden, wem es die Treue halten will, so erwartet man sehr viel von ihm. Nichtsdestotrotz sind Kinder ständig gezwungen, in dauerhaften Beziehungen mit Erwachsenen und Geschwistern, die das Leben des Kindes in der Hand haben, derartige Entscheidungen zu treffen. Im Lauf der Zeit kristallisieren sich dabei Muster des Rückzugs oder des Weitergehens heraus, die man später, als heranwachsender Mensch und unter geänderten Umständen, nur mehr schwer korrigieren kann.

Wir können nur hoffen, dass wir lernen, unser Überleben durch ein angemessenes Weitergehen oder einen Rückzug zu sichern, so dass wir später flexibel genug sind, um uns neuen Umständen entsprechend anpassen zu können. Das stellt vor allem für einen Menschen, dessen Leber-Energie bereits in früher Kindheit durch die Umgebung geschädigt wurde, eine beträchtliche Herausforderung dar.

Was die Fähigkeit einer Person, angemessen vorwärts zu gehen oder sich zurückzuziehen betrifft, so muss man noch eine weitere Dimension berücksichtigen. Die Arbeit von Chess und Thomas[1] bewies »wissenschaftlich«, dass bereits bei der Geburt ererbte, dauerhafte Muster existieren, die bestimmen, wie wir auf innere und äußere Reize reagieren; dies entspricht im Wesentlichen den chinesischen Vorstellungen, die wir mit dem Terminus »Persönlichkeit« umschreiben. Diese Studie ist ein wertvoller Beitrag zur Kontroverse um »angeboren« und »anerzogen«, wobei sie die erstere Position stützt. Die Autoren führten ihre Studie zu einer Zeit durch, als das Pendel kräftig in Richtung »anerzogen« ausschlug, und ihre Arbeit liefert einen Ausgleich in Richtung »angeboren«. Ich war immer der Meinung, dass beide Faktoren wichtig sind und dass sie beide in jedem Individuum auf einzigartige Weise kombiniert sind.

Die zwei Aspekte von Holz – die Fähigkeit, weiterzugehen (eine Yang-Funktion), und die Fähigkeit, sich zurückzuziehen (eine Yin-Funktion) – benötigen sowohl Angeborenes als auch Anerzogenes, um sich in einem Individuum endgültig konfigurieren zu können. Der Wert der chinesischen Diagnose liegt unter anderem auch darin, dass man mittels der Beurteilung von Puls, Zunge, Gesichtsfarbe und anderer diagnostischer Elemente die Rolle und Wertigkeit des jeweiligen Faktors bestimmen kann.

Auf unsere Existenz bezogen, bedeutet das, dass die Wandlungsphase Holz die Erneuerung unseres Lebens, unseres »Geistes« auf irdischem Niveau mobilisiert. Dieser Geist ist die »Seele«, genauer die animalische Seele. Die Energien der Phase Holz führen also das unbewusste Selbst, den Geist und die Seele zu zweckgerichteter, konzentrierter Manifestation. Wenn wir davon ausgehen, dass das Gegenteil von Sein Tod ist, dann ist die Unterdrückung des Seins Wut. Die psychischen und körperlichen Probleme, die mit der Unterdrückung des Seins einhergehen, werden nicht von vergänglichen, flüchtigen Emotionen verursacht. Ein momentaner Ärger, z. B. die Reaktion darauf, dass jemand ein für mich wichtiges Ding verlegt hat; die Traurigkeit, die man empfindet, wenn man auf der Straße ein totes Tier findet; oder die Trauer nach dem Tod eines geliebten Menschen – das alles sind gesunde Energiedynamismen. Diese Emotionen stehen in Einklang mit dem Sein und der Durchsetzung des Seins. Eine Disharmonie der Holz-Energie hingegen ist eine schwerere, bleibende Störung der Naturgesetze, bei der die Energiedynamismen nicht mit der Evolution der Lebenskraft in Einklang stehen.

Allgemeine Disharmonien des Energiesystems Leber

Die Zerstörung der Leber-Energie kann auf konstitutionelle oder angeborene Faktoren oder aber auch auf den Lebensstil zurückzuführen sein. Konstitutionell bedingte Leber-Probleme, die sehr selten sind, resultieren meist aus einer Schwäche des Yang *(yangxu)* und nicht so sehr aus einer Schwäche des Yin *(yinxu)*, wobei beide Defizite auch angeboren sein können. Der Leber-Puls einer Patientin mittleren Alters, die kürzlich zu mir kam, ließ darauf schließen, dass sie seit einer sehr frühen Phase ihres Lebens an einem schweren Yin-Zustand litt. Die Befragung ergab, dass ihre Mutter Alkoholikerin war und sich auch während der Schwangerschaft exzessivem Alkoholgenuss hingegeben hatte. Diese Frau war nie in ihrem Leben zu echter Hingabe fähig; das in ihr vorherrschende Gefühl war Ärger, der sich einen Menschen oder ein Ding suchte, an dem er sich festmachen konnte. Sie war immer unzufrieden und zornig. Menschen, die an einer Yang-Schwäche leiden, sind oft von Geburt an unfähig, sich selbst durchzusetzen, und beklagen sich über alles und jedes. Oft sind sie auf sich selbst wütend, weil sie z. B. bei Meinungsverschiedenheiten mit anderen Menschen nicht zu ihrer Meinung stehen können. Auf Grund dieser Haltung neigen sie zu Depression und sind suizidgefährdet. Ein andere Patientin erfuhr durch genaue Befragung der Eltern, dass ihre Mutter während der Schwangerschaft an unkontrollierter Toxämie gelitten hatte.

Wird die Leber in diesem Alter durch denaturierte Lebensmittel, durch Drogenkonsum und Medikamente geschädigt, sind die Folgen schwer abzuschätzen. Ich neige zur Ansicht, dass Menschen, die derartige Substanzen missbrauchen – und dies trifft heute immer mehr auch auf schwangere Frauen zu –, die Wandlungsphase Holz und die ihr entsprechenden Energiesysteme Leber und Gallenblase konstitutionell schädigen.

Was nun die Disharmonien des Organsystems Leber betrifft, so beschäftigen wir uns zuerst mit Störungen der Yin-Funktionen der Wandlungsphase Holz (also mit der Fähigkeit, sich zurückzuziehen) und dann mit Störungen der Yang-Funktionen der Phase Holz (mit der Fähigkeit, sich durchzusetzen).

Bioenergetik und Disharmonien der Wandlungsphase Holz

Wir gehen in dieser Einleitung zu den Holz-Energien deshalb genauer auf den bioenergetischen Aspekt ein, weil das Bild der Disharmonie aus diesem Blickwinkel überraschend einheitlich erscheint, vor allem wenn man bedenkt, mit welch breitem Spektrum an Charakterzuständen wir es hier zu tun haben.

Abgesehen von der Arbeit Wilhelm Reichs ist die Bioenergetik diejenige psychologische Richtung, die am systematischsten die Untrennbarkeit von Körper und Geist aufzeigt. Außerdem ist sie die einzige Disziplin der westlichen Medizin, die Energiekonzepte in ihre Psychologie und Physiologie integriert. So gesehen, besteht zwischen östlicher Medizin und Bioenergetik eine enge Verwandtschaft, und beide können sehr befruchtend aufeinander einwirken.

Aus dem bioenergetischen Blickwinkel betrachtet, kann ein Mensch, der in der Holz-Phase der Energie bzw. der psychischen Entwicklung »stecken geblieben« ist, als »masochistische Persönlichkeit« gelten. Nach Alexander Lowen »[ist] bei jedem echten masochistischen Charakter das zu sehen, was man ›muskelbepackt‹ nennt«, »[sie] erinnern in ihrer körperlichen Erscheinung an einen Gorilla [...] der Aggressionstrieb [ist] nach innen gebogen«[2]. Lowen beschreibt dann eine Eltern-Kind-Beziehung, die dadurch charakterisiert ist, dass Fürsorge sich auf die materielle Seite, z. B. auf Essen und Sauberkeitstraining, beschränkt. »Wenn dem Kind die Erfüllung seiner geistig-seelischen Bedürfnisse durch eine Überbetonung der materiellen Interessen versagt wird, entsteht Masochismus.«[3] Lowen zeichnet die Eltern-Kind-Beziehung ganz richtig als eine Beziehung, in der die Eltern wenig Respekt vor der Individualität und der (körperlichen und emotionalen) Privatsphäre des Kindes haben, was bei diesem zu einem tiefen Gefühl der Erniedrigung führt. Manche Kinder sind zu schwach, um sich zu wehren, viele gehen jedoch in die Opposition, werden rebellisch, sind Autoritäten gegenüber boshaft und entwickeln eine passiv-aggressive Persönlichkeit. Lowens »masochistische Persönlichkeit« zeigt viele charakterliche Züge jener Persönlichkeit, die auch als »narzisstische Persönlichkeit« bezeichnet wurde.[4] Da sich die Problemkreise von Autonomie und Selbstdurchsetzung oft überschneiden, ist es zu einer gewissen Uneinheitlichkeit bei der Systematisierung von Krankheiten gekommen. Diese »narzisstische Persönlichkeit« unterscheidet sich auch von Grund auf von jener Persönlichkeitsstruktur, die im Kapitel über die Wandlungsphase Erde beschrieben wird.

Der masochistische Charakter leidet und ist unglücklich, was sich in ständigem Klagen äußert. Seine Lebenskraft hat sich ins Innere zurückgezogen, er ist unfähig, Liebe herein- oder hinauszulassen, und das ist auch die Ursache seines Leidens. »Jammern« ist eine restitutive Geste, die es ihm ermöglicht, eine Äußerung zu machen, die irgendeine Form von Reaktion provoziert – die oft recht heftig ausfallen kann. Außerdem kann er dadurch den Kontakt aufrechterhalten und seine Aggression spüren. Seine Lebenskraft kann sich nur in seinem Inneren behaupten. Gegen sich selbst gerichtete Aggression führt aber zu Selbstentwertung und Selbstbeschädigung.

Lowen hat die energetischen Charakteristika eines Menschen beschrieben, dessen Sein erstickt statt gefördert wurde, weil seine individuellen Bedürfnisse nur auf materialistischer – und nicht auch auf spiritueller – Ebene befriedigt wurden. Das äußere abwehrende Weiqi, das sich in der Muskulatur manifestiert, wendet sich somit gegen das innere, nährende Yingqi, das sich in den zarten Gefühlen von Liebe und Zuneigung äußert. Beim »masochistischen«, passiv-aggressiven Charakter blockiert die Muskulatur den Ausdruck zarter Gefühle. Die Muskulatur ist vor allem im Bereich des Halses überentwickelt, was ein Zeichen einer boshaften Haltung darstellt, und in den Unter- und Oberschenkeln, was den vollen Ausdruck sexueller Lust verhindert. Der ganze Körper wird dadurch muskelbepackt und kontrahiert. Zarte Gefühle, die sich im weichen Unterbauch manifestieren, werden hier erdrückt und können wegen des überentwickelten, defensiven Mechanismus im Rücken nicht in Bewegung geraten oder zum Ausdruck kommen. Die gesamte Muskulatur in Rücken, Hals, Oberschenkeln und Beinen befindet sich in einem Zustand der Spannung, der einerseits das Sein unterdrücken, verstecken und eindämmen kann, andererseits geschmeidige Bewegungen wie die eines Sportlers unmöglich macht. Sowohl Körper als auch Psyche sind angespannt, wobei sich die Spannung im unteren Bereich konzentriert. (Die schwerere stoffliche Energie, Zhiqi, steht in Bezug zu Wasser, also zum Organsystem Niere, während die leichtere, spirituelle Hun-Energie mit Feuer bzw. dem Organsystem Herz in Verbindung gebracht wird.) Das führt dazu, dass »die zärtlichen Gefühle zwischen den Aggressionsarmen komprimiert und gefesselt«[3] sind. Ein Merkmal dieser Persönlichkeit besteht darin, dass der Betroffene immer wieder versucht, sein Sein aus diesem Gefängnis zu befreien, und dabei aber immer wieder scheitert, was zu wiederholten Zusammenbrüchen und Anfällen von Verzweiflung führt. Hinter diesen fruchtlosen Versuchen steht die Angst vor einem Gefühl der Hoffnungslosigkeit. Der Raum zwischen Hoffnung und Hoffnungslosigkeit, in dem sich der masochistische Charakter bewegt, wurde als »Morast« impotenter Wut beschrieben. Zeitweilige Befreiung aus diesem Zustand findet der Betroffene in Form von physischer oder emotionaler Bestrafung. Der Schmerz kann ein vorübergehendes, aber lebensrettendes Weinen hervorrufen, in dem sich die Spannung, die sich zwischen dem Streben nach Sein und der Angst vor dem Sein aufbaut, zu lösen vermag. Diese Entladung der Spannung kann die masochistische Persönlichkeit jedoch auch mit Angst vor Zurückweisung oder Erniedrigung assoziieren.

Das eben geschilderte Szenario wird meist mit einem Leber-Yang-Mangel in Zusammenhang gebracht, aber es beschreibt genauso gut alle anderen Formen von Disharmonie der Leber-Energie. Insbesondere trifft es bei Leber-Yin-Mangel zu. Der entscheidende Punkt ist Bewegung und Richtung. Ein Mensch mit Leber-Yang-Mangel kann sich nicht vorwärts bewegen, ein Mensch mit Leber-Yin-Mangel kann sich nicht zurückziehen. Ein Mensch mit Leber-Yin-Überschuss kann sich zwar bewegen, aber nur in eine Richtung, während eine Person mit Leber-Yang-Überschuss sich nur vorwärts bewegen kann. Der bestimmende Faktor ist Flexibilität (Needhams »Bearbeitbarkeit«). Der masochistische Körper scheint entweder den Mangel an Bewegung widerzuspiegeln (im Falle von Leber-Yin- bzw. Leber-Yang-Mangel) oder aber den Versuch, die Bewegung einzudämmen und die Homöostase aufrechtzuerhalten (im Falle von Leber-Yin- und Leber-Yang-Überschuss).

Träume und Disharmonien der Wandlungsphase Holz

Mein Wissen über Träume ist zu beschränkt, um Material für mehr als ein allgemeines Statement über die Wandlungsphase Holz zu liefern. Der Großteil stammt aus klinischer Erfahrung und einiges von meinen verschiedenen Lehrern. Das Material beschränkt sich auf Träume, die in Zusammenhang mit einer verminderten Fähigkeit zur Selbstdurchsetzung stehen.

Diese Träume werden normalerweise als Albträume eingestuft. In ihnen kommt eine Menge Zorn und Gewalt zum Ausdruck, und oft zeichnen sie sich durch ein Gefühl der Ohnmacht aus. Vor allem Männer träumen immer wieder, dass sie auf einen nahenden Feind schießen wollen, aber die Patronenhülse fällt aus dem Ende des Laufs heraus oder prallt am Ziel wirkungslos ab. In anderen Fällen gelingt es dem Betroffenen nicht, seine Arme zur Verteidigung zu erheben. Frauen hingegen träumen davon, dass ihnen alle Zähne ausfallen, wie dies bei der im Abschnitt über Leber-Yang-Mangel beschriebenen jungen Frau der Fall war, die von ihrer Familie massiv entwertet wurde. Der Verlust der Zähne macht Frauen wehrlos und ohnmächtig, denn sie verteidigen sich traditionell »mit Zähnen und Klauen«. In manchen Träumen wollen Menschen um Hilfe rufen, bringen aber keinen Laut heraus. Dies ist ein weiterer Ausdruck eines allgemeinen Gefühls der Hilflosigkeit und Lähmung. Bei gesunden Menschen, die keine Probleme mit ihrem »Werden« haben, läuft bei Träumen, die in den Stunden der Gallenblase geträumt werden (der so genannte Delta-Schlaf), oft ein unbewusster Problemlösungsprozess ab. Viele Menschen haben die Erfahrung gemacht, dass sie im Schlaf die Lösung für ein bestimmtes Problem finden oder einen Plan ausarbeiten können. Ein klassisches Beispiel ist A. von Stradonitz, der im Traum die Anordnung der Benzolmoleküle als ein Bild vor sich sah, in dem eine Reihe von Schlangen ineinander verschlungen waren und einen Ring bildeten. Andere haben die Erfahrung gemacht, dass sie während dieser Nachtstunden spirituell förderliche Erfahrungen durchleben, die als innerlich reinigend empfunden werden. Es sind dies die Stunden und »Organe des Lebens«, in denen sich der unbewusste Geist manifestiert.

Man sollte unterscheiden zwischen ständig wiederkehrenden Albträumen und solchen, die nur sporadisch, aber gehäuft auftreten. Letztere stehen meist in Zusammenhang mit plötzlich einsetzenden, relativ isolierten Phasen, während deren Gefühle unterdrückt werden. Dabei ist das Qi in der Leber blockiert, und die Leber ist »in Fülle«. Ständig wiederkehrende Albträume werden durch chronische Probleme in anderen Organsystemen, aber auch im Organsystem Holz selbst verursacht. Die übrigen Organsysteme bringen ihr unbewusstes Selbst über das System Holz zum Ausdruck, denn nach der chinesischen Stundeneinteilung dominiert das Holz während der Stunden des Schlafes (23 Uhr bis 3 Uhr), also zu einer Zeit, in der das Unbewusste das Sagen hat.

Ein Leber-Qi-Mangel soll angeblich dazu führen, dass man träumt, »unter einem Baum zu liegen, ohne wieder aufstehen zu können«. Wälder, Bäume, »Gras und sprießender Weizen« sind weitere Traumsymbole, die mit dem Organsystem Leber zu tun haben, denn sie werden mit der Wandlungsphase Holz und dem Frühling assoziiert. Ich habe schon auf jene Träume hingewiesen, die ohnmächtige Selbstbehauptungshandlungen bei Menschen mit passiv-aggressiver und masochistischer Persönlichkeitsstruktur beinhalten. Wenn man träumt, unter einem Baum zu liegen und sich nicht bewegen zu können, so ist dies Ausdruck einer solchen Ohnmacht, kann aber auch Ausdruck des gesamten Spektrums psychomotorischer Verlangsamung sein, die mit Depression, der affektiven Hauptkomponente bei einem unterdrückten Sein, einhergeht.

Man sagt, ein Mangel an Gallenblasen-Qi führe zu Suizidträumen. Vielleicht hängt dies damit zusammen, dass innerhalb der Ich-Funktionen, die den Organsystemen zugeschrieben werden, der Gallenblase die Rolle des »Entscheiders« zukommt. Wer mit der Behandlung von »geistig Kranken« vertraut ist, weiß, dass depressive Patienten oft nach einer plötzlichen Stimmungsaufhellung einen Suizidversuch begehen. Solche Entscheidungen scheinen spontan zu fallen, und es ist durchaus vorstellbar, dass sie zuerst auf unbewusstem Niveau während jener Stunden getroffen werden, in denen sich die Gallenblase, der »Entscheider«, in einer energetischen Aufwärtsphase befindet. Schlaf und Traum sind natürlich nicht auf die Zeit von Gallenblase und Leber beschränkt. Nichtsdestotrotz ist es vor allem – wenn auch nicht ausschließlich – das Organsystem Leber/Gallenblase, das uns Zugang zum Unbewussten ermöglicht und uns vieles von dem vermittelt, worauf wir uns in diesem Erfahrungsmodus beziehen.

Überschusszustände können entweder konstitutioneller oder kompensatorischer Natur sein und lassen sich in erster Linie anhand ihrer Vorgeschichte unterscheiden. Ein konstitutionell bedingter Überschuss besteht ohne Unterbrechung seit der Geburt. Ein kompensatorischer Überschuss hingegen tritt erst später auf, ist weniger dauerhaft und stellt eine periodisch auftretende restitutive Reaktion auf grobe primäre Defizite dar. Zum Beispiel kann ein Mensch, bei dem in erster Linie ein Leber-Yin-Mangel vorliegt und der daher zum Rückzug unfähig ist, das Leber-Yang benutzen, um diese Unfähigkeit wettzumachen und zu verstecken. Mit ostentativer Bestimmtheit versucht er, sich selbst und andere davon zu überzeugen, dass er tatsächlich im Stande ist, ein aggressives Verhalten zu entwickeln, und nicht nur unfähig, sich zurückzuziehen.

Disharmonien des Leber-Yin

Im Osten ist viel über die Fähigkeit, sich zurückzuziehen, geschrieben worden, vor allem in Zusammenhang mit dem Loslassen des Ich. Laozi sagte: »Beuge dich, und du brichst nicht.«[5] Der Westen wusste bis jetzt nur wenig zu diesem Thema zu sagen; die Mahnung Christi, auch die andere Wange hinzuhalten[6], ist eine der wenigen diesbezüglichen Aussagen in unserer Welt, und auch die setzen wir nur allzu selten in die Tat um.

Im Osten haben zumindest einzelne Menschen – wenn schon nicht ganze Nationen und gesellschaftliche Gruppen – nach diesem Motto gelebt und gehandelt. Das Ich freiwillig aufzugeben, ist vielleicht die schwierigste Aufgabe für den Menschen. Ein Beispiel dafür ist Tolstois Beschreibung von Kutusow, einem russischen General, der während des Napoleonischen Feldzugs das Heer befehligte. Der Zar hatte viele berühmte deutsche Generäle eingeladen, bei diesem Feldzug das Kommando zu übernehmen. Sie alle waren von ihren militärischen Manövern derart besessen, dass Napoleon sie immer wieder dadurch besiegen konnte, dass er einfach angriff, während die anderen nur theoretisierten. Kutusow war der perfekte Gegner für Napoleon. Er verschlief die gesamte Planungsphase und befahl am Ende der Konferenz den Rückzug. Sein Ich verlangte nicht nach einem großen Sieg über Napoleon. Er ließ Napoleon einfach sich selbst besiegen, indem er lediglich passiven Widerstand leistete, indem er z. B. Getreide verbrannte und Viehbestände dezimierte. »General Winter und General Hunger haben Napoleon besiegt«[7], und das war genug für den weisen, alten Kutusow. Sein Holz-Yin war frei und stark.

Leber-Yin-Mangel
Persönlichkeit: Ein Rückzug ist unmöglich
Wir alle kennen die Persönlichkeit, die mit einem Mangel oder einer Blockade des Yin einhergeht. Bei diesen Menschen dreht sich immer alles um ihr Ich, und im Falle einer Kontroverse ist es ihnen nicht möglich, nachzugeben und sich zurück-

zuziehen. Rückzug ist für sie Niederlage und Erniedrigung. Menschen mit Leber-Yin-Mangel haben keine andere Wahl als standzuhalten, sie müssen auf Gewalt mit Gewalt reagieren und kämpfen, auch wenn dieses Verhalten selbstzerstörerisch ist. Dies bedeutet nicht, dass sie sich auch wirklich durchsetzen wollen oder aggressiv sind. Es kann sein, dass ihnen gar nicht nach Kampf zu Mute ist, aber sie trotzdem unfähig sind nachzugeben. Jede »Provokation« verleitet sie dazu, sich zu engagieren. Etwas zu akzeptieren, nachzugeben oder sich aus strategischen Überlegungen zurückzuziehen, ist für sie keine gangbare Alternative.

Ihr ganzes Leben lang kämpfen diese Menschen sowohl mit Autoritäten als auch mit Ihresgleichen. Von ihnen heißt es, sie hätten Komplexe und seien immer streitlustig, weil sie nichts sein lassen könnten.

Weitere Merkmale eines Leber-Yin-Mangels
Angst wird durch alles hervorgerufen, was der an Leber-Yin-Mangel leidende Mensch als Bedrohung seines territorial ausgerichteten Ich erlebt. Auch der leiseste Verdacht, jemand könnte versuchen, ihn zu unterwerfen, lässt in ihm Kampflust, nicht aber den Gedanken an Flucht aufkommen. Nach einiger Zeit befindet sich ein Mensch mit Leber-Yin-Mangel in einem permanenten Bereitschaftszustand und glaubt, in allen zwischenmenschlichen Beziehungen eine unterdrückerische Tendenz erkennen zu können. Dies führt zu unterschiedlich ausgeprägten Gefühlen des Verfolgtseins, obwohl eine tatsächliche paranoide *Psychose* eher selten ist. Sie tritt höchstens im hohen Alter auf, im Zusammenhang mit dem Verlust einer wichtigen Bezugsperson oder aber während einer Episode von Major Depression. Dann kann es auch zu einem Rückzug in schwere Katatonie kommen.

Was die *Affekte* betrifft, so tendiert ein Mensch mit Leber-Yin-Mangel zu großem Ernst, denn er hat das Gefühl, ständig auf der Hut sein zu müssen. Es bleibt kein Raum für Entspannung und Leichtigkeit. In seinem tiefsten Inneren verbirgt sich zwar auch eine humorvolle Ader, doch die scheint nur in jenen seltenen Augenblicken durch, in denen er sich sicher fühlt.

Eine *Depression* tritt immer dann auf, wenn der Betroffene eine Niederlage oder Erniedrigung erlebt. Auch durch Verleugnung kann er langfristig die Erkenntnis nicht verhindern, dass weder er noch irgendein anderer Mensch immer – oder auch nur meistens – gewinnen kann. Da für ihn nur alles oder nichts existiert, stellt sich letztendlich ein Gefühl des totalen Versagens ein, das sich in erster Linie in Form einer Episode von Major Depression während der Involutionsperiode manifestiert.

Eine Depression kann aber auch eine willkommene Gelegenheit sein, um sich vom ständigen Kampf zurückziehen zu können. Sie wird als eine äußere Kraft oder als chemisches Ungleichgewicht erlebt, die mit dem Ich nichts zu tun haben. In solchen Fällen stellt die Depression eine akzeptable Rückzugsmöglichkeit dar, die mit einer aufdeckenden Therapie nur schwer zu behandeln ist. Meist führt sie zu einer gewissen Selbstbeschränkung, aus der der Betroffene, so er sich von seinen Kämpfen erholt hat, gestärkt hervorgeht. Eine medikamentöse Behandlung wird meist akzeptiert, weil sie ein weiterer Beweis dafür ist, dass die Depression eine exogene Kraft darstellt, eine Krankheit, die mit Charakter und Lebensweise nichts zu tun hat. Selbst im Rückzug sind derartige dysthyme Störungen durch Agitiertheit gekennzeichnet. Es ist für solche Menschen äußerst schwierig, sich zu entspannen und Ruhe zu finden.

Die Rigidität der Charakterstruktur erfasst alle Aspekte der Persönlichkeit, auch die *Kognition*, also die gedanklichen Prozesse. Ein Geist, der sich nicht zurückziehen kann, kann auch nicht zur Ruhe kommen und nie jene Stille erfahren, die für Tiefe, Klarblick und kreatives Gewahrsein notwendig ist. Dieser Geist und mit ihm alles, was er hervorbringt, altert vorzeitig und verliert an Frische und an Wert für sich selbst und die Welt.

Alle Beziehungen werden von dieser Unfähigkeit, sich zurückzuziehen und nachzugeben, vergiftet. Das beginnt bereits in der Kindheit in der Beziehung zu den Eltern und Ersatzautoritäten. Die *Liebesbeziehungen* dieser Menschen – auch die Beziehungen zu ihren Kindern (vor allem zu erwachsenen Kindern, bei denen die Eltern nicht mehr »gewinnen« können) – verlaufen stürmisch. Nähe birgt immer auch die Gefahr, vom anderen »aufgefressen« zu werden, und muss daher vermieden werden. Wenn es sein muss, wird die nötige Distanz auch mittels Scheinproblemen geschaffen.

Sex wird sowohl von Männern als auch von Frauen als extrem bedrohlich erlebt; die sexuellen Ansprüche des Partners werden als eine Bedrohung empfunden, der man sich stellen oder ausweichen muss. Menschen mit Leber-Defizit fühlen sich in normalen sexuellen Beziehungen nur dann wohl, wenn sie die vollkommene Kontrolle über die Beziehung haben. Dies gilt auch für andere Bereiche des Lebens. Perversionen sind meist sadomasochistischer Art, wahrscheinlich in masochistischer Ausprägung, denn das tief verwurzelte Bedürfnis, sich hinzugeben, kann bei diesen Menschen nur in denjenigen Bereichen des Lebens Ausdruck finden, die sich der Öffentlichkeit entziehen und mit anderen verbotenen Früchten wie eben Sex assoziiert sind. Extreme sind selten. Da solche Menschen emotional rigide sind, fixiert sich der normale Ausdruck ihrer Muster vor allem in einer neutralen oder leicht vorgebeugten Haltung. Dadurch ist ihre Flexibilität in alle Richtungen stark eingeschränkt.

Bioenergetisch gesehen, werden Menschen mit Holz-Stagnation dem »masochistischen Charakter« zugeordnet. Ihre Unfähigkeit, den Muskelpanzer zu durchbrechen, erleben sie als äußerst quälend (siehe Lowen). Trotz ihrer Hartnäckigkeit kollabieren diese Menschen letzten Endes irgendwann. Dieser Zusammenbruch manifestiert sich oft als körperliche Krankheit, die nur durch Aufarbeitung der emotionalen Komponente geheilt werden kann. Ein Rückzug (Niederlage), der diese Form annimmt, wird meist als akzeptable, äußerst willkommene Ruhepause gesehen und tritt oft periodisch auf, wie wir bereits im Fall der Depression gesehen haben. Selbst in der Krankheit legen diese Menschen noch eine gewisse Rastlosigkeit an den Tag und können die ihnen auferlegte Ruhe häufig nicht akzeptieren. Häufig finden wir dieses Verhalten bei Herzkranken, die oft sehr bald wieder einen Rückfall erleiden, weil sie nicht zur Ruhe finden und sich nicht erholen können.

Oberflächlich betrachtet, mögen Menschen mit Leber-Yin-Mangel stark erscheinen, aber die unzureichende Versorgung der Bänder, Sehnen und Muskeln macht es ihnen unmöglich, eine Belastung von Muskeln und Skelett über einen längeren Zeitraum hinweg durchzuhalten und im Falle einer Ermüdung wieder Energie zu tanken.

Ein Fall von ständigem Kampf

M. war eine Frau mit einem Kind, die, als ich sie das erste Mal sah, als Lehrerin ohne feste Anstellung arbeitete, obwohl sie eine Eliteschule mit Auszeichnung abgeschlossen hatte. Sie hatte sich einige Jahre zuvor von ihrem reichen Ehemann getrennt. Damals führten sie gemeinsam ein erfolgreiches Unternehmen, das der Mann ganz plötzlich zerstörte, als er M. wegen einer anderen Frau verließ. Sie war das »Hirn« der Organisation, er der Mann an der Spitze. Sie blieb mittellos zurück und war gezwungen, den erstbesten Job anzunehmen, um ihren eigenen Unterhalt und den des Kindes bestreiten zu können. Dies war der Anfang eines jahrelang währendes Kampfes vor Gericht um Scheidung und Alimente.

Von Anfang an hatte der Mann das Kind abgelehnt. Während es bei ihm zu Besuch war, misshandelte er es und zwang es, in seinem Haus auf dem Boden zu schlafen. Während sich der Kampf um Geld und Sorgerecht über Jahre hinzog, bat das Kind seine Mutter, den Kontakt zum Vater einstellen zu dürfen. Sie aber schickte ihr Kind immer wieder zum Vater, weil sie ihren Exmann zwingen wollte, sich wie ein richtiger Vater zu verhalten. Selbst Jahre später, als dieser Mann vor Gericht erschien und dem Richter erklärte, er »kündige als Vater«, zwang sie das Kind noch einmal, seinen Vater anzurufen und Besuchstermine auszumachen. Weder Rechtsanwälte noch Freunde, Angehörige oder Ärzte konnten sie davon überzeugen, dass sie im Begriff war, ihr Kind zu opfern. Sie konnte ihre Mission, ihren Exmann zu einem richtigen Vater zu machen, nicht aufgeben.

Finanziell verlangte sie weitaus mehr, als ihr Mann zu zahlen bereit war. Nach vielen Jahren hatte sie noch immer kein Geld gesehen, denn er war vermögend genug, um Rechtsanwälte zu bezahlen, die die Gerichtstermine und Alimentenzahlungen immer wieder hinauszögern konnten. Als er eine beträchtliche Summe anbot, lehnte sie ab und entschied sich stattdessen dafür, die Schlacht, die an ihren Kräften, aber auch an denen ihres Kindes zehrte, weiterzuführen. Als ich sie das letzte Mal sah, war sie gerade dabei, weitere Unterlagen für das Gericht zusammenzustellen, und war zornig, weil ich fünf Minuten verspätet war. Sie machte weiter, obwohl die Energie und Zeit, die sie bereits in diese Schlacht gesteckt hatte, ihr die Karriere sowie ihrem Kind und ihr selbst die körperliche und geistige Gesundheit gekostet hat.

Ihre letzten Worte waren, dass sie so lange weiterkämpfen und alles opfern würde, bis sie ihren Exmann zu einem verantwortungsbewussten Vater gemacht hätte. Dieses Ziel hatte sie sich gesetzt, als sie ihn geheiratet hatte, und es war für sie undenkbar, einen strategischen Rückzug anzutreten, um ihrem Kind und sich selbst endlich ein produktives Leben zu ermöglichen.

- **Leber-Yin-Überschuss**
  Persönlichkeit: Ewiger Rückzug

Ein Mensch mit Leber-Yin-Überschuss entzieht sich ständig den Anforderungen des Lebenskampfes und macht aus dem Rückzug eine Tugend. Dabei kann es sich um einen extrem pazifistischen Menschen handeln, für den ein Kampf keinen Wert darstellt, außer vielleicht der Kampf gegen den Kampf. Er fühlt sich der Aufforderung Jesu verpflichtet, auch die andere Wange hinzuhalten[8], und benutzt diese Maxime als (falsche) Rationalisierung für sein gesamtes Leben. Auf der Affektebene ist er sanft, zeigt wenig Variationen, hat eine leise, weiche Stimme, zögert, wenn es darum geht, starke Gefühle zu zeigen, und neigt zu Unterwürfigkeit.

Ich spreche hier nicht von den Gandhis und den Martin Luther Kings dieser Welt, die einen gewaltfreien Kampf führen. Ganz im Gegenteil: Die Menschen, um die es hier geht, machen sich zu Märtyrern der Aggressionen all jener, die ihre Wege kreuzen, und finden in diesem Pazifismus bewusst oder unbewusst eine Befriedigung ihrer kurz- oder langfristigeren Bedürfnisse.

Die mythologischen Geschichten, die von Atlantis erzählen, beschreiben auch eine andere große Insel, die ungefähr zur gleichen Zeit im Pazifik existiert haben soll. Sie war von Menschen bewohnt, die Lemuren genannt wurden. Diese Lemuren lebten im Untergrund und waren extrem passiv. Die genetischen Überbleibsel dieser lang verschwundenen Zivilisation würden wahrscheinlich Persönlichkeitsmerkmale enthalten, die denen von Menschen mit Leber-Yin-Überschuss ähneln.

Auch bei anderen Persönlichkeitstypen, z. B. beim schizoiden Typus, ist das Sichzurückziehen ein hervorstechendes Merkmal. Der Unterschied besteht jedoch darin, dass bei einem Überschuss an Holz-Yin die kühle Unnahbarkeit und die Vorliebe für eine »Splendid Isolation«, die so charakteristisch für den schizoiden Typus ist, fehlen. Ein Mensch mit Leber-Yin-Überschuss ist von Natur aus warm, freundlich, offen und sanft. In unserer Welt hat er Schwierigkeiten, ohne Stütze und Schutz zu überleben, daher leben solche Menschen oft an jenen in unserer Gesellschaft so raren Orten, die beides bieten, z. B. in Klöstern.

Weitere Merkmale eines Leber-Yin-Überschusses

Jede Situation, in der es notwendig ist zu kämpfen, anderen gegenüber aggressiv zu sein oder äußere Kraft zu zeigen, führt bei Menschen mit Leber-Yin-Überschuss zu *Angst*. Aggression gegen sich selbst hingegen ist für diese Menschen akzeptabel, wenn auch nicht erwünscht. Sie versuchen, Schwierigkeiten um jeden Preis aus dem Weg zu gehen, aber die größte Angst verursacht die eigene Aggressivität. Diese Angst kann sich bis zur Panik oder zu chronischen phobischen Zuständen steigern, die verbale oder physische Aggression bzw. Selbstdurchsetzung notwendig machen.

Sehen sich diese Menschen genötigt, auch nur einer Fliege etwas zu Leide zu tun, so kann dies bei ihnen einen großen Schmerz und ein Gefühl tiefen Verletztseins hervorrufen. Besteht ein derartiger Zustand, in dem entweder sie selbst Angreifer sind bzw. eine andere Person das Opfer ist, und sind sie gezwungen mitzuspielen, kommt es zu einer starken emotionalen Rückzugsbewegung. Diese Art von *Depression* ist eine Form des stillen Protests, es ist eine Möglichkeit kundzutun, dass man nicht Teil einer Situation sein möchte, über die man selbst keine Kontrolle hat. Eine derartige Reaktion ist z. B. bei manchen Medizinstudenten zu beobachten, die Tierexperimente durchführen müssen.

Auf *kognitiver* Ebene neigen diese Menschen dazu, sich von einem Ideenaustausch in größerem Rahmen fern zu halten und sich nicht einzubringen. Durch die fehlende geistige Stimulation von außen sind sie in ihrer Entwicklung gehemmt, und ihr Denken erstickt in Routine und reiner Wiederholung.

Psychosen manifestieren sich in Form von katatonischen Zuständen der Immobilität, also der letzten Stufe des Rückzugs vor dem Tod. Für Menschen mit Leber-Yin-Überschuss ist dies eine natürliche Reaktion, sobald sie sich in ihrer Existenz real bedroht fühlen und sich keine mögliche Lösung abzeichnet.

Ein Aspekt von *Liebe* besteht darin, den anderen auch dann bedingungslos zu akzeptieren, wenn eine aktive Auseinandersetzung über unangenehme Gefühle und Gedanken unumgänglich ist. Je notwendiger eine derartige Auseinandersetzung ist, desto größer sind die Schwierigkeiten, die ein Mensch mit Leber-Yin-Überschuss in intimen Beziehungen hat.

Während der Tendenz zum Rückzug in manchen tantrischen und daoistischen *Sexualpraktiken* eine gewisse Bedeutung zukommt (wobei es sich dort aber eher um ein waches, entspanntes Sichzurückhalten handelt), wird eine derartige Haltung normalerweise nicht mit einer erfolgreichen sexuellen Begegnung assoziiert, denn dies käme einer Ablehnung von häufigem, aufregendem Sex gleich. Bei Frauen wird die Tendenz zur Zurückhaltung eher akzeptiert oder entschuldigt, denn ihnen wird ganz allgemein eine empfängliche Haltung zugeschrieben. Für Männer, die Angst vor sexuell selbstbewussten Frauen haben, stellt diese Neigung einer Frau sogar einen durchaus wünschenswerten Zug dar. Ein passives Verhalten bei einem Mann hingegen ist in unserer Zeit der sexuellen »Befreiung« vor allem für solche Frauen etwas Wünschenswertes, die die Herausforderung seitens eines passiven Mannes brauchen oder die (oft ganz berechtigt) Angst vor fordernden, aggressiven oder unsensiblen Männern haben. Ebenso wie bei Menschen mit Leber-Yin-Mangel besteht eine Neigung zur sadomasochistischen Spielart, sei es als Opfer oder Tyrann oder beides. Da bei Perversionen die weniger dominanten Aspekte der Persönlichkeit zu Tage treten, trifft man hier unter Umständen sadistische Fantasien oder sogar Aktivitäten an.

Bioenergetisch gesehen, weisen solche Menschen meist die von Lowen beschriebene masochistische Körperstruktur auf, die auch bei jeder anderen Form der Stagnation der Wandlungsphase Holz auftritt. Das überschüssige Yin und das Zuviel an Blut in der Leber führen zu ödematösen Zuständen, also zu Schwellungen im Muskel-Skelett-System, wodurch das gesamte System träge wird und nicht mehr schnell und effizient reagieren kann. Bei Menschen, die zu Rückzug tendieren, fällt diese Trägheit nicht weiter ins Gewicht, obwohl sie, wie alle anderen Handicaps auch, in gewissem Maße ihren psychologischen Zoll fordert.

Gemildert wird dieser phlegmatische Zustand dadurch, dass Menschen mit Leber-Yin-Überschuss relativ wenig essen, was ihren Hang zu Vorsicht und Nichtaggression auf existenzieller Ebene zum Ausdruck bringt.

Kinder mit Leber-Yin-Überschuss

Die soeben beschriebenen Persönlichkeitsmerkmale treten bei Kindern deutlicher zu Tage als bei Erwachsenen, die bereits gelernt haben, dass es in dieser aggressiven Welt manchmal nicht sehr klug ist, sein wahres Ich zu zeigen. In meiner Arbeit als Kinderpsychiater habe ich viele Kinder mit derartigen Merkmalen behandelt. Ihre Eltern beschrieben sie als angenehme, beeinflussbare und leicht erziehbare Kinder. Es handelt sich dabei um Kinder, die im Kontakt mit Gleichaltrigen oder Geschwistern bei einem Konflikt um Territorium oder Besitz stets nachgeben. Im Falle eines Angriffs legen sie sich einfach nieder. Ich erinnere mich an einen Jungen, der sich immer auf den Boden legte, sobald sich ein bestimmtes Kind, mit dem er oft spielte, dem Spielplatz näherte. Auf die Frage, warum er das tat, antwortete er: »Wenn P. kommt, bin ich sowieso immer unten.« Als diese Kinder noch kleiner waren und sie einander im Kinderwagen begegneten, ließ es S. zu, dass P. in seinen Kinderwagen stieg und ihm je nach Laune alles wegnahm. Die beiden waren gleich groß, der Altersunterschied betrug nur drei Tage, und sie hatten einen ähnlichen Hintergrund und angemessen aggressive Eltern.

Wenn sie größer sind, frustrieren viele dieser Kinder ihre Eltern, weil sie sich, wenn sie auf Hindernisse treffen, ohne ständigen Druck von außen nicht weiterbewegen. Normalerweise bevorzugen sie Aktivitäten, an denen nicht viele Menschen beteiligt sind, und fühlen sich von Kindern mit ähnlichen Vorlieben angezogen. Heute ist der Computer der ideale Rückzugsort für die aktiveren unter ihnen und der Fernseher für die passiveren. Manchmal gelingt es diesen Kindern mit Hilfe ihrer Eltern, eine Nische im Leben zu finden, in der es nicht auf Durchsetzungsvermögen ankommt und sie Aufgaben übernehmen können, die sie vom täglichen Kampf eines wettbewerbbetonten Lebens fern halten. Haben sie eine solche Position gefunden, dann sind sie nicht unzufrieden, auch wenn es ihnen an Aufstiegsmöglichkeiten mangelt. Sie sind keineswegs diejenigen, die, um mit Emerson zu sprechen, »ein Leben in stiller Verzweiflung«[9] führen. Gelingt es ihnen jedoch nicht, dank weiser Führung ihren Platz in der Gesellschaft zu finden, dann müssen möglicherweise ihre Familien und Ehepartner unter ihrer permanenten Unzufriedenheit leiden.

● Disharmonien des Leber-Yang

In der »Evolution des Seins« entsprechen der Wille zur Selbstdurchsetzung dem Nieren-Yang, das Nähren, das eine Selbstdurchsetzung erst ermöglicht, der Wandlungsphase Erde und die Mittel zur Selbstdurchsetzung der Phase Holz. Die Funktion des Leber-Yang besteht nun darin, einen Ausgleich zu schaffen zwischen der Fähigkeit des Leber-Yin, sich zurückzuziehen und abzuwarten, und der Fähigkeit, weiterzugehen und zu handeln. Eine Disharmonie des Leber-Yang äußert sich vor allem in der Unfähigkeit, diese Funktion zur rechten Zeit und am rechten Ort, mit der richtigen Person und den richtigen Mitteln wahrzunehmen.

Der Wille zum Sein ist allen lebenden Wesen gemein. Seinen Höhepunkt und sein größtes physiologisches Potenzial erreicht er in einem menschlichen Organismus, dessen Holz-Energien ihn mit einer starken, geschmeidigen Muskulatur, mit einer angemessenen Blut-Speicherfähigkeit, einem intakten Nervensystem und guten Augen ausstatten. Es ist diese bemerkenswerte Stärke, die sich bei der masochistischen Charakterstruktur gegen sich selbst wendet und sich in ein Gefängnis aus kontrahierter Muskelmasse anstatt in ein Sprungbrett fürs Sein verwandelt. Die Intensität des Leidens ist dabei das Maß für die potenzielle Ekstasefähigkeit.

Das Syndrom eines Leber-Yang-Mangels (yangxu) kann zwei grobe Formen annehmen: Die erste Form ist primär physischen Ursprungs, die zweite ein Resultat des Lebenskampfes. Erstere kann ein konstitutionelles Defizit oder ein Yangxu-Zustand der Leber sein, der durch schwere infektiöse Lebererkrankungen (Hepatitis, Mononukleose), Drogen (Marihuana) oder andere Gifte hervorgerufen wird.

Wir beschäftigen uns hier in erster Linie mit dem Leber-Yang-Mangel, der auf ungünstige frühe zwischenmenschliche Beziehungen zurückgeht, die die konstitutionell gesunde Leber-Energie von ihrem normalen Verlauf ablenken. Das dadurch verursachte Syndrom ist das am weitesten verbreitete und das für unser Thema relevanteste. Die wachsende Verseuchung durch Chemikalien kann jedoch dazu führen, dass ein Leber-Yang-Mangel in absehbarer Zukunft immer öfter physiologisch und immer seltener psychisch bedingt ist.

Menschen mit Yangxu-Zuständen der Leber, die körperlichen Ursprungs sind, sind in der Lage, ihre Visionen der Zukunft, die sie bereits vor der physiologischen Schädigung der Energie entwickelten, aufrechtzuerhalten und auf diesem Niveau einen beträchtlichen Willen und Antrieb zu zeigen. Sie sind jedoch unfähig, Entscheidungen zu treffen und Pläne zu schmieden, die aus diesen Visionen auch Realität werden lassen könnten. Diese Menschen sind meist phlegmatisch veranlagt und alles andere als leistungsorientiert. Es gelingt ihnen nicht, aus sich selbst heraus genügend Energie zu mobilisieren, um Angefangenes ohne beträchtlichen äußeren Druck und ohne Unterstützung zu Ende zu führen. Sie gehören zu jenen Menschen, die hinter den Erwartungen zurückbleiben, obwohl sie häufig keineswegs unintelligent sind. Da das körperliche Syndrom eines Leber-Yang-Mangels in einer Welt mit wachsender Verseuchung durch chemische Substanzen immer häufiger auftritt, verdient es eine breitere Diskussion.

- **Die Holz-Energie zwischen Geburt und drittem Lebensjahr**
Ab der ersten Bewegung des Kindes im Mutterleib ist die Wandlungsphase Holz aufs Engste mit den neuro-muskulär-skeletären Seinsmanifestationen verbunden. Die Energie des Holzes bringt die gesamte psychomotorische Entwicklung in Gang und bestimmt sie von den ersten Bewegungen bis zum letzten Atemzug.

Die für diesen »Motor« entscheidende psychosoziale Begegnung findet zwischen der Geburt und ungefähr dem Ende des dritten Lebensjahres statt, wobei das Schicksal der Holz-Energie und die Fähigkeit zur Selbstdurchsetzung ganz wesentlich von der Reaktion der Eltern auf die schnellen, sprunghaften Fortschritte in der psychomotorischen Entwicklung des heranwachsenden Kindes abhängen. Während dieser kritischen Zeit kann es auch leicht zu einer Blockade der Yang-Energien kommen. In dieser Phase sagt der Körper »Ja« und erobert die Außenwelt mit ungeheurer Energie und Neugierde. Verbal sagt er »Nein« zu jeder Form von Einschränkung oder Behinderung. Wenn nun die Eltern diese natürliche Entwicklung, dieses Wachsen und Stärkerwerden nicht tolerieren können oder ihm nicht den gebührenden Raum beimessen wollen, können sie das Kind durch diese Haltung indirekt dazu zwingen, sich selbst zu hemmen und sein eigenes Leber-Qi zu blockieren. Unsere Seinsbedingungen sind so lange gefährdet, wie in unserem Leben Machtüberlegungen und nicht Liebe dominieren. Der Kampf zwischen dem Ich der Eltern und der einzigartigen Lebenskraft des Kindes verwandelt »Sein« in ein brutales Schlachtfeld. Die Nachwirkungen dieser Schlacht können Verkrüppelungen der Affekte, der Verhaltensweisen und der Persönlichkeit sein.

Jede Hemmung der psychomotorischen Funktionen, die ein gewisses Ausmaß erreicht und ohne Unterbrechung über einen längeren Zeitraum wirksam ist, erzeugt eine Disharmonie. Meist geschieht dies bereits in der frühen Kindheit, aber innerhalb einer repressiven Beziehung kann diese Hemmung zu jedem beliebigen Zeitpunkt im Leben eintreten. Mit Hemmung meinen wir hier die bewusste oder unbewusste Leugnung der Realität des Selbst. Wann immer wir aus irgendeinem Grund gezwungen sind, uns selbst vorzuspielen, wir seien jemand anders, als wir tatsächlich sind, liegt eine Hemmung vor. Vor einigen Jahren habe ich mit einer jungen Frau gearbeitet, die ein dramatisches Auftreten, einen Sinn fürs Theatralische und eine schöne, singende Stimme hatte. Ihre Familie fühlte sich von diesen Eigenschaften bedroht und stempelte sie allein deswegen, weil sie war, wie sie war, als krank und schlecht ab. Am Beginn der Behandlung konnte sie nur mit meinem Hund eine Beziehung aufbauen, weil das einzige Lebewesen, von dem sie je so akzeptiert wurde, wie sie war, der Hund der Familie war. Langsam gelang es ihr, sich selbst als »gutes Ich« zu akzeptieren und einen Zustand zu erreichen, in dem sie sich echt und zu Hause fühlte. Die Verleugnung war in diesem Fall nicht so massiv, um nicht wieder korrigiert werden zu können.

Eine 1945 von amerikanischen Soziologen in Japan durchgeführte Untersuchung über frühkindliche Entwicklung zeigte, dass gewisse Erziehungsmethoden zur Hemmung des Leber-Yang führen. In traditionellen japanischen Fami-

Disharmonien des Leber-Yang

lien wurden Kinder von Geburt an mit erhitzten Stäben geschlagen, sobald sie gegenüber dem Vater – oder im Falle von Mädchen gegenüber jedem männlichen Familienmitglied – einen negativen Ausdruck zeigten oder einen negativen Laut von sich gaben. Im Alter von einem Jahr war das männliche Kind bereits nicht mehr im Stande, Feindseligkeit, egal in welcher Form, oder Trotz gegenüber dem Vater zu zeigen; dem Mädchen gelang es auch gegenüber anderen männlichen Wesen nicht. Dieser für das Leben essenzielle Teil des Wesens war vollständig ausgelöscht worden. Diese Haltung übertrug sich ganz von selbst auf alle Autoritäten, vor allem auf den Kaiser. Bis zum Ende des Zweiten Weltkriegs bestanden japanische psychiatrische Krankenhäuser zum Großteil aus Reispapier – Gewalt bei Geisteskranken war unbekannt. Jeder Gedanke, jede Handlung, die eine Autorität, vor allem die des Staates und noch mehr die des Kaisers, in Frage stellte – also jede spontane Äußerung eines individuellen Seins –, wurde als Geisteskrankheit definiert.

Nach chinesischer Auffassung ist jede Hemmung in der Äußerung des Seins eine »Behinderung des freien Flusses des Qi« (wofür die Wandlungsphase Holz bzw. die Leber verantwortlich ist), die zu stagnierendem oder »Schädlichem« Qi führt. Diese Hemmung erzeugt einen extrem tief reichenden Zustand der Ohnmacht, der bei den meisten Säugetieren unweigerlich zu Wut führt. Diese Wut (das Schädliche Qi) manifestiert sich auf vielfältige Art und Weise, je nach konstitutioneller Veranlagung und äußeren Einflüssen. Auf energetischer Ebene – und das ist die Ebene, um die es uns hier in erster Linie geht – sind sowohl Wut als auch Schädliches Qi gleichzeitig Ursache und Wirkung.

Oberflächlich gesehen, scheinen Menschen mit Leber-Yin-Überschuss und Menschen mit Leber-Yang-Mangel im gleichen Dilemma zu stecken. Beide haben Schwierigkeiten, sich selbst zu behaupten, wobei ein Mensch mit Leber-Yang-Mangel in seiner Selbstdurchsetzung gehemmt ist, während ein Mensch mit Leber-Yin-Überschuss von Anfang an kein Bedürfnis nach Aggressivität verspürt. Der erste Zustand entwickelt sich im Lauf des Lebens, der zweite ist konstitutionell bedingt.

Leber-Yang-Mangel
Persönlichkeit: Passiv-aggressiv

Die Charakterstruktur, die sich rund um eine anhaltende, ohnmächtige Wut entwickelt, ist die passiv-aggressive Persönlichkeit. Der prägende Grundzug ist passiver Widerstand als Ausdruck des Sichwehrens gegen ein Blockierung des sich entwickelnden Seins. Als Kind oder als ein in anderer Hinsicht Gefangener ist der Betroffene nicht in der Lage, offenen Widerstand zu üben, sondern sieht sich gezwungen, im Verdeckten zu opponieren. Passiver Widerstand zeigt sich in den unterschiedlichsten Manövern, die alle nur ein Ziel verfolgen: den Gegner derart zu frustrieren und zu schwächen, dass er nicht mehr direkt gegen den Täter vorgehen kann. Unfälle, bei denen wie zufällig der Besitz des Feindes zerstört wird (die Totalschäden, die Jugendliche an Papas Auto herbeiführen), Verzögerungen, Verlegen von wertvollen Gegenständen (»Wo ist mein Schraubenzieher?«) und die klassischen Kopfschmerzen, die die Ehefrau immer dann plagen, wenn ihr Mann mit ihr schlafen will, sind nur einige Beispiele. Dazu gehören auch Verhaltensweisen wie Starrköpfigkeit, Streitsucht und sogar Wutanfälle, die im »Feind« das gleiche Gefühl ohnmächtiger Wut hervorrufen sollen, das das passiv-aggressive »Opfer« spürt. Stehlen, Lügen, Weglaufen und Schuleschwänzen passen ebenfalls in dieses Bild. Man kann es mit einem Wort zusammenfassen: Boshaftigkeit.

Während sich die häufigsten passiv-aggressiven Reaktionen durch Reizbarkeit, Jähzorn und subtilen Widerstand auszeichnen, können wir bei Menschen mit unterschiedlich stark ausgeprägten Impulskontrollproblemen, die auf andere Ursachen zurückzuführen sind, auch die gegenteiligen Reaktionen feststellen. Zu diesen anderen Ursachen, die zu der Hauptursache »Schädliches Qi« dazukommen, zählen z. B. ein subtiler minimaler Hirnschaden oder epileptische Äquivalente.

Außerdem kann jenes Element, das innerhalb des Systems der Fünf Wandlungsphasen das Holz kontrolliert (Metall), geschwächt sein und unter Umständen seine Funktion der Impulskontrolle nicht erfüllen. Ich glaube, dass die Integrität der Niere ein weiterer Faktor ist, der bestimmt, ob eine Charakterstruktur tendenziell passiv oder aggressiv ist. Eine schwache »Mutter«, also eine schwache Wandlungsphase Wasser, ist dann vielleicht nicht in der Lage, das Leber-Yin zu stützen. Erschöpft jedoch die Hitze (Schwache Hitze) der Leber das Nieren-Yin zu schnell, dann überwiegt Aggressivität die Passivität, weil sowohl Nieren-Yang als auch Leber-Yang zunehmen. Es kommt zu einem »Emporlodern des Leber-Feuers« und damit sowohl auf körperlicher als auch auf geistiger Ebene zu erhöhtem Druck. Die daraus resultierende Hyperaktivität des Leber-Yang kann ein weiterer Grund für eine mangelhafte Impulskontrolle sein. Das Ergebnis hängt letztlich auch vom Zustand der Wandlungsphase Feuer ab, denn dieser bestimmt, wie gut das Feuer mit der überschüssigen Hitze des Leber-Yang fertig wird. Andere Beziehungen zwischen den einzelnen Wandlungsphasen mögen zwar theoretisch relevant sein, aber klinisch sind sie von geringer Bedeutung. Ich möchte daher auf einige kindliche Verhaltensstörungen – und zwar sowohl aggressive als auch nicht aggressive – sowie auf Impulsstörungen bei Erwachsenen eingehen, die zu extremer Gewalttätigkeit führen können.

Weitere Merkmale eines Leber-Yang-Mangels

Angst kann verschiedene Formen annehmen, sobald einmal die Fähigkeit zur Selbstdurchsetzung unterdrückt ist. An erster Stelle steht hier die Angst vor jeder direkten Selbstbehauptung oder Aggression. Ein Mensch mit Leber-Yang-Mangel wird in jeder Situation, die von ihm Selbstbehauptung in der Öffentlichkeit verlangt, große Angst empfinden, weil er eine Erniedrigung fürchtet – dieselbe Erniedrigung, die man erlebt, wenn man in seinem innersten Sein von jenen Menschen, die dieses Sein eigentlich stärken sollten (Eltern, Lehrern), zurückgewiesen wird. Es handelt sich hier um die fundamentale Erfahrung einer Hemmung der Seinsäußerung. Am stärksten wird eine direkte Konfrontation mit der Öffentlichkeit mit Angst identifiziert. Sprechen vor Publikum, mündliche Prüfungen, Arbeiten unter Beobachtung und soziale Situationen, in denen man seine persönlichen Bedürfnisse sehr direkt durchsetzen muss, provozieren Angst. Hinter dieser Angst steht eine tiefe Furcht vor Erniedrigung, zu der sich außerdem ein Gefühl der Schuld gesellt. Manche Formen von Schuldgefühlen sind Ausdruck einer Angst vor Selbstdurchsetzung. Ob die mit Schuldgefühlen assoziierte Missbilligung von innen oder von außen kommt – die Angst ist das direkte Resultat der Befürchtung, die bloße Tatsache, dass man existiert, könne auf Missbilligung stoßen. Ein Teil der Schuld kann auch die Konsequenz des »Bösseins« sein, das aus der oben erwähnten Boshaftigkeit resultiert. Boshaftigkeit ist ein unbequemer emotionaler Zustand, der sich schlecht anfühlt und mit dem sich der Betroffene irgendwann zu identifizieren beginnt. »Sich-schlecht-Fühlen« wird dann zu »Schlechtsein« und führt zu Schuldgefühlen, Scham und Angst davor, sich zu exponieren: Beide Arten von Schuld können eine unbewusste Rationalisierung für das Leiden sein, das der Masochist sich selbst und anderen unweigerlich zufügt und das daraus resultiert, dass er »nicht ist«.

Was die *kognitive* Ebene betrifft, so wird die Wandlungsphase Holz traditionell mit Entscheiden und Planen assoziiert. Das Organsystem Gallenblase ist für Entscheidungen zuständig, das Organsystem Leber fürs Planen. Die chinesische Zeiteinteilung setzt die Aktivitätsphase der Gallenblase (23 bis 1 Uhr) vor der der Leber (1 bis 3 Uhr) an. Entscheidungen sollten logischerweise vor dem Planen getroffen werden, und genau das ist im chinesischen System auch der Fall.

Veränderungen auf kognitiver Ebene spiegeln Veränderungen im Charakter wider. Die passiv-aggressive Persönlichkeit, der gequälte, boshafte masochistische Charakter denkt auf gequälte, boshafte Weise. Diese Boshaftigkeit drückt sich in Negativität und Rache aus, das Gequältsein in Ambivalenz. Ambivalenz ist die kognitive Projektion des »Morastes«, der Stagnation in der Sackgasse zwischen Selbstbehauptung und Unterdrückung dieser Selbstbehauptung. Negativität und Rache stellen einen restitutiven Mechanismus dar, mit dessen Hilfe eine Entität die fürs Leben notwendige Bewegung aufrechterhalten kann, ohne dass das Leben durch die Seinsäußerung, die es mit psychischem und sogar physischem Tod assoziiert, direkt bedroht würde. Ambivalenz bedeutet Unentschiedensein, und Negativität unterminiert jeden Plan bereits im Entstehen. Die Angst ist die Angst vor einer Seinsäußerung, und das Ziel besteht darin, in Bewegung zu bleiben, ohne irgendwo hinzugehen. Auch der kognitive Bereich nimmt diese Charakteristika an, bis schließlich das gesamte Denken von einer wahnhaften Rachsucht verseucht ist.

Negativität ist ein perfektes kulturelles Medium für *Depression*. Mit der Unterdrückung des Leber-Yang stellt sich das gesamte Spektrum an Emotionen ein, das mit einer Hemmung der Seinsbehauptung einhergeht. Leichte Reizbarkeit, zorniger Rückzug und gedämpfte Erregtheit sind charakteristisch für diesen Depressionstypus, der sich oft in unmäßigem Rauchen oder Essen ausdrückt. Diese Zustände kommen und gehen, je nachdem wie sich die Dinge in der Welt draußen entwickeln. Dahinter liegt ein Gefühl der Wertlosigkeit, der Selbstentwertung, der Unzulänglichkeit, also ein mangelhaftes Selbstwertgefühl, denn ein Mensch mit gehemmtem Leber-Yang kann nicht er selbst sein und spürt, dass etwas Wichtiges fehlt. Auch Schuldgefühle sind eine wichtige Emotion, wie wir schon im Abschnitt über Angst gesehen haben. Sowohl bei Männern als auch bei Frauen kommt es zu seltenen, explosiven Zornesausbrüchen, bei Frauen auch zu Weinanfällen. Suizid wird in der Fantasie oft als gewalttätiger Akt – man rast in ein anderes Auto oder in einen Baum – vorgestellt (wie Ted J. Kaptchuk betonte[10]).

Wenn Negativität alle zwischenmenschlichen Beziehungen zerstört hat, kann sich durch die anhaltende Isolierung eine *Psychose* entwickeln. Unter diesen Umständen kann die Negativität ein Extrem erreichen und lebensbedrohliche Ausmaße annehmen. Werden jedoch die unterdrückenden Kräfte geschwächt und macht der Betroffene die reale oder eingebildete Erfahrung einer Erniedrigung, kann es zu einer unvorhersehbaren Entladung von Gewalt kommen.

Ein Großteil des Leidens dieser Menschen hängt damit zusammen, dass sie *Liebe* nicht ausdrücken können, weil sie Liebe mit Manipulation und Erniedrigung assoziieren. Der Preis, den sie irgendwann einmal dafür zahlen mussten, war zu hoch. Die Botschaft lautet: »Du kannst mich zu allem zwingen, nur nicht dazu, dass ich dich liebe!« Um Lowen zu zitieren: »[...] der Aggressionstrieb [ist] nach innen gebogen, als hätte man beide Enden des Organismus mit einer Riesenzange zusammengedrückt. Infolgedessen sind die zärtlichen Gefühle zwischen den Aggressionsarmen komprimiert und gefesselt.«[11]. Ohne die Fähigkeit, sein eigenes Selbst durchzusetzen, die bei einem Menschen mit Leber-Yang-Mangel jedoch unterdrückt ist, kann man weder Liebe noch die anderen Facetten des eigenen Selbst zeigen. Dies führt zu einem Gefühl der Frustration im jeweiligen Lebensbereich. Da Liebe etwas so Zentrales im Leben eines Menschen darstellt, ist das Leiden hier besonders ausgeprägt, und die Konsequenzen können tragische Dimensionen annehmen. Das restitutive Manöver, mit dessen Hilfe man versucht, irgendeine Art des Gefühlskontakts aufrechtzuerhalten, zeigt sich am ehesten als sadomasochistisches Verhalten: Man verletzt sich indirekt selbst, indem man andere dazu provoziert, einen zu verletzen, oder man verletzt direkt andere Menschen.

Da diese Menschen Probleme mit zärtlichen Gefühlen haben, finden *sexuelle* Beziehungen meist in einem Kontext von Schmerz und Leiden statt, denn beide sind ein Stimulus, der stark genug ist, um Gefühle hervorrufen zu können. Je nachdem wie sehr das Leber-Yang blockiert ist, treffen wir auf eine große Bandbreite sexueller Praktiken, die von relativ harmlosen pseudoschmerzvollen Praktiken bis hin zu extremen Formen sadomasochistischer Brutalität reichen. Sadomasochismus wird gemeinhin als Perversion betrachtet, die sich aber noch innerhalb des relativ breit gespannten Bogens »normaler« sexueller Kontakte bewegt. Diese Einschätzung hängt aber von den Werten desjenigen ab, der die Definitionen festlegt. Wenn ein sadomasochistisches Verhalten jedoch als Ersatz für die Fähigkeit, Zärtlichkeit zu empfinden, dient, wie weiter oben beschrieben, kann es meiner Meinung nach sehr wohl als Perversion eingestuft werden, ohne dass dadurch das Prinzip »Jedem das Seine« verletzt würde – solange der Partner einverstanden ist und keinen Schaden davonträgt.

Auch hier gilt das generelle Prinzip, dass Sex manchmal ein Verhaltensbereich ist, in dem das Gegenteil der für den jeweiligen Menschen charakteristischen Persönlichkeitsstruktur zum Ausdruck kommt, und so finden wir in dieser Kategorie andererseits auch Menschen, die nur im sexuellen Bereich Zärtlichkeit und Liebe ausdrücken können.

Bioenergetisch gesehen, entspricht die energetische Physiologie jener, die im allgemeinen Abschnitt über Disharmonien der Holz-Energie beschrieben wurde.

Ein Fall von unterdrückten Gefühlen

Wenn es eine Kategorie von Mangel- oder Überschusszuständen gibt, die ich in meiner Praxis, in meinem Leben oder bei mir selbst am häufigsten festgestellt habe, dann ist es der passiv-aggressive Leber-Yang-Mangel. Am deutlichsten in Erinnerung ist mir jedoch eine Frau, die ich in den ersten vier Monaten nach Eröffnung meiner Praxis für Akupunktur behandelt habe. Damals war sie eine Frau mittleren Alters und litt an schwerem Ischias. Sie war eine sehr gewissenhafte Person, die die meiste Zeit ihres Lebens Hausfrau war.

Sie hatte in der Vergangenheit am Ménière-Syndrom und an Bluthochdruck gelitten, eine Bauchhöhlenschwangerschaft durchgemacht, viele hochwirksame Medikamente eingenommen und sich außerdem einem exploratorischen chirurgischen Eingriff am Schädel, einer Ablation des Hörnervs sowie einer operativen Wirbelversteifung unterzogen. Ab diesem Moment war sie die meiste Zeit ans Bett gefesselt und nicht mehr im Stande, Hausarbeiten wie Kochen und Putzen zu erledigen. Sie hatte jung geheiratet, ihre Kinder waren bereits lange außer Haus – ungefähr seit sie bettlägerig wurde. Alles, was ihr blieb, war ihr Ehemann, ein erfolgreicher Geschäftsmann, der die meiste Zeit außer Haus, vor allem auf dem Golfplatz, verbrachte.

Ich behandelte sie mit einer Kombination aus Fünf-Elemente- und lokaler tendomuskulärer Akupunktur, die ich bei Dr. Van Buren in England gelernt hatte. Sie reagierte auf die Nadelung, und ihr Zustand besserte sich trotz der Wirbelversteifung, der sie sich wegen einer degenerierten Bandscheibe unterzogen hatte. Nach der dritten der wöchentlich durchgeführten Behandlungen erzählte sie, dass sie drei Jahre zuvor einen Nervenzusammenbruch erlitten hatte, der mit Elektroschocks behandelt wurde. Dann berichtete sie mir von ihrer Eifersucht auf ihren Ehemann, dem sie seine gute Gesundheit und seinen Spaß am Leben äußerst übel nahm. Sie war allein mit ihren Schmerzen, während er das Leben in vollen Zügen genoss.

Während der folgenden Sitzung erzählte sie keine weiteren Details aus ihrem persönlichen Leben, aber ab der fünften bis zur siebenten und letzten Sitzung arbeiteten wir eine Menge unterdrückter Gefühle durch, die nun an die Oberfläche drangen. Sie erzählte, dass es ihr als Kind unter Androhung strenger Strafen verboten wurde, zu widersprechen. Während ihrer ganzen Ehe war sie wie versteinert, wenn ihr Mann sie anschrie. Sie erkannte, dass sie auf sich selbst wütend war, weil sie alles zurückhielt, und »dass ich deswegen ständig krank bin, weil ich mich besser fühle, wenn ich etwas mache, was mich selbst verletzt«.

Nach der siebenten Akupunkturbehandlung schlug ich vor, Elemente aus der Bioenergetik, z. B. Treten, Schlagen und Schreien, mit einzubeziehen. Schnell hatte sie die für sie wirksamsten Techniken herausgefunden, und sie tat es mit großem Genuss. Der Großteil ihrer Wut richtete sich gegen ihren Ehemann, und sie gab zu, ihn dafür, dass er sie dominierte und vernachlässigte, bestrafen zu wollen, indem sie krank wurde und nicht mehr für ihn und das Haus sorgen konnte. Diese Form von Therapie erfolgte nur während einer einzigen Sitzung.

In der darauf folgenden Woche erklärte sie mir am Telefon, dass ihre körperlichen Beschwerden völlig verschwunden waren. Sie hatte ihren Ehemann mit

Disharmonien des Leber-Yang

ihrem Ärger und Groll konfrontiert und das erste Mal in ihrem Leben von ihm Geld für etwas anderes als ihre Krankheit gefordert. Er gab es ihr bereitwillig, und gemeinsam mit einer Freundin reiste sie drei Monate lang durch Europa – dies war die erste Reise ihres Lebens. Ich sah sie drei Jahre später wieder. Sie war seit einem Jahr von ihrem Ehemann getrennt und arbeitete wieder in ihrem Beruf, wobei sie sich wieder ein Rückenleiden zugezogen hatte. Nach drei Behandlungen hatte sich ihr Zustand merklich gebessert.

Vielleicht denke ich bei einem Leber-Yang-Mangel deshalb sofort an P., weil die Behandlung passiv-aggressiver Probleme sich normalerweise wesentlich schwieriger gestaltet. Ihr Krankheitsbild hingegen war sehr eindeutig, und außerdem reagierte sie gut auf die gesetzten Interventionen. Da sie auf dem Land aufgewachsen war, verfügte sie über ein geringeres Repertoire an raffinierten Tricks und Täuschungsmanövern als Stadtmenschen. Die Ermahnungen, die sie in ihrer Kindheit über sich ergehen lassen musste und die ihr jede Form von Selbstbehauptung untersagten, waren ebenfalls sehr klar und direkt, was bei einer ostentativ liberalen Erziehung, bei der die Kontrolle wesentlich subtiler und indirekter ausgeübt wird, nicht der Fall ist. Akupunktur führt meines Erachtens zu einer Form von emotionaler Katharsis, die vor allem Menschen, deren Gefühle und Gedanken eher verhalten als verdrängt sind, leichter und schneller integrieren können. Dies war bei P. der Fall. Bei Verhaltung versteckt der Patient seine Gefühle weniger tief als bei einer Verdrängung, und ich glaube, dass dies die Erklärung dafür ist, warum sich P. ihrer Gefühle so schnell bewusst werden konnte und inneres Wachstum stattfinden konnte.

- **Leber-Yang-Überschuss**
  Persönlichkeit: Ständig aggressiv

Wir alle sind bereits Menschen begegnet, die sich sehr zum Leidwesen ihrer Umgebung mit ihrer unterschwelligen Aggressivität in die Angelegenheiten anderer einmischen. Diese Menschen können kein Nein akzeptieren, ja, es scheint, als würden sie es gar nicht hören. Sie hören nur den Klang ihrer eigenen Stimme. Die Dinge, die für sie persönlich wichtig sind, drängen alle anderen Überlegungen in den Hintergrund, egal, ob sie sich auf körperliche oder zwischenmenschliche Bedürfnisse beziehen. Dabei handelt es sich um einen mehr oder weniger konstanten Zustand, aus dem die Betroffenen sich kaum selbst befreien können. Der Druck ist ständig da, ein Entkommen ist schwierig. Die Betroffenen sind vollkommen von der Korrektheit ihres Verhaltens überzeugt und sich der Unangemessenheit ihrer Handlungen und Erwartungen in keiner Weise bewusst. Sie sind absolut unfähig, die Bedürfnisse anderer Menschen hinsichtlich Raum und

Zeit zu berücksichtigen, wenn es um die Befriedigung ihrer eigenen Bedürfnisse geht. Die Reaktion auf ein derartiges Verhalten fällt meist sehr negativ aus, was die Betroffenen aber oft gar nicht wahrnehmen. Wenn eine andere Person diese Aggressivität ständig blockiert, ohne dass der an Leber-Yang-Überschuss Leidende sie auf die eine oder andere Weise besiegen könnte, so hört diese Person für ihn einfach auf zu existieren, und sie wird unsichtbar. Handelt es sich dabei um jemanden, der über eine gewisse Macht verfügt, wendet sich die Aggressivität von ihm ab und sucht sich ein lohnenderes Ziel. In Kombination mit einer hohen Intelligenz können Menschen mit Leber-Yang-Überschuss in einem materiellen Sinn äußerst mächtig werden. Sie tendieren jedoch dazu, sich selbst übertreffen zu wollen und daran letztlich auch zu scheitern.

Weitere Merkmale eines Leber-Yang-Überschusses
Wenn Menschen mit Leber-Yang-Überschuss ihren Kopf nicht durchsetzen können, zeigen sie zwar nur geringe Anzeichen einer tatsächlich gefühlten *Angst*, sehr wohl aber Anzeichen von Agitiertheit. Unterhalb der Oberfläche verbirgt sich jedoch in vielen Fällen eine überwältigende, reale Angst, die diese Agitiertheit nährt. Um diese Gruppe von Menschen verstehen zu können, müssen wir uns über die zwei möglichen Ursachen eines Leber-Yang-Überschusses im Klaren sein.

Wie bereits weiter oben erwähnt, kann ein Leber-Yang-Überschuss entweder konstitutionsbedingt sein oder eine kompensatorische Funktion erfüllen. Unterscheiden lassen sich beide Formen im Wesentlichen durch ihre Vorgeschichte: Bei der konstitutionell bedingten Form bestehen die Symptome ununterbrochen und über einen langen Zeitraum hinweg. Bei der kompensatorischen Variante treten die Symptome in wiederkehrenden Episoden auf, wobei die Energie aber nicht kontinuierlich aufrechterhalten wird. Bei Menschen mit der oben erwähnten tief sitzenden Angst handelt es sich meiner Meinung nach um Menschen, deren Aggression eher kompensatorischer als konstitutioneller Natur ist. Der Person, die ich im vorangegangenen Abschnitt über »Persönlichkeit« beschrieben habe, fehlt dieses Merkmal einer tiefer liegenden Angst, daher ist in diesem Fall der Leber-Yang-Überschuss eher konstitutionell bedingt und nicht so sehr als Kompensation zu verstehen.

Ein Mensch mit Leber-Yang-Überschuss vertritt sich selbst bzw. seine aktuellen Anliegen nach außen hin mit sehr großem Enthusiasmus. Die Energie, die ihn dabei trägt, ist stark und nach außen, wenn nicht sogar aufwärts gerichtet. Es existieren daher keine deutlichen Anzeichen für eine *Depression*, aber auch keine Freude. Wir haben es nicht mit glücklichen, sondern mit getriebenen Menschen zu tun. Treffen diese Menschen auf Widerstand, so reagieren sie vor allem mit Agitiertheit, hinter der sich aber Wut verbirgt. Die Atmosphäre ist eher schädlich als förderlich. Die meisten dieser Menschen leiden selbst nicht an einer Depression, sie können jedoch bei anderen Menschen eine Depression bewirken.

Wenn trotzdem eine Depression auftritt, dann kommt sie plötzlich, unerwartet und wirkt sich auf physiologischer Ebene zerstörerisch aus. Diese Form von *Psychose* ist jedoch selten und eher als eine vollkommene Erschöpfung der nährenden genetischen Nieren-Energie denn als ein Kollaps im eigentlich psychologischen Sinn zu werten. In diesem Fall ist das Yin erschöpft, weil es das Leber-Yang, das im Laufe des Lebens außer Kontrolle geraten ist, kompensieren musste. Der Betroffene hat seine Substanz dem Ich geopfert, und das Resultat ist eine völlige Leere, denn sobald die Aggression einmal die sie speisende Quelle erschöpft hat, bleibt nichts zurück. Das Bild ist das einer vollkommenen psychomotorischen Hemmung, wobei es an jeglichem Antrieb fehlt, selbst für die elementaren Lebensfunktionen wie Nahrung, Schlaf, Kleidung, Unterkunft und Sexualität.

Die *Kognition* ist in Inhalt und Tiefe durch den alles bestimmenden aggressiven Antriebsdruck und die jeweilige Obsession eingeschränkt. Da die Holz-Energie die Urteils- und Planungsfähigkeit beeinflusst, werden diese Fähigkeiten durch den unwiderstehlichen Impuls des Augenblicks gestört. Die Urteilsfähigkeit wird derart verzerrt, dass sie mit dem nicht unterdrückbaren, drängenden inneren Zwang in Einklang steht. Ein solcher Mensch kommt gut mit passiven, kompetenten Menschen zurecht, die bereit sind, seine ständigen Fehler in einer Weise zu kompensieren, dass er sie nicht einmal wahrnehmen muss. Meiner Erfahrung nach geht er häufig derartige Allianzen ein. Der passive Partner scheint dieses augenscheinliche Erregtsein, das von der Aggressivität des Menschen mit Leber-Yang-Überschuss produziert wird, zu brauchen. Unter diesen Bedingungen besteht keine wirkliche Notwendigkeit, Einsicht zu erlangen.

Liebe, die wir zum Teil als die Fähigkeit, eine Erfahrung sowohl aus der Perspektive eines anderen Menschen als auch aus der eigenen zu betrachten, definiert haben, ist für jemanden, dem es einzig um die Steigerung seiner eigenen Person geht, praktisch kein Thema. Eine dauerhafte Beziehung kann, wenn überhaupt, nur mit einem Menschen eingegangen werden, der bereit ist, seinen eigenen Willen dem des Partners unterzuordnen. Sollte der Mensch mit Leber-Yang-Überschuss über spezielle Talente verfügen, die von Wert für die Welt sein könnten, dann würde der sich selbst opfernde Partner der Gesellschaft einen Dienst erweisen, wenn er dieses Talent einer Welt zugänglich macht, die es sonst angesichts der schädlichen Persönlichkeit des Besitzers zurückweisen würde. Wenn jedoch dieser Mensch nichts außer Aggression zu bieten hat, dann verstärkt unser vormaliger Wohltäter nur die Niederträchtigkeit. Dieser »Wohltäter«

könnte ein Mensch mit sehr starkem Leber-Yin und einer ausgeprägten Fähigkeit, sich selbst zurückzunehmen, sein; andererseits könnte er diese Position auch einnehmen, um seine massiv masochistischen Tendenzen auszuleben.

Sex dient dem Bedürfnis, Spannung abzuführen, damit der Schlaf und das Funktionieren des »Motors« gewährleistet ist. Der Sexualpartner befriedigt dieses Bedürfnis und nimmt in dieser Beziehung, der es an Gegenseitigkeit fehlt, was er bekommen kann. Perversionen sind dem sadomasochistischen Bereich zuzuordnen, wobei der Betroffene vielleicht dadurch etwas Erlösung von seiner ständigen Aggression findet, dass er eine passivere Rolle übernimmt, obwohl grundsätzlich beide Rollen für beide Partner in Frage kommen.

Sollte Sex an sich das primäre Ziel der Aggressivität sein, kann es zu sexuellem Missbrauch in allen Schattierungen kommen, denn es geht um Aggression, nicht um ein Objekt. Da jedoch Hass und Angst nicht die zentralen Punkte sind, ist es eher unwahrscheinlich, dass eine brutale Vergewaltigung stattfindet. Kinder können zu Opfern werden, sofern sie das einzige zur Verfügung stehende Sexualobjekt sind.

Bioenergetisch gesehen, gleicht der Betroffene jener muskelbepackten Person, die wir bereits im unserer allgemeinen Einführung zu den Disharmonien der Wandlungsphase Holz beschrieben haben und deren Aggression gegen sich selbst gerichtet ist. Dies entspricht nicht ganz den Erwartungen, die man mit einem Menschen, der ständig vorwärts getrieben wird, verbindet, denn man würde annehmen, seine Muskulatur sei geschmeidig, flexibel und elastisch. Diese Beschreibung charakterisiert jedoch Menschen, deren Holz-Energie »normal« und deren Fähigkeit, Blut zu speichern und Bänder und Sehnen zu nähren, nicht beeinträchtigt ist. Ein Mensch mit Leber-Yang-Überschuss trifft auf Grund seiner sich über alles hinwegsetzenden Aggressivität sein ganzes Leben lang – vor allem aber in den ersten Lebensjahren – auf Widerstand, denn um sich zu schützen, wirft die »Welt« diese Aggressivität auf den zurück, von dem sie ausgeht. Dadurch kommt es zu einer Hemmung der Holz-Energie, ähnlich jener, die bei der Ausbildung des oben beschriebenen masochistischen Charakters eintritt, auch wenn sie vielleicht nicht so durchgängig besteht. In der Natur existiert für jede Kraft eine gleich große, ihr entgegengesetzte Gegenkraft. Die meisten Menschen mit einer für einen Leber-Yang-Mangel charakteristischen Persönlichkeit, die ich kannte, scheiterten auf dramatische Art und Weise und zerstörten sich letzten Endes selbst.

Ein weiteres Szenario ist, dass die Leber letztendlich nicht mehr in der Lage ist, Blut zu speichern und Sehnen und Bänder zu nähren, und dass das Leber-Yang die Nerven nicht mehr zu nähren vermag, was zu Muskelschwund und neurologischen Störungen führen kann.

Ein Fall von extremer Aggression

Typisch für einen Leber-Yang-Überschuss ist der Fall einer Künstlerin, die wegen eines niedrigen Energieniveaus in Behandlung kam. Sie litt an einer Brustzyste und hatte Angst vor Krebs. Im Alter von 17 Jahren wurde ihr wegen einer Schilddrüsenüberfunktion die Schilddrüse entfernt, außerdem wurde ihr teilweise die Gebärmutter entfernt. Darüber hinaus litt sie an Steifheit in den Händen. Sie reagierte positiv auf eine Behandlung mit Kräutern, und ihre Energie kam ziemlich schnell wieder zurück.

Das Bemerkenswerteste aber war ihre Persönlichkeit. Das dominierende Merkmal war Aggressivität. Alle ihre Äußerungen waren Forderungen. Sie verlangte volle Aufmerksamkeit gegenüber ihren und nur ihren Bedürfnissen, und das unablässig. Nichts stand ihr im Weg. Obwohl sie nur als mittelmäßig begabte Künstlerin galt, wurden ihre Arbeiten in Galerien ausgestellt, zu denen weitaus talentiertere Künstler keinen Zugang fanden. Angesichts ihres aggressiven Auftretens war das die einzige Verteidigung, die den Galeriebesitzern übrig blieb. Sie war überzeugt, die Beste zu sein, was niemand, der auch nur den geringsten Frieden haben wollte, zu leugnen wagte.

Unglücklicherweise war sie nicht daran interessiert, ihre Art der Beziehung zu anderen Menschen zu hinterfragen, und brach die Behandlung ab, als sich ihr körperlicher Zustand gebessert hatte. Auf lange Sicht wird aber ihre Unwilligkeit, sich mit diesen Fragen auseinander zu setzen, ihre Energie wieder erschöpfen.

10 Die Wandlungsphase Feuer

Die natürlichen Funktionen des Phasensystems Feuer

Disharmonien des Herz-Yin

Disharmonien des Herz-Yang

Herzbeutel

Die natürlichen Funktionen des Herzbeutel-Yin

Disharmonien des Herzbeutel-Yin

Die natürlichen Funktionen des Herzbeutel-Yang

Disharmonien des Herzbeutel-Yang

Dünndarm:
Die natürlichen Funktionen

Disharmonien des Dünndarms

Dreifacher Erwärmer:
Die natürlichen Funktionen

Mangelzustand des Dreifachen Erwärmers

Im Rahmen der »Evolution des Seins« besteht die natürliche Funktion der Feuer-Energie in bewusstem Gewahrsein, in der intelligenten, konkreten Umsetzung kreativer Visionen und Konzepte sowie in der Entwicklung einer bewussten, symbolischen, intelligenten, zwischenmenschlichen Kommunikation, die verbale, mathematische, musikalische, visuelle und motorische Ausdrucksformen umfasst. Vor allem drei Entwicklungsstadien werden mit der Wandlungsphase Feuer in Beziehung gesetzt. Das erste Stadium umfasst die kreativen Jahre der Kindheit (das »Ja«-Stadium), speziell jene Zeit, während der sich die auf Ausdruck gerichtete Sprache entwickelt und das Kind sich in einem Gefühl der Liebe zum gegengeschlechtlichen Elternteil hingezogen fühlt. Das zweite Stadium fällt mit der Pubertät zusammen, in der die zwischenmenschlichen Beziehungen explodieren und die erste Liebe erlebt wird. Das dritte Stadium erstreckt sich über die Jahre kreativer, erwachsener Arbeit, vor allem aber über die Zeit nach der Lebensmitte. Die Feuer-Energie dirigiert die gesamte Symphonie, in der das positive, kreative Sein in seinem ganzen Überschwang zum Ausdruck kommt.

Was meinen wir mit »kreativ«? Der Begriff »kreativ« bedeutet explizit, etwas Neues ins Sein einzubringen, ein »Neusein«, das sich wesentlich von der bekannten Wirklichkeit unterscheidet. Er impliziert, dass dieses kreative Schaffen Teil eines Kontinuums ist, so dass jederzeit und immer wieder etwas Neues »werden« kann. Das Endprodukt dieses Zustandes ist Wandel. Eine solche kreative Situation zeichnet sich durch ein hohes Maß an Toleranz gegenüber Wandel aus. Dies gilt für die Vision eines Künstlers genauso wie für eine intime Beziehung.

Das Nieren-Yin liefert uns die Substanz des Geistes und das Nieren-Yang den Antrieb oder die Kraft, diese Substanz auch zu entwickeln. Holz gibt die Richtung vor, und die Milz nährt. Das Herz-Yin erfüllt diese Substanz mit Bewusstsein, und das Herz-Yang verleiht dem kreativen Gedanken seine Gestalt.

Alle diese Energien stehen im Dienste des menschlichen Urbedürfnisses nach Kontakt auf Ich-Ebene. Da die Feuer-Energien Bewusstsein, Gewahrsein, Kreativität und Liebe dominieren, rücken diese Energien in den Mittelpunkt aller zwischenmenschlichen Belange. Der gesamte Komplex von »Kontakt« im erwachsenen Leben und auf erwachsenem Niveau ist eine Funktion der Fähigkeit dieser Energien, die in früheren Phasen gesammelten positiven Erfahrungen innerhalb einer Beziehung ins Bewusstsein und in den Ausdruck zu integrieren.

Was Bewusstsein und Gewahrsein betrifft, so steht die Wandlungsphase Feuer in Kontakt mit der allgemeinen Energie (Herz), die es gleichmäßig verteilt (Dreifacher Erwärmer und Herzbeutel) und reinigt (Dünndarm). Jeder dieser vier Aspekte der Wandlungsphase Feuer – Herz, Herzbeutel, Dünndarm und Dreifacher

Erwärmer – überwacht ein eigenes, aber eng mit den anderen verbundenes Segment der Gesamtfunktion, die es dem Menschen erlaubt, einen Teil der Facetten seines Seins bewusst zum Ausdruck zu bringen. Die Wandlungsphase Feuer ist dafür verantwortlich, dass die Energien der anderen Wandlungsphasen einen bewussten, symbolischen Ausdruck ihrer speziellen natürlichen Funktionen finden können, wann immer dies notwendig oder wünschenswert ist. Die Yin-Energie des Herzens erzeugt die »Einsicht«, die Yang-Energie den »Ausdruck«. Jede intelligente, verständliche Kommunikation – vom ersten Schrei eines Kindes über die erste Liebeserklärung hin zur endgültigen Erkenntnis eines »Ich glaube« – wird durch die Energie der Wandlungsphase Feuer vermittelt. Was die Gefühle und deren Reifungsprozess betrifft, so nähren und lenken diese Energien das Bewusstsein und den Ausdruck der unbedingten Liebe für die eigene Person und für andere.

Lawson-Wood behauptet, dass »Freude an der Aktivität dem göttlich inspirierten Teil des Menschen entspringt«.[1] Die chinesische Medizin geht davon aus, dass der »Geist« durch die Wandlungsphase Wasser von einer Generation auf die andere übertragen wird. Während unseres Lebens residiert er tagsüber in unserem Herzen, und wir können ihn im Glanz, den die Pupillen der Augen aussenden, wahrnehmen. In der Nacht soll der Geist in der Leber residieren und sich uns in unseren Träumen zeigen. Ein reiner Geist, heißt es, träumt nicht. Manche Autoritäten behaupten, »Geist« sei ein Terminus, der sich nur auf die transzendente Person jenseits des materiellen Körpers beziehe, und benutzen den Begriff »Seele«, um den inkarnierten Geist zu bezeichnen. Über diese Begriffe herrscht große Verwirrung, und der Klarheit halber werde ich ausschließlich den Begriff »Geist« verwenden.

Die natürlichen Funktionen des Phasensystems Feuer

Herz-Yin

Die energetische Funktion des Herz-Yin ist die Inspiration, die jeder kreativen, originellen künstlerischen Formulierung sowohl auf intellektueller als auch spiritueller Seinsebene zu Grunde liegt. Dazu zählt auch die Kunst der Liebe im Sinne eines erfüllenden, befriedigenden Höhepunkts des organismischen Wohlbefindens. Das Herz-Yin ist an der Entfaltung und der visuellen bzw. auditiven konzeptuellen Repräsentation des inspirierten, künstlerischen Empfindens beteiligt. Die Wandlungsphase Erde bringt die »Milch« der menschlichen »Güte« hervor und erfüllt die basalen »Bedürfnisse«. Dies ist der Anfang allen Selbstwertgefühls. Das Herz-Yin ist das Medium, das diese »Milch« zur »Sahne« menschlicher Gleichgesinntheit reifen lässt und die elementaren »Wünsche« erfüllt.

Dank dieser Energie empfinden die Menschen Freude über die Existenz anderer Menschen und über das neue Leben, das ihre Liebe hervorbringt. Liebe in ihrer höchsten Ausprägung ist die Erfüllung der Feuer-Energie: In diesem Sinn bedeutet Liebe, den anderen bedingungslos zu akzeptieren und ihm die Erlaubnis zu geben, in mein Ich einzudringen, während ich selbst in das des anderen eindringe und darin lebe; Liebe bedeutet, das eigene Ich zu Gunsten des anderen beiseite zu lassen. Bei Kindern ist dies der Anfang der Selbstliebe. Um uns selbst etwas Besonderes sein zu können, müssen wir zuerst etwas Besonderes für andere sein. Die letztendliche Erkenntnis könnte darin bestehen, dass wir etwas Besonderes »für« und »vor« Gott sind.

Das Herz beherbergt die geistigen Energien und kontrolliert sämtliche höheren geistigen Funktionen. Lawson-Wood sagt: »Das Gefühl des Inspiriertseins und der Vielseitigkeit der psychischen Aktivitäten ist dem Menschen vielleicht nur deswegen zugänglich, weil er über symbolbildende, interpretative Fähigkeiten verfügt.«[2] Die Herz-Energie ist für die höhere, bewusste, geistig-intellektuelle Erforschung des Lebens verantwortlich: für Gewahrsein, Symbolbildung und die Kommunikation von Gedanken und Gefühlen. Das Herz »öffnet« sich in die Zunge und ist, geht man von der Embryonalentwicklung aus, verwandt mit der Kehle. Im Hinduismus heißt es: »Kannst du die Kehle abschließen, kannst du auch den Fluss der Gedanken unterbrechen.« Das Herz kontrolliert den Gedankenfluss im Inneren des einzelnen Menschen sowie den Gedankenaustausch zwischen Menschen.

Die Herz-Energie verkörpert das spirituelle Sein, das »göttlich inspirierte Qi« und die spirituelle Qualität einer Liebe, die in der Beziehung zu einem anderen Menschen ihren Ausdruck findet. Offenbarung auf spiritueller Ebene, die sich als göttliche Inspiration, als göttliche, schöpferische Liebe zeigt, bildet den Rahmen, in dem die spirituelle Komponente des Yin des Herzens wirksam wird. Nur dank dieser Energie des Herz-Yin treten göttlicher Geist, göttliche Liebe und göttlicher Wille (der an anderer Stelle im Zusammenhang mit Nieren-Qi, -Yin und -Yang besprochen wurde) ins menschliche Bewusstsein.

Das Herz-Yin kontrolliert die venöse Zirkulation. Seine Hauptfunktion ist die der Reinigung. Außerdem erfüllt es eine diastolische Rolle, und es zeichnet sich durch eine relativ ausgeprägte Empfänglichkeit aus.

- **Herz-Yang**

Das Herz-Yang ist der aktive Aspekt des Kreislaufs (Systole) und repräsentiert das nährende arterielle Blut und die Kraft, die es bewegt. Die Energie des Herz-Yang ist das aktive, bildende Prinzip innerhalb des Netzwerks der expressiven Herz-Funktionen, wobei das Yin die spontane Bewusstwerdung ermöglicht und die Externalisierung der inspirierten »Substanz« vermittelt, während das Yang ihr die Form verleiht. Yin ohne Yang ist Chaos, und Yang ohne Yin ist die lähmende Langeweile einer uninspirierten Ordnung, die penible Ordnung der Bürokratie.

Das Herz-Yang ist für die organisierte, begrifflich gefasste und verwertbare Kommunikation kreativer Ideen zuständig. Es liefert die Energie für jene Ich-Funktionen, die eine Eingebung interpretieren und in artikuliertes Wissen umformulieren. Die Philosophie stellt die höchste Entwicklungsstufe innerhalb dieses Prozesses dar.

Die Energien des Herz-Yang (und des Dünndarms) bringen die aus der Inspiration gewonnene Unterscheidung (Geschmack) des kreativen Künstlers in die für deren praktische Umsetzung notwendige systematische Ordnung. Architekten, Innenarchitekten, Dichter, Maler, Bildhauer und Musiker verdanken ihr Bewusstsein von einer inhärenten Symmetrie dem Herz-Yin und ihre Fähigkeit zur künstlerisch-professionellen Formulierung der organisierenden Energie des Herz-Yang.

So wird in der Wandlungsphase Feuer ein Gleichgewicht zwischen der intuitiven Inspiration und der organisierten, für dauerhafte Kreativität notwendigen Vernunft geschaffen.

Während die »göttliche Offenbarung« das Geschenk des Herz-Yin ist, lässt uns das Herz-Yang am Segen der »göttlichen Intelligenz« – in der westlichen Theologie »Das Wort« genannt – teilhaben. »Logos« oder das Wort des Johannes-Evangeliums und darauf aufbauende esoterische Schriften gelten als die Grundlage irdischer Realität.[3]

- **Disharmonien des Herz-Yin**

- **Herz-Yin-Mangel**
   Persönlichkeit: Der fantasielose Bürokrat
Die wichtigsten Persönlichkeitsprobleme, die in Zusammenhang mit dem Herz-Yin stehen, kreisen um die Vielschichtigkeit der schöpferischen Inspiration. Dazu zählen das ungehinderte Bewusstsein um die eigenen schöpferischen Kräfte und spontanen Gefühle und vor allem auch das Wissen um die Fähigkeit, in einer von Gegenseitigkeit gekennzeichneten Umgebung die eigenen Gefühle von Liebe, Zärtlichkeit und Fürsorglichkeit akzeptieren zu können.

Ein Mensch, dessen Herz-Yin entweder unzureichend oder gehemmt ist, wird als langweilige, fantasielose Person wahrgenommen, die bloß das übernimmt, was andere bereits vor ihr geschaffen haben. Besteht gleichzeitig auch ein Herz-Yang-Überschuss, tendiert dieser Mensch dazu, das Übernommene in einer oft langweiligen und pedantischen Art und Weise weiterzuführen und dafür Werbung zu machen. Es handelt sich um einen Menschen, der über geradezu unerträgliche Gewissheit verfügt. Er hat keinen Sinn für die vergängliche Natur der uns zugänglichen Wahrheit, und ist gezwungen, daran zu glauben, dass die im Moment oder auch früher gültige Wahrheit die absolute Wahrheit darstellt. Er hat keine Wahl, da er von der Quelle des Unendlichen abgeschnitten ist und keinerlei Zugang zu dem Prozess hat, in dem die Wirklichkeit sich entfaltet. Wandel spielt eine geringe Rolle in seinem Leben. Ein solcher Mensch tritt oft sehr hartnäckig und verbissen für den Status quo ein. Meist ist ihm viel daran gelegen, von Autoritäten anerkannt zu werden. Wenn es bei ihm irgendeine Richtung gibt, dann eine Hinwendung zur Vergangenheit. Unsere gegenwärtigen Institutionen, Sitten und Gebräuche fallen immer einem solchen Menschen in die Hände. Er lebt ein Leben, dem es in auffälliger Weise an Eifer oder freudiger Spontaneität, an Erregung oder Abenteuer mangelt. Kurz gesagt, es handelt sich um den eingefleischten Bürokraten, den wir benutzen, um das zu verteidigen, was wir bewahren wollen, aber wir brauchen eine Ewigkeit, um ihn loszuwerden, wenn wir uns vorwärts bewegen wollen.

Diese Merkmale bilden zwar die dominante Persönlichkeitsstruktur, aber die eigentliche Natur eines unterdrückten Feuers besteht darin, aufzulodern, und daher können diese gestandenen Verteidiger der Gewissheit in ihrer Konformität manchmal irritierbar, agitiert und sogar rastlos sein. Manche finden ein akzeptables Ventil für ihren Feuer-Anteil in ihren Hobbys, andere in einem zwischen Verdrängung und Ausdruck gespaltenen Doppelleben, wobei diese Variante die seltenere ist (man denke an Dr. Jekyll und Mr. Hyde).

Ein Mensch, dessen Erd-, Holz- und Wasser-Energien nicht ernstlich durch eine geschädigte Konstitution oder eine sich negativ auswirkende Erziehung in Mitleidenschaft gezogen wurden, verfügt über relative Sicherheit und einen intakten integrativen Apparat und kann daher den höheren Aspekten von Liebe – den zärtlichen Gefühlen und der schöpferischen Inspiration – den ihnen gebührenden Platz in seinem Leben einräumen. Dieser Luxus ist ein Potenzial, das entfaltet werden kann – vorausgesetzt, die weitere Entwicklung bietet die dafür nötigen Voraussetzungen. Eine wesentliche Rolle spielen dabei Eltern oder andere Bezugspersonen, die zumindest teilweise die innere Stimme in sich selbst und in anderen wahrnehmen und Freude erfahren und zum Ausdruck bringen können.

Eine Hemmung des Herz-Yin kann direkt oder indirekt erfolgen. Eine direkte Hemmung tritt immer dann ein, wenn Eltern die lustbetonte Kreativität ihres Kindes oder eines anderen Menschen auf irgendeine Weise offen als »Werk des Teufels« brandmarken. Diese Haltung ist für die Vertreter fundamentalistischer

Philosophien und Theologien charakteristisch. Während der 50er und frühen 60er Jahre hatte ich es in New York City oft mit Patienten zu tun, die in einer solchen Atmosphäre aufgewachsen waren. Es handelte sich meist um Kinder aus Baptisten- oder Methodistenfamilien, die aus ländlichen Gebieten, in denen diese Haltung gang und gäbe war, nach New York gezogen waren. Diese Menschen hatten große Schwierigkeiten, sich selbst die Freude an einer spontanen, überschäumenden Bildwelt zu gönnen, aber sie wussten genau, dass die Ursache ihres Problems im Glauben wurzelte, und waren sich auch im Klaren darüber, wie dieser Glauben geändert werden könnte. In der Therapie war ihnen das »Ich nicht« relativ leicht zugänglich, und die Aspekte des eigenen »bösen Ich« waren klar definiert und bewusst. Außerdem verfügten sie oft über ein hohes Selbstwertgefühl. In jenen Lebensbereichen, in denen sie vor allem mit Dingen und weniger mit Menschen zu tun hatten, waren sie meist kompetente, ja, sogar glückliche Menschen. Sie arbeiteten bevorzugt als Ingenieure, Krankenpfleger, Lehrer und Sozialarbeiter, also in Berufen, in denen Fürsorge zwar ein wichtiger Aspekt war, aber die zwischenmenschlichen Beziehungen im Wesentlichen doch auf Autorität und weniger auf Gleichberechtigung beruhten.

Heikler ist die Situation dann, wenn die Eltern selbst keine Freude empfinden können und daher nicht in der Lage sind, Freude an ihrem Kind zu erleben. Während in der vorher geschilderten Situation das Problem zuerst identifiziert wird und es erst dann zu einem Verbot kommt, leert sich hier der gottgegebene Freudenkelch langsam, weil die Eltern keine Reaktion zeigen, wenn ihr Kind angesichts der großen und kleinen Wunder in seiner Existenz in Staunen verfällt und gegenüber dem sonst fürsorglichen Elternteil spontane »Liebe« zeigt. Das Problem wird nie bewusst wahrgenommen, sondern bleibt eine für immer geheimnisumrankte Lücke in der Entwicklung des Betroffenen. Wenn die Eltern vorgeben, eine Freude und Wärme zu empfinden, die gar nicht vorhanden ist, dann bleibt dem Kind nichts anderes übrig, als eine vergleichbar unaufrichtige Reaktion zu finden oder die Beziehung überhaupt abzulehnen. Egal, welche Lösung er wählt, der junge Mensch wird nicht nur immer ratlos vor den Problemen stehen, die sich in seinen Beziehungen zu anderen Menschen ständig wiederholen und ihm das Leben schwer machen, sondern sich auch wegen seiner Unaufrichtigkeit schuldig fühlen und/oder Angst empfinden, wenn er so tut, als ob.

Hier finden wir weder die Ambivalenz einer Mutter, die nicht in der Lage ist, die grundlegende Fürsorge zu gewährleisten, noch die Feindseligkeit einer Mutter, die die Selbstdurchsetzungstendenz ihres Kindes im »Nein«-Stadium unterbinden will. Beide lassen Menschen heranwachsen, die deswegen zu Krüppeln werden, weil Grenzen nur mangelhaft oder durch Negativität definiert werden. Da sie im Kampf um Existenz und Gesundheit gefangen sind, können sie kein sicheres Ich entwickeln, das eines schöpferischen Bewusstseins fähig wäre. Die Eltern mögen ihrem Kind auf unterschiedliche und bedeutungsvolle Weise Aufmerksamkeit und sogar Respekt entgegenbringen, wahrscheinlich aber ist ihre Reaktion kein echtes Ja zum Leben. Die Unbeständigkeit dieser Reaktion kann zu Verwirrung führen, was z. B. dann der Fall ist, wenn eine Mutter zwar ihrem kleinen Sohn gegenüber frei reagieren kann, später aber von ihren eigenen erotischeren Gefühlen ihm gegenüber verunsichert wird. Diese Unbeständigkeit in der Reaktion findet sich noch viel häufiger in Vater-Tochter-Beziehungen.

Allerdings kommt es nur in den seltensten Fällen zu einem totalen Verlust der Fähigkeit, Freude zu empfinden. Je früher im Leben eines Kindes diese Hemmung einsetzt, desto schädlicher ist sie für die Entwicklung seiner Fähigkeit, spontane Freude und Liebe zu erfahren und auszudrücken. Trotzdem wird das Bewusstsein für diese Freude und Liebe nur selten vollkommen ausgelöscht. Der heranwachsende Mensch »wird« im Zuge des Sichentfaltens eines inneren, speziesspezifischen genetischen Coachings.[4] Diese Kraft trägt uns durch die Entwicklungsphasen, deren Ablauf durch das Leben zwar gestört, aber nur durch dramatische Erfahrungen ausgelöscht werden kann. Grundbedürfnisse, die nicht befriedigt werden, verlieren auch bei den benachteiligtsten Menschen nicht ihre Wirkkraft. Wenn bei einem Menschen tatsächlich jede spontane Freude zu fehlen scheint, dann kämpft er sein Leben lang unbewusst darum, diese Bedürfnisse zu unterdrücken, und leidet in irgendeiner Form, sei es physisch oder emotional.

Weitere Merkmale eines Herz-Yin-Mangels

Die *Kognition* ist eingeschränkt, es mangelt ihr an Originalität. Der Betroffene mag zwar ambitioniert und aggressiv sein, aber er nimmt in der Welt der Gedanken keine wirkliche Führungsposition ein, sondern die Rolle des Anhängers. Wenn die Abwehrenergie des Herzbeutels stark ist – und davon gehen wir bei unserer Diskussion der Herz-Energie aus –, kann Verdrängung ein charakteristisches Merkmal sein. Auf kognitivem Niveau zeigt sich diese Tendenz in gewissen amnestischen Symptomen. Der Gedächtnisschwund kann leichte, aber auch schwere Formen annehmen, ja, er kann sogar total sein oder sich darin zeigen, dass ein spezifischer Punkt im Leben vermieden wird, d. h. dass es zu einer sehr selektiven Unaufmerksamkeit kommt. Bei der Wandlungsphase Feuer wird die Kognition auch von der Energie des Dünndarms beeinflusst, worauf wir bei der Diskussion dieses speziellen Aspekts der Wandlungsphase Feuer noch eingehen werden.

Angst tritt verstärkt in Form einer frei flottierenden Angst auf, was ich mit der Unterdrückung der natürlichen Erregung bzw. mit dem Verlust der Kontrolle über diese Erregung in Zusammenhang bringe. Diese Form von Angst manifestiert sich jedoch nur dann, wenn frühere Entwicklungsphasen nicht auf zufrieden stellende Weise abgeschlossen werden konnten. Wenn diese energetischen Zyklen jedoch auf adäquate Weise durchlaufen wurden und ihren Energie in guter Verfassung sind, dann wird der Mensch auch über die nötige Stärke verfügen, um diese Angst im Interesse eines effizienten, intakten Ich unterdrücken zu können. Da er mehr von der »Milch« des Lebens genossen hat, fällt es ihm leichter, auf den »Honig« zu verzichten. Wie wir sehen werden, gilt dies vor allem auch dann, wenn das Herz-Yang intakt ist. In diesem Fall ist es wahrscheinlicher, dass körperliche Symptome auftreten, wozu auch die heutzutage selten gewordene klassische Konversionshysterie sowie alle ernsteren Krankheiten zählen, die wir als »psychosomatische Krankheiten« bezeichnen. Jedes beliebige System, aber auch alle Systeme können betroffen sein. Angst kann in Verbindung mit den unzähligen Varianten des Ödipus/Elektra-Komplexes auftreten, die mit den schöpferischen Kräften der Liebe zu tun haben. Darauf gehen wir im Abschnitt über die Energien von »Herzbeutel – Kreislauf – Sex« näher ein. In diesen Bereich fallen auch jene Ängste, die bei Jungen als »Kastrationsangst« und bei Mädchen als Angst vor dem Verlust der Liebe und des Schutzes der Mutter bekannt sind. In allen darauf folgenden Entwicklungsphasen, in denen Liebesbeziehungen eine Rolle spielen, ist das Herz-Yin gefährdet, was sich in Form einer Angst vor Zurückweisung zeigt. Angst tritt immer dann auf, wenn jene Kräfte, die einen Menschen zu einem anderen hinziehen, auf bewusster oder unbewusster Ebene wirksam werden.

Phobien richten sich gegen jede Art von emotionaler Öffnung, die mit Freude und lustvollen Empfindungen einhergeht. In gewissen Situationen kann es zu Platzangst kommen, vor allem dann, wenn der Trennungsaspekt der Erd-Energie ebenfalls beeinträchtigt ist. Während einer manischen Phase, sofern diese überhaupt auftritt, herrscht ein ungezügeltes Mitteilungsbedürfnis, das oft mit einer Phobie vor jeder Art von Einschränkung, also einer Spielart von temporärer Klaustrophobie, einhergeht. Jeder Versuch, während solcher Phasen Kontrolle über den betreffenden Menschen zu erlangen, führt bei ihm nur zu noch größerer Erregung, Unruhe und Explosivität.

In den letzten Jahren hat man jenen Ängsten verstärkt Aufmerksamkeit geschenkt, die in der Lebensmitte eines Menschen auftreten, wenn der Betroffene aus dem gewöhnlichen (aber zu seiner Zeit doch sehr befriedigenden) Alltag von Familie bzw. Karriere herausgerissen wird. Zu diesem Zeitpunkt der Entwicklung ist die treibende Kraft hinter dem Herz-Yin das Bedürfnis, das große Unbekannte, das wir »Selbst« nennen, zu erforschen. Bezogen auf die Erforschung des Unbekannten in uns selbst ist die Angst vor dem Unbekannten ein Nieren-Thema.

Das Erkennen (Bewusstmachen) des Unbekannten ist ein Feuer-Herz-Thema.

Enorme Ängste werden freigesetzt, sobald die Sicherheit, die Altbekanntes vermittelt, zu Gunsten des unfassbaren Unbekannten aufgegeben werden muss. Der Begriff »Krise« ist ein gewaltiges Understatement, wenn es um Ängste geht, die in Zeiten dieses Übergangs verheerende Dimensionen annehmen können. Für alle Veränderungen, die bis zu diesem Zeitpunkt stattfinden, stellt die Gesellschaft eine gewisse Auffangstruktur bereit. Nun jedoch ist das Individuum auf sich allein gestellt, da die westliche Kultur keine adäquaten »Übergangsriten« kennt, die den Menschen bei diesem unvermeidlichen Wandel, der in Widerspruch zu den geheiligten Traditionen der Gesellschaft steht, begleiten könnte. Familie, Arbeit und die konventionellen Pflichten richten sich alle gegen das vom Herz-Yin geleitete Bedürfnis des Organismus, sich selbst zu erkennen und zu verwirklichen.

Feuer und Depression

Wann immer das »Feuer« nicht hell genug brennt, kann es zu *Depression* kommen. Die Depressionsneigung hängt in gewissem Maße von der Unversehrtheit der Nieren-Energie ab. Ein Überschuss an Nieren-Yin (Wasser) kann das Feuer eindämmen, genauso kann aber ein Mangel an Nieren-Yang dieselbe Wirkung zeitigen, wenn dem Herzen das »Feuer des Mingmen« vorenthalten wird. An diesem Punkt kann sich die Depression in den Rissen im Panzer eines Menschen manifestieren, dessen Herz-Feuer-Energie einen Mangel aufweist.

Aus verschiedenen Gründen tendieren von der Wandlungsphase Feuer bedingte Depressionen zu einem zyklischen Verlauf. Die gesamte Charakterstruktur zeichnet sich durch Labilität aus, wobei Stimmungsschwankungen dominieren. Feuer selbst ist ein Phänomen, das in konstantem Wandel begriffen ist: Einen Moment lang lodert es hell auf, um gleich wieder eingedämmt zu werden, je nach den Veränderungen im Fluss der Luft (Metall) und je nach Verfügbarkeit und Qualität des Brennstoffs (Holz). Die Wandlungsphase Feuer ist immer mit Rastlosigkeit verbunden. Einen weiteren relevanten Faktor bildet die Verdrängung, das wichtigste restitutive Manöver dieser Wandlungsphase. Die Verdrängung des »Seins« ist ein endloser Kampf, der die mächtigen Kräfte in Schach halten soll. Trotz aller Anstrengung ist es nicht möglich, eine kontinuierliche, gleichmäßige Kontrolle aufrechtzuerhalten, da die Zustände von Erschöpfung und Erneuerung in ständiger Fluktuation begriffen sind. Im Falle einer starken Verdrängung können Charaktermerkmale wie emotionale Beschränkung, Humorlosigkeit, sexuelle Repression, Schwerfälligkeit, vermindertes Bewusstsein oder Bewusstheitsdefizite und Konversionssymptome in eine Depression übergehen, wie sie im *DSM-III* beschrieben ist:

Das Hauptmerkmal [ist] der Verlust von Interesse und Freude an allen oder fast allen gewohnten Tätigkeiten und Hobbys. Diese Beeinträchtigung ist auffallend, relativ lang anhaltend und geht mit anderen Symptomen des depressiven Syndroms einher. Dazu gehören Appetitstörung, Gewichtsveränderungen, Schlafstörungen, psychomotorische Erregung oder Hemmung, verminderte Energie, Gefühle der Wertlosigkeit oder der Schuld, Schwierigkeiten beim Konzentrieren oder Denken und Gedanken an den Tod, Suizid oder Suizidversuche.[5]

Während jener Phasen, in denen Spontaneität, Kreativität und deren jeweilige Ausdrucksformen die Repression durchbrechen können, bietet sich das entgegengesetzte klinische Bild: die *manische* oder hypomanische Episode. Diese Kräfte, die während des größeren Teils der Entwicklung nicht ins Bewusstsein dringen, durchbrechen dann die Kontrollmechanismen, die ihre Verdrängung steuern. Sie reißen sie mit sich und führen zu einem Chaos, das charakteristisch für eine primitive Kraft ist, der die mildernde Wirkung einer Ich-Organisation und lebenslangen Akkulturation fehlt.

Nach dem *DSM-III* herrscht während hypomanischer Perioden eine gehobene, expansive und reizbare Stimmung und es können einige oder alle der folgenden Symptome auftreten:

1. vermindertes Schlafbedürfnis
2. mehr Energie als normal
3. gesteigertes Selbstwertgefühl
4. gesteigerte Produktivität, die oft einhergeht mit ungewöhnlichen, selbst auferlegten Arbeitszeiten
5. scharfes, ungewöhnlich kreatives Denken
6. ungehemmtes Bedürfnis nach Gesellschaft anderer Menschen (extreme Geselligkeit)
7. Hypersexualität, ohne Rücksicht auf mögliche schmerzvolle Konsequenzen
8. exzessive Beschäftigung mit angenehmen Aktivitäten, die mit großer Wahrscheinlichkeit unangenehme Konsequenzen haben, z. B. Großeinkäufe, törichte geschäftliche Investitionen, rücksichtsloses Fahren ...
9. psychomotorische Unruhe
10. redseliger als gewöhnlich
11. Überoptimismus oder Übertreibung früherer Leistungen
12. unangebrachtes Lachen, Witzereißen, unangemessene Wortspielereien[6]

Der manisch-depressive Zyklus weist tendenziell dann einen intensiveren Verlauf und eine höhere Frequenz auf, wenn die vorangegangene Phase, bei der die Leber/Gallenblasen-Energie involviert war, traumatisch verlaufen ist. Holz ist die Mutter des Feuers. Eine Unterdrückung der Holz-Energie führt daher zu einer Anhäufung von Holz und einer episodischen Überversorgung der Feuer in der Wandlungsphase Feuer. Unter diesen Umständen tendiert das Feuer dazu, außer Kontrolle zu geraten. Ein weiterer Aspekt ist die Erschöpfung des Yin (Wasser), das versucht, das Feuer zu kontrollieren. Sind Nieren- und Herz-Yin erschöpft, kann das Yin das Yang nicht mehr kontrollieren, und es heißt dann, das Qi sei »wild« geworden.

Außerdem verliert das System des Dreifachen Erwärmers *(sanjiao)* seine Effizienz, die thermostatische Kontrolle bricht zusammen, und das Feuer wütet so lange unkontrolliert, bis das Holz verzehrt ist, worauf eine Depression folgt, die für eine erschöpfte Leber-Energie charakteristisch ist.

Depressionen neigen ganz allgemein dazu, selbstbeschränkend zu wirken, weil die expandierenden Energien, die zur Verwirklichung in der »Evolution des Seins« drängen, die verdrängenden Kräfte, die die Depression verursachen, durchbrechen wollen. Die Feuer-Energien sind flüchtiger, und die Qualität und Kraft ihrer Expansivität hat explosiveren Charakter. Der Mangel an Bewusstheit über das eigene innere Selbst, der mit einem Herz-Yin-Defizit einhergeht, führt dazu, dass das tatsächliche Hervorbrechen der kreativen Kräfte als noch schockartiger erlebt wird.

Weitere Merkmale eines Herz-Yin-Mangels
Liebesbeziehungen sind durch die Angst vor jener überströmenden Wärme und leidenschaftlichen Intensität sowie dem emotionalen Überschwang, die normalerweise mit Liebe assoziiert werden, gekennzeichnet. Der Betroffene fürchtet sich vor Hingabe und lässt sich nie von inneren Kräften hinwegreißen. Solche Menschen scheinen kalt und gefühllos zu sein und können kein Gefühl der Wärme vermitteln. Sie neigen zu unerschütterlicher Stabilität. Während der manischen Phase können sich die Gefühle in überschwänglichen Ausbrüchen und unfokussiertem körperlichem Ausdruck zeigen, wie es normalerweise nicht der Fall ist. Dann jedoch manifestieren sich die Gefühle auf unangemessene Weise, mit großem Druck, sie sind unkontrolliert, ungezielt, Launen unterworfen, und es mangelt ihnen an jener Qualität und Tiefe, die eine angemessene Zuneigung auszeichnet.

Sexuelle Aktivitäten, Haltungen und perverse Tendenzen hängen von den Funktionen des Herzbeutels ab und werden im betreffenden Abschnitt näher erläutert. Eine Beeinträchtigung des Herz-Yin entzieht dem Menschen die Hitze, die Leidenschaft, das Helle, also all das, was man mit normalem Sex verbindet. Kälte, Fantasielosigkeit, Eingeschränktsein und Gehemmtheit im Ausdruck sexueller Gefühle sowie Schwierigkeiten, sexuelle Erregung zu verspüren, und verzögerter oder fehlender Orgasmus sind die Regel. Passivität und Unterwerfung seitens der Frau werden zu einem festen Muster, was die Verdrängung und das Festhalten an einem Partner noch zusätzlich verstärkt. In der manischen Phase verringert sich die Kontrolle beträchtlich, die Erregung setzt zu schnell ein, und bei Männern kommt es meist zu einem vorzeitigen Samenerguss. Es kann die Tendenz bestehen, alle Beziehungen sexualisieren zu wollen, und die sexuelle Praxis könnte man als »polymorph pervers« bezeichnen.

Psychotische Episoden sind durch Schuldgefühle wegen Vergnügungen oder wegen realer oder eingebildeter sexueller oder anderer emotionaler Exzesse gekennzeichnet. Sie werden von einer schweren psychomotorischen Einschränkung begleitet. Die Betroffenen weisen eine starke Tendenz auf, sich für Unglücksfälle, die anderen in der Vergangenheit widerfahren sind und an denen sie nur am Rande beteiligt waren, verantwortlich zu fühlen, und sind überzeugt, dass ihnen eine Strafe für dieses Fehlverhalten droht. Sie sprechen von Suizid, denn darin sehen sie eine Möglichkeit, die Schuld zu tilgen; aber allein die Tatsache, dass sie darüber sprechen und andeutungsweise Handlungen in diese Richtung setzen, reicht als Sühne, und es besteht nur selten eine echte Gefahr für ihr Leben.

Die manische Phase ist gekennzeichnet von Größenideen, gesteigerter Redseligkeit, einer Lockerung der Assoziationen und Ideenflucht, was zu bizarrem Verhalten führt, z. B. kaufen die Betroffenen mit imaginärem Geld ein, geben es unkontrolliert aus und verkaufen Dinge, die sie nicht besitzen, wobei sie ihr Verhalten anderen gegenüber beschönigen. Jeder Versuch, dieses Verhalten unter Kontrolle zu bekommen, kann gewalttätige Reaktionen provozieren.

Es trifft zwar zu, dass jene Menschen, die das Alter, in dem die Fantasie ihrer erste Blüte erlebt, unbeschadet erreichen, am wenigsten Gefahr laufen, in durch ein Ich-Defizit gekennzeichnete psychische Zustände zu verfallen, aber trotzdem werden viele kreative Genies irgendwann in ihrem Leben verrückt. Das Problem liegt nicht einem gestörten Ich. Ganz im Gegenteil: Ich habe nur selten besser entwickelte Egos gesehen. Für ein kreatives Schaffen muss das bewusste Sein in einem gewissen Rhythmus von der chaotischen Quintessenz des Unbewussten überschwemmt werden. Ohne ein mächtiges Ich, in dem das Herz-Yang hoch entwickelt ist, kann, wie wir sehen werden, dieses Chaos nicht in jene Ordnung gebracht werden, die wir Schöpfung nennen. In kritischen Augenblicken dieses Prozesses müssen Quantensprünge einer inneren Vision diese organisierenden Energien überfluten, muss das Yin das Yang überschwemmen, so wie ein Fluss über seine Ufer tritt und das Land mit neuer Erde übergießt. Dieses Ereignis finden wir in den mythologischen Beschreibungen des Helden, der von seiner Kultur und Sicherheit Abschied nimmt, sein normales Bewusstsein hinter sich lässt und in andere, den »rechtschaffenen Jägern« dieser Welt unbekannte Welten eintritt.[7] Hier besiegt der Held sich selbst, seine Angst (den Drachen) und kommt so in den Besitz der dem Unbekannten eigenen Kraft, die er der Menschheit bringt. Manche dieser Helden kehren nie zurück. Sie sterben oder verbringen ihre Jahre im Wahn, isoliert und gequält von der blendenden Einsicht, die sie nicht in die universell erkennbare Architektur des Bewusstseins integrieren können (wie Prometheus, der uns das Feuer der Götter brachte). Andere werden verrückt, wenn ihr Wissen die »rechtschaffenen Jäger« erschreckt, die die Helden daraufhin von der lebensnotwendigen, bestätigenden, strahlenden Wärme der anderen Menschen trennen. »Niemand ist eine Insel.«[8] Manche finden sich als Helden und Lehrer in einem höheren Bewusstseins- und Existenzniveau wieder, wie Christus, der aus der Wildnis zurückkehrte, um letztendlich dem Status quo geopfert zu werden.

Der unsichere Waffenstillstand zwischen dem »rechtschaffenen Jäger« und dem Schamanen ist bereits vor langer Zeit zerbrochen, als die Macht der Vernunft aufkam und zur dominanten Kraft in unserer Beziehung zur Natur wurde.

Die Hemmung der Feuer-Energie bewirkt, dass das Feuer zum »schwelenden« Feuer wird und das Zentralnervensystem keine volle Entladung von Beta-Wellen erfährt, so dass andere Phasen des Schlafzyklus (Alpha, Delta und Theta) nicht in der richtigen Reihenfolge aufeinander folgen können. Schlaflosigkeit wurde lange mit einer unausgewogenen Herz-Energie in Verbindung gebracht. Die Erscheinungsform der Schlaflosigkeit ändert sich je nach dem Zustand des Herzens. In den ersten Lebensjahren, also zu einer Zeit, in der die Herz-Energie stärker ist und versucht, sich zu behaupten, kann sich ein Muster von Rastlosigkeit, häufigem Wachliegen und Schlafen mit Unterbrechung herausbilden. Dies tritt verstärkt dann auf, wenn das Herz in einer frühen Phase einen Schock erlitten hat, z. B. bei der Geburt durch Sauerstoffmangel oder später durch einen plötzlichen, übermächtigen emotionalen Stress. Wenn in der Folge die Herz-Energien schwächer werden, verändert sich das Muster; das Einschlafen setzt verzögert ein, der Betroffene schläft ungefähr fünf Stunden, wacht früh auf, fühlt sich ruhelos, kann nicht mehr einschlafen und hat ein Gefühl des Unvollständigseins. Die manische Phase hingegen zeichnet sich durch ein geringes Schlafbedürfnis aus. Dieser Zustand kann Tage oder Wochen anhalten und mit einem totalen körperlichen Zusammenbruch enden. Wir werden uns im Kapitel »Das Systemmodell nach Dr. Shen« (Kapitel 14) näher mit diesem Thema auseinander setzen.

In der Literatur finden sich Berichte über *Trauminhalte* wie Vergewaltigung oder Rettung aus Feuer und Rauch. Ich persönlich habe solch wiederkehrende inhaltliche Traummuster nicht beobachten können.

Bioenergetik und Herz-Yin-Mangel

Uns interessieren in erster Linie zwei große Typen von Herz-Yin-Mangel: der konstitutionell bedingte und der durch Verdrängung bedingte. Beim konstitutionell bedingten Mangel zeigt das *bioenergetische* Bild ein träges, blutleeres Wesen, das nur wenig von der elektrisierenden Erregung, die mit Leben assoziiert wird, ausstrahlt. Beim durch Verdrängung verursachten Mangel finden wir den weiter unten beschriebenen inflexiblen Körper.

Wenn wir uns Lowens bioenergetischer Terminologie bedienen, so verfügen Menschen, deren übrige Energien relativ intakt sind, die aber Probleme mit jener Entwicklungsphase haben, in der die Feuer-Energie vorherrscht, über eine »gepanzerte«, »genitale« oder »rigide« Charakterstruktur (was Lowen vor allem bei Frauen als »hysterischen« Charakter definiert). Damit es überhaupt dazu kommen kann, muss die Abwehrenergie des Herzbeutels unversehrt sein. Die Muskelspannung ist hier im ganzen Körper gleich groß, im Gegensatz zu den »prägenitalen« Menschen, deren Muskelspannung lokal differiert.

Bei einer Hemmung des Herz-Yin geht es vor allem um Kontrolle und Rigidität. Die Rigidität dient dazu, die Herz-Gefühle unter Kontrolle zu halten. »Der Rücken ist starr und ungebeugt, der Kiefer stark, der Hals steif, der Kopf wird sehr aufrecht getragen«[9]. Das Becken ist zwar nach hinten gezogen, aber es weist mehr tatsächliche Bewegung auf, als dies bei der prägenitalen Persönlichkeit (oral und masochistisch) der Fall ist. Die Schultern sind unbeweglich, gerade und steif; die Atmung ist vermindert, und die gesamte Vorderseite des Körpers, Brustkorb und Bauch, ist hart. Das körperliche Erscheinungsbild spiegelt die Inflexibilität auf Persönlichkeitsebene wider.

Lowen geht davon aus, dass das Geschlecht über die endgültige Charakterstruktur einer rigiden, gepanzerten Person bestimmt. Die Frau ist verführerisch (hysterischer Charakter)[10], der Mann aggressiv (phallisch-narzisstischer Charakter)[11]. Auf körperlicher Ebene ähneln sie einander. Die »äußere Röhre« von den Genitalien bis zum Kopf (Glabella) ist vollständig, aber rigid, wobei Unterschiede in Form und Intensität bestehen. Beim hysterischen Typus finden wir zwei Arten von Panzerung: den »netzförmigen« und den »plattenartigen« Panzer. Die Verteidigungsstrategien des hysterischen Typus sind flexibel und arbeiten mit Ausweichen, wie wir es bei der verführerischen Frau mit ihren sich windenden Bewegungen sehen.[12] Beim Mann unterscheiden wir den phallisch-aggressiven und den zwanghaften Charakter. Bei Letzterem reicht die Starrheit tiefer, er ist mehr auf Anpassung bedacht als der phallisch-aggressive Typus, dessen Kennzeichen die Rebellion ist.

Ein Ungleichgewicht der Herz-Energie führt zu einer »gepanzerten« Persönlichkeit mit geringer Bewusstheit, die in der genitalen Entwicklungsphase »stecken geblieben« ist (immer unter der Annahme, dass die Energien der vorangegangenen Entwicklungsphasen intakt sind). Dieser Fall kann dann eintreten, wenn die Energie des Herzbeutels unversehrt ist. Liegt jedoch eine geringfügige Störung des Herzbeutels vor und erfasst die Verdrängung nur Teilbereiche, bieten sich zwei andere Lösungsmöglichkeiten für das Ungleichgewicht der Herz-Energie an. Bei beiden Varianten liegt das Problem in einem »Verschlossenen Herzen«, in der Angst, in Liebe und Sexualität vom anderen Geschlecht zurückgewiesen zu werden. Der Ausdruck solcher Gefühle ist in hohem Maße gehemmt und wird bei Männern in eine tiefe Aggressionshemmung umgeleitet, bei Frauen in eine Aggression bei ichbezogenen Zielen (für Frauen ist diese Variante sicherer).

Beim Mann finden wir die passiv-feminine physische Charakterstruktur, die Lowen in *Physical Dynamics of Character Structure* beschreibt. Das herausragendste Merkmal ist die körperliche Unbeweglichkeit und die reduzierte emotionale Ausdrucksfähigkeit. Die Stimme ist sanft, moduliert und weiblich, das Benehmen freundlich und zielt darauf ab, dem Gegenüber zu gefallen; das Gesicht ist glatt, weich und »plastisch«. Manche dieser Männer scheinen breitschultrig, wobei die Schultern hochgezogen sind und im Brustkorb nur wenig Bewegung stattfindet. Andere wiederum haben einen runden Körper und schmale Schultern. Alle weisen ein weiches, gerundetes Becken, eine geringe Muskelspannung im Gesichtsbereich, geringe Hautspannung, einen hölzernen Augenausdruck und geringe Anzeichen für Spannung und Angst auf, sieht man von den hochgezogenen Schultern ab. Die tief liegenden Muskeln sind zwar angespannt, diese Spannung ist aber nicht erkennbar. Solche Männer wirken wie leblos, sie verfallen oft in Verzweiflung und Hoffnungslosigkeit, ohne dass es aber zu einem Zusammenbruch käme. Ihre Bewegungen sind nicht selbstbewusst oder aggressiv. Lowen spricht von einer Verschiebung vom Penis zur Brust. Frauen tendieren dazu, maskuliner und starrer zu sein, der untere Körperbereich wirkt schwer, und ihre Behaarung ähnelt in ihrer Verteilung der des Mannes. Sie können aggressiv sein, wenn es um ihr Ich geht, sind aber sexuell für Männer nicht empfänglich.

Ein Fall von massiver Angst
Zwei Monate nachdem ich begonnen hatte, Patienten mit Akupunktur zu behandeln, kam R., eine sehr erfolgreiche Geschäftsfrau mittleren Alters, in die Praxis. Ihr eilte der Ruf einer harten, zähen, rücksichtslosen Konkurrentin voraus. Ihre Hauptbeschwerden waren massive Angstgefühle, multiple Phobien, vor allem vor Menschenmengen und Plätzen, die sie nicht gut kannte. Sie hatte Angst, in Ohnmacht zu fallen, litt an Bluthochdruck, Hypoglykämie

(sie verspürte ein extremes Verlangen nach Zucker) sowie an einer Magenverstimmung, die mit ihrer Angst, ohnmächtig zu werden, in Zusammenhang stand. Außerdem hatte sie Angst vor einer in ihrer Familie verbreiteten Herzkrankheit. Ihre Ängste gingen einher mit fliegender Hitze und beschleunigtem Herzschlag sowie mit einem beklemmenden Gefühl im Solarplexus. Manchmal wurden diese Beschwerden besser, wenn sie rülpste (siehe Kapitel 14, »Schädliche Einflüsse«). Ihre Ängste besserten sich in der Anwesenheit vertrauter Personen. Sie wollte sich akupunktieren lassen, weil sie auf Medikamente allergisch reagierte. Sie war Alkoholikerin, Mitglied der Anonymen Alkoholiker und hatte während der letzten zehn Jahre nicht getrunken. Nach einigen Jahren sexueller Experimente sowohl mit männlichen als auch weiblichen Partnern lebte sie seit acht Jahren mit einer Frau zusammen. Zwischen ihr und ihrer Schwester bestanden große Spannungen. Andere, weibliche wie männliche, Mitglieder der Familie waren ebenfalls homosexuell, wobei ein Familienmitglied Suizid verübt hatte – eine Tatsache, die sie nur wenig zu berühren schien.

R. stammte aus einer Oberschichtfamilie. Ihr Vater war Arzt, die Mutter ein weltfremdes »Schätzchen«. Ihre Eltern lebten seit dem Tod ihrer älteren Schwester, die starb, als R. noch ein Kleinkind war, getrennt. Ihr Vater war sehr streng, und den Großteil ihrer Schulzeit absolvierte sie in einer Klosterschule. Ihre Mutter war ein »Straßenengel und Hausteufel«, sie fand keine Freude am Leben und nahm ihren Töchtern, als sie Kinder und dann junge Frauen waren, jede Freude übel. Sie wuchs in einer Atmosphäre auf, in der Freude, Spontaneität, Kreativität und Originalität als unmoralisch galten. Aus innerer Rebellion heraus spielte sie in ihrer Jugendzeit das »Playgirl«, aber dieser Ausbruch war nichts als eine kurze Episode. R. entwickelte sich zu einer Person, »die einen leeren Geist hat und nur Geld macht«. Sie suchte sogar wieder Trost in der Kirche und wurde wie ihre Mutter zur unbeugsamen Verteidigerin des gesellschaftlichen Status quo, und »vollkommen unfähig zu geben, außer in der Arbeit«.

Obwohl ihre Spannung durch die Akupunkturbehandlung gemildert wurde und sie gezwungen war, »nach innen zu schauen, was durchaus positiv ist«, blieb sie dieser unkonventionellen Methode gegenüber skeptisch. Ihre Angst schien mir von einer unterdrückten Erregung und einer Stagnation des Qi im Mittleren Jiao (in der Mitte des Körpers) herzurühren, wodurch das Hitze-Qi zum Herz aufsteigen und die »Öffnungen« (die Zirkulation zwischen Herz und Gehirn) zeitweise blockieren konnte.

- **Herz-Yin-Überschuss**
  Persönlichkeit: Agitiertheit und Unruhe

Ein Mensch, dessen Herz-Yin einen Überschuss aufweist, ist sich sowohl seiner chaotischen inneren Welt des Unbewussten als auch der ständig auf ihn einströmenden sensorischen und emotionalen Reize aus der äußeren Welt in gesteigertem Maße bewusst. Sein außergewöhnlich hohes Bewusstseinsniveau tangiert alle Energien, die mit Grenzen (Erde), Sortieren (Dünndarm) und Schutz (Herzbeutel) zu tun haben. Sie helfen ihm, den endlosen Ansturm zu kontrollieren und den konstanten, aus beiden Richtungen einströmenden Materialfluss zu verdauen (Magen) und ihm eine Richtung zu verleihen (Holz).

Die hervorstechendsten Merkmale der Persönlichkeit eines Menschen mit Herz-Yin-Überschuss sind Agitiertheit und Unruhe, denn seine gesteigerte Bewusstheit lässt ihn nie zur Ruhe kommen. Da zur Aufrechterhaltung der Stabilität Energie notwendig ist, leidet er an extremer Müdigkeit. Oft wird der Schlaf von chaotischen Träumen, die sehr wirklich erscheinen, oder von äußeren Stimuli unterbrochen, die von gewöhnlichen Schläfern automatisch abgeblockt werden. Dadurch wird die Müdigkeit noch verstärkt, und viele dieser Menschen berichten, wenn man sie befragt, dass sie sich morgens nicht ausgeruht fühlen. Um seine Verwirrung zu minimieren, wendet sich ein Mensch mit Herz-Yin-Überschuss oft einer außergewöhnlichen Form von Beschäftigung mit der »wirklichen« Welt zu oder vertieft sich fast wahnhaft in den Schwall von Bildern, Gedanken und Gefühlen, der aus seinem Inneren auftaucht. Wenn er sich dieser inneren Welt zuwendet, ist er extrem mit sich selbst beschäftigt und scheint sich von der Außenwelt zurückzuziehen. Um dieses Material bewältigen zu können, bedient er sich unter anderem jener Methoden der Selbstorganisation, die wir kreativ nennen, also Musik, Malerei und Schreiben. In diesen Tätigkeitsbereichen findet er mehr Freiheit von den strukturierten Anforderungen einer technologisch orientierten Welt. Er kann sich auch von jenen psychotherapeutischen Verfahren angezogen fühlen, die eine endlose Introspektion und Aufarbeitung unterstützen. Diese Methoden kommen seinem Bedürfnis entgegen, mit dem Überschuss an idiosynkratischen und oft erschreckenden inneren Turbulenzen fertig zu werden, denn in diesem strukturierten Setting kann er seine Erfahrungen mit einer anderen, wohlwollend gesinnten Person teilen. Außerhalb dieser stabilisierenden Beziehung kämpft ein solcher Mensch jedoch immer darum, sich ein ruhendes Zentrum bewahren zu können, und zeigt ein hypomanisches Muster, denn er springt wie ein Grashüpfer von einer Sache zur nächsten.

Disharmonien des Herz-Yin

Weitere Merkmale eines Herz-Yin-Überschusses
Die *Kognition* wird ständig von diesem Fluss an inneren Ideen, Gefühlen und Bildern überschwemmt. Ein Mensch mit Herz-Yin-Überschuss kann nur schwer Verwirrung und Desorganisiertheit vermeiden und eine Kontinuität in Denken, Konzentration und Aufmerksamkeit aufrechterhalten. In Extremsituationen kann es so weit kommen, dass das Bewusstsein völlig von chaotischem Material aus dem Unbewussten überschwemmt und das Denken unlogisch wird. Aus diesem anarchischen Zustand können sich Wahnvorstellungen entwickeln, vor allem wenn es zu einer Vermischung von inneren und äußeren Reizen kommt. Es ist wichtig, sich vor Augen zu halten, welches Ausmaß an Energie notwendig ist, um die Homöostase aufrechtzuerhalten, und wie wenig Energie dadurch für die allgemeine Produktivität übrig bleibt, die manchmal überaktiv und manchmal knapp vor dem Kollaps zu stehen scheint.

Angst tritt aus verschiedenen Gründen auf. Es besteht ständig die Gefahr, »den Verstand zu verlieren« und vom Inneren überwältigt zu werden. Außerdem hat der Betroffene immer die Angst, auf andere Menschen irrational oder »verrückt« zu wirken. Aus beiden Gründen meiden Menschen mit Herz-Yin-Mangel die Nähe anderer Menschen, es sei denn, die anderen scheinen ihnen ähnlich zu sein. Dieses Vermeidungsverhalten kann *phobische* Dimensionen annehmen, weil solche Menschen äußerst sensibel sind und extrem auf ihre Umwelt und die schmerzvollen Verletzungen reagieren, die die Umwelt unvermeidlich uns allen und speziell jenen, die »nicht hineinpassen«, zufügt.

Depression tritt erst relativ spät auf, weil diese Menschen trotz aller Rückzugstendenzen viel zu sehr damit beschäftigt sind, die Stabilität aufrechtzuerhalten, um die Tragik ihrer Existenz erkennen zu können. Nach einer gewissen Zeit kommt es zu einer Schwächung, die, kombiniert mit der Unfähigkeit, sozialen oder beruflichen Erfolg zu erlangen, zu Hoffnungslosigkeitsgefühlen und einem langsamen Verfall bis hin zu einem Gefühl der Niederlage führt. Wie alle für die Wandlungsphase Feuer charakteristischen Depressionen weist auch diese Depression ein zyklisches Muster auf.

Liebe ist für Menschen mit Herz-Yin-Überschuss ein Problem, denn sie haben beträchtliche Schwierigkeiten, die entsprechenden Gefühle zu kontrollieren, die bei ihnen im Überschuss vorhanden sind und auf denjenigen, dem sie gelten, überwältigend wirken können. Letzterer kann sich unter Umständen nicht anders helfen, als diese Liebe zurückzuweisen, was aus den oben erwähnten Gründen besonders schmerzhaft ist. Da Menschen mit Herz-Yin-Überschuss durch alles, was von innen kommt, leicht verletzt werden können und sie ständig gezwungen sind, sich mit dieser Verletzlichkeit auseinander zu setzen, umgibt sie ein Schild, der verhindert, dass sie die für das Reifen von Liebe notwendige zwischenmenschliche Entwicklung tatsächlich durchlaufen.

Die *sexuellen* Gefühle sind intensiv, bleiben aber aus den oben erwähnten Gründen manchmal auf masturbatorische Aktivitäten beschränkt, und zwar auch jenseits des Lebensalters, in dem Masturbation normalerweise das primäre Ventil darstellt. Der Trieb ist machtvoll, aber es ist, wie auch beim Gefühl der Liebe, eher unwahrscheinlich, dass er in der Erfahrung mit anderen Menschen reifen und jene Vielfalt erlangen kann, die seine Subtilität und seinen Erfolg ausmachen. Das Resultat kann für das Objekt dieser Gefühle erschreckend, ja, sogar unerwartet gefährlich sein, da immer die Möglichkeit besteht, dass der Betroffene die Kontrolle verliert.

Bei einem Menschen, dessen Bewusstsein ständig von Material des Primärprozesses bestürmt wird, das aus dem einen oder anderen Grund der Kontrolle entgleiten kann, besteht immer ein gewisses Risiko, dass eine *Psychose* ausbricht. In diesem Fall wäre die Psychose von einer Denkstörung gekennzeichnet, die in einer oder auch in allen ihren vielen Formen auftreten kann: perzeptuell, wahnhaft oder formal (logisches Defizit). Während der Frühphase (oder in einem frühen Lebensabschnitt) kann das klinische Bild eine mentale Überaktivität aufweisen, die der hypomanischen Phase einer manisch-depressiven Krankheit ähnelt und dazu dient, die Kontrolle wiederzuerlangen. Während der späteren Phase (oder in einem späteren Lebensabschnitt) kann eine Depression Teil des Krankheitsbildes werden, wenn der Betroffene die Hoffnung und die Energie für restitutive Maßnahmen verliert.

Bioenergetisch gesehen, liegt auch hier die unter Herz-Yin-Mangel beschriebene rigide Körperstruktur vor. Das Bedürfnis nach Kontrolle und die körperliche Starrheit, die diesem Bedürfnis entspricht, sind aus offensichtlichen Gründen bei einem Herz-Yin-Überschuss sogar größer als bei einem Mangel. Die für die Aufrechterhaltung der Kontrolle notwendige Energie führt zu einer Schwächung und einer geringeren allgemeinen Aggression. Es ist jedoch möglich, dass es von Zeit zu Zeit zu irrationalen, manchmal sogar gefährlichen Ausbrüchen kommt.

Ein Fall von zu vielen Ideen

Ein junger Mann wurde an mich überwiesen, weil er an einem Schmerz litt, der sich von der rechten Seite seines Rückens über den Brustkorb erstreckte. Außerdem litt er an übermäßigem Harndrang und verminderter sexueller Energie. Er nahm eine große Menge westlicher Medikamente zu sich. Von Anfang an war klar, dass er vielfältige künstlerische Talente hatte, es ihm aber nicht gelang, sich auf eine Ausdrucksform zu konzentrieren. Er schien von den verschiedenen Ideen, die schneller kamen, als er sie umsetzen konnte, geradezu überwältigt zu werden. Er lebte zu Hause, bei einer dominanten Mutter, die ihn wie ein kleines Mädchen erzogen hatte, seinen kranken Vater verunglimpfte und K. gleichzeitig davon überzeugte, dass er für diese undankbare Welt zu gut sei. Das sehr erfolgreiche Geschäft seiner Mutter war sein Gefängnis.

K. versuchte verzweifelt, die Überfülle an inneren Reizen durch Malen in den Griff zu bekommen, obwohl ein Teil seiner Energie auch in die Musik und ins Schreiben einfloss. Er wurde in einem erstaunlichen Maße von seiner Mutter kontrolliert, wobei es für ihn aber wichtig gewesen wäre, diese Kontrollfunktion selbst auszuüben, um seine innere Welt zu organisieren und zu managen. Ein großer Teil unserer Arbeit hatte mir Erden zu tun. Obwohl er sich nicht sicher war, dass ich ihn auf seinen Reisen in diese Unterwelt begleiten würde, und er Angst hatte, ich würde ihn genau dann im Stich lassen, wenn er sich »auflösen« würde, unternahmen wir gemeinsam viele »Höllenfahrten«[13] hinab in seine innere Verwirrung, um am anderen Ende wieder aufzutauchen.

Was folgt, ist meine abschließende Notiz nach zwei Jahren Arbeit mit K.: »K.s Physiologie hatte sich auf ziemlich bemerkenswerte Art und Weise verändert. Sein Brustkorb war weiter geworden, er war nicht mehr der asthenische Typus wie am Anfang, sondern hatte nun einen wohlentwickelten Oberkörper und war sich seiner unteren Körperhälfte bewusster. Außerdem hatte er weniger Angst davor, in Kontakt mit seiner Sexualität zu kommen. Sein Appetit hat sich gebessert, und er behält die Nahrung. Er verfügt über sehr viel mehr Energie und ist fokussierter. Er hat sein Fantasieleben in seine Kunst integriert, so dass er sich jetzt ›leer im Geist‹ fühlt, was sich ›gut anfühlt‹. K. ist jetzt eine intensive Beziehung mit einer jungen Künstlerin eingegangen, die ihm auf eine Weise zugetan ist und für ihn sorgt, wie es seine Mutter nie konnte, ohne jedoch all die Ansprüche an sein ›Selbst‹ zu stellen. Außerdem entwickelte sich K. zu einem extrem erfolgreichen Maler.« Mit Unterstützung von zwei der berühmtesten Maler unserer Zeit gelang es ihm, phänomenale künstlerische Erfolge zu erzielen, und seine Arbeiten werden in den besten Galerien in Amerika und im Ausland gezeigt.

Disharmonien des Herz-Yang

Eine Herz-Yang-Disharmonie hat vielfältige Ursachen. Der am deutlichsten ausgeprägte Mangelzustand dieser Energie ist die konstitutionelle Schwäche, die in allen Abstufungen auftreten kann. Ich habe beobachtet, dass das konstitutionelle Herz-Yang bei manchen Völkern wie z. B. den Kelten in allen Funktionsbereichen entweder tragisch schwach oder extrem stark ist. Angeborene Faktoren können großen Einfluss auf die Herz-Energien haben, da das Herz auf Schocks, die jedes Trauma begleiten, besonders empfindlich reagiert. Dies gilt vor allem für Schockzustände, die während der Geburt auftreten, vor allem bei Entbindungen, die mit einer gewissen Verzögerung stattfinden, bei denen Medikamente, Zangen oder chirurgische Eingriffe nötig sind oder die künstlich eingeleitet werden müssen. Auch die für Geburten im Krankenhaus so charakteristische kalte Atmosphäre unmittelbar nach der Entbindung spielt hier eine Rolle. Viele dieser Praktiken werden heute neu überdacht und verändert, denn immer mehr Frauen entscheiden sich für eine Hausgeburt, bei der die Bedingungen für Mutter und Kind nach der Geburt wesentlich besser sind.

Bei guter Konstitution und unauffälliger Schwangerschaft und Geburt ist der angeborene Drang nach Selbstausdruck stark und hartnäckig. Es gibt jedoch gewisse Ereignisse im Leben, die diese von innen kommende Überschwänglichkeit dämpfen können. Angenommen, die Entwicklung der Wasser-, Erd- und Holz-Energien verläuft normal, so kommt es vor allem dann zu einer solchen Dämpfung, wenn die Eltern ihrem Kind zwar große Zuneigung und Fürsorge angedeihen lassen, sie aber nur auf nonverbale Art und Weise zeigen können. Unter diesen Umständen kann sich zwar das Selbst in den frühen Entwicklungsphasen gut entfalten, aber das Kind findet kein Modell für den logischen, verbalen Ausdruck der anarchischen inneren Welt, der »geistigen Wirklichkeit«, wie C.G. Jung sie nennt[14], und hat daher nur geringe Chancen, sich in jenen Phasen weiterzuentwickeln, in denen eine kreative Imagination aus den Feuern dieser »geistigen Wirklichkeit« geschmiedet werden soll, die ein menschliches Wesen nur dort finden kann. Die Sprache dieser anderen Wirklichkeit ist die Sprache Gottes, die dem Menschen unzugänglich ist, seit sich die Logik durchgesetzt hat. Sie ist, wie Jung sagt, die Substanz der Schöpfung, und es ist die Lebensaufgabe eines jeden Menschen, die geheime Botschaft, die ihm Gott hat zukommen lassen, in die menschliche Sprache zu übersetzen und sie mit anderen Menschen zu teilen.

Ein ähnliches Schicksal droht auch jenen Kindern, deren Eltern diesen Drang nach verbalem, angemessenem Selbstausdruck unterbinden, weil sie sich durch die kindliche Kreativität bedroht fühlen und daher diesem Selbstausdruck jede Gültigkeit absprechen, indem sie ihn entweder direkt oder in Form einer Double-Bind-Botschaft ablehnen, d. h. sie fördern zuerst diesen Selbstausdruck, um in der Folge das, was sie selbst gefördert haben, zu ignorieren oder entwerten. Andere Eltern wiederum legen eine sehr selektive Unaufmerksamkeit an den Tag, vor allem dann, wenn im Kind der Eros erwacht und es Erfüllung beim gegengeschlechtlichen Elternteil sucht.

Bei einem schwachen Herz-Yin kann sich in der Folge kein schöpferisches Bewusstsein herausbilden, und das kreative Schaffen beschränkt sich auf Redundanz im Ausdruck. Ist das Herz-Yin gestört und der Mensch sich der kreativen, zarten Emotionen nicht wirklich bewusst, so kann das Herz-Yang, der organisierte, expressive Aspekt, versuchen, diese Störung zu kompensieren, und der Betroffene spricht, singt oder malt wesentlich mehr als »normal«. Da dies aber Ausdrucksformen sind, die nicht dem Herz-Yin zugehören, fehlt es dem Ausdruck an wirklicher Kreativität und Wärme, auch wenn diese Qualitäten oft vorgetäuscht werden. Es handelt sich hier um die klassische »Als-ob«-Situation. Ist das Herz-Yin stark, aber blockiert, sucht es ständig nach einem Ventil im Herz-Yang und nährt das Yang weiterhin zumindest auf materieller, wenn nicht auf inspirativer Ebene. Die Herzfrequenz ist dann erhöht, es kommt zu Herzklopfen. Ist das Herz-Yin stark und frei von Behinderung, das Herz-Yang jedoch aus irgendeinem der oben erwähnten oder aus einem anderen Grund nicht entsprechend, zeigt sich folgendes Persönlichkeitsprofil.

- **Herz-Yang-Mangel**
  Persönlichkeit: Unverwirklichte Ideen
  Angenommen, das Herz-Yin ist unversehrt, dann sprüht der Mensch mit Herz-Yang-Mangel zwar vor kreativen Ideen, die jedoch nicht effektiv, organisiert und angemessen ausgedrückt und verwirklicht werden können. Viele ausgezeichnete Ideen kommen nicht über das Anfangsstadium hinaus und finden nie einen erfolgreichen Abschluss. Solche Menschen sind die großartigen »Jungen«, die nie ihrem Potenzial gerecht werden. In ihrer spirituellen Entwicklung fehlt ebenfalls der strukturierte, konsistente Ausdruck. Diese Menschen, deren Leistungsfähigkeit an sich zufrieden stellend ist, gehen in allen Lebensbereichen über vor Inspiration, aber bewusst oder unbewusst leiden sie unter ihrer Unfähigkeit, sich selbst und anderen diese Inspiration auf organisierte, greifbare Art und Weise zugänglich zu machen. Dies trifft vor allem dann zu, wenn das Yin versucht, das Yang zu kompensieren und das reiche, schöpferische Bedürfnis, das die Yin-Energien repräsentieren, drängender wird. Häufen sich die Fehlschläge, fühlt sich der Betroffene unterprivilegiert und als Underdog und tendiert dazu, ein unkonventionelles, bohèmeartiges, gegen das Establishment gerichtetes Leben zu führen. Ein derart frustrationsbehafteter Zustand führt natürlich zu entsprechend großem Leiden. Wenn er versucht, dieses Leiden zu beenden, stolpert er von einem Misserfolg zum nächsten, ohne je aus der Erfahrung zu lernen oder die Realität seiner Situation zu akzeptieren. Manchmal trösten sich diese Menschen darüber hinweg, indem sie Erregung in waghalsigen und gefährlichen Aktivitäten suchen. Diese Abenteuer machen süchtig, so dass sie ein immer höheres Risiko eingehen müssen, um das entsprechende Erregungsniveau zu erreichen.

Weitere Merkmale eines Herz-Yang-Mangels

Bei Menschen mit Herz-Yang-Mangel bleiben die meisten guten Ideen auf der Strecke, weil es in der Umsetzung an Organisiertheit, Konsistenz und Konzentration mangelt. Dieses Manko ist für den gesamten *kognitiven* Bereich charakteristisch, denn die für den Ausdruck von Gedanken und Gefühlen zuständigen Teile des Gehirns – der Schläfenlappen, das Broca'sche Sprachzentrum und andere Regionen – sind gestört. Die Gedanken, Formen und Bilder sind bei ihrer Entstehung zwar intakt, können aber nicht in bedeutungsvolle Botschaften verpackt werden. Auch hier könnte man zwischen rechter und linker Gehirnhälfte unterscheiden. Ist das Herz-Yin unversehrt, dann funktioniert die rechte, kreative Seite; ist das Herz-Yang unversehrt, dann können die in der linken Hemisphäre angesiedelten logisch-expressiven Ich-Funktionen auch die Rolle erfüllen, die ihnen innerhalb der gesamten schöpferischen Produktion zukommt. Dieser Teil umfasst Form, Organisation, Konzept, Unterscheidung und klares Verstehen. Alle höheren Intelligenzmuster – philosophische, mathematische, wissenschaftliche und theologische – hängen von der Integrität des Herz-Yang ab. Das Herz-Yang entspricht all dem, was im »Wort« impliziert ist.

Im Gegensatz zu jenen Menschen mit Herz-Yin-Mangel, die keine Gefühle der *Liebe* empfinden, fühlen Menschen mit Herz-Yang-Mangel zwar Liebe, Zuneigung und Wärme, können diese Gefühle aber nicht ausdrücken und in Worte fassen und lassen sich zu impulsivem Verhalten hinreißen. Andere Menschen fühlen sich von ihnen angezogen, weil ihre »Schwingungen« diese Gefühle vermitteln können, ohne dass dieses Potenzial jedoch eine konkrete Erfüllung fände. Solche Menschen können daher für andere eine Quelle der Frustration darstellen, vor allem für jene, die von der verbalen und körperlichen Artikulation dieser Gefühle und Gedanken abhängig sind, in erster Linie also für Kinder, Ehepartner, Freunde und Familienangehörige.

Wir haben es hier mit Menschen zu tun, deren Aura in hohem Maße sinnlich scheint und ein fantasiereiches *sexuelles* Spiel verspricht. In der tatsächlichen Umsetzung fehlen aber jene organisierten Aspekte der Erregung, die für eine sexuelle Erfüllung notwendig sind; es fehlt der kohärente Ausdruck des Impulses. Der Mangel an Kontrolle kann dazu führen, dass ein vorzeitiger Samenerguss oder ein Verlust der Erektion die wesentlichen Faktoren bei der Erregungskontrolle werden. Da sowohl die vorzeitige Ejakulation beim Mann als auch die Unfähigkeit der Frau, einen vollen Orgasmus zu erreichen, ein Problem darstellt, das auf eine gestörte Impulsstabilität zurückzuführen ist, besteht eine Tendenz zu sexuellen Spielereien, bei denen weder das eine noch das andere wichtig ist. Sie sind voll der Leidenschaft, sofern das Herz-Yin relativ intakt ist, und doch ist es mit diesen Handicaps nicht leicht, eine erwachsene Form der Sexualität zu leben. Daher neigen diese Menschen dazu, sich sichereren Gefilden zuzuwenden, wo Misserfolg kein Thema ist und geringere Anforderungen als bei normalen Erwachsenen gestellt werden, also Kindern, Prostituierten, Gigolos oder oralen Formen der Sexualität. Gewalt ist immer dann ein Problem, wenn die Frustration groß und die Triebenergie stark ist, wovon wir hier ausgehen.

Auf Grund der Unfähigkeit, die vielen kreativen Gedanken und Gefühle erfolgreich auszudrücken, die wir normalerweise mit einem gesunden Herz-Yin assoziieren, verfügt der Betroffene über eine Menge unfokusierter Energie, die er als potenziell desorganisierende Kraft in seinem Leben erlebt und die ihm Angst macht. Diese Bedrohung ist eine der wesentlichen Quellen von *Angst*. Situationen, die »Ausdruck« verlangen, sowie alle Versuche, das Herz-Yang von außen oder von innen so zu organisieren, dass es eine effiziente Ich-Struktur bilden kann, verursachen ebenfalls Angst, weil diese Versuche mit wiederholtem Misserfolg assoziiert werden. Ausdruck kann immer ein Gefühl der Bedrohung und Angst hervorrufen. Eine andere Ursache von Angst, die Fritz Perls beschreibt, bilden die Erregung und das hohe energetische Niveau, die aus verschiedenen Gründen nicht auf sichere, erfüllende Art und Weise verwirklicht werden können.

Mit *Phobien* reagieren Menschen mit Herz-Yang-Defizit auf Situationen, in denen ein konsequenter, strukturierter Ausdruck von Gedanken oder Gefühlen notwendig ist oder erwartet wird. Unterrichten, Sprechen vor Publikum oder Musikaufführungen führen zu Lampenfieber. In extremen Fällen können Menschen eine Aversion dagegen verspüren, ihren eigenen Namen in einem öffentlichen Rahmen bekannt zu geben, weil sie Angst haben, nicht einmal mehr den eigenen Namen richtig aussprechen zu können.

Wenn alle Versuche, sich selbst einem anderen Menschen mitzuteilen, immer wieder erfolglos bleiben, bricht früher oder später die dadurch angehäufte schmerzhafte Frustration durch und kann sich als *Depression* äußern, abhängig auch von einer relativen Schwäche der Wasser-Energien. Auch wenn der Betroffene in der Vergangenheit häufige Hochs und Tiefs auf Grund von Problemen in der Wandlungsphase Feuer durchgemacht hat, kommt es, wenn die Ablehnung substanziell war, zu einer Involutionsdepression, die plötzlich und mit zerstörerischer Macht auftritt. Die Persönlichkeit ist überwältigt, und es herrscht ein starkes Gefühl der Wertlosigkeit. Suizid ist in diesen Fällen nicht ausgeschlossen, da die tiefer liegenden Kräfte stark sind und der Schmerz daher eine beträchtliche Intensität erreicht.

Eine Form von *Psychose*, die sich aus der eben beschriebenen Involutionsdepression entwickeln kann, ist die Involutionsmelancholie, die mit Vorstellungen von Wertlosigkeit und einem gesteigerten Schuldgefühl einhergeht. Eine Projektion dieser Gefühle kann eine paranoide Psychose hervorrufen. Die Schwierigkeit, Material aus dem Primärvorgang zu organisieren, die wir bei der Diskussion des kognitiven Bereichs erwähnt haben, kann die Psychose mit der einen oder anderen Variante einer Denkstörung färben. Und da der Druck, ein Ventil zu finden, derart hoch ist, kann sich diese Störung manchmal mit der Wucht und anarchischen Kraft einer manischen Episode manifestieren.

Verglichen mit jenen Menschen, die in den Phasen von Wasser, Holz oder Erde »stecken geblieben« sind, finden wir hier eine relativ integrierte *bioenergetische* Funktion, aber trotzdem kann bei einem Herz-Yang-Mangel das Gehirnende der Kopf-Genitalien-Achse funktionell geschwächt sein. Der obere Teil des Körpers – also Brustkorb und Arme, die, was Gestik und den zur Verfügung stehenden Atem betrifft, die auf Körperebene ausdrucksstärkeren Teile sind – ist weniger gut entwickelt als der untere Körperbereich. Dies steht in Gegensatz zu einem Herz-Yin-Mangel, bei dem das genitale Ende funktionell schwächer ist.

Die Panzerung ist in diesen Fällen nicht besonders stark ausgeprägt, und der Prozess des Panzerns kann während einer späteren Phase stattfinden, da diese Persönlichkeit ja anfangs eine Vielfalt an Gefühlen zulassen und empfinden kann und nur nicht in der Lage ist, sie erfolgreich zu organisieren und zum Ausdruck zu bringen. Verdrängung ist daher hier kein Thema. Verglichen mit Menschen mit Herz-Yin-Mangel scheinen diese Personen ein geringfügiges Defizit an Muskeltonus aufzuweisen, tatsächlich sind sie aber weniger rigide und flexibler.

Ein Fall von Schreibblockade

L. kam zu mir, als ich gerade begann, Akupunktur in meine psychiatrische Arbeit zu integrieren. Er klagte in erster Linie über eine durch Alkoholismus komplizierte Depression sowie über Magen-Darm-Beschwerden. Er schrieb für Public-Relations-Firmen und war zur Zeit unseres ersten Treffens bereits eine Zeit lang ohne Aufträge. Dies war der unmittelbarere Auslöser für seine Depression. In seinen frühen biografischen Notizen, in denen er seine wachsende Sensibilität gegenüber den Gefahren in der Welt zum Ausdruck bringt und seine immer größeren Zweifel daran äußert, dass seine Eltern, andere Menschen und vor allem er selbst mit dem Leben auch fertig werden könnten, findet sich folgendes Statement: »Ich kam zur Überzeugung, dass nichts, was ich versucht habe, je funktionieren konnte, dass jede Anstrengung zum Misserfolg verurteilt ist. Adler sagt, dass sich in jedem Fehlschlag ein fiktives persönliches Streben nach Überlegenheit, gepaart mit einem Mangel an sozialen Interessen, verbirgt. Ich kenne das nur zu gut. Ich habe immer wieder gedacht, dass ich ein großer Schriftsteller sein könnte, dass ich aber an einer lebenslangen Schreibhemmung leide. Die Sünde der Hybris – Angst und Abscheu vor sich selbst.« Und: »Vielleicht war das einzig Positive der letzten Jahre der Wunsch, mein Schicksal auf irgendeine Weise zu verstehen und zu meistern. Dieser Wunsch hat mich nie vollkommen verlassen. Und ich habe diese transzendente Suche noch nicht völlig aufgegeben. Irgendwo tief in mir, in meiner gesunden Seite, brennt noch die winzige Flamme des Eros.« Diese Suche äußerte sich in einer fünf Jahre dauernden Psychoanalyse, der sich L. vor unserer Arbeit unterzogen hatte, und in einer aufwendigen Suche in der Weltliteratur, die ihm helfen sollte, sein »Schicksal zu meistern«.

Während der folgenden drei Monate tauchten wir mittels Akupunktur, etwas Bioenergetik und Gesprächen in die Tiefen seiner »dunklen« Seite ein und enthüllten einen schwarzen, mörderischen Sadismus und eine große Traurigkeit. Er erkannte, dass diese Traurigkeit mit seiner Mutter zusammenhing, die gesagt hatte: »Armes Ding, deine Gefühle sind verletzt, grausame Welt, ich will dich nicht leiden sehen, ich kann dich nicht bestrafen.« Die Akupunkturbehandlung stimulierte viele fruchtbare Träume. Während dieser Phase bewegte er sich, wie er selbst sagte, von seiner schwarzen, negativen, diabolischen zur positiven Seite. Die Akupunktur war für ihn eine meditative Erfahrung, die eine Menge an Gefühlen freisetzte und zu brauchbaren Erkenntnissen sowie einer größeren Zentriertheit führte. Er erkannte das Bedürfnis, seine Familie zu unterstützen, und unsere Arbeit war beendet, als er eine gute Tätigkeit als Texter im Mittleren Westen fand.

Nach 20 Behandlungen sagte er: »Meine Beziehung zu meinen Kindern hat sich verbessert, ich bin auf die positive Seite gekommen und meine Depression losgeworden, ich gehe Schmerzen nicht mehr aus dem Weg, ich stelle mich meiner Wut und meinem Kummer. Meinen Alkoholismus, mein Rauchen und meine Kaffeesucht sehe ich als ein Problem und nicht so sehr als Quelle meines Selbstwertgefühls, ich bin in Berührung mit meinen Bedürfnissen und meiner Fähigkeit, meine Familie zu ernähren, es plagen mich weniger Sorgen und Ängste, und mein Körper ist besser koordiniert.« Er fügte hinzu: »Ich kann mich selbst besser ausdrücken, ich arbeite (schreibe) produktiver, ich bin besser organisiert und produziere weniger Fehlstarts.«

- **Herz-Yang-Überschuss**
  Persönlichkeit: Der zwanghafte Kommunikator

Das gesamte Leben und die energetische Verfassung werden bei einem Überschuss an Herz-Yang von einem formalisierten Ausdruck bestimmt. Bei den meisten Menschen mit dieser Veranlagung übersteigt der Ausdruck bei weitem das in den ursprünglichen Inkunabeln zur Verfügung stehende kreative Material. Produktive Schaffende wie Haydn, Telemann, Vivaldi, Bach oder Mozart, bei denen die Qualität durchaus der Quantität ihres bemerkenswerten, einer originalen Vorstellungskraft entspringenden Oeuvres entspricht, sind jene Ausnahmen, denen die Geschichte den Titel »Genie« verleiht.

Bei Menschen mit Herz-Yang-Überschuss überwiegt die Quantität die Qualität. Hier finden wir vor allem Menschen, die zwar über wertvolles Ausgangsmaterial verfügen, deren darauf aufbauende Arbeit jedoch an Wert verliert oder nur oberflächlich beeindruckend ist und keine innere Entwicklung aufweist. Sie neigen zu repetitivem Verhalten; sie sind die zwanghaften Kommunikatoren, die keine eigenen Ideen haben und daher zu Verkäufern werden, die die Ideen anderer Menschen an den Mann bringen wollen. Sie brauchen daher ständig ein Publikum. Sie bedienen sich schauspielerischer und verkaufstechnischer Tricks und werden im Extremfall zu »Schwindlern«. Wenn Quantität und nicht Qualität ausschlaggebend ist, leidet der Geschmack unter dieser Diskrepanz.

Weitere Merkmale eines Herz-Yang-Überschusses

Die *Kognition* tendiert meist zu Klarheit und Schärfe, denn das Herz-Yang beeinflusst maßgeblich die logische Synthese und den Ausdruck von Gefühlen, Gedanken und Bildern. Die Sprache kann manchmal etwas aggressiv sein, wie z. B. bei einem aufdringlichen Verkäufer, wobei eine relative Gedankenarmut bei gleichzeitiger Tendenz, den Inhalt etwas zu beschönigen, besteht. Oder wie Shakespeare sagte: »Viel Lärm um nichts«.

Angst tritt in jenen Situationen auf, die dem inneren Druck, kommunizieren zu müssen, nicht entsprechen. Unter solchen Umständen ist die Angst umso ausgeprägter, je größer die Kraft, mit der die unterdrückte Energie hervorbrechen will, was bisweilen überwältigende Ausmaße annehmen kann. Der Ausdrucksdrang dieser Kraft kann manchmal dazu führen, dass einschränkend wirkende Situationen oder Orte als relativ unerträglich empfunden werden, ja, es kann zu einer Vorform von Platzangst kommen. In Situationen, in denen der Betroffene anfangs viel versprechende Leistungen geboten hat, dann aber in der Qualität abgesackt ist, kann auch ein Ich-Problem mitspielen, so dass er sich selbst und anderen etwas vormacht. Jedenfalls geht Vortäuschung immer mit der Angst, entdeckt zu werden, einher.

Depression tendiert bei jeder Disharmonie der Wandlungsphase Feuer zum zyklothymen Typus. Dies ist zum Teil auf die Wandelbarkeit von Feuer und teils darauf zurückzuführen, dass diese Energien Beziehungen in der Außenwelt suchen, denn nur in solchen Beziehungen können sie Erfüllung finden. Dies trifft ganz besonders bei jenen Menschen mit Herz-Yang-Überschuss zu, deren Drang, sich auszudrücken, ein gesteigertes Bedürfnis nach einem empfänglichen Publikum bedingt. Bei dieser Form von Abhängigkeit ist der Betroffene unabwägbaren Faktoren ausgeliefert, und diese »Unverlässlichkeit« – die Reaktionen des Publikums können von positiv bis negativ reichen – kann die Ursache für viele Stimmungsschwankungen sein.

Für Menschen, denen ihr Talent für kohärenten Ausdruck ihnen in den ersten Lebensphasen einen natürlichen Vorsprung verschafft hat, die aber ins Trudeln geraten, sobald die Substanz nicht mehr mit dem Volumen Schritt halten kann, kann sich – meist in der Lebensmitte – die Erkenntnis einstellen, dass sie bestenfalls etwas Mittelmäßiges geschaffen haben, nicht aber ein ohnehin illusorisches Meisterwerk, oder im schlimmsten Fall etwas von nur geringem Wert. Diese Erkenntnis kann Auslöser für eine Episode von Major Depression sein. Dank der expansiven Natur des im Überschuss vorhandenen Herz-Yang ist die Depression weniger schwer und kann sogar einige manische Elemente oder zumindest beträchtliche Agitiertheit aufweisen.

Psychotische Episoden stellen meist eine Ausweitung der Major-Depression-Episode dar, sofern das Gefühl der Niederlage extrem ist und die übrige Persönlichkeit über keinerlei Ressourcen mehr verfügt. Während die geistigen Prozesse relativ klar bleiben, kann die Tendenz, Inhalte auszuschmücken und sehr redselig zu sein, zu agitierten, fast manischen Wahnvorstellungen führen – vor allem zu Größenwahn –, die von Phasen krassen Rückzugs unterbrochen sind.

Liebesbeziehungen sind für den Partner so lange unbefriedigend, wie der verbale Ausdruck der Gefühle in keinem Verhältnis zur dahinter liegenden Substanz steht. Da jeder Mensch in seinem Kampf ums Überleben das einsetzt, was er am besten beherrscht, benutzt ein Mensch mit Herz-Yang-Überschuss Worte als Werkzeuge zur Manipulation und bedient sich seines logischen Talents, um den Partner zu überzeugen, dass er sehr wohl das bekommt, was er eigentlich vermisst. Es ist weder Unaufrichtigkeit noch das Bedürfnis, sich durchzusetzen, das den Betroffenen zu diesem Verhalten treibt. Viel eher spielt hier das Bedürfnis mit, das Publikum bei der Stange zu halten und auf möglichst verführerische Art und Weise das zu kompensieren, was selbst der Betroffene früher oder später als unausgewogen erkennt: dass zwar Worte im Überfluss vorhanden sind, aber es nicht unbedingt immer die richtigen sind.

Bei *Sex* spielt Leistung immer eine weitaus größere Rolle als »Inspiration«, Worte sind wichtiger als Taten, und Vernunft ist wichtiger als Leidenschaft.

Bioenergetisch gesehen, haben wir es mit Menschen zu tun, die auf den ersten Blick keine ernste Störung, sondern nur leichte Anzeichen eines »wilden« Qi aufweisen. Der exzessive Drang, sich ausdrücken und mitteilen zu müssen, zehrt jedoch ständig am Herz-Yin, das sich aus diesem Grund auch nicht erholen kann. Oft scheinen diese Menschen körperlich auf vollen Touren zu arbeiten und dann plötzlich zusammenzubrechen. Normalerweise bewegen sie sich mit einem viel zu hohen Tempo, um überhaupt bemerken zu können, was in ihrem Inneren vorgeht.

Ein Fall von unerfüllten frühen Versprechungen
Die Person, die wir hier als Beispiel für einen Herz-Yang-Überschuss heranziehen, ist unglücklicherweise nur eine aus einem ganzen Heer von Menschen, die an ihren Computern sitzen und mit abenteuerlicher Geschwindigkeit Material produzieren, während sich neben ihnen ein ebenso erstaunlicher Berg an Ablehnungsschreiben von Verlagen stapelt. A. war eine 72-jährige Frau, die wegen Rückenschmerzen und Gürtelrose zu mir kam. Sie hatte in ihrer Jugend verschiedene Literaturstipendien gewonnen und mit 28 Jahren einen von der Kritik hoch gelobten, äußerst erfolgreichen Roman veröffentlicht.
Sie brach damals mit ihrer amerikanischen Familie und lebte in Paris mit einem berühmten Jazzmusiker. Sie gehörte jener aufregenden literarischen Szene an, zu der auch Hemingway, Miller und Stein zählten. Sie kehrte wegen des Zweiten Weltkriegs in die Vereinigten Staaten zurück und kaufte sich ein Haus in einer Gemeinde, die als ein Zentrum der amerikanischen Kunst galt. Sie verbrachte ihr Leben damit, zwischen diesem ländlichen Paradies und der Szene im New Yorker Village zu pendeln, wo sie ein Atelier besaß. Dank einer Erbschaft war sie finanziell abgesichert. Zwar war dieses Geld aufgebraucht, als sie älter war, aber sie schaffte es, trotzdem recht gut zu leben, indem sie ein kleines Haus auf ihrem Grund vermietete. Sie war nie verheiratet.
Obwohl ihre literarische Produktion durchaus beneidenswert war, erreichte sie doch nie die Qualität, die ihre ersten Werke versprachen, und sie fand auch keinen Verleger mehr. Nichtsdestotrotz bewahrte sie sich ihre Würde, indem sie sich weiterhin mit literarischen Zirkeln identifizierte und in ihrem komfortablen Haus Sommerpartys für Schriftsteller und Künstler organisierte. Zwar nahm niemand sie mehr ernst, aber alle nutzten ihre Gastfreundschaft. Sie gehörte nicht zur Gruppe der dem Alkohol zugetanen, im Moment erfolgreichen Literaten.
Aber niemand konnte sie übersehen. Die lokale Zeitung war voll mit ihren Leserbriefen zu allen möglichen Themen sowie mit Gedichten und Essays über Philosophie und die Schönheit der Gegend. Sogar einige Kurzgeschichten wurden abgedruckt. Die Herausgeber der Zeitung waren extrem großzügig, was den ihr zur Verfügung gestellten Raum betraf, wobei diese Großzügigkeit weder finanziell noch qualitativ erklärbar war. Sie war eine sehr nette Person und erholte sich glücklicherweise schnell von Gürtelrose und Rückenschmerzen, die damit zusammenhingen, dass sie so viele Stunden vor der Schreibmaschine verbrachte.

- **Herzbeutel**

Ich habe den Eindruck, dass – hinsichtlich des jeweiligen Organpaares einer Wandlungsphase – das Fu-Organ (das äußere Hohlorgan) der Bewahrer des Zang-Organs (des inneren Festorgans) ist. Abgesehen von den anderen physiologischen Funktionen, befriedigt es vor allem das Bedürfnis nach Sicherheit und Restitution. Angenommen, dieses Konzept ist korrekt, dann würde es genügen, wenn das Herz nur den Dünndarm, sein Fu-Gegenstück, als Verteidigung hätte. Die Tatsache, dass ein spezielles Zang-Organ notwendig ist, um das Herz darüber hinaus zu schützen, erklärt sich durch die enorme Bedeutung, die dem Herzen als höchster Kontrollinstanz und vor allem als Herrscher über den bewussten und unbewussten Geist zukommt. »Das Herz beherbergt und nährt den Geist.«[15] Diese Zusammenhänge waren bereits zu Zeiten des *Neijing* klar, wie aus dessen Pulslehre hervorgeht. Demnach besetzt der Puls des Herzbeutels die Position oberhalb des Herzens, die im europäischen System dem Dünndarm zugeteilt wird. (Beide Varianten können je nach Einsatz korrekt sein.)

- **Die natürlichen Funktionen des Herzbeutels im Allgemeinen**

Die Energien des Herzbeutels dienen als Nahtstelle zwischen dem kommunizierenden Ich eines Menschen und dem eines anderen Menschen. Sie sind verantwortlich für den erfolgreichen Aufbau zwischenmenschlicher Beziehungen, für die Qualität und Quantität des Kontakts mit der äußeren Welt, der die individuelle Entwicklung stimuliert. Winnicott würde dieses kommunizierende Ich das »falsche Selbst«[16] nennen. Es ist jenes Selbst, das sich auf die Welt bezieht, das die bestmöglichen Arrangements für eine maximale Befriedigung des »wahren Selbst« aushandelt, das selbst nie direkt kommuniziert. (Ich begreife es als Shen, den Geist, als die kreative potenzielle Energie, für deren Manifestation jeder von uns selbst verantwortlich ist.)

Es heißt, dass Shen, der Geist, während des Lebens im Herzen residiert.[17] Es ist Aufgabe der Herzbeutel-Energie, sowohl Shen als auch das Herz zu nähren und zu schützen. Um »Nahrung« zu erhalten, muss man einerseits empfänglich und begehrlich, andererseits aber auch intelligent und schlau sein. Fairness ist in jedem Fall das oberste Gebot, denn nur so kann man vermeiden, im Zuge des unvermeidlichen Feilschens, das jeden Energieaustausch während des Lebens nach der Kindheit charakterisiert, zu viel Energie abzugeben. (Ich betone Fairness, weil uns die Weisheit sagt, dass Gier der Samen zur Selbstzerstörung ist.) Wer selbst nicht betrügt, sorgt dafür, dass niemand betrogen wird. Alle Ich-Fertigkeiten, die die anderen energetischen Systeme beisteuern, werden von der

Energie des Herzbeutels koordiniert, damit während des Heranwachsens des inneren Selbst ein sicherer menschlicher Kontakt gewährleistet ist. Zu diesen Fertigkeiten zählen das strategische Planen, für das Gallenblase und Leber zuständig sind; das Gefühl für die Grenzen der eigenen Macht, das wir der Nieren-Energie verdanken; das Gedächtnis, für das die Blase verantwortlich ist; die Kommunikation, die vom Herz bestimmt wird; die Verdauung und Verteilung von Gedanken, die Magen und Milz bewerkstelligen; sowie andere Fertigkeiten, die wir bereits erläutert haben oder die wir im Weiteren diskutieren werden.

Ein Angelpunkt der menschlichen Existenz ist der sichere Kontakt mit anderen menschlichen Wesen. Von Anfang an ergreifen Menschen alle erdenklichen Maßnahmen, um sowohl ihre eigene Sicherheit als auch ihre Verbundenheit mit anderen Menschen sicherzustellen, je nachdem welche Erfordernisse die Umwelt an sie stellt. Bietet eine direkte Kommunikation nicht genügend Sicherheit, so entwickeln sich indirekte Formen des Kontakts. Diese erfüllen nicht nur eine Schutzfunktion, sondern sollen vor allem auch jene Umweltbedingungen wiederherstellen, unter denen das fürs Leben Unabdingbare erhalten werden kann.

Diese Kunstgriffe, die ich daher »restitutiv«, also wiederherstellend, nenne, wurden ursprünglich von jenen, die an einem Modell arbeiteten, das den pathologischen Aspekt betonte, als »Abwehr« beschrieben. Für sie handelte es sich dabei lediglich um Manöver, die ihre therapeutische Arbeit der Demaskierung des Unbewussten behinderten. Für den Therapeuten waren sie »Widerstände«, die es zu überwinden galt. Sie bildeten somit den Brennpunkt in einem endlosen, künstlichen und nutzlosen Kampf zwischen Therapeut und glücklosem Patienten.

Der positive Aspekt dieser Taktiken wurde bis vor kurzem nicht erkannt oder verstanden. Die »primitiven Täuschungsmanöver«, die Anna Freud[18] als »übertragene Abwehrreaktionen« beschrieben hat, fungieren nicht nur als Schutzschild gegen ein unerbittliches Schicksal, sondern sind vor allem ein Weg, einen kontinuierlichen, sicheren Kontakt mit anderen bedeutungsvollen Menschen herzustellen. Introjektion, Identifikation, Projektion, Regression, Ungeschehenmachen, Verkehrung ins Gegenteil, Wendung gegen die eigene Person, Verleugnung sowie die raffinierteren Formen wie Verdrängung, Reaktionsbildung, Rationalisierung, Intellektualisierung und Sublimierung sind Taktiken des Energiesystems Herzbeutel, die das Überleben eines Organismus in einer Umgebung, die dessen Integrität und Existenz nicht förderlich ist, durch »Kontakt« sicherstellen sollen.

Ein einschlägiger Fall ist der eines gut situierten Mannes, der über eine ernste Zucker-, Nikotin-, Kaffee- und Alkoholsucht klagte, wobei die Phasen akuter Krankheit während Zeiten besonderen Stresses auftraten. Er betrachtete diese Gewohnheiten als böse Kräfte, die er mit fremder Hilfe ausmerzen wollte. Es schien nicht angebracht, die für diesen Zweck zur Verfügung stehenden Akupunkturtechniken einzusetzen, ohne dass wir uns beide über die Rolle, die diese Süchte in seinem Leben spielten, klar gewesen wären. Im Zuge unserer Gespräche wurde deutlich, dass er auf seinem Gebiet ein brillanter Kopf war, jedoch nicht im Stande war, seine allgemein anerkannten Fähigkeiten praktisch umzusetzen, ohne eine aggressive Person an seiner Seite zu haben. In Motivation und Selbstbewusstsein, die zur Realisierung seiner ursprünglichen Ideen notwendig waren, war er von einem anderen abhängig. Seine von ihm getrennt lebende Frau, eine psychopathische Persönlichkeit, hatte diese Rolle inne, bis sie sich trennte und dadurch das gemeinsame, sehr erfolgreiche Unternehmen in den Ruin trieb. Es wurde immer klarer, dass sein »äußeres Selbst«, sein Ich, nur auf den Krieg programmiert war, den er jahrelang mit seiner Exfrau und vielen anderen Autoritäten führte, wodurch ihm nur wenig Energie für die Förderung und Stärkung seines »wahren Selbst« blieb. Dieses Muster reproduzierte die alles andere als adäquate Fürsorge, die ihm seine Eltern während seiner Kindheit angedeihen ließen. Seine »Süchte« stellten also eine Möglichkeit dar, sein inneres Selbst zu nähren, das ein hilfloser, abhängiger Geist war, den seine ersten Beschützer und dann sein eigenes »Selbst« verlassen hatten. Ihm fiel vor allem die Aufgabe zu, einen Menschen zu finden, der es verstand, »seine Waren zu verkaufen«, und sich an diesen anzuhängen. Um sein eigentliches Ziel, nämlich sich gesündere Verhaltensweisen anzugewöhnen, zu erreichen, musste er zuerst erkennen, dass seine »schlechten« Gewohnheiten das durchaus positive Ziel verfolgten, ein ohne diese Süchte verhungerndes inneres Wesen zu nähren. Bei der Untersuchung von Disharmonien muss immer die Absicht vom Ergebnis getrennt werden. Nur wenn man versteht, dass alle selbstzerstörerischen Tendenzen primär ein positives Ziel verfolgen, kann dieser Teil seiner Persönlichkeit dazu bewegt werden, ihn auf seinem Weg zu einem konstruktiveren Leben zu unterstützen.

Das Organsystem Herzbeutel sorgt für eine sichere Fahrt durch unwegsames Gelände, so dass allen anderen energetischen Systemen, vor allem dem Herzen, die Strapazen von restitutiven Manövern erspart bleiben und sie ihre gesamten Energien für ihre wesentlichen natürlichen Funktionen zur Verfügung haben. Restitution ist eine endlose Aufgabe, ein konstantes Zehren an der Energie, die für die anderen Aufgaben des Herzbeutels gebraucht wird.

Jenes Entwicklungsstadium, in dem die Energien der Wandlungsphase Feuer im Aufsteigen begriffen sind, liegt ungefähr zwischen dem dritten und dem fünften Lebensjahr, obwohl diese Energien bereits in der Sprachentwicklung eine gewisse Rolle spielen können. Dieses Stadium umfasst eine relativ entspannte Zeit, in der viele der Überlebensmechanismen bereits ausgebildet sind und in der der heranwachsende Organismus sich der »leichteren« Seite der menschlichen Existenz zuwenden kann. Erst wenn die außerordentlich vielfältigen Anforderungen der nährenden Phase der frühen Kindheit und die Hochs und Tiefs der »Nein«-Phase Vergangenheit sind und sich eine normale »Gangart« sowie die Koordinationsfähigkeiten und die für das Überleben im Alltag notwendigen Ich-Strukturen voll ausgebildet haben, ist der heranwachsende Mensch für die »Angelegenheiten des Herzens« bereit. Liebesbeziehungen von beträchtlicher Intensität und Komplexität beginnen bereits auf dem Spielplatz. Wettbewerb, Eifersucht und sexuelle Erkundungen werden auf dieses neue Territorium ausgeweitet, spielen aber auch in der »ödipalen Situation« in der Familie so lange eine Rolle, bis diese neuen Energien dann für eine gewisse Zeit umgelenkt und für das Erlernen der geschriebenen Sprache während der als Latenzphase bekannten Entwicklungsperiode genutzt werden.

Die Beziehung zum gegengeschlechtlichen Elternteil spielt in diesem Stadium, in dem Herzensangelegenheiten und Sexualität sich das erste Mal unausgereift bemerkbar machen, eine entscheidende Rolle. In dieser Zeit entwickelt sich das Selbstbild des Kindes als eine in den Augen des gegengeschlechtlichen Elternteils begehrenswerte, aber respektierte Person, oder aber es wird negiert. Die familiäre Romanze – Mutter und Sohn, Vater und Tochter – muss sich in einer Atmosphäre der Freude, Akzeptanz, Zurückhaltung und Rücksichtnahme entfalten können. Es herrscht ein prekäres, nur selten vollkommenes Gleichgewicht.

Während die Herz-Energien dafür sorgen, dass sich die Kinder sowohl zu Hause als auch in der Fremde, im Kindergarten und auf dem Spielplatz von neuen Menschen angezogen fühlen, entwickelt sich ihr Ich mit großer Geschwindigkeit. Parallel dazu entwickeln sich auch die Herzbeutel-Energien, die raffiniertere psychologische Strategien und damit die Bewältigung komplexerer Beziehungen ermöglichen.

Eine damit verbundene Funktion der Herzbeutel-Energien besteht in der Vereinigung geistiger (Herz) und genitaler (Leber/Niere) Liebe über die freie, offene Passage des Mittleren Jiao (Nähren, Milz), wodurch eine erwachsene Sexualität möglich wird. Diese Energien tragen wesentlich zum Geben und Nehmen, zum Verschmelzen von körperlicher und verbaler, affektbetonter Liebe bei. An diesem Prozess sind sowohl das defensiv wirksame Yin als auch das aggressiv wirksame Yang beteiligt. Damit verbundene Funktionen sind wie »der Bote, der Freude bringt« und »der Botschafter, dem Freude und Glück entspringen«.

Manche Beobachter gehen davon aus, dass der Herzbeutel die verschiedenen Aspekte des Feuers im Körper, inklusive Nieren-Yang und Dreifacher Erwärmer, harmonisiert. Ich bin zwar auch der Meinung, dass das »Ministerfeuer« des Nieren-Yang und das »Ministerfeuer« des Herzbeutels eng miteinander verbunden sind, aber ich sehe den Dreifachen Erwärmer als das harmonisierende Element. Andere wiederum gehen davon aus, dass »der Herzbeutel das Verzehren des Lebens (Holz) im Zuge eines inneren Erhitzungsprozesses (Transformation) repräsentiert. Durch dieses Sakrifizium (was so viel wie ›heiligmachend‹ bedeutet) wird das Leben auf ein höheres Vibrationsniveau gehoben«[19]. Meiner Meinung nach fällt dies in den Bereich der Herz-Energie und kann nicht als Funktion des Herzbeutels gewertet werden.

In dieser Hinsicht sind die Herzbeutel-Energien gemeinsam mit den Energien des Dreifachen Erwärmers ganz wesentlich für die »gerechte« Verteilung der Energie zwischen den drei Jiao verantwortlich. Manche Quellen schreiben der Herzbeutel-Energie die einschüchternde »ministerielle« Aufgabe als »Verwalter der Gerechtigkeit« zu.

Die natürlichen Funktionen des Herzbeutel-Yin

Das Herz beherbergt Shen, den Geist, der durch die Energie des Wassers von einer Generation zur nächsten übermittelt wird und der sich in der Sprache manifestiert. Während des Lebens nährt er sich durch die Wandlungsphase Holz, durch die Geist-Seele, also jenen Teil des Geistes, der während des Lebens anwächst. Diese ist der Kern des Selbst, der »Herrscher«; töte den Geist, und der Organismus stirbt (Queequeg in *Moby Dick*).[20] Den Geist vor jedem Schaden zu schützen, wird zur zentralen Aufgabe der Energiesysteme, die Hand in Hand mit der vielleicht noch wichtigeren Funktion des kontinuierlichen Nährens geht. Dieses Nähren kann zu Lebzeiten nur im Kontakt mit anderen Shens geschehen. Egal, wie offensiv dieser Kontakt auch sein mag, wir menschlichen Wesen sind durch diese Wirklichkeit gebunden; wir haben keine Wahl, wenn wir das Leben wählen.

Die die Realität bestimmenden Gesetze verlangen von uns, dass wir geben, wenn wir unsererseits etwas bekommen wollen. In der Säuglingszeit und der frühen Kindheit, die von der Energie der Erde dominiert werden, sind wir uns selbst Bezugspunkt. Während der folgenden Entwicklungsphasen hingegen, die immer stärker von den Energien des Feuers dominiert werden, verlagern wir den Bezugspunkt zunehmend auf andere Menschen.[21] Der Faden, der Mutter und Kind mittels unsichtbarer Energiekanäle verbindet, die nunmehr die Nabelschnur ersetzen, multipliziert sich, sobald andere Menschen ins Leben des Kindes treten, und verwandelt sich nach und nach von einer Einbahnstraße in eine in beide Richtungen offene Verbindung.

Diesen Faden (den *Kahuna*, die schamanistische Tradition Hawaiis, so gut beschreibt)[22] müssen wir in jedem Fall schützen und bewahren. Darin liegt unser größter Stolz, aber auch die größte Gefahr. Dank dieses Fadens finden wir im Energieaustausch mit anderen Seelen eine einzigartige Gelegenheit für spirituellen Wandel und Wachstum. Gleichzeitig ermöglicht er auch diesen anderen Seelen, Zugang zu unserer eigenen Seele zu finden, was sich sowohl positiv als auch negativ auswirken kann. Einmal mehr müssen wir auf dem universellen Paradox einen Balanceakt vollführen.

Es ist Aufgabe des Herzbeutel-Yin, die Integrität dieses Fadens zu wahren und den Fluss der darin in beiden Richtungen strömenden Energie zu regulieren. Außerdem muss das Herzbeutel-Yin die vom Herzbeutel-Yang bereitgestellte Nahrung aufnehmen und verhindern, dass andere Menschen den Geist erschöpfen. Der Herzbeutel ist außerdem zuständig dafür, dass die natürliche Überschwänglichkeit und das Bestreben des Herzens, anderen die Hand zu reichen, eingedämmt wird; er muss sich seine Empfänglichkeit bewahren, ohne sich dabei aufzehren zu lassen. Er ist verantwortlich für eine realistische, gesunde Balance zwischen dem, was man vom inneren Selbst mit anderen teilt, und dem, was man für sich behält, wobei er äußerstes Fingerspitzengefühl und Sorgfalt walten lassen muss, um die außerordentlich wichtigen anderen Menschen nicht zu verletzen. Abgesehen von der Offenheit des Herzens existieren noch andere innere Faktoren, die, wenn sie im Überschuss vorhanden sind, die Manager-Energien des Herzbeutels strapazieren. Dazu gehören das Gerichtetsein des Holzes, die Tendenz des Metalls, »gehen zu lassen«, der Hang der Erde, Bindungen zu schaffen, und die chaotische Kraft des Wassers. Der Herzbeutel muss all diese Kräfte bändigen und regulieren, so dass nicht mehr Energie ausströmt, als aufgenommen wird. Es heißt ganz zu Recht, dass es erhabener ist zu geben als zu nehmen und dass man umso mehr erhält, je mehr man gibt. »Geben« ist die dem Herzen eigene Qualität, ohne die es stagnieren und sterben würde. In diesem Sinne ist das Geben der Stimulus, der die Lebenskraft in diesem Geist auf eine höhere Stufe der Kreativität hebt – in der Liebe und bei der Arbeit. Sieht man einmal davon und von den einseitigen Energiegleichungen ab, die charakteristisch für so genannte Genies sein sollen, so trägt das Herzbeutel-Yin auf eine für das Leben ganz existenzielle Weise dazu bei, die wichtigsten Versorgungslinien und Energiespeicher zu schützen, denn es wahrt die Balance zwischen Input und Output. Um uns wohl fühlen und um überleben zu können, müssen wir zwischen Menschen unterscheiden, mit denen wir unser inneres Sein gefahrlos teilen können, und solchen, denen wir kein Vertrauen entgegenbringen dürfen. Dies trifft vor allem in Augenblicken des

Überschusses zu, z. B. wenn wir uns verlieben, ohne darauf gefasst zu sein, wenn wir offen und von der geistigen Verwandtschaft mit anderen überwältigt sind und die tief sitzende Angst vor Isolation in uns spüren. Die alten Texte sprechen davon, dass der Herzbeutel das Feuer »temperiert kühl, angemessen und richtig« hält, dass er also eine Balance zwischen Leidenschaft und Vernunft wahrt. Sie warnen uns davor, die Energie des Herzbeutels zu hemmen, denn dann wäre die Seele des »jubelnden Menschen« bloßgelegt anstatt verborgen zu bleiben.

Das Herzbeutel-Yin stützt alle restitutiven Maßnahmen, die manchmal für die eben beschriebene Arbeit notwendig sind. Selbst unter idealen Umständen gibt es immer wieder Situationen, in denen wir Kompromisse mit unseren Wünschen schließen müssen. Sublimierung ist als jener Prozess zu verstehen, bei dem wir eine Ersatzaktivität suchen und auch akzeptieren, die uns ein gewisses Maß an Befriedigung bietet, auch wenn unser ursprünglicher Wunsch nicht befriedigt wird. Sie ist die erstrebenswerteste von allen restitutiven Maßnahmen. Die anderen entziehen der wichtigen Funktion des Herzbeutel-Yin mehr oder weniger Energie. Dies ist die Energie, die Romanze und Erotik, Wort und Berührung, Herz und Genitalien, Geist und Körper vereint und so die erwachsene Sexualität heiligt.

Disharmonien des Herzbeutel-Yin

Persönlichkeit bei Herzbeutel-Yin-Mangel bzw. -Überschuss

Eine Hemmung oder ein MANGEL an Herzbeutel-Yin verringert die Fähigkeiten des Individuums, in den zwischenmenschlichen Bereichen von Liebe und Sex sowie in den kreativen Aspekten des Lebens für sich selbst sorgen zu können. Solche Menschen sind leicht auszubeuten, denn sie wollen um jeden Preis gefallen und akzeptiert werden. Selbst in den bestmöglichen Konstellationen sind sie aus Angst vor Zurückweisung nicht in der Lage, sich gegenüber anderen zu behaupten, und machen sich selbst zu »Fußabtretern«, auf denen man unabsichtlich herumtrampelt. Sie verfügen über reichhaltige Empfindungen, die sie auch adäquat ausdrücken können, aber es gelingt ihnen nicht, diesen Ausdruck im Interesse ihres eigenen Wohlbefindens zu kontrollieren. Da sie aus ihrem Herzen keine Mördergrube machen können, fällt es Menschen, deren Integrität und Absichten sie nicht einschätzen können, leicht, sie zu missbrauchen. Mangels Kontrolle über ihre Herzgefühle verlieben sie sich immer wieder spontan, wobei ihre Beziehungen machtvoll, klammernd und eher durch Festhalten als durch Gegenseitigkeit charakterisiert sind und aus diesem Grund meist unrealistisch und kurzlebig bleiben. Nach dem Ende einer Beziehung müssen diese Menschen schnell eine neue eingehen.

Wenn es darum geht, einen Partner, der einige ihrer basalen Bedürfnisse befriedigen könnte, auszuwählen, ist ihre Urteilsfähigkeit dadurch außer Kraft gesetzt, dass sie die Realität verleugnen. Diese Verleugnung rührt von ihrer Unfähigkeit her, aufkommende Emotionen aufzuschieben oder zu sublimieren, wodurch sie sich oft von Menschen angezogen fühlen, die für eine echte Bindung nicht zur Verfügung stehen, weil sie entweder bereits in einer festen Beziehung leben oder aus irgendeinem anderen Grund nicht für eine authentische Verbindung geeignet sind. Früher oder später hören Menschen mit Herzbeutel-Yin-Mangel daher auf, dem eigenen Urteil zu vertrauen, und verpassen dann auch prompt den Richtigen oder die Richtige.

Gelingt es einem kleinen Mädchen nicht, in der ödipalen Phase die Zuneigung seines Vaters zu gewinnen, empfindet es dies als einen tiefen persönlichen Mangel. Um diese Zuneigung bekommen zu können, muss es als eine andere erscheinen und sogar sich selbst – ja, vor allem sich selbst – vormachen, jemand anders zu sein. Es muss eine Rolle spielen, von der es überzeugt ist, dass sie ihm diese Zuneigung verschaffen kann. Auf Grund der unzähligen Einflüsse, die auf ein solches Mädchen einwirken, ist es nicht leicht vorauszusagen, welche Rolle es in diesem Spiel einnehmen wird, auch nicht, diese Rollen zu klassifizieren. Das Herzbeutel-Yin entscheidet wesentlich darüber, in welche Richtung sich Herzensangelegenheiten entwickeln. Wenn der Vater des Mädchens Jungen bevorzugt, dann wird es vielleicht ein Wildfang. In der Vergangenheit bildete sich häufig eine verführerische, dramatische, manipulative Persönlichkeit heraus, die etwas abfällig als »hysterische« Persönlichkeit abgestempelt wurde. Der kühle, unnahbare, unerreichbare Typ, der Herzen und Leben bricht, wie ihn Turandot (Puccini)[23] oder der Vamp der Stummfilme verkörpern, zählt ebenfalls zu den bekannteren möglichen Varianten. Die restitutive Taktik scheint sich im Lauf der Zeit zu verändern, und dort, wo es dem Vamp nunmehr an betörtem Publikum fehlt, finden wir die leidende Märtyrerseele, die sich an ihr jämmerliches Elend klammert und in anderen ein Gefühl der Schuld und Verpflichtung weckt. Es handelt sich dabei um sehr »klebrige« Verbindungen, die aber – wenn man bedenkt, wie häufig sie vorkommen – funktionieren dürften.

Professionelle Schauspielerei könnte eine natürliche Entwicklung darstellen für einen Menschen, der das Gefühl hat, er müsste ein anderer sein als er tatsächlich ist, um überleben zu können. Ob dieses Unterfangen gelingt, hängt von der Unversehrtheit des Herzbeutel-Yin ab. Kann das Herzbeutel-Yin die ununterdrückbare, auf Ausdruck gerichtete Herz-Energie nicht in angemessener Weise kontrollieren, dann fehlt dem »wahren Selbst« sowohl die innere schöpferische Energie, die es für seine eigene Entwicklung bräuchte, als auch die für ein großes Drama notwendige Tiefe.

Bewusste wie auch unbewusste Vortäuschung ist ein wichtiger Bestandteil eines Charakters, der auf Grund seines Mangels an Authentizität in psychoanalytischen Kreisen die »Als-ob«-Persönlichkeit genannt wird. Die übergroße Sorge um Akzeptanz kanalisiert die Energie zu sehr hin zu anderen und weg vom eigenen Geerdetsein, was zu Oberflächlichkeit, emotionaler Instabilität und Rastlosigkeit führt. Das hypomanische Verhalten und das aggressive, schnelle und sich in Nebensächlichkeiten verlierende Sprechen spiegeln den verzweifelten Versuch wider, Kontakt herzustellen und aufrechtzuerhalten.

Während der ödipalen Phase ist der Junge bestrebt, seine Mutter mit seiner Stärke, seiner Macht und seinem Mut zu beeindrucken, vor allem gegenüber seinem Vater. Wird dies von einem oder beiden Elternteilen nicht wohlwollend aufgenommen, dann bleibt das Problem seiner Potenz ungelöst und muss auf andere Art und Weise erledigt werden, wobei dann Faktoren wie Körpergröße und reale Stärke eine Rolle spielen: Er kann zum örtlichen Tyrannen werden, sich in eine Fantasiewelt eingebildeter, ungezähmter Männlichkeit zurückziehen oder sich weniger offensichtlich maskulinen Beschäftigungen zuwenden. Bei genügendem Herzbeutel-Yin kann dieser Junge unter Umständen Bereiche der Stärke entwickeln, seine Bedürfnisse dorthin kanalisieren und für sich selbst ein angemessenes Selbstbild entwerfen, das ihm seine Eltern nicht vermitteln konnten. Ein derartiger Kampf hinterlässt immer Spuren, aber es kann sich daraus vielleicht eine stärkere und auch interessantere Person entwickeln. Entspricht das Herzbeutel-Yin diesen Anforderungen nicht, bleiben die tyrannischen, schizoiden oder anderen fehlangepassten restitutiven Tendenzen bestehen und können zu groben Persönlichkeitsproblemen werden.

Bei einem ÜBERSCHUSS an Herzbeutel-Yin leiden die Menschen an den Folgen einer Unterdrückung der Herz-Energien. Diesen Zustand bezeichnet Dr. Shen als »Verschlossenes Herz«. Solche Menschen haben Schwierigkeiten, ihr Herz zu öffnen, um geben und nehmen zu können, und da es ihnen an Intimität fehlt, fühlen sie sich leer und isoliert. Ähnliche Schwierigkeiten haben sie auch, wenn es gilt, den Geist für neue Ideen zu öffnen oder ihre eigenen Gedanken mit anderen Menschen zu teilen. Sie geben nur wenig von ihrem wahren Selbst preis, sie bringen kein wirkliches Opfer, und es gibt daher nicht viel in ihrem Leben, was wirklich geheiligt wäre. Sie erkennen zwar ganz richtig, dass sie nichts bekommen, aber das werfen sie den anderen vor. Dadurch werden sie zu Menschen, die sich ständig betrogen fühlen, verbittert sind und auf Rache sinnen.

Kognition

Bei einem DEFIZIT an Herzbeutel-Yin wird die Energie zum Zwecke der Restitution, die ja weitergehen muss, von dort abgezogen, wo sie verfügbar ist, in erster Linie aber aus der Wandlungsphase Feuer. Auch das die Ich-Organisation steuernde Herz-Yang muss seinen Teil dazu beitragen, worunter die *kognitiven* Funktionen leiden. Diese Funktionen, die am engsten von allen mit der Wandlungsphase Feuer verbunden sind, beziehen sich auf den Prozess des Denkens, auf Aufmerksamkeit, Konzentration, Kohärenz, Klarheit, Logik, den geordneten Fluss und das angemessene Tempo von Denken und Sprechen. Sie leiden als erste, wenn das Herzbeutel-Yin geschwächt ist und die Energie von der unmittelbaren »Familie« der Wandlungsphase Feuer abgezogen wird.

Bei einem ÜBERSCHUSS an Herzbeutel-Yin steht die ständige Sorge um den Schutz des Selbst im Mittelpunkt. Dadurch wird vor allem die Energie des Feuers, die für kreatives Denken und kreative Beziehungen benötigt wird, vom allgemeinen, für andere Ich-Funktionen zur Verfügung stehenden Reservoir abgelenkt. Das Denken ist zwar geordnet, aber es findet keinen Zugang zur Quelle von Vorstellungskraft und Gefühl, dem Kennzeichen der »geistigen Wirklichkeit«. Einmal mehr herrscht hier ein tiefes Gefühl der Leere, Einsamkeit und Trauer über den verlorenen Herz-Geist.

Dieses Reservoir speist sich aus zwei Quellen. Die erste ist eines der Außergewöhnlichen Organe: das »Nervensystem«, das aus dem Yuanqi, dem Ursprungs-Qi, stammt. Es ähnelt der Funktion des Nieren-Jing, das das »Mark« des Knochens aufbaut, woraus das Myelin des Zentralnervensystems kommt. Die zweite Quelle ist die »geistige Energie«, eine der »Fünf funktionalen Energien«, die sich aus den »Fünf Geschmäckern« ableiten und von den Milz-Energien gespeichert und verteilt werden und außerdem von jedem Organsystem einen direkten Beitrag erhalten. Der Unterschied zwischen den beiden Quellen besteht darin, dass Erstere mit der Nieren-Energie und der materiellen Grundlage der Gehirnaktivitäten zu tun hat, während Letztere in Zusammenhang mit der vergänglicheren Aktivität des Geistes steht. Andererseits ist es aber das Nieren-Qi, das die potenziellen geistigen Energien des Individuums mittels des Systems des Dreifachen Erwärmers aus ihrer vorgeburtlichen Existenz in dieses Leben und in den Schutz des Feuers überführt. In westlichen Sprachen gibt es kaum Literatur über diese Arten von Energie.

Angst

Bei einem DEFIZIT an Herzbeutel-Yin tritt *Angst* in allen Situationen auf, in denen das restitutive Verhalten eines Menschen nicht das gewünschte Resultat zeitigt, ohne ihn gleichzeitig einer Gefahr auszusetzen. Diese Gefahr besteht vor allem dann, wenn sich der Betroffene dem Erwachsenenalter nähert und intimere Beziehungen eingeht, in denen die außerordentlich wichtige Vortäuschung, die das Herzstück der Restitution ausmacht, erkannt und aufgedeckt werden könnte. Die übermäßig verführerische junge Frau, deren Selbstwertgefühl durch die Gleichgültigkeit des Vaters beschädigt wurde, empfindet Angst, sobald jemand nahe genug an sie herankommt, um ihre Unsicherheit bemerken zu können. Angst tritt hier also dann auf, wenn das Risiko besteht, dass das Täuschungsmanöver aufgedeckt wird. Fast genauso häufig ist jene Angst, die sich dann manifestiert, wenn die aufsteigenden, sehnsüchtigen Herz-Energien die vor Intimität schützenden Barrieren zu durchbrechen drohen. Diese Barrieren werden errichtet, wenn ein Überschuss an Herzbeutel-Energie besteht oder wenn der weise Herzbeutel mit Barrieren auf ein früheres Trauma reagiert, um dadurch den Geist zu schützen. Reicht die Herzbeutel-Energie nicht, um diese Feuer-Energie unter Kontrolle zu bringen, dann fühlt sich der Betroffene in begrenzten Räumen wohler, die den Herzbeutel stärken und die Angst vor einem Kontrollverlust mindern. Solche Menschen können eine *Phobie* vor Räumen und Situationen entwickeln, die eine noch weiter gehende Öffnung begünstigen. Menschen mit einem ÜBERSCHUSS an Herzbeutel-Energie sind bereits verschlossen und weisen die gegenteiligen Neigungen auf: Sie leiden an einer Phobie vor geschlossenen und zeigen eine Vorliebe für offene Räume. Ihre ungewöhnlich erfolgreichen Restitutionsmanöver sind Barrieren gegen Intimität und führen zu Isolation und letzten Endes zu einer existenziellen Angst vor einer tief greifenden Entfremdung.

Depression
Eine *Depression*, die mit einer DYSFUNKTION des Herzbeutel-Yin einhergeht, würde nach dem Schema des *DSM-III* als zyklothym klassifiziert werden. In ihrem Muster ähnelt sie jener Form von Depression, die mit einem Versagen der Erd-Energie zusammenhängt. Bei dieser Depression ist der Bindungsaufbau inadäquat, und die Betroffenen schwanken zwischen Euphorie, wenn sie ein Liebesobjekt gefunden haben, und Dysphorie, wenn sie es verloren haben. Der Unterschied liegt in der Tiefe und Breite. Ein Mensch mit einer Dysphorie in der Erd-Phase erfährt eine viel tiefere Depression, die sich katastrophal und zerstörerisch auf die gesamte Existenz und die allgemeine Funktion auswirkt. Ein Mensch mit einer Herzbeutel-Yin-Depression mag sich zerstört fühlen, aber er ist, wenn er will, in der Lage, für den Rest seines Lebens effizient zu funktionieren. Außerdem ist die Zyklenfrequenz geringer, weil ein vom Herzbeutel-Yin geprägter Mensch dazu tendiert, an einer Beziehung etwas länger festzuhalten als ein von der Phase Erde geprägter Mensch, dessen Bindungen wesentlich fragiler

sind. Nichtsdestotrotz kann die Depression an Intensität gewinnen, wenn die Versuche, eine erfolgreiche Liebesbeziehung aufzubauen, immer wieder scheitern. Sowohl ein manipulativer als auch ein hysterischer Charakter kann Suizidgesten setzen, die schließlich auch zum Tod führen können.

Ein Mensch mit ÜBERMÄSSIGEM Herzbeutel-Yin leidet an tiefer Traurigkeit, Leere und Einsamkeit, weil ihm eine schöpferische, für beide Teile gedeihliche Verbindung fehlt. Der Schmerz dieser Traurigkeit kann so lange überdeckt werden, wie Energie dafür vorhanden ist. Letzten Endes ist es aber unmöglich, diesen Schmerz zurückzuhalten, und es kommt zu Episoden von Major Depression, vor allem dann, wenn eine liebende, fürsorgliche Person erscheint. In solchen Momenten ist der Schmerz noch intensiver, denn die Herz-Energien treffen auf die stagnierenden Kräfte des Herzbeutel-Yin. Suizid ist in solchen Fällen nicht auszuschließen, da die verschiedenen Ersatzbeziehungen die drängenden Bedürfnisse nach echtem menschlichem Kontakt nicht mehr erfüllen können.

Liebe und Sex
Die Unfähigkeit eines Menschen mit Herzbeutel-Yin-MANGEL, die zwingenden Bedürfnisse nach Zuneigung zu kontrollieren und zu lenken, reduzieren seine Chancen ganz beträchtlich, bei der Suche nach einem passenden *Liebespartner* eine weise Entscheidung zu fällen. Oft ziehen diese Menschen Personen an, die sie ausbeuten und ihrer Beziehung eine pseudomasochistische Note verleihen. Sie suchen oder genießen den Schmerz zwar nicht, sind aber auch nicht im Stande, sich dagegen zu wehren.

Außerdem verringert die Überdeterminiertheit dieser Bedürfnisse die Fähigkeit, die anderen Menschen als Bezugspunkt zu nehmen. Das verminderte Gespür für die Bedürfnisse des bedeutungsvollen anderen Menschen macht die Beziehung relativ oberflächlich und für das Gegenüber unbefriedigend. Die Beziehung ist daher zwar »klebrig«, aber kurzlebig. Als Reaktion auf das durch ihren Lebensstil bedingte Elend und Chaos versuchen diese Menschen, ihre Herzgefühle zurückzuhalten, indem sie alle Wärme zurücknehmen und sich in Richtung Gegenteil bewegen. Diese Strategie ist meist nur für kurze Zeit erfolgreich, danach wiederholt sich der alte Zyklus von selbst.

Für einen Menschen mit einem ÜBERSCHUSS an Herzbeutel-Yin ist Liebe, ich wiederhole es, eine äußerst schmerzhafte Erfahrung, die gefürchtet und um fast jeden Preis vermieden werden sollte. Von solchen Menschen fühlen sich natürlich all jene angezogen, deren Herzen verschlossen sind, da diese Energien in ihrer Außengerichtetheit auf einen anderen nie zur Ruhe kommen.

Sex wird von Menschen mit Herzbeutel-Yin-ÜBERSCHUSS oft als Mittel benutzt, um den Partner zu halten, und übernimmt die Funktion einer Stellvertreterempfindung, die Herzgefühle ersetzt. Daher gelingt es nur selten, eine Beziehung auf Dauer aufrechtzuerhalten. Das Herzbeutel-Yin, das im Dienste einer erwachsenen Sexualität die Vereinigung von Geist und Genitalien im Herzen überwacht, kann diesen Auftrag bei einem Menschen, dessen Herz dieser Vereinigung gegenüber verschlossen ist, nicht erfüllen. Der Mann mit Herzbeutel-Yin-Überschuss übt eine derart große Kontrolle aus, dass er oft ein passender sexueller Partner für kurze Affären oder ein Gigolo ist. In ähnlicher Weise ist die Frau mit Herzbeutel-Yin-Überschuss mit ihrer Betonung ihrer sexuellen Kompetenz eine begehrenswerte Gefährtin für einen Mann, der Sex ohne Liebe sucht.

Ein Mensch mit Herzbeutel-Yin-MANGEL wechselt oft ungewollt den Partner, teils weil die Beziehungen nicht von Dauer sind, teils weil er seine Suche nach Zuneigung nicht steuern kann und ihn dies zu einer leichten Beute für all jene macht, die nach einer flüchtigen Befriedigung ihrer Bedürfnisse streben. Er verzichtet zu Gunsten der sexuellen Vorlieben seines Partners sogar auf seine eigenen und unterwirft sich oft ohne Protest sexuellen Praktiken, die er eigentlich als »pervers« empfindet. Sexuelle Befriedigung ist daher nicht angesagt, obwohl er sie vortäuschen kann, um den Partner zufrieden zu stellen. Der relative Mangel an Kontrolle über die Emotionen äußert sich bei Männern auf sexueller Ebene in vorzeitigem Samenerguss und bei Frauen in der Unfähigkeit, ihre Erregung so zu fokussieren, dass ein Orgasmus möglich ist.

Psychose und Träume
Psychotische Episoden sind dann selten, wenn nur ein Herzbeutel-Yin-Mangel bzw. -Überschuss herrscht. In unserer Diskussion der Wandlungsphase Feuer gehen wir davon aus, dass die vorangegangenen Entwicklungsphasen störungsfrei verlaufen sind und die Ich-Entwicklung ein gewisses Maß an Stabilität erreicht hat, wodurch Psychosen vermieden werden, sieht man einmal von sehr ungewöhnlichen, extrem stressbeladenen Situationen ab. Natürlich besitzt jeder Mensch seine Sollbruchstelle. Der Verlauf einer Psychose wäre schwer vorauszusagen. Wie wir bereits im Abschnitt über Kognition gesehen haben, unterstützen die Feuer-Energien den Denkprozess, der – wie wir bereits gesehen haben – Aufmerksamkeit, Konzentration, Logik, Kohärenz und Klarheit sowie Fluss und Tempo der Sprache umfasst. Diese Funktionen wären im Falle einer Psychose wahrscheinlich am nachhaltigsten beeinträchtigt. Wahnvorstellungen würden sich höchstwahrscheinlich in Vorstellungen äußern, besonders begehrenswert zu sein und vom anderen Geschlecht geradezu verfolgt zu werden, vor allem von sehr wichtigen Persönlichkeiten, die den Betroffenen entweder heiraten wollen oder bereits geheiratet haben.

Einer Dysfunktion des Herzbeutel-Yin werden in der Literatur romantische *Träume* und Träume über Berge zugeschrieben, in denen Rauch und Hitze oder aber Eis und Kälte herrschen. Die Angst zu fallen wird ebenfalls mit einer Dysfunktion des Herzbeutel-Yin in Zusammenhang gebracht.

Bioenergetik
Bioenergetisch gesehen, bedeutet die Unfähigkeit eines Menschen mit Herzbeutel-Yin-MANGEL, den Fluss der Herz-Energie zu modulieren, eine starke Belastung der Energien des gesamten Körpers, was zu Müdigkeit, vor allem am Morgen nach einer durchschlafenen Nacht, führt. Solche Menschen sind deswegen auf eine ständige Energiezufuhr von außen angewiesen, wobei diese äußere Quelle gleichzeitig auch eine gewisse Kontrolle über ihr emotionales Leben ausüben soll, das dazu tendiert, sich in alle Richtungen aufzulösen.

Auf körperlicher Ebene erscheint ein solcher Mensch gepanzert, aber der Panzer ist nur oberflächlich. Da er Schwierigkeiten hat, die Energie in der Herz-Gegend zu halten, ist dieser Teil des Körpers, der obere »Brennraum«, relativ unterentwickelt und erscheint leicht zusammengefallen. Schultern und Arme sind steif und unbeweglich, denn der Körper versucht, ein Gegengewicht dazu zu schaffen, dass der Herzbeutel das Herz nicht erfolgreich verteidigen kann. Hier finden wir weder das gleiche Ausmaß an Angst noch den vollkommenen Kollaps wie bei der masochistischen Persönlichkeit, aber auch nicht die integrierte, gepanzerte Persönlichkeit, deren Herzbeutel-Energie intakt ist. Bioenergetisch stehen diese Menschen irgendwo dazwischen, wobei ein eventueller Zusammenbruch nur einen Teil der Persönlichkeit erfasst und Angst eher zurückgehalten wird und nicht überwältigend wirkt.

Ein Mensch mit Herzbeutel-Yin-ÜBERSCHUSS leidet an Erschöpfung, denn seine Energie wird zur Aufrechterhaltung der Restitution gebraucht. Sein Panzer erreicht die tiefen Muskelschichten der oberen Körperhälfte, vor allem die Muskeln des Brustkorbs, die überentwickelt sind, weil sie das Herz schützen.

Ein Fall von Herzbeutel-Yin-Mangel: Bedürfnis nach Aufmerksamkeit
Ein Beispiel für einen Menschen mit Herzbeutel-Yin-Mangel ist eine 25 Jahre alte, extrem gut aussehende Frau, die in einem deprimierten, agitierten Zustand zu mir kam. Sie war professionelle Sängerin und hatte ein Kind, für das sie kaum sorgen konnte, weil ihr Liebesleben sie ständig in Atem hielt. Damals verhielt sie sich vollkommen hysterisch, sie zerriss ihre Kleider, schrie, rannte aus der Wohnung auf die Straße und war nicht in der Lage, ihre verzweifelte Sehnsucht nach dem jüngeren Mann unter Kontrolle zu bringen, der sie gerade verlassen hatte, weil sie zu besitzergreifend und klammernd war.

Sie vertraute mir an, dass sie »ohne seinen Penis« nicht leben könnte. Kein anderer Penis sei gut genug. Er sah sich gezwungen, die Gegend zu verlassen, um den Szenen zu entgehen, die sie ihm an seinem Arbeits- und Wohnort machte. Sie war unfähig zu funktionieren, zu arbeiten oder für ihr Kind zu sorgen, das bei Freunden lebte.

In ihrer Biografie wiederholte sich dieselbe Geschichte immer wieder. Ihre Mutter war eifersüchtig auf ihren Vater, weil er seiner Tochter Zuneigung entgegenbrachte. Sie schaffte es erfolgreich, die beiden auseinander zu bringen, indem sie Vater und Tochter das Leben schwer machte, sobald die beiden einander nahe zu sein schienen. Um des lieben Friedens willen nahm ihr Vater ein unnahbares Verhalten an und ignorierte sie meistens. Als Reaktion darauf suchte sie bereits früh die Aufmerksamkeit von Jungen, fand sie auch und war bereits mit 14 Jahren promisk. Ihre Urteilsfähigkeit bei der Auswahl von Männern war durch ihr Bedürfnis nach Aufmerksamkeit verzerrt. Sie ging dorthin, wo der Wind am stärksten wehte, egal, was der Preis dafür war. Sie hatte den Ruf, leicht zu haben zu sein, und sie war nicht im Stande, sich auf jene Spiele des Werbens einzulassen, die eine Frau als »schwer zu erobern« und äußerst begehrenswert erscheinen lassen, wenn sie schließlich doch erobert ist.

Unsere gemeinsame Arbeit führte sie zwar aus der damaligen Krise, aber sie war nicht in der Lage, sich auf ihr inneres Selbst zu konzentrieren oder lang genug in der Therapie zu bleiben, um ihre Vater-Tochter-Liebesaffäre aufzuarbeiten. Stattdessen gab sie ihre Arbeit in Nachtclubs auf und wandte sich einem zölibatären religiösen Orden zu. Zum letzten Mal sah ich sie anlässlich einer Hochzeit, die von ihrem Orden gastronomisch betreut wurde. Sie trug kein Make-up und schien ungewöhnlich heiter und stabil.

Ein Fall von Herzbeutel-Yin-Überschuss: »Verschlossenes Herz«

Es ist schwierig, eine bestimmte Person als Beispiel für einen Herzbeutel-Yin-Überschuss auszuwählen, da ich in all den Jahren viele Menschen mit diesem Problem behandelt habe. Nehmen wir einen 30 Jahre alten Mann, der ursprünglich wegen Schmerzen sowohl an der Vorder- als auch an der Rückseite der rechten Körperhälfte, in der rechten Schulter, im rechten Handgelenk und im linken Knie kam. Er erwähnte bei unserem ersten Treffen, dass er das Gefühl hatte, sein »Leben ginge den Bach runter«, und dass er sich wie gelähmt fühlte. Er hatte sich kurz zuvor einer intensiven Drogentherapie unterzogen und dadurch seine sadistische Seite entdeckt, woraufhin er »zum Christentum konvertierte«. Dies schien eigenartig, denn beide Eltern waren Christen, während er nie irgendeiner Religion angehört hatte. Nach seinem Eintritt bekleidete er ein geistliches Amt, dem er äußerst zwiespältig gegenüberstand.

Sein allgemeiner Puls wies eine »Baumwoll«-Qualität auf, die auf eine drückende Traurigkeit hindeutete, und sein Herz-Puls zeigte keine Welle, sein Herz war also »verschlossen«. Da er nur kurze Zeit in meiner Gegend lebte, entschieden wir auszuprobieren, ob einige Sitzungen seine Beschwerden lindern konnten.

Seine körperlichen Beschwerden reagierten gut auf die Nadeln, die eine enorme emotionale Katharsis hervorriefen. Er berichtete, dass er unfähig war, Liebe zu fühlen, zu zeigen oder zu ertragen. Er fühlte sich dadurch extrem unwohl, und er wies jede Person zurück, die ihm Liebe entgegenbrachte. Sex war die einzige Möglichkeit für ihn, sich einem anderen Menschen auf angenehme Art nahe zu fühlen. Wenn er sich von jemandem angezogen fühlte, konnte er manchmal spüren, wie die Energie seinem Herzen entströmte, durch die Arme floss und sich wieder zurückzog, sobald er sich bedroht fühlte.

Sämtliche körperlichen Schmerzen verschwanden, und seiner Aussage nach besserte sich auch seine energetische Lage. Im Bereich des Brustkorbs fühlte er eine Öffnung, und er war sich seiner selbst sowohl auf körperlicher als auch auf emotionaler Ebene bewusster geworden. Während der letzten der sechs Sitzungen teilte er mir mit, er sei überzeugt, in einem früheren Leben, während des Zweiten Weltkriegs, ein Nazisoldat gewesen zu sein, der viele Menschen, darunter viele Juden, gequält und getötet hatte. Er fühlte, dass er in diesem jetzigen Leben für diese Grausamkeiten büßen und sich von dieser Person, die diese Dinge verbrochen hatte, wegentwickeln müsse. Als ich viele Jahre später das letzte Mal von ihm hörte, war er Pfarrer in einem anderen Landesteil, war verheiratet und hatte Familie.

Die natürlichen Funktionen des Herzbeutel-Yang

Die wesentlichste Aufgabe des Herzbeutels ist es, Shen, den Geist, zu schützen und zu nähren und einen sicheren, ausgewogenen Kontakt mit anderen Menschen aufrechtzuerhalten. Der Beitrag des Herzbeutel-Yang besteht in erster Linie darin, die benötigte Energie für einen gewissen Drang, Dinge zu erwerben, und wenn nötig, eine aggressive Abschirmung bereitzustellen. Das Herz-Yin liefert das Ausgangsmaterial und das Herz-Yang die Ich-Struktur, die diesem Material zum Ausdruck verhilft. Das Herzbeutel-Yang liefert den Impuls und verleiht diesem Ausdruck Richtung, Präzision, Timing und Angemessenheit. Das Ziel dieser Energien besteht darin, das Benötigte zu beschaffen, und darum zu kämpfen, wenn friedliche Methoden nicht zum Ziel führen.

Das Herzbeutel-Yang will auf kraftvolle, präzise Weise und mittels intensiver, fokussierter Kommunikation das korrekte Niveau finden. Ein Mensch mit gesundem Herzbeutel-Yang sucht und findet auf höchst zweckmäßige Art die erfüllende Antwort auf seine zum Ausdruck gebrachte Liebe oder Kreativität. Er findet den gewünschten Partner oder den geeignetsten Verleger für sein Buch und ist in der Lage, alle zu überzeugen. Er befindet sich im Allgemeinen zur rechten Zeit mit den rechten Menschen, dem entsprechenden Material und der angemessenen Botschaft am rechten Ort.

In der gesamten Einflusssphäre der Wandlungsphase Feuer bildet Kommunikation das zentrale Thema. Der bereits erwähnte Drang, Dinge zu erwerben, und die Bestimmtheit zeigen sich im Wesentlichen verbal. Die uralte Frage »Bist du ein Liebender oder ein Kämpfer?« ist für Menschen mit intaktem Herzbeutel-Yang irrelevant, denn sie sind sowohl gute Liebende als auch gute Kämpfer, hier vor allem auf verbaler Ebene. Authentische Liebesbezeugungen und zarte Umarmungen im rechten Augenblick schaffen ein funktionierendes zwischenmenschliches Netzwerk von Unterstützen und Nähren, von Geben und Nehmen. Dank überzeugender Ausdrucksweise gelingt es ihnen, das beste Publikum für ihre eigene Kreativität zu finden, sei es eine Galerie, einen Produzenten oder einen Verleger. Sie gewinnen Prozesse, können politische Debatten beeinflussen, bekommen die begehrtesten Jobs und lassen sich von ihren Vorgesetzten befördern. Körperliche Aggression, die zwar im Bereich des Möglichen läge, ist für diese Energie nur der letzte Ausweg aus einer lebensbedrohenden Situation.

Disharmonien des Herzbeutel-Yang

Persönlichkeit bei Herzbeutel-Yang-Mangel bzw. -Überschuss

Angenommen, Herz-Yin und Herz-Yang sind unversehrt, so verfügt ein Mensch mit Herzbeutel-Yang-MANGEL über die Ideen und die nötige Ich-Organisation, um diese Ideen auch zum Ausdruck bringen zu können, aber trotzdem gelingt ihm dies eigenartigerweise immer in jenen Augenblicken und in Anwesenheit jener Menschen nicht, die wirklich zählen. Unglücklicherweise gerät er dann immer wieder außer Takt und hat keinen Erfolg, obwohl das, was er vermitteln will, durchaus wertvoll ist. Er ist nicht im Stande, jemanden vom Wert seiner Liebe oder seines Talents zu überzeugen, da seine Präsentation zu schwach ist. Aus diesem Grund fehlt es ihm an Anerkennung und Anregung, die jedoch nötig sind, um die liebenden, kreativen und kommunikativen Aspekte der Existenz zu nähren. Letzten Endes fühlt er sich leer und frustriert.

Dieses Gefühl der Leere und Frustration kann zu beträchtlicher Wut führen, die er entweder gegen sich selbst oder gegen andere richtet, die er für sein Scheitern verantwortlich macht. Hier kann sich eine kompensatorische Pseudoaggressivität einstellen, der es an Authentizität, Zielgerichtetheit und Bedeutung mangelt und die daher nur momentane Durchschlagskraft hat. Wenn es um die Vermittlung dieser Macht geht, tritt an die Stelle von Gegenseitigkeit eine in den meisten Fällen fehlgerichtete Dominanz, die den Eindruck einer ausbeuterischen, manipulativen Selbstverherrlichung erweckt, der sich Liebespartner und potenzielle Vorgesetzte entziehen, weil sie die Falschheit der Aufmerksamkeiten erkennen.

Ein Mensch mit einem ÜBERSCHUSS an Herzbeutel-Yang zögert am anderen Extrem, weil er Stil und Worte überbewertet, Inhalt und reale Handlung jedoch unterbewertet. Niemand brachte dies treffender zum Ausdruck als Liza Doolittle, das verwandelte Blumenmädchen in *My Fair Lady*, die angewidert von »Worten, Worten, Worten«[24] sang.

Weitere Merkmale eines Herzbeutel-Yang-Mangels bzw. -Überschusses
Unter einer Fülle bzw. einem Defizit an Herzbeutel-Yang leiden alle Funktionen des *kognitiven* »Prozesses« des Herzens, wie z. B. Gedächtnis, Aufmerksamkeit, Konzentration, Logik, Klarheit und Kohärenz. Sie sind entweder extrem präzise, knapp und zeitlich abgestimmt oder genau das Gegenteil. Die Konsequenzen sind nicht katastrophal, aber gravierend genug, um mit den Zielen des Denkens und der Kommunikation in Konflikt zu geraten. Es ist vielleicht nicht ganz leicht nachzuvollziehen, inwiefern übermäßige Präzision ein Problem darstellen kann, aber man muss sich nur jene Menschen vor Augen halten, die uns bei jeder kleinsten Abweichung vom Exakten ständig korrigieren. Dabei kann es sich um Menschen handeln, die über ein Zuviel an Herzbeutel-Yang verfügen.

Wenn es einem auf Grund der oben beschriebenen Handicaps wieder und wieder nicht gelingen will, sich selbst zu »verkaufen«, so stellt sich langsam eine *Angst* ein, denn der Mensch mit einem DEFIZIT an Herzbeutel-Yang sieht sich Situationen ausgesetzt, in denen diese Art von Durchsetzungsvermögen aber notwendig ist. Das Problem ist dabei nicht eine anfängliche Angst vor Selbstbehauptung, wie man sie bei Fehlentwicklungen der Holz-Energie findet. Stattdessen handelt es sich um eine in diesem späteren Entwicklungsstadium auftretende Unfähigkeit, eine Bestimmtheit zu entwickeln, die effektiv genug ist, um auch die gewünschten Ergebnisse erzielen zu können.

Ein Mensch mit einem ÜBERSCHUSS an Herzbeutel-Yang empfindet Angst, sobald er sich in Lebenssituationen befindet, in denen der äußeren Form weniger Bedeutung beigemessen wird als dem Inhalt. Dies ist in allen großen Institutionen der Fall, in denen sehr effiziente Mitarbeiter auf Grund ihres Dienstalters aus niedrigen Führungspositionen in Funktionen mit Entscheidungsbefugnis aufrücken. Eine gewisse Angst empfindet auch ein Mensch, der sich plötzlich gezwungen sieht, mit Menschen zurechtzukommen oder sich auf sie verlassen zu müssen, denen es an jener Präzision mangelt, die er von sich selbst und von anderen zu erwarten gewohnt ist. Diese Angst wächst, wenn er entdeckt, dass seine eigene Makellosigkeit aus verschiedenen Gründen wie z. B. Alter oder Krankheit ihre Grenzen hat und/oder für immer beeinträchtigt ist.

Wenn ein Mensch über alles Notwendige verfügt, wenn er in Kontakt mit seiner Essenz ist und sich sowohl organisieren als auch verteidigen kann, aber auf Grund eines Herzbeutel-Yang-MANGELS nicht in der Lage ist, sein Potenzial voll auszuschöpfen – wenn er sich also nicht adäquat »vermarkten« kann – dann erlangen Frustration und Verzweiflung eine besondere Intensität. Da wir uns noch immer in der Wandlungsphase Feuer befinden, sind die *depressiven* Episoden tendenziell zyklisch, sie fallen in die gravierendere *DSM-III*-Kategorie der Episode einer Major Depression. Vor allem während der Involutionsperiode führt die Verzweiflung darüber, ein Leben aus glühenden Träumen geführt zu haben, die nie Feuer fingen, zu quälendem Schmerz, und oft genug sieht der Betroffene den einzigen Ausweg in einem echten Suizidversuch.

Ein Mensch mit Herzbeutel-Yang-ÜBERSCHUSS leidet an einer anderen Form von Depression, die ihre Ursache im Durcheinander der zwischenmenschlichen Beziehungen hat. Dieses Durcheinander ist die Folge von Irritationen, die durch seine extreme Genauigkeit provoziert und nicht von einer Essenz kompensiert werden. Das daraus resultierende Gefühl der Entfremdung bleibt rätselhaft und erzeugt Verbitterung, die ihrerseits eine durch Leere und Einsamkeit gekennzeichnete Depression verursacht.

Der Mensch, dessen einzige energetische Unausgewogenheit ein Herzbeutel-Yang-MANGEL ist, ist in *Liebesangelegenheiten* sowohl frustriert als auch frustrierend, denn er setzt seine Überzeugungskraft zur falschen Zeit am falschen Ort und auf unangemessene Weise bei einer gut ausgewählten Person ein, der er Offenheit in Gefühl und Ausdruck entgegenbringt. Der unbeholfene Liebhaber erscheint zu früh, er bringt zu wenig oder zu viel, und das in einer Situation, die für alle Beteiligten unerträglich ist.

Im Kontrast dazu steht der Liebhaber mit einem ÜBERSCHUSS an Herzbeutel-Yang, dessen außergewöhnliche methodische Gründlichkeit die romantische, intensive Anziehungskraft, die von der wilden, sensiblen, chaotischen Unvorhersehbarkeit der Herzgefühle ausgeht und die Leidenschaft so kreativ und lebenswichtig macht, im Keim erstickt. Er ist unfähig, dem Rat von Fritz Perls zu folgen, der uns aufforderte, »unseren Geist zu vergessen und zu unseren Sinnen zu kommen«.[25]

Ein Mensch mit einer Störung des Herzbeutel-Yang ist aus den bereits erwähnten Gründen nicht in der Lage, sich und anderen *sexuelle* Befriedigung zu verschaffen. Bei einem MANGEL rührt diese Unfähigkeit von seiner beunruhigenden Desintegration her, bei einem ÜBERSCHUSS von seiner langweiligen Pedanterie, der es an Substanz mangelt. In beiden Fällen kann sich jenes Fließen nicht einstellen, in dem zwei Menschen eins werden. Die Stärke und der Fokus der tiefer liegenden Gefühle macht die Wut, die diese unverminderte Frustration hervorruft, potenziell gefährlich. Bezahlte Begleitung und Masturbation können dazu dienen, diese potenziell explosive Energie zu entschärfen, während ein klösterliches Leben das Problem überhaupt zu umgehen und in das Reich der Fantasie zu verdrängen vermag.

Wenn ein Mensch mit Herzbeutel-DEFIZIT die Kontrolle über das Bewusstsein verliert, weist die daraus resultierende *Psychose* fünf Merkmale auf. Erstens lebt der Betroffene in der Wahnvorstellung, großartig und erfolgreich zu sein und sieht sich als Liebhaber, dessen verbalem Flehen und Bitten niemand widerstehen kann, schon gar nicht der begehrte Sexualpartner. Zweitens kommt es zu Aggressivität gegenüber jenen Menschen – meist sind es Berühmtheiten –, die auserkoren sind, die Rolle des Liebhabers zu übernehmen. Drittens hat der Betroffene das Bedürfnis, die Person oder die Personen zu ermitteln, die seiner Meinung nach die Realisierung dieser Affäre – oder auch anderer Projekte, die Anerkennung bringen könnten – vereiteln wollen. Viertens sind sie für all diese Menschen eine potenzielle Gefahr, und fünftens kommt es zu einem Verlust (im Falle eines Defizits) oder einer Verstärkung (im Falle eines Überschusses) der Präzision des logischen Denkens, und zwar in ähnlicher Form wie für den kognitiven Bereich beschrieben, wobei das Ausmaß der Störung hier wesentlich größer und behindernder ist. Bei einem Menschen mit Herzbeutel-Yang-ÜBERSCHUSS ist eine Psychose durch zwanghaftes Verhalten und ein intensives Leeregefühl gekennzeichnet.

In seinen *Träumen* empfindet ein Mensch mit Herzbeutel-Yang-MANGEL eine tiefe Hilflosigkeit. Manchmal versucht er zu schießen, aber die Kugeln verfehlen ihr Ziel. Meines Wissens weisen die Träume eines Menschen mit Herzbeutel-Yang-ÜBERSCHUSS kein durchgängiges Muster auf.

Bioenergetisch gesehen, scheint ein Mensch mit Herzbeutel-Yang-MANGEL auf den ersten Blick gesund, er hat eine flexible Muskel-Skelett-Struktur und nur eine geringfügige Panzerung. Bei genauerem Hinsehen entdeckt man jedoch chaotische Atemmuster und unkoordinierte, unfokussierte Bewegungen, die relativ subtil sind. Unter Stress steigern sie sich manchmal so sehr, dass es zur Desintegration kommt. Es handelt sich hier um einen Menschen, der wie der U-Boot-Kapitän in Hermann Wouks Kriegstrilogie[26] dank seines umfassenden Wissens so lange gut funktioniert, bis er der harten Realität ausgesetzt ist. Er wirkt großartig und ist es auch, bis er gezwungen ist, unter großem Druck eine konzentrierte Aktivität zu setzen. Dann bricht er auseinander.

Ein Mensch mit Herzbeutel-Yang-ÜBERSCHUSS erscheint gut organisiert und flexibel, solange er nicht in Bewegung ist. Dann jedoch bemerkt man, dass er in seinen Bewegungen nicht wirklich flüssig und frei ist, wobei jede Bewegung in ihrem Aktionsradius eingeschränkt ist. Außerdem ist er von einer äußeren Autorität abhängig, um seinen Bewegungen überhaupt eine Richtung verleihen zu können. Unter Stress ist er dann unfähig, sich instinktiv auf eine Aufgabe einzulassen, so dass auf ihn der Ausspruch zutrifft: »Wer zögert, ist verloren«. Im Zweiten Weltkrieg funktionierten die deutschen Truppen perfekt, auch wenn sie etwas starr waren, solange sie Befehlen gehorchen konnten, aber sie waren nicht fähig, autonom zu handeln, was in manchen Situationen ein großer Vorteil für die Alliierten war.

Fälle von Herzbeutel-Yang-Mangel bzw. -Überschuss

Ein Beispiel für einen Herzbeutel-Yang-MANGEL ist F., eine junge Frau, die vor allem wegen Kopfschmerzen, Schmerzen im Brustkorb, unregelmäßiger, schmerzhafter Menstruation, Schlaflosigkeit und Durchfall zu mir kam. Da sie einige Zeit bei einem Friedenskorps in einem moslemischen Land verbracht hatte, litt sie an Hepatitis. Sie erkannte, dass die Herzsymptome auf eine schwere Enttäuschung zurückgingen, da ihre schon sehr konkreten Pläne, nach ihrer Rückkehr in die Staaten ihr beträchtliches Wissen über die esoterische Sufi-Tradition zu nutzen, sich nicht verwirklichen ließen, weil hier die Phase der Gurus bereits von der der Yuppies abgelöst worden war. Sie war eine ausgezeichnete, produktive Schriftstellerin und Rednerin, aber trotz ihrer hohen akademischen Bildung und ihrer offensichtlichen Kompetenz in extrem komplexen Bereichen konnte sie für sich selbst kein Programm formulieren, das ihr die verdiente Anerkennung hätte einbringen können. Sie konnte sich selbst einfach nicht richtig verpacken und verkaufen, es gelang ihr nicht, zur rechten Zeit am rechten Ort zu sein und ihre außergewöhnlichen Talente in ein einträgliches Produkt zu verwandeln.

Ein Beispiel für einen Herzbeutel-ÜBERSCHUSS ist C., ein älterer Herr, der bei unserer ersten Begegnung an verschiedenen körperlichen Gebrechen litt, inklusive Arthritis. Er stammte aus einer angesehenen Familie und hatte in seiner Jugend ein Vermögen verschleudert. Er und seine Frau waren etwas heruntergekommen und hatten sich in ein geerbtes Haus zurückgezogen, in dem sie in eher bescheidenen Verhältnissen lebten. C. war einer der am distinguiertest wirkenden Menschen, die mir je begegnet sind. Seine Gegenwart ließ mich an eine Reihe von Senatoren aus dem goldenen Zeitalter der Redekunst denken. Auch er hatte jenes wunderbare Talent der Rede und konnte selbst die scharfsinnigsten Leute davon überzeugen, dass er zumindest einer der großen Staatsmänner dieser Zeit sei.

Sein Hauptinteresse galt der Musik. Sein Gehör war gut, was auch seine Begabung für Sprachen bewies, und er hatte eine schöne Stimme. Die meiste Zeit seines Lebens verbrachte er in seinem Arbeitszimmer und widmete sich der Komposition. In Diskussionen gelang es ihm virtuos, die anderen davon zu überzeugen, dass er gerade die ultimative Musik seiner Zeit schrieb. Hätte ich nicht auch andere Mitglieder dieser Familie getroffen, dann würde ich heute noch glauben, dem musikalischen Genie unserer Zeit begegnet zu sein und nicht einer pathetischen Gestalt, die ihren Misserfolg im Alkohol ertränkte.

● **Dünndarm: Die natürlichen Funktionen**

Der Dünndarm ist der »Informationsminister«, dessen Ich-Funktionen im Wesentlichen kognitiver Natur sind. Drei seiner Aktivitäten teilt der Dünndarm mit der Milz/Magen-Energie, deren Ich-Funktionen ebenfalls stark in den kognitiven Bereich hineinspielen: das Trennen, Absorbieren und Transformieren von Gedanken. Diese drei mentalen Funktionen entsprechen der Energie des Dünndarms auf materieller Ebene.

Auf psychischer Ebene besteht die wichtigste Aufgabe der Dünndarm-Energie im Trennen von Ideen, was einer Erweiterung der physiologischen Fähigkeit des Dünndarms, »das Reine vom Unreinen zu trennen«, entspricht. Dazu gehört z. B. das Unterscheiden des Nährenden vom Verunreinigenden, des Schöpferischen vom Zerstörerischen, des Wirklichen vom Trügerischen, aber auch die Unterscheidung von Liebe und Hass. Im weitesten Sinne handelt es sich dabei um die Unterscheidung zwischen Klarheit und Verwirrung, die für ein klares Denken, einen analytischen Verstand und ein kritisches Urteilsvermögen notwendig sind.

Die Energien des Dünndarms sind während des Prozesses der Absorption und Speicherung hauptsächlich der Milz untergeordnet, aber in den traditionellen Schriften heißt es, dass ihnen »Reichtümer anvertraut werden, die Veränderungen in der physischen Struktur bewirken« und dass sie daher eine für die Transformation wichtige Energie darstellen. Die chinesische Phänomenologie lehrt, dass diese »Reichtümer« Energien sind, die sowohl ihre geistige als auch spirituelle Realität haben müssen, und dass die Verwandlung auf allen Ebenen stattfindet. Wir nennen diese innere Alchimie der Ideen »Metanoia«, aus deren kreativem Gewebe aus klarem Denken, klarer Vernunft, Intuition und Offenbarung Weisheit entspringt.

Im Rahmen des Systems der Fünf Wandlungsphasen helfen die Dünndarm-Energien, wie eben beschrieben, Ordnung und Stabilität innerhalb des Feuers herzustellen, indem sie das aufkommende Herz-Yin reinigen und wandeln. Deshalb verbinden sie sich mit den Energien des Dreifachen Erwärmers, des Herzbeutels und des Herz-Yang, die alle auf ihre Weise zu einem sicheren, wirksamen und intelligenten Ausdruck eines schöpferischen, liebenden Wesens beitragen.

Auch die Fähigkeit der Dünndarm-Energien, übermäßige Hitze, die den Geist rastlos und reizbar machen würde, vom Herzen abzuleiten, ist ein stabilisierender Faktor in der Feuer-Phase. Diese übermäßige Hitze ist meiner Meinung nach das, was die Klassiker als »übermäßige Freude« bezeichnen.

Shen, der Geist, der im Herzen residiert, wird von der zur Leber gehörenden Geist-Seele genährt. Ihre Funktion besteht darin, spirituelle Energie mit anderen Geist-Seelen auszutauschen und so den Geist im Herzen zu nähren und wachsen zu lassen. Auf physischer Ebene stehen Leber und Herz über den Pfortaderkreislauf in Verbindung. Wenn die Leber-Energie, aus welchen Gründen auch immer, stagniert, häuft sich (Schwache) Hitze an, die auf Grund des Konflikts zwischen den expandierenden Kräften des Leber-Qi und den hemmenden, sie erstickenden Kräften entsteht. Diese Hitze kann gemeinsam mit Feuer den oben erwähnten Transfer neuer spiritueller Energien von der Leber zum Herzen begleiten. Bei einem schwachen »Nervensystem« wird dadurch der Geist beunruhigt und verliert den Kontakt mit dem Selbst, was im Menschen zu einem Gefühl des Verlorenseins führt. Dank der Fähigkeit der Dünndarm-Energie, diese Hitze zu beseitigen, findet der Geist zu Ruhe und Verbundenheit.

Disharmonien des Dünndarms

Trennen, Absorbieren und Transformieren können als Yang-Funktionen betrachtet werden, weil für diese Arbeit eine gute funktionelle Hitze notwendig ist. Außerdem ist das Entfernen von Hitze aus einem Zang-Organ eine Fu-Yang-Funktion. Der logische Ansatz für die Diskussion einer Disharmonie besteht daher darin, Mangel und Überschuss des im Wesentlichen Yang-dominierten Charakters dieser Energien zu untersuchen.

Dünndarm-Yang-Mangel

Ein Mensch, dem es an Dünndarm-Energie fehlt, hat Schwierigkeiten, Gedanken von Gefühlen, einen Gedanken vom anderen und ein Gefühl vom anderen zu trennen. Die Fähigkeit zu Analyse und Synthese lässt zu wünschen übrig, und es kommt zu einer Verwechslung von Gedanken und Gefühlen, die einander dadurch verunreinigen. Aus diesem Grund tendiert der Betroffene dazu, sich in viele Richtungen zu bewegen, wodurch es ihm schwerfällt, Prioritäten zu setzen. In diesem Kontext ist es interessant, dass Träume, die in der klassischen Literatur in Zusammenhang mit der Dünndarm-Energie gebracht werden, mit dem »ziellosen Umherwandern in einer großen Stadt« zu tun haben. Ein Mensch mit Dünndarm-Yang-Mangel ist, was seinen Geschmack betrifft, nicht sonderlich anspruchsvoll, und zwar in allen Lebensbereichen, auch in der Kunst und bei Menschen; und in Beziehungen verwechselt er Liebe und Hass.

Eine subtile Starrheit, wie man sie bei einem desorganisierten Menschen nicht erwarten würde, zieht sich durch sein gesamtes Leben, aber nicht deswegen, weil er nicht flexibel sein wollte oder sich gegen Veränderungen sträuben würde, sondern weil die für das Leben charakteristische Verwirrung ihn in Unsicherheit stürzt und er sich daher an Altbekanntes klammert. Behindernd wirken sich bei ihm nicht nur seine Probleme mit der Umwandlung von Ideen aus, sondern auch sein Mangel an Tiefe und Wachstum. Da er nicht wirklich fähig ist, Hitze vom Herzen abzuleiten, wird seine geistige Verwirrung durch Unruhe, Angst und manisches Verhalten noch verkompliziert. Diese Menschen sprechen manchmal im Schlaf und beklagen sich über Herzklopfen, Hitze und Ohrensausen, sie können an Epilepsie und Schizophrenie leiden, sofern gleichzeitig auch »Schleim« im Herzen vorhanden ist.

Das Double-Bind-Phänomen kann eine gewisse Rolle bei Disharmonien der Dünndarm-Energie spielen. Bei diesem Phänomen, das als eine mögliche Erklärung für die Entstehung von Schizophrenie gilt, empfängt ein Mensch in einer für seine Entwicklung kritischen Phase von einem für ihn bedeutungsvollen Menschen zwei oder mehrere einander widersprechende Botschaften über eine für ihn wichtige Frage. Die daraus resultierende Verwirrung drängt die Dünndarm-Energie dazu, zu sortieren, was nicht sortiert werden kann. Dadurch wird diese Energie derart erschöpft, dass sie die Hitze-Ableitungsfunktion und andere für das geistige Funktionieren und die geistige Gesundheit wesentliche Ich-Aufgaben nicht mehr wahrnehmen kann.

Ein Fall von Dünndarm-Yang-Mangel

L. war eine 64 Jahre alte Künstlerin und Dichterin, die wegen schwerer Herzbeschwerden, die auch die Lunge in Mitleidenschaft gezogen hatten, zu mir kam. Diese Beschwerden begleiteten sie seit ihrer Kindheit, während der sie eine rheumatische Herzkrankheit durchmachte. Als wir an ihren körperlichen Problemen arbeiteten, kamen unzählige emotionale Probleme an die Oberfläche. Obwohl ein Großteil davon mit ihrer ehelichen Beziehung zu tun hatte, wurde schnell klar, dass das Hauptproblem ihr schleichendes Chaos und ihre Desorganisiertheit waren, die sich in allen Bereichen ihres Lebens manifestierten. L. war ein wandelndes Desaster, Kleidungsstücke hingen an ihr wie Hautfetzen an einer sich häutenden Schlange, Notizbücher gaben ihren Inhalt preis, wenn sie sich hinsetzte oder aufstand, Bücher und Hefte fielen aus ihren Taschen wie Blätter im Herbst.

Das gleiche Bild boten ihr Geist und ihre Gefühle. Trotz ihres offensichtlichen Talents wurde sie aus einem Kurs für Malerei ausgeschlossen, weil sich der Lehrer, der sie persönlich durchaus schätzte, durch den von ihrer bloßen Anwesenheit verursachten Aufruhr gestört fühlte. Für L. hatte alles, was sich ihr in ihrem alltäglichen Leben darbot, das gleiche Gewicht. Ihr Sortiermechanismus verfügte offenbar nicht über genug Kraft, um sie bei den allerbanalsten Aktivitäten zu unterstützen, z. B. wenn es galt, einen Schuh von einem anderen zu unterscheiden. Aus diesem Grund litt sie an einem höchst angemessenen Mangel an Selbstvertrauen, und Angst war ihr Markenzeichen. Trotz oder vielleicht wegen der sie ständig begleitenden Unordnung war sie sehr liebenswert und unvergesslich.

- **Dünndarm-Yang-Überschuss**

Menschen mit einem Überschuss an Dünndarm-Energien leiden darunter, dass sie Unterschiede zu sehr nach einem Schwarzweiß-Schema beurteilen, weil sie nicht in der Lage sind, Gegensätze zu vereinen und das Graue im Leben wahrzunehmen.

Aus diesen Gründen fällt es ihnen schwer, Kompromisse zu schließen, und auch der kreative Wandel leidet, allerdings nicht deswegen, weil sie nicht zum Wandel fähig wären, sondern weil sie die Betonung auf Analyse und nicht auf Synthese legen. Die übermäßige Belastung des Herz-Feuers vermindert ihre Fähigkeit, Freude zu empfinden, und legt den Grundstein für eine Neigung zu Depressionen.

Ein Fall von Dünndarm-Yang-Überschuss

Im Unterschied zu L. hatte die Trennung von Gedanken und Gefühlen für einen anderen meiner Patienten fast religiöse Bedeutung. Gedanken und Gefühle betraten nie gemeinsam die Bühne, es gab immer nur eine Primadonna. Die Gefühle bezogen sich auf klar definierte Zeiten und Orte, z. B. auf sexuelle Kontakte, Hochzeiten, Begräbnisse und patriotisch gefärbte Anlässe. Alle anderen Ereignisse wurden von der puren Vernunft überwacht. Es konnte weder ein Gefühl das andere verseuchen noch ein Gedanke assoziativ mit einem anderen verknüpft werden. Nichts konnte in Erwägung gezogen oder ausgeführt werden, solange es nicht den Regeln der reinen deduktiven Logik gehorchte. M. verfügte über eine Prämisse für jede Eventualität, von der er eine Schlussfolgerung für jede Eventualität ableiten konnte. Dadurch wurde das Leben für ihn und für alle, die ihm in ihrem Leben nahe kamen – vor allem aber für jene, die von ihm abhängig waren – extrem mühsam. Reine Vernunft als Formel fürs Leben erwies sich als tödlich; jeder und alles litt, auch jene Dinge, von denen man geglaubt hätte, sie würden dank seiner unerschütterlichen Vernunft blühen und gedeihen. Geschäfte scheiterten, die Kinder waren unglücklich verheiratet, und im Beruf konnte er keine Erfolge verzeichnen. Aus der Bekanntschaft mit diesem Mann, der übrigens ein herzensguter Mensch war, konnte man schließen, dass Vernunft tötet und absolute Vernunft absolut tötet.

- **Dreifacher Erwärmer: Die natürlichen Funktionen**

Wir subsumieren die Energien des Herzbeutels, des Dreifachen Erwärmers und des Dünndarms unter die Wandlungsphase Feuer, die vom Herzen, dem höchsten Befehlshaber, regiert wird. Dem Herzen sind alle anderen Energien dienend untergeordnet, daher heißen sie auch »Minister«. Die Herz-Energie liefert die Inspiration für höhere Gedanken und Emotionen und kommuniziert sie. Der Herzbeutel liefert die kommunikative Energie für die Verteidigung sowie die definierte, fokussierte Realisierung dieser Inspiration und die für eine bleibende schöpferische Leistung notwendige »Vernunft«.

Der Begriff »Dreifacher Erwärmer« ist eine irreführende Übersetzung des chinesischen Begriffes *Sanjiao*. *San* bedeutet drei, *Jiao* ist die Ebene und wird manchmal auch als »brodelnder Kessel« bezeichnet. Hier bezieht sich Sanjiao auf die drei »wärmenden« Ebenen des Körpers: die obere, mittlere und untere. Die Beziehung der Sanjiao-Energie zu »Hitze« oder »Wärme« ist nur ein Aspekt ihrer Hauptfunktionen; die wichtigeren Funktionen sind Verteilung, Integration, Gleichgewicht und Homöostase.

Während der Entwicklung des Embryos verteilt der Dreifache Erwärmer das Yuanqi, die ursprüngliche, ererbte Energie, auf die richtige Art und Weise vom Organsystem Niere zu den Quellpunkten der einzelnen Meridiane und von dort ins gesamte Wesen. Später ist der Dreifache Erwärmer der »Beamte für innere Angelegenheiten«; er befindet sich in der Magenwand. Die Kontrolle für den oberen Bereich erfolgt im Mageneingang, die für den mittleren im Magengewölbe und die für den unteren in der Region des Magenausgangs. 3E 2 (yemen) und KG 17 (shanzhong) sind für den Oberen Erwärmer zuständig; 3E 10 (tianjing), B 39 (weiyang) und KG 7 (yinqiao) für den Unteren Erwärmer und 3E 7 (huizong) sowie KG 12 (zhongwan) für den Mittleren Erwärmer. KG 5 (shimin) ist der Mu- oder Alarmpunkt des Dreifachen Erwärmers. Diese drei »Energiereaktoren« leiten Hitze vom Nieren-Mingmen zur Milz, um sowohl materielle als auch geistige Nahrung zu verdauen, absorbieren, transformieren und verarbeiten und sie so in eine auf beiden Existenzebenen nutzbare Energie zu verwandeln. Durch die »innere Straße« des Dreifachen Erwärmers fließt »unreine« Energie zur Niere, die sie in Abwehrenergie und reine bzw. unreine Flüssigkeiten aufspaltet. Es heißt auch, dass der Dreifache Erwärmer der Minister ist, »der den Bau von Bächen und Schleusen plant und Wasserwege baut«, und der Milz hilft, die Wasser-Verteilung zu regulieren. (Yemen, 3E 2, bedeutet »Tor der Flüssigkeit« und ist der zentrale Wasser-Punkt des Körpers.) Der Dreifache Erwärmer steht daher in einer einzigartigen Beziehung sowohl zum Nieren-Yin (Wasser) als auch zum Nieren-Yang (Feuer des Mingmen), und da wir zu 80 Prozent aus Wasser bestehen und das Wasser zur Aufrechterhaltung des Stoffwechsels von Hitze abhängig ist, durchdringt die Energie des Dreifachen Erwärmers die gesamte chemische Umgebung. Der Dreifache Erwärmer hat eine strategisch wichtige Position inne, von der aus er den korrekten Fluss, die Balance und Harmonie der gesamten Energie zwischen oberem, mittlerem und unterem Teil des Körpers kontrolliert. Außerdem kontrolliert er über die Quellpunkte und den Magen das Außen und das Innen. Präzise Ausrichtung und Bewegung, Integration und dynamische Stabilität charakterisieren die Energie des Dreifachen Erwärmers auf jeder Funktionsebene.

Dank der engen Beziehung zum Verdauungssystem und wegen seiner Position als Yang-Organ ist der Dreifache Erwärmer für geistige Ich-Aufgaben prädisponiert. Sein Aufgabenbereich umfasst im Wesentlichen die Aufrechterhaltung des ungehinderten Energieflusses sowie Integration, Harmonie und Wahrnehmung. Eine Integration auf den drei Ebenen des Gehirns – Medulla, Mittelhirn und Kortex – mittels eines freien, ausgewogenen Energieflusses ist wichtig für geistige Ausgewogenheit. Ohne eine Integration der beiden Gehirnhälften über das Corpus callosum können das Kreative (rechte Gehirnhälfte) und das Logische (linke Gehirnhälfte) nicht wirksam verbunden werden, was aber eine Vorbedingung für Innovation, Erfindung und Neukonzeption ist.

Zhongzhu (3E 3), ein Punkt, der auch als »mittlere kleine Insel« bekannt ist, ist gleichzeitig der kontrollierende Akupunkturpunkt der »inneren Straße« und der Sinnesorgane, vor allem der Augen und Ohren. Da der Dreifache Erwärmer eine Verbindung zwischen den drei Ebenen des Gehirns sowie zwischen den beiden Schädelnerven, die Sehen und Hören kontrollieren, bildet, liegt die Vermutung nahe, dass er auch am sensorischen Prozess auf kortikalem Wahrnehmungsniveau beteiligt ist. Manche behaupten, der Dreifache Erwärmer sei »der Politiker, der den Puls der Außenwelt fühlen und lesen kann«. Er wurde auch als »Empfangsstation und Sender« bezeichnet. All dies impliziert, dass er aufs Engste am Kontakt mit der Außenwelt und an Beziehungen beteiligt ist. Dadurch, dass er auch in den Wahrnehmungsprozess involviert ist, spielt er bei der für die zwischenmenschlichen Beziehungen so wesentlichen Integrität von Grenzen eine wichtige Rolle. Da er darüber hinaus auch Wärme vermittelt sowie für Harmonie und für die Integration der »inneren Familien« sorgt, scheinen diese Energien eine entscheidende Funktion für alle sozialen Bindungen, vor allem für die Beziehungen zu Freunden und Familienmitgliedern, zu haben.

● **Mangelzustand des Dreifachen Erwärmers**

Wir beschränken unsere Überlegungen auf den Mangelzustand, da es schwierig scheint, sich vorzustellen, dass ein Mensch zu viel von dem besitzt, was die Energien des Dreifachen Erwärmers vermitteln – sieht man vielleicht von einer Überbetonung der Form auf Kosten des Inhalts ab. Auch hier unterscheiden wir nicht zwischen Yin und Yang, denn diese beiden Aspekte haben wir bereits in Zusammenhang mit der Rolle, die der Dreifache Erwärmer bei der Verteilung von Wasser und Hitze hat, besprochen. Außerdem ist diese Unterscheidung für unseren Schwerpunkt, den psychologischen Aspekt, nicht relevant.

Persönlichkeit: Mangel an Integration
Diese Menschen haben Schwierigkeiten, die unvermeidbaren Unstimmigkeiten in ihrem Wesen zu integrieren. Ein klassisches und trotzdem noch immer verblüffendes Beispiel sind die Deutschen, deren historisch gesehen noch nicht lange zurückliegende Exkursionen in höhere Bereiche der Philosophie, Musik und Kunst auf dramatische, ausschließende Weise mit ihrer alten Leidenschaft für Krieg, Sadismus und Dominanz abwechseln. Kälte, Härte und Arroganz schlagen abrupt in Sanftheit, Demut und Flexibilität um. Da diese beiden Teile der Persönlichkeit nicht in Kontakt miteinander stehen, ist der eine nicht in der Lage, die drastischeren Eigenschaften des anderen zu mildern. Es besteht die Tendenz, unvermittelt von einem Extrem ins andere zu fallen. Die damit verbundene Disharmonie hat offenkundig weit reichende und nicht abzuschätzende Konsequenzen für die gesamte Existenz.

Dieser Mangel an Integrationsfähigkeit zeigt sich in einer Kluft zwischen verbalen und praktischen Fähigkeiten. Bei psychologischen Tests divergieren die Ergebnisse von verbalen und praktischen Aufgaben. Manchen Menschen gelingt es, einen Apparat auseinander zu nehmen und ihn wieder zusammenzusetzen, ohne Lesen und Schreiben gelernt zu haben, und andere, deren verbale Fähigkeiten ausgezeichnet sind, können kaum ein Paket öffnen. Wie George Bernard Shaw unterstrichen hat, können manche Menschen »lehren, aber nicht tun«, während für andere das genaue Gegenteil gilt: Sie können hervorragend »tun, aber nicht lehren«. (»Wer kann, tut, wer nicht kann, lehrt.«[27]) Solche Menschen können zwar in hohem Maße über die für die Wandlungsphase Holz charakteristischen Fähigkeiten zu Vision verfügen, aber nur in sehr beschränktem Maße über die für die Wandlungsphase Feuer charakteristische Fähigkeit zur Ausführung – oder umgekehrt –, aber in beiden Fällen erwartet sie unendliche Frustration.

Bei Menschen mit einem Mangelzustand des Dreifachen Erwärmers kann unter Umständen auch der freie Fluss von Gedanken und Gefühlen beeinträchtigt sein: Sie bleiben oft stecken. Ein Beispiel wäre die Schreibblockade oder das geistige Blackout; die Gesamtleistung unterliegt in diesen Fällen enormen Schwankungen. Ist der Fluss zwischen den beiden Gehirnhälften gestört, kann sich nie das voll artikulieren, was die beiden Seiten dieses Menschen – die kreative und die logische – hervorbringen könnten, wenn sie in Einklang miteinander arbeiteten.

Beziehungen sind bestenfalls von einem Mangel an Wärme und von Rückzugsverhalten gekennzeichnet, schlimmstenfalls herrschen Misstrauen und Entfremdung, oder es kommt auf Grund von Fehlwahrnehmungen zum Bruch von Freundschafts- und Verwandtschaftsbeziehungen.

Der Prototyp ist ein Mensch, der unausgewogen, schlecht integriert und schlecht koordiniert wirkt, bei dem beträchtliche Leistungsschwankungen bestehen, der Wahrnehmungsprobleme hat und dessen zwischenmenschliche Beziehungen schwer gestört sind, vor allem dort, wo es auf den Austausch von Wärme und die Stärke der Bindung ankommt.

Ein Fall von gespaltener Persönlichkeit
Jener meiner Patienten, der diesem Prototyp am meisten ähnelte, kam zu mir, weil er Angst vor sich selbst hatte. Es handelte sich um einen Mann, der sein Kind kurz zuvor brutal geschlagen hatte. Obwohl er sich sehr schuldig fühlte, war er der Meinung, das Kind hätte diese Schläge verdient. Dieses Dilemma arbeitete in ihm weiter, bis er dann schließlich nicht mehr in der Praxis erschien. Zu diesem Zeitpunkt starb das Kind auf mysteriöse Weise. Dieses Dilemma erfasste alle Aspekte seines Lebens. Einerseits machte er Geschäfte mit Waren, die Menschen enormen Schaden zufügen konnten, andererseits brachte er seinen Mitmenschen gegenüber großes Mitgefühl entgegen und wollte ein Heiler werden. Er war ein ausgebildeter Schriftsteller, der nie schrieb; er war ein Mechanikermeister, der nie sein Auto reparierte; er war ein guter Pilot, der nie mit seinem Flugzeug flog. Er lebte zwar von seinen illegalen Geschäften, aber nichts konnte ihn von seinen gut gemeinten Zielen abhalten. Trotz seiner überdurchschnittlich hohen Intelligenz gelang es ihm nicht, die beiden streng getrennten Seiten seines Selbst harmonisch zusam-

menzufügen, weder in den rein mechanischen Lebensbereichen noch in persönlichen Beziehungen, die davon geprägt waren, dass er in ständigem Konflikt zwischen seinen Idealen und seiner Wahrnehmung, schlecht behandelt zu werden, lebte. Wer ihn kannte, lebte in Angst vor seiner Gewalttätigkeit, und doch wusste jeder genau, dass er, auch wenn er gewalttätig wurde, in einem anderen Teil seines Hirns davon überzeugt war, ein vernünftiger, sanfter Mensch zu sein.

11 Die Wandlungsphase Erde

Einführung:
Erd-Yin (Milz) und Erd-Yang (Magen)

Erd-Yin (Milz): Die natürlichen Funktionen

Mangel an Erd-Yin

Überschuss an Erd-Yin

Erd-Yang (Magen): Die natürlichen Funktionen

Mangel an Erd-Yang

Überschuss an Erd-Yang

Die Wandlungsphase Erde

● **Einführung: Erd-Yin (Milz) und Erd-Yang (Magen)**

Die Hauptaufgabe des Erd-Yin (Milz) besteht im Aufbau von Bindungen sowie in der anfänglichen Ausbildung von Grenzen, während das Erd-Yang (Magen) in erster Linie für die Reifung der Grenzsetzungen und Trennung zuständig ist. Jeder der folgenden Abschnitte behandelt sowohl Überschuß- als auch Mangelzustände.

● **Erd-Yin (Milz): Die natürlichen Funktionen**

● **Bindungen**

Während die Wandlungsphase Wasser mit der Kontinuität der Spezies assoziiert wird – mit dem Überleben des Individuums von einer Generation zur nächsten –, widmet die Wandlungsphase Erde ihre Energien dem Überleben des Individuums innerhalb einer Generation. Von Anfang an ist die Wandlungsphase Erde dank ihrer Funktionen – Verdauung, Absorption und Umwandlung aller materiellen Substanzen durch den Stoffwechsel und die Transformation von Energie – die Leben spendende Erd-Mutter.

Aus dem Blickwinkel des Systems der Fünf Wandlungsphasen betrachtet, nimmt die Wandlungsphase Erde in unserem Leben (Später Himmel) eine zentrale Position ein.

Das Konzept der Fünf Wandlungsphasen entstand, soweit wir wissen, in einer Kultur, die sich an der natürlichen Umwelt orientierte, sich an sie anpasste und sich als wesentlicher, das Verhalten dieser Welt mitbestimmender Teil betrachtete. Da Jagen und Sammeln bereits vor dem Ackerbau praktiziert wurden, richtete man sich ursprünglich innerhalb des größeren natürlichen Schemas nach räumlichen Gesichtspunkten aus. Die Punkte des Kompasses – Osten, Westen, Norden und Süden – waren vielleicht die ersten Abstraktionen des Universums, auf die der Mensch seinen eigenen Platz innerhalb des großen Ganzen projizierte. Die Erde bildet natürlich das Zentrum, den Ursprung aller irdischen Substanzen, die die anderen Phasen während dieses Lebens auf der Erde nährt. Es steht fest, dass eine Wandlungsphase Erde, die nicht fähig ist, die vitalste Funktion – nämlich das von ihr abhängige Organsystem mit Nahrungsenergie zu versorgen – vollständig wahrzunehmen, dieses Organsystem und damit den gesamten Organismus in einen schwachen, verletzlichen Zustand versetzen würde.

Sowohl bei den Eltern als auch beim Kind dominiert die Wandlungsphase Erde jene Stadien der psychosozialen Entwicklung, in denen die orale Bindung aufgebaut und eine erste Trennung erlebt wird. Als Quelle aller materiellen Substanzen ist die Wandlungsphase Erde die nährende Mutter. Ob die Erd-Mutter während der intrauterinen Phase und der frühen oralen Entwicklung in der Lage ist, dem Kind unbedingte, nur minimal egoistische Liebe angedeihen zu lassen, entscheidet über Qualität und Quantität der Bindung zwischen Erd-Mutter und Kind sowie über die Bindung des Kindes zu sich selbst und zur Menschheit, solange diese hier und jenseits davon existiert. Die Schwerkraft der Erde ist eine zentripetale Kraft, die von Natur aus die bindende Energie unserer Existenz darstellt.

Das Vertrauen und das Selbstwertgefühl (ich bin diese Aufmerksamkeit wert), die aus einer relativ konsistenten, positiven Initiative und Reaktion der Erd-Mutter in Bezug auf ihren Sprössling bei diesen ersten Begegnungen erwachsen, führen zu einer Prägung, die im Grunde nur durch eine lebenslang wirkende andere Erfahrung zum Besseren oder Schlechteren verändert werden kann. Das Vertrauen in die Mutter ist paradoxerweise die Voraussetzung, die Menschen daran glauben lässt, dass sie diese Bindung gefahrlos auf andere ausdehnen und dadurch ihr entwicklungsmäßiges Schicksal als Erwachsene erfüllen können. Dieses Erd-Vertrauen ist der fruchtbare Boden, auf dem alle natürlichen Trennungen während der »Evolution des Seins« stattfinden können. Die erste dieser Trennungen wird dann vollzogen, wenn das neugeborene Bewusstsein sich nach und nach der Existenz eines anderen Wesens bewusst wird, das zwar Unterstützung bietet und daher für sein Überleben notwendig ist, aber trotzdem eigene Bedürfnisse hat.

Da die Wandlungsphase Erde im System der Fünf Wandlungsphasen das Zentrum besetzt, und auch von seinem Platz zwischen Feuer und Metall aus, nährt die Erde alle anderen Organsysteme; und weil sie ihrem Wesen nach der Emotion Mitgefühl entspricht, hat sie durch den Ke- oder Kontrollzyklus der Fünf Wandlungsphasen einen direkten, mildernden Einfluss auf Angst und indirekt auch auf Wut. Diese besänftigende Tendenz ist notwendig für eine gesunde Durchsetzung des »Seins«, und sie mildert, verbessert und harmonisiert gleichzeitig auch die »negative« Aggressivität der Phase Holz.

Normalerweise verleiht die Energie der Wandlungsphase Erde dem allgemeinen menschlichen Affekt einen Hauch von Stille, Frieden, Ruhe, Mitgefühl und Geerdetsein. Diese Energien gleichen mit ihrer Heiterkeit und Fähigkeit zur Reflexion die beunruhigenderen, aggressiveren, impulsiveren und eingeschränkteren Energien eines stets bedrohten Werdens aus, also jene, die in Zusammenhang mit Holz (Wut), Feuer (Erregung und Sorge) sowie Wasser (Angst und Gram) stehen. Die Erde ist die Wandlungsphase des Leichten, Gleichmäßigen, es ist das Öl auf unruhigem Wasser.

Bindung – vor allem jener Prozess, in dem diese Bindung reift – ist das durchgängige Symbol der Energien der Wandlungsphase Erde. Im frühen Stadium lässt sie die menschliche Bindungsfähigkeit entstehen (Yin-Funktion), im späteren Stadium der frühen Kindheit schafft sie die Voraussetzungen für die Ausdehnung (Yang-Funktion) dieser Bindung auf andere Phänomene, seien es menschliche oder nicht menschliche, die den Raum in uns ausfüllen. Obwohl das Kind sich noch nicht vollständig von der primären Bindung gelöst hat, beginnt es bereits zu dieser Zeit mit Hilfe des Vertrauens, das diese Energien wachsen lässt (und mit Hilfe der Metall-Energie, die Transformation und Expansion unterstützt), sich nicht nur mit der unmittelbaren, sondern auch mit der weiteren Welt der Menschen und Dinge zu identifizieren. Die existenzielle Familie wird nun Teil des eigenen Selbst (»Sein«). Die Erde ist der Kitt, der bindet; und Vertrauen, ihr »Kind«, ist das Lösungsmittel, das löst, wobei Bindung und Lösung immer in ein und demselben Prozess stattfinden.

Das eigentliche Ziel einer gesunden Wandlungsphase Erde besteht darin, sich selbst in seinen Sprösslingen als neue, freudige Nährmutter für kommende Generationen zu reproduzieren.

- **Ich-Entwicklung und Grenzen**

Grundlage für eine gesunde Ich-Entwicklung bildet eine vernünftige, geordnete und mitfühlende Nutzung der mütterlichen Erd-Energie vor und nach der Entbindung. Die Kognition ist eines der wesentlichen Elemente, das die Erd-Energie zum gesamten »Sein« beisteuert. Die Energie der Wandlungsphase Erde ist für die Aufnahme, Verdauung, Absorption, Umwandlung und bis zu einem gewissen Grad auch für die Ausscheidung von Gedanken wie auch von Nahrung verantwortlich. Zum »Gedankenstoffwechsel« gehört die Organisation von Information, ohne die wir den Anforderungen, die das Überleben an uns stellt, nicht gerecht werden und das, was wir Ich nennen, nicht entwickeln können.

Ob ein Mensch über die potenzielle Fähigkeit, diese Aufgaben erfolgreich wahrzunehmen, verfügt oder nicht, entscheidet sich bereits im Mutterleib, und diese Fähigkeit wächst mit der Ausformung und dem Wachstum der Plazenta exponentiell an. Gelegenheit, diese Fähigkeit unter Beweis zu stellen, haben wir nach der Geburt. Dieser Prozess kann an jedem beliebigen Punkt gestört werden. Im Allgemeinen gilt, dass eine Schädigung umso gravierendere Konsequenzen nach sich zieht, je früher sie eintritt. Bei vielen Menschen, deren intrauterine Entwicklung unvollständig geblieben ist, ist die Abhängigkeit von einer symbolischen Plazenta oder Nabelschnur, die sich in einem gesteigerten Bedürfnis nach einer von außen gesteuerten Ich-Organisation ausdrückt, ein ganz entscheidender Faktor in ihrem Leben. Eine quantitativ ausreichende Schädigung der kognitiven Entwicklung nach der Geburt kann die gleichen furchtbaren Konsequenzen für die Ich-Entwicklung haben wie eine Schädigung im Mutterleib. Die Folgen können in beiden Fällen zwar identisch sein, doch hat das Individuum bei einer nachgeburtlichen Schädigung bereits ein höheres Reifungsniveau erreicht und verfügt daher über größere organisatorische Fähigkeiten zur Genesung.

Sollte im Gegensatz dazu die Energie der Erde ihre entscheidenden Funktionen von Verdauung, Absorption, Umwandlung und Ausscheidung zumindest teilweise nicht erfüllen können, dann verwandeln sich die im Normalfall vorhandene Heiterkeit in Teilnahmslosigkeit, die Fähigkeit zu Reflexion in obsessive Sorge, das Mitgefühl in eine übermäßig süßliche, gütige Besorgtheit, das Gefühl des Verbundenseins in Anklammern und ruhige Stille in Katatonie. Dies sind die restitutiven Funktionen des menschlichen Organismus, die dann zum Tragen kommen, wenn die Bedürfnisse der Wandlungsphase Erde nicht zu ihrer Zeit und nicht in genügendem Maße Befriedigung finden.

Wahnhafte Sorge wird klassischerweise mit einer übermäßigen Aktivität der Wandlungsphase Erde assoziiert, Überbesorgtheit und unangebrachtes Mitgefühl für andere hingegen mit einem Mangel an Erd-Energien. Meine eigenen Erfahrungen lassen den Schluss zu, dass extreme Sorge Ausdruck eines Mangels an Vertrauen ist, der auf ein Defizit in der elterlichen Zuwendung auf sehr basalem Niveau zurückgeht, und dass exzessives Mitgefühl das Resultat einer Störung in der Ausbildung von Grenzen ist.

Die Fähigkeit, Grenzen zu setzen, beginnt bereits im Mutterleib als Reaktion auf eine ganze Reihe von Faktoren. Die Integrität der Plazenta spielt eine besonders wichtige Rolle, wenn es darum geht, Mutter und Kind klar voneinander abzugrenzen. Eine defekte Plazenta, die einen abnormalen Austausch zwischen Mutter und Fötus zulässt, kann für verschiedene körperliche Probleme verantwortlich sein, u. a. auch für Probleme mit dem Rhesusfaktor. Wir wissen, dass eine Schädigung des kindlichen Gehirns in unterschiedlichem Ausmaß auf einen derartigen Zusammenbruch der Grenzen zurückzuführen ist. Welche Gefahr dies für die Mutter bedeutet, ist ebenfalls gut dokumentiert.

Diese körperlich-geistigen Störungen sind auf pathologischer Ebene miteinander vermischt. Der Zusammenbruch dieser Grenzen auf körperlicher Ebene hat tief greifende Auswirkungen auf die geistigen Funktionen. Jede Schädigung der geistigen Funktionen eines Neugeborenen oder des körperlichen Wohlbefindens der Mutter beeinträchtigt die normale Entwicklung dieser Mutter-Kind-Beziehung, die vom Bindungsaufbau hin zur Trennung führt. Die Bindung nimmt aus einsichtigen Gründen einen klammernden Charakter an, wenn eine Schädigung beim Kind vorliegt, und sie wird fragiler sein, wenn die Gesundheit der Mutter beeinträchtigt ist.

Die normale Entwicklung von Grenzen bildet die Grundlage, auf der sich diese Bindung ausweiten und auch andere Personen in den Prozess der Trennung von der Mutter einschließen kann. Sollten die Grenzen nicht optimal ausgeformt sein, dann ist der gesamte Komplex von Ausweitung und Trennung problematisch.

- **Mangel an Erd-Yin: Probleme beim Eingehen von Bindungen**

    Klinisch gesehen, existieren drei (unter Umständen auch vier) unterscheidbare diagnostische Kategorien emotionaler Störungen, die mit schweren Defiziten in der Fähigkeit der Erd-Energie, Bindung herzustellen und Grenzen zu ziehen, in Verbindung gebracht werden können. Die ersten beiden Arten von Störungen werden durch eine mangelhafte Unterstützung der Erd-Energien im intrauterinen Stadium und in der ersten Zeit nach der Geburt verursacht. Die verheerendsten Wirkungen auf den Lebensprozess und den Entwicklungszyklus hat ein bestimmter Typ von Schizophrenie. Ein weniger gravierendes Problem, das in derselben Entwicklungsphase seinen Ursprung hat, ist die schizoide Persönlichkeitsstörung. Störungen, die im späten Säuglings- und frühen Kleinkindalter (sechs Monate bis zwei Jahre) wurzeln, können zur Ausbildung eines »oralen« Charakters führen.

- **Mangelhafte Unterstützung der Erd-Energien während der intrauterinen und nachgeburtlichen Phase**

    Dieser extrem schwächende Zusammenbruch der lebensorganisierenden Energien geschieht meiner Meinung nach in erster Linie im Mutterleib und betrifft auch die Wandlungsphase Wasser, die für eine Verletzlichkeit auf genetischer Ebene verantwortlich ist. Da die Phase Wasser (Yin-Essenz) für die gesunden genetischen Veranlagungen und die Integrität der Entwicklung des Zentralnervensystems vor und nach der Geburt zuständig ist, ist die gesunde Entwicklung der Erd-Energien in beträchtlichem Maße dem Wasser zu verdanken. Ein grundlegendes Axiom der chinesischen Medizin besagt, dass das Nieren-Yang der »Ahn« aller Yang-Energien im Körper ist, vor allem der Yang-Energie der Milz, also der Hitze-Energie, die den Verdauungsprozess antreibt. Die Unversehrtheit des Verdauungs- und Stoffwechselprozesses während der nachgeburtlichen Reifung dieses Systems ist jedoch eine Funktion der Wandlungsphase Erde. Mängel im Komplex von Ernährung und Stoffwechsel schädigen die Arbeit der Wandlungsphase Wasser und seine Aktivitäten im Zentralnervensystem (»Mark«), also jenem System, das sich am langsamsten entwickelt. Die beiden Systeme (Erde und Wasser) sind also funktional reziprok, so dass eine entwicklungsmäßige Störung im Zentralnervensystem eine Schädigung eines oder beider Systeme nach sich zieht, die dann ihrerseits in unterschiedlichem Ausmaß als krankheitsverursachender Faktor wirksam wird. Ich glaube, dass im Allgemeinen die Erd-Energie umso mehr an einer Schädigung beteiligt ist, je höher die jeweilige Funktion auf der Entwicklungsskala steht und je näher wir dem abstrakten Denken kommen (obwohl, wie wir sehen werden, alle Wandlungsphasen eine gewisse Rolle bei der Kognition spielen). Da das menschliche Zentralnervensystem so unendlich komplex ist und es auf die Unversehrtheit von Billionen von Zellen ankommt, die sich nicht regenerieren, kann ein Versagen der Energien der Wandlungsphasen Wasser und Erde in diesem Stadium eine große Vielfalt angeborener Defekte nach sich ziehen. Schizophrenie ist nur ein Defekt von vielen. Welche Art des Versagens der Erd- und Wasser-Energie letztendlich tatsächlich zu einem bestimmten Defekt führt, wissen wir bis jetzt noch nicht.

Wir haben es bei dieser Störung (Schizophrenie) wieder mit der in der Medizin wohl bekannten Tatsache zu tun, dass der Mensch nur über ein begrenztes Repertoire an restitutiven Mechanismen verfügt, die wir als Symptome beobachten können. Dasselbe klinische Bild kann auf eine Vielzahl von Ursachen zurückgehen. Mein Eindruck von dieser Krankheit ist, dass sie viele Ursachen hat, wobei die wichtigste in der intrauterinen Umgebung liegt, also in einem eindeutig von den Energien des Wassers bestimmten Entwicklungsbereich. Schuld daran ist zum Teil die Konstitution des betroffenen Menschen, aber in zunehmendem Maße auch unsere moderne Zivilisation mit ihren künstlichen chemischen Substanzen in Nahrung und Luft, ihren künstlichen Entbindungssystemen und einer Unmenge an Drogen. Der Konsum von so allgegenwärtigen Dingen wie Kaffee oder Zigaretten wird auch von »wissenschaftlicher« Seite mit Missbildungen in Zusammenhang gebracht. Das beachtliche Bombardement mit Energie aus dem gesamten elektromagnetischen Spektrum, dem wir ausgesetzt sind – man denke nur an Hochspannungsleitungen oder Computer –, spielt dabei ebenfalls eine Rolle.

Harry Stack Sullivan hat Schizophrenie als den Verlust der Kontrolle über das Bewusstsein definiert, für andere liegt die Ursache in mangelhaft ausgebildeten, extrem instabilen Grenzen. Diese Konzepte entsprechen einander, wenn auch nicht ganz exakt. Dieser »Verlust« der Kontrolle über das »Bewusstsein« bzw. die »Grenzen« ist extrem labil und tritt immer gleichzeitig mit einer erkennbaren Stressbelastung auf, die, wenn chronisch, kumulierend wirkt, so dass der schizophrene Prozess im Allgemeinen eine Kombination aus alltagsbedingten Faktoren und einer bereits vor der Entbindung eingetretenen Schädigung darstellt. Es steht außer Frage, dass ein solches Ereignis auch ohne genetische Disposition oder intrauterine Ursache stattfinden kann. Zu einem derartigen Kontrollverlust kommt es z. B. auch, wenn Menschen keine Möglichkeit sehen, mit einer unträgbaren Lebenssituation fertig zu werden oder ihr zu entkommen. Eine akute schizophrene Episode, die in erster Linie durch ein tiefes, chronisches Versagen auf zwischenmenschlicher Ebene ausgelöst wird, kann eine potenzielle Wachstumserfahrung darstellen, wenn korrekt mit ihr umgegangen wird. Oft jedoch fehlt der richtige Zugang, und sie degeneriert daher zu einem Lebensstil, den wir »chronische« Schizophrenie nennen. Die Neigung zu einem derartigen chronischen Verlauf beruht meiner Meinung nach auf einem Zusammenbruch der Wasser-Energie während der Weitergabe von genetischer Information und von Erd-Energien nach der Geburt. Forschungen nach der Ursache dieser Störung sollten sich vor allem auf die vorgeburtlichen Phasen der Entwicklung konzentrieren. Das medizinische Modell und soziale Werte spielen jedoch eine außergewöhnlich wichtige Rolle bei der Entstehung und Aufrechterhaltung des chronischen Charakters einer Krankheit.

Schizophrenie

Untersuchen wir zuerst einige Faktoren dieser »Schizophrenie« genannten Störung, die in den vor der Entbindung relevanten Funktionen der Wandlungsphase Erde zum Tragen kommen. In erster Linie beziehen wir uns auf Material aus dem *DSM-III-R*, mit dem einige von uns nicht nur sehr vertraut sind, sondern dem sie inzwischen, was seine Nützlichkeit betrifft, auch sehr desillusioniert gegenüberstehen. Es handelt sich um eine kurze Darstellung, bei der der Schwerpunkt auf den energetischen Aspekten liegt.

Bevor wir uns auf diese Diskussion einlassen, möchte ich betonen, dass die Bedeutung des Phänomens, das wir hier behandeln, kulturell und nicht wissenschaftlich determiniert zu sein scheint. Wir müssen uns darüber im Klaren sein, dass eine akute schizophrene Erfahrung in Einklang mit den Vorstellungen »Geist«-orientierter Kulturen steht und akzeptiert ist und dort als Medium zum Eintritt in höhere Ebenen spiritueller und heilender Kräfte und nicht ins Irrenhaus fungiert.

Persönlichkeit

Der Affekt ist in der Regel abgestumpft, flach, inadäquat oder albern. Die Augen sind ausdruckslos, sie schauen, aber sehen nicht. Es kommt zu einer Verschlechterung der Leistungsfähigkeit, der sozialen Beziehungen, zu einer Vernachlässigung der Fürsorge für sich selbst sowie zu einer zunehmenden sozialen Isolation, die durch eine Angst vor Zerstörung hervorgerufen wird. Absonderliches, bizarres Verhalten, sowohl im privaten als auch im öffentlichen Bereich, gründet sich oft auf Wahnvorstellungen. Die Sprache ist abschweifend, vage, umständlich, ausführlich und metaphorisch. Augenkontakt herzustellen fällt oft extrem schwer. Die Aufmerksamkeit des Schizophrenen scheint in die Ferne zu schweifen oder fixiert zu sein. Katatonie, wozu auch bizarre Körperhaltungen zählen, und Hebephrenie, die durch inadäquates Lachen charakterisiert ist, treten ebenfalls häufig auf.

Die Methoden, die Schizophrene längere Zeit über anwenden, um mit der Realität Schritt zu halten, sind folgende:
1. Sie vermeiden generell jede Belastung durch zwischenmenschliche Beziehungen, indem sie sich aus dem emotionalen und physischen Kontakt mit anderen Menschen zurückziehen. Sie vermeiden vor allem Kontakt mit Menschen, die nicht zu einem Kreis gut bekannter Personen zählen. Oft besteht dieser kleine Kreis nur aus ein oder zwei Familienangehörigen.
2. Sie leugnen jede Wirklichkeit, die eine mögliche Bedrohung darstellen könnte.
3. Es kommt zu einer Desorganisation des Ich, wenn diese Verleugnung fehlschlägt, und in der Folge zu einem Verlust der inneren und äußeren Grenzen.

Symptome wie Depersonalisation, Katatonie, Paranoia und Hebephrenie hängen meiner Meinung nach von einigen Faktoren ab, die zu der zu Grunde liegenden intrauterinen Schädigung noch dazukommen. Die Schwere dieser Schädigung und die Unversehrtheit der Energie anderer Wandlungsphasen, die konstitutionell und durch nach der Geburt stattfindende zwischenmenschliche Erfahrungen determiniert sind, bestimmen, welches Ausmaß die – wenn auch fehlangepasste – Organisiertheit annimmt, die der Schizophrene in die Unordnung bringt, die auf ihm lastet. Die paranoide Persönlichkeit ist die am höchsten organisierte, die hebephrene hingegen ist am wenigsten in der Lage, eine gewisse Ordnung in ihrer psychischen Anarchie herzustellen. Im chronischeren, ausgebrannteren Stadium der Schizophrenie kommt es zu einer schweren Einengung des Fokus, die als eine Möglichkeit erlebt wird, mit dieser Anarchie fertig zu werden.

Das wesentlichste bioenergetische Merkmal eines Schizophrenen ist der Verlust des Gleichgewichts zwischen den inneren Energien des Körpers und den äußeren Mechanismen, die normalerweise diese Energien kontrollieren und sie innerhalb der Grenzen der Körpermembran (Haut) halten oder sie zumindest nicht weit jenseits dieser Membran dringen lassen. Dies erklärt den Verlust der Ich-Grenzen, aber auch die Tatsache, dass es zu einer massiven Verwechslung zwischen dem, was innen, und dem, was außen ist, kommt. Daraus resultiert ein Großteil der Angst, die diese Menschen plagt. Der Verlust der begrenzenden Membran bedingt einen Identitätsverlust, der zu einem fließenden Ich-Zustand und zu Zuständen der Entpersönlichung führt. In der chinesischen Medizin werden diese äußeren Schichten vom energetischen Blickwinkel aus als Wei- und Qi-Ebene bezeichnet, in einem anderen System als Taiyang, was Dr. Shen auch das »Nervensystem« nennt. Diese Membran umfasst auch das Muskel- und Sehnensystem, das ein auf psychobiologischer Ebene notwendiger Überlebensmechanismus ist, der Angriff, Verteidigung und die Bereitschaft zum Kämpfen sowie das Fliehen vor einer Gefahr steuert. Eine Person, die das klare und sichere Wissen um diese Ressourcen verloren hat, leidet tatsächlich an extremer Angst und befindet sich in Gefahr.

Ein zweites erstaunliches bioenergetisches Merkmal besteht darin, dass die Energie in allen Schlüsseltransferpunkten des Körpers, also in den Gelenken der Gliedmaßen, an der Schädelbasis und im Becken, wo Lendenwirbel und Kreuzbein aufeinander treffen, blockiert ist. Die chinesische Medizin behauptet, dass wir Teil eines unermesslichen, universellen Energiesystems sind. Wenn die Energie des Universums in Bewegung ist, dann ist auch unsere Energie in Bewegung. Wenn diese Bewegung jedoch auf Hindernisse stößt, entwickeln sich Beschwerden, die die unterschiedlichsten Ausdrucksformen annehmen können.

Bioenergetisch gesehen, sind beim Schizophrenen sämtliche oben erwähnten Verbindungsstellen des Körpers blockiert, so dass er auf energetischer Ebene den Kontakt mit sich selbst verliert. Dadurch fehlt es ihm an innerer Koordination, und er leidet an einer Verwirrung, die sich auch im Denken widerspiegelt, das ebenfalls unkoordiniert oder zusammenhanglos wird. (Shen, der Geist, ist verwirrt.) Gleichzeitig ist der Schizophrene nicht in der Lage, die energetischen Kräfte in der Welt geschmeidig durch sich hindurchfließen zu lassen. Dadurch steht er auch nicht in Einklang mit diesen Kräften und erlebt sie daher als etwas, was seine Verwirrung nur noch steigert. Selbst das Energiesystem eines anderen Menschen, vor allem eines starken Menschen, kann eine zusätzliche Belastung sein, mit der er nicht umgehen kann, und eine nicht zu vernachlässigende Quelle von Verwirrung darstellen. Das ist ein Grund, warum sich der Schizophrene in einem Zustand des Rückzugs wohler fühlt. Und da die energetischen Kräfte in der Nacht zur Ruhe kommen, fühlen sich viele Schizophrene besser, wenn sie in der Nacht umherwandern und während der intensiven, dynamischen Yang-Stunden des Tages ruhig bleiben.

Kognitive Störungen

Die ernstesten Formen einer kognitiven Störung treten dann auf, wenn die Energien der Erd- und der Wasser-Phase gestört sind. Die Energie der Wandlungsphase Wasser ist für die stoffliche parenchymatöse Form und die Substanz des »Gehirns« zuständig. Die anderen Wandlungsphasen spielen in erster Linie bei dem, was wir dem mentalen Bereich zuordnen, eine Rolle. Das Organsystem Milz/Bauchspeicheldrüse kontrolliert die Nahrungsaufnahme, -verdauung, -absorption und den Nahrungsstoffwechsel. Analog dazu kontrolliert es Aufnahme,

Verdauung, Absorption und Stoffwechsel (also die Versorgung mit Nahrung) des Denkens und aller höheren Ich-Funktionen der Gehirnrinde.

Worum handelt es sich bei diesen Funktionen? Die Wandlungsphasen Erde und Wasser sind für die Ordnung verantwortlich, die die Grenzen zwischen dem Bewussten und dem Unbewussten, zwischen der inneren und der äußeren Welt aufrechterhält. Außerdem sind sie für eine verlässliche Realitätsprüfung zuständig, die für jede irdische Beständigkeit notwendig ist. Wenn die Wandlungsphase Erde versagt und die inneren Kanäle unterbrochen werden, dann kommt es zu einem Kontakt- und Kohäsionsverlust zwischen den einzelnen Abstraktionsniveaus. Trotz seiner Brillanz kann der Schizophrene daher durch diese Störung in seinem abstrakten Denken geschwächt werden. Das Resultat ist ein im Konkreten verhaftetes Denken, das dadurch gekennzeichnet ist, dass es sich an ein spezifisches oder besonderes Element oder Ding als Ganzes hält. Es handelt sich um eine Tendenz, auf das unmittelbar gegebene Ding oder eine unmittelbar gegebene Situation zu reagieren, ohne Beziehungen oder Klassifikationen zu berücksichtigen. Dies ist das Gegenteil von abstraktem Denken, bei dem ein Mensch fähig ist, vom Besonderen auf das Allgemeine zu schließen.

Die innere Fragmentierung, die eine Besonderheit der Schizophrenie darstellt, macht jede Bewegung vom Spezifischen zum Generellen unmöglich. Diese Tatsache an sich erklärt schon die massive Verwirrtheit, die alle Kontakte (Haut) begleiten, die ein Schizophrener mit der Wirklichkeit hat. Autismus, Halluzinationen, Wahnvorstellungen, Sinnestäuschungen und verzerrte Körperwahrnehmungen rühren von dieser Fragmentierung und dem Verlust der Grenzen her. Die Funktionen von Aufmerksamkeit, Konzentration, Gedächtnis, der Anhäufung und Organisation von Wissen und Wirklichkeit sind in der Folge ebenfalls betroffen.

Was den kognitiven Bereich betrifft, so kann das klinische Bild eines oder mehrere der folgenden Symptome umfassen: bizarre Wahnvorstellungen und Gedanken, die von äußeren Kräften kontrolliert werden; Verfolgungswahn; körperbezogener Wahn; Größenwahn, manchmal auch religiöser oder nihilistischer Wahn; akustische Halluzinationen, die meist verleumderischen Charakter haben, manchmal aber auch Drohungen beinhalten oder Gewalt andeuten; Inkohärenz; Lockerung der Assoziationen; unlogisches Denken; Verarmung im Inhalt der Sprache und der Gedanken oder fixe Ideen; ungewöhnliche Wahrnehmungserfahrungen visueller Natur; Hellsichtigkeit, Telepathie oder Beziehungsideen.

Die Organisation von Gedanken in logische, kommunizierbare Sprache ist eine Funktion der Wandlungsphase Feuer. Die Sprachstörungen, die man bei Schizophrenen feststellen kann, rühren daher, dass die Wandlungsphase Erde die

Wandlungsphase Feuer mit Energiefragmenten füttert, die nie vollständig zu brauchbaren Einheiten geistiger Energie »verdaut«, »assimiliert« oder »verwandelt« wurden. (Man bedenke, dass die Erde das Zentrum bildet, das die »Geschmäcker« speichert und alle anderen Wandlungsphasen nährt.) Die Wandlungsphase Feuer erhält keine qualitativ brauchbare Energie zur Erfüllung ihrer Aufgaben, was zu den bemerkenswerten Störungen der Sprache bei Schizophrenie führt.

Energetische Beziehungen
Nach dem Kräuterspezialisten Simon Mills besteht insofern eine spezielle Beziehung zwischen Erde und Feuer, als der mit der Erde assoziierte »süße« Geschmack eine übermäßige Spannung/Aktivität der Herz-Funktion zerstreut und dadurch möglicherweise Stabilität und Ruhe in einer übermäßig geladenen Situation fördert.

Darüber hinaus verkompliziert die Abgrenzungsproblematik, die mit einem schweren Mangel an Erd-Energien einhergeht, das Dilemma sowohl des Schizophrenen wie auch des Beobachters, weil nicht klar ist, wann und ob die Person zu einem Teil ihrer selbst oder zu anderen Menschen spricht. Das hebephrene Phänomen des plötzlichen, unangemessenen Lachens kann daraus resultieren, dass es bei der Koordination in der Wandlungsphase Feuer zu einer Verwirrung zwischen der Vermittlung der Emotion Freude (der Geist zerstreut sich) und der Kommunikationsfunktion kommt. Dies würde eine Schwäche der Wandlungsphase Wasser implizieren (das das Feuer nicht kontrollieren kann), was wiederum mit der Vorstellung übereinstimmen würde, dass bei Schizophrenie die Wandlungsphase Erde vor der Geburt durch eine funktionelle Störung in der Wandlungsphase Wasser schwer geschädigt wurde – sei es durch eine Beeinträchtigung im Mutterleib oder auf Grund einer genetischen Veranlagung. Im katatonen Prozess versucht offenbar das Feuer, in der Stille Sicherheit zu finden, und aus dem gleichen Grund versucht auch das das Holz kontrollierende Metall, Unbeweglichkeit zu erlangen. Diese energetischen Beziehungen können sich als »Phase innerhalb einer Phase« manifestieren, wobei Charakteristika der anderen Wandlungsphasen innerhalb der Phase Erde wirksam werden.

Träume und Ängste
Die Träume von Schizophrenen sind im Grunde Wachträume oder Nachtangst. Nachtangst wird definiert als Albtraum, aus dem der Träumer zwar erwacht, wobei die Angst aber bestehen bleibt. Diese Nachtängste reflektieren den Verlust der Grenzen zwischen Bewusstem und Unbewusstem – zwischen Innen und Außen – und den daraus resultierenden Kontrollverlust, der von Angst zu panischer

Angst führt. Eine Quelle behauptet, dass Menschen mit Problemen im Bereich der Wandlungsphase Erde, vor allem der Milz, nicht friedlich und auch nicht auf dem Rücken schlafen können.

Die Angst des Schizophrenen ist die Angst vor der Vernichtung. Die Ursache dieser Angst liegt im Verlust der Grenzen, wie wir ihn bereits beschrieben haben, der zu einer massiven Verwirrtheit führt, was die Orientierung auf sich selbst bzw. auf andere betrifft. Die desorganisierte unter- und unbewusste »andere Wirklichkeit«, die organisierten geistigen Funktionen und der Körper können nicht voneinander und von der Umwelt unterschieden werden. Dadurch kommt es zu Angst machenden Verzerrungen des eigenen Körperbildes sowie zu einer Desorientiertheit in einer Welt, die ihre vertrauten perzeptorischen Orientierungspunkte verloren hat. Aus diesem Grund und auch wegen der bereits beschriebenen Unfähigkeit, mit der Energie anderer menschlicher Systeme zurechtzukommen, kommen für einen Schizophrenen die Vernichtungsdrohungen aus allen Richtungen, und oft scheinen sie dann am bedrohlichsten zu sein, wenn sie aus der Außenwelt kommen. Da er keinerlei Kontrolle über sein inneres Chaos hat, versucht er, die Angst nach außen zu fokussieren, und zwar dorthin, wo er glaubt, sie durch Rückzug oder Angriff leichter beherrschen und Stabilität erreichen zu können. Der Versuch der Wiederherstellung besteht daher in der Projektion. Es ist dies die desorganisierteste Form von Schizophrenie, auch Hebephrenie genannt.

Der katatone Restitutionsmechanismus ist am zweitschlechtesten organisiert, verspricht aber im Allgemeinen eine bessere Prognose als der hebephrene. In diesem Fall ist die Erd-Energie, die für die Aufrechterhaltung der Ich-Funktionen der inneren und äußeren Grenzen notwendig ist, stärker als beim hebephrenen Typus.

Paranoia
Paranoia lässt sich klassischerweise mit der Wandlungsphase Wasser in Verbindung bringen. Bei einer paranoiden Schizophrenie sind sowohl die Wandlungsphase Erde als auch die Wandlungsphase Wasser betroffen. Die Grenzen zwischen Innen und Außen sind besser strukturiert. Unabhängig von anderen Überlegungen hinsichtlich Schwere oder Inhalt scheinen die meisten Theorien über Paranoia darin übereinzustimmen, dass hier die Grenzen zwar aufrechterhalten werden, dass aber innen und außen vertauscht sind: Was eigentlich innen ist, wird als außen existierend erfahren, es überschreitet also die Grenze von innen nach außen. Paranoia könnte eine Verwechslung von Yin und Yang innerhalb der Wandlungsphase Erde sein, so dass das, was innen ist (yin) nach außen projiziert wird, und das, was außen ist (yang) »introjiziert« wird.

Der paranoide Mechanismus der Wandlungsphase Wasser liefert die Grenzen (wenn auch in Umkehrung), die die schwache Erd-Energie alleine nicht errichten kann. Das Ergebnis ist alles andere als zufrieden stellend. Die Wandlungsphase Wasser kann die Wandlungsphase Erde nicht wirklich in ihrer Grenzziehungsfunktion ersetzen. Da die Wasser-Energie nun für restitutive, unnatürliche Funktionen abgezogen wird, wird natürlich deren eigene Entwicklung in eine andere Richtung gelenkt und untergraben.

Nahrungsmittelallergien

Theron Randolf hat gezeigt, dass schizophrene Symptome direkt durch Nahrungsmittelallergien hervorgerufen werden können, die auf einer Immunreaktion gegen unvollständig verdautes Protein beruhen.[1] Der Körper reagiert auf diese Proteine, als wären sie eine fremde Substanz, er reagiert also ähnlich wie auf ein Virus. Diese unvollständig verdauten Proteine erreichen tatsächlich oft die Größe eines Virusmoleküls. Man nimmt an, dass ein gut Teil der Denkstörungen bei Schizophrenie sowie andere Symptome sich durch die Wirkung erklären lassen, die diese großen Moleküle auf die Rezeptoren und auf die Gehirnzirkulation ausüben. Ich habe eine schizophrene Frau mit schwerer Nahrungsmittelallergie eingehend behandelt. Wie bei anderen Patienten mit vielfachen Allergien hat sie sich während der kurzen Zeit, in der sie eine allergenfreie Diät einhielt, besser gefühlt. Da sie aber auf immer mehr Substanzen allergisch reagierte, waren ihre Versuche, sich zu adaptieren, nicht erfolgreich. Bei dieser Patientin lag eine tief greifende Störung der Wandlungsphase Wasser vor, die seit der Kindheit ihre gesamte Konstitution beeinträchtigte, und dabei vor allem die psychischen Funktionen. Ihre Mutter konnte den immer größeren Forderungen, die sie in ihrer außergewöhnlichen Bedürftigkeit stellte, nicht gerecht werden. Sie fühlte sich dadurch zurückgewiesen und empfand die Bindung zu ihrer Mutter als unzureichend. Da es ihr nicht gelang, akzeptiert zu werden und eine echte Bindung herzustellen – zwei Faktoren, die entscheidend für die »Evolution des Seins« sind – wurden auch alle anderen Systeme anfällig für inadäquate Reaktionen. Die massiven Nahrungsmittelallergien rührten von der Unfähigkeit der Erde (Milz) her, während die extremen Allergien, die durch die Inhalation verschiedener Substanzen hervorgerufen wurden, auf Defekte in der Wandlungsphase Metall (Lunge) zurückgingen. (Die Erfahrung zeigt, dass auch die entgiftende Funktion der Leber bei Allergien eine Rolle spielt.) Die klinische Ökologie ist an sich eine durchaus wertvolle Disziplin, aber sie beschäftigt sich vor allem mit Symptomen und Mechanismen, nicht mit den grundlegenden energetischen Disharmonien. In diesem Fall konzentrierte sich die Therapie auf die Energie selbst und nicht auf die Allergie, was zu ausgezeichneten Ergebnissen führte.

Ein Fall von Schizophrenie

Die 30-jährige Mutter eines Kindes kam auf Empfehlung ihrer Mutter, weil sie an Halluzinationen litt. Seit ihrer frühen Kindheit hatte R. Schwierigkeiten gehabt, sich auf andere Kinder zu beziehen, obwohl sie sehr intelligent war und auf intellektueller Ebene gut funktionierte. Sie ging aufs College, ohne es jedoch abzuschließen. Dort lernte sie auch ihren Ehemann kennen. Die Ehe dauerte gerade lange genug, um ein Kind hervorzubringen. Es gab viele andere Männer im Leben der Frau und auch häufige Orts- und Arbeitswechsel, denn sie pflegte den Männern an ihre Wohnorte zu folgen. Außerdem begab sie sich immer wieder in stationäre Behandlung, wenn sie an Halluzinationen, Wahnvorstellungen und Verwirrtheit litt. Diese Episoden begannen im späten Teenageralter, als ihre Mutter versuchte, sie aus allen möglichen und unmöglichen Situationen während ihres »Breakdowns« zu retten. Während dieser Phasen übernahm die Mutter die Kontrolle und band sie einerseits an sich, andererseits trieb sie sie hinaus auf vollkommen unrealistische Pfade. Auf Grund dieses »patchworkartigen« Lebensmusters konnte sie nie etwas wirklich Substanzielles zu Stande bringen.

Trotz allem gelang es R. irgendwie, ihr Kind aufzuziehen, bis es elf Jahre alt war. Zu diesem Zeitpunkt äußerte das Kind zum ersten Mal den Wunsch, beim Vater leben zu wollen. Ich begegnete R. während einer der vielen Übergangsphasen in ihrem Leben. Sie halluzinierte aktiv, dass sie von einem Exfreund mittels Stimmen aus einem Computer manipuliert würde. Diese Stimmen beschuldigten sie, böse und verletzend zu sein, ja, sie warfen ihr seltsamerweise vor, so zu sein, wie ich ihre Mutter erlebt hatte. R. versuchte damals, ohne stationäre Behandlung und ohne Medikamente auszukommen, weil sie beides als sehr schwächend empfand.

Obwohl sich ihre Mutter ständig einmischte und ihrer Tochter Vorschriften machen wollte, die deren Zustand nicht im Geringsten Rechnung trugen, gelang es uns, mittels Psychotherapie, Akupunktur, zusätzlichen Nährstoffgaben und einigen Kräutern die lästigen Stimmen loszuwerden, wobei Medikamente nur alle paar Monate notwendig wurden. Während dieser Phasen nahm R. ein paar Tage lang ein Medikament in hoher Dosis, die dann schnell reduziert wurde. Gleichzeitig nahm die akute Desorganisiertheit ab. Dann setzten wir die oben beschriebene Behandlung fort. R. gelang es, Arbeit zu finden und eine gewisse Ordnung in ihr Leben zu bringen. Sie schmiedete Pläne, wie sie ihrer Mutter entkommen konnte, und lernte, sich durchzusetzen, ohne dabei eine fragmentierende Angst zu erleben. Als ich das letzte Mal mit ihr sprach, hatte sie ein neues, realistischeres Leben begonnen und war auf der Suche nach einem Therapeuten, der unsere Arbeit an ihrem neuen Wohnort fortsetzen konnte.

Schizoide Persönlichkeitsstörung

Ein anderes, sich aufs Leben weniger desorganisierend auswirkendes Resultat eines Mangels an Erd- und Wasser-Energie während der intrauterinen Phase und in den ersten sechs Lebensmonaten ist jene Persönlichkeitsstörung, die als schizoid bezeichnet wird. Hier geht es in erster Linie um die Existenz, um »Sein oder Nichtsein« im allerkonkretesten Sinn. Das Ereignis, das zu diesem Dilemma führt, sind eine oder mehrere lebensbedrohliche Erfahrungen entweder vor der Geburt oder während der ersten Lebensmonate. Diese Persönlichkeitsstörung wird im *DSM-III* folgendermaßen beschrieben: »Das Hauptmerkmal ist eine Persönlichkeitsstörung, bei der ein Defizit in der Fähigkeit besteht, soziale Beziehungen anzuknüpfen, nachgewiesen durch das Fehlen warmer, zärtlicher Empfindungen für andere sowie Gleichgültigkeit gegenüber Lob, Kritik und den Gefühlen anderer. [...] Personen mit dieser Störung zeigen wenig oder kein Bedürfnis nach sozialer Anteilnahme, gewöhnlich sind sie Einzelgänger und haben nur wenige, wenn überhaupt, enge Freunde.«[2] Das Bedürfnis nach einem Zustand, der als »Splendid Isolation« beschrieben wird, entspricht dem klaren inneren Empfinden, dass die Vernichtung bevorsteht.

Ein Fall von Verlassenheit

J.s Mutter hatte versucht, ihn abzutreiben. Seine Eltern hatten ein Jahr zuvor erfolgreich abgetrieben, aber dieses Mal versagten die Stricknadeln. Er war ein ganz klar unerwünschtes Kind und wurde während seiner frühesten Kindheit vernachlässigt. Seine Mutter ließ ihn z. B. allein im Haus, um seinen Vater zu ärgern, mit dem sie gestritten hatte. Diesen rief sie an seinem Arbeitsplatz an, um ihm mitzuteilen, was sie getan hatte; er rief dann seine Mutter an, damit sie sich um das Baby kümmerte. Im Alter von sechs Monaten erkrankte J. an Lungenentzündung, und von da an waren seine Lungen geschwächt. Die Umgebung, in der er aufwuchs, war von körperlicher und verbaler Gewalt geprägt, er wurde von beiden Elternteilen geschlagen, vor allem aber von der Mutter, die außerdem sexuell verführerisch und ausbeuterisch war. Später war er der vollendete Straßenkämpfer, sobald er angegriffen wurde.

Während der ganzen Kindheit mied er jeden Kontakt und lebte in einer Fantasiewelt. Trotzdem funktionierte er und war in der Lage, diese Fantasiewelt von der Realität zu unterscheiden. Er galt immer als derjenige, der für die Familie sorgte, eine Rolle, die er bereits in seinen frühesten Jahren übernommen hatte. Aus diesem Grund schaffte er es auch, nach der Pubertät in der Schule, beim Militär und im Beruf erfolgreich zu sein, aber außer ein paar Freunden gegenüber blieb er immer unnahbar. Als er 24 Jahre alt war, begann er eine Therapie bei einer alten Frau. Bis dahin konnte er es nicht ertragen, berührt zu werden. Er empfand dabei buchstäblich körperliche Schmerzen, und manchmal schlug er automatisch zu, wenn ihn jemand auf der Straße zufällig berührte, weil er das Gefühl hatte, attackiert zu werden. Eines Tages legte ihm diese alte Frau, als er auf der Couch lag, ihre große, warme, alte Hand auf seinen Brustkorb. J. bekam einen Krampf, und daraufhin begann seine lange Reise zurück zu einer Menschlichkeit, auch seiner eigenen, die er schon seit langem nur mehr als etwas Tödliches erlebt hatte. Später erkannte er dann, dass seine Existenz nur so lange toleriert worden war, als er nützlich war.

- **Mangelnde Unterstützung für die Erd-Energie in Säuglingsalter und früher Kindheit (sechs Monate bis zwei Jahre)**
Ein Defizit in der Energie der Wandlungsphase Erde, das nach der Geburt auftritt, beeinträchtigt das heranwachsende Kind auf andere Art und Weise als ein Mangel, der genetisch bedingt ist oder bereits im Mutterleib wirksam wird. Das Leben ist viel zu komplex, um exakt in unser Schema zu passen, und es kommt zu beträchtlichen Überlappungen, was auch die so genannten Borderline-Zustände erklärt. Die Notwendigkeit zu schematisieren sollte jedoch nicht die Grenzen einer solchen Schematisierung verdecken. Es gibt viele Menschen, die an Kombinationen und Variationen all dieser Störungen leiden: an schizophrenen, schizoiden, oralen, symbiotischen und narzisstischen Störungen. Das Schema hilft uns, diese verschiedenen Probleme auseinander zu halten und, hoffentlich, die Chancen einer Behandlung zu verbessern.

Der orale Charakter
Das Problem der Oralität rührt von einem signifikanten Scheitern in der frühen Phase der mütterlichen Versorgung her. Die Ursache für diese Schwierigkeiten können sowohl beim Kind als auch bei der Mutter liegen, da manche Kinder mit einem schwachen Saugreflex oder einer schwachen Mundmuskulatur, mit Allergien gegen die Muttermilch oder gegen andere Arten von Milch geboren werden. Manche Kinder sind nicht im Stande, andere Formen der Fürsorge wie z. B. körperlichen Kontakt zu akzeptieren, und außerdem gibt es ein breites Spektrum an autistischen Zuständen, mit denen Kinder bereits geboren werden und die den Kontakt und die verbale oder nonverbale Kommunikation einschränken können.

Andererseits gibt es sehr viele Kinder, die bereits von Geburt an durchaus im Stande sind, jede beliebige Art der Fürsorge zu akzeptieren, die aber diese Fürsorge nicht erhalten, weil ihre Mutter, aus welchen Gründen auch immer, nicht in der Lage ist, sie ihnen zu geben. Manche Mütter können ihrem Kind eine Pflege nur in einer Form angedeihen lassen, die aus bestimmten Gründen für das

Kind nicht akzeptabel ist. Es gibt Mütter, die das Kind zwar halten, aber nicht stillen können. Andere sind verbaler orientiert und können für ihr Kind singen, sind aber körperlichem Kontakt eher abgeneigt.

Während meiner Jahre als Kinderpsychiater habe ich gelegentlich Kinder behandelt, die von ihren Eltern derart infantilisiert wurden, dass sie nie die Gelegenheit hatten, die für ein eigenständiges Leben notwendigen Fertigkeiten zu erwerben. Manche dieser Kinder litten von Anfang an an einem Defekt, auf den die Mutter verständlicherweise mit einer überbehütenden Haltung reagierte. Sie gab diese aber auch dann nicht auf, als sie längst nicht mehr angemessen war. Andere Mütter, deren Ich-Grenzen extrem unterentwickelt waren und die deswegen eine schwere Störung aufwiesen, projizierten ihr eigenes Bedürfnis nach Unterstützung und Schutz auf das Kind und behandelten das Kind, als wäre es sie selbst. Die meisten dieser Mütter wiesen psychotische Züge auf, während die Väter entweder inadäquat reagierten oder abwesend waren.

Die Möglichkeiten für ein Scheitern in diesem Stadium sind also mannigfaltiger Natur. Es ist natürlich Aufgabe des erwachsenen Teils, korrigierend einzugreifen, wenn die Beziehung zwischen Mutter und Kind festgefahren ist, denn nur die erwachsene Person verfügt über die potenziellen Ressourcen für Anpassung und Veränderung. Wir lesen zwar manchmal von Eltern, die auch bei schwer autistischen Kindern erfolgreich waren, aber viel öfter hören wir von Kindern und Erwachsenen, deren Eltern zu egozentrisch waren oder zu inadäquat reagierten, um eine Veränderung herbeizuführen, die geeignet gewesen wäre, die kindlichen Bedürfnisse während dieser »oralen« Entwicklungsphase auch nur annähernd zu befriedigen. Das Resultat ist ein Defizit an Erd-Energien, also eine Konstellation, die wir als »oralen« Charakter bezeichnen.

Es existiert eine gewisse Anzahl von Zuständen, die in den Bereich zwischen schizophrener und oraler Persönlichkeit fallen und die wir nicht näher zu untersuchen brauchen. Dazu zählen Borderline-Persönlichkeitsstörungen, wie sie im *DSM-III-R* beschrieben sind und die im *DSM-II* als »instabile«, »unreife« und »indadäquate« Persönlichkeiten bezeichnet werden. Das Entwicklungsschema für diese Periode variiert von einem »Experten« zum anderen. Ein Schema, das mir akzeptabel erscheint, geht davon aus, dass die orale Persönlichkeit zu früh von der Nahrungsquelle getrennt wurde, während die symbiotische Persönlichkeit ihre Identität nicht von der Persönlichkeit anderer Menschen unterscheiden kann. Nach diesem Schema versucht die narzisstische Persönlichkeit, auf die wir später noch genauer eingehen werden, mit Problemen eines zu gering oder zu sehr ausgeprägten Selbstwertgefühls fertig zu werden; bei der masochistischen Persönlichkeit, die wir bereits besprochen haben, geht es demnach um die Frage von Kontrolle und Erniedrigung und der damit einhergehenden Unterwerfung, was aber eher ein Problem der Holz-Energie und der Durchsetzung des »Seins« zu sein scheint, obwohl es einige Überschneidungen gibt. Nimmt man die letztere Kategorie teilweise aus, so wurzeln alle diese Störungen in einem Versagen so basaler Funktionen wie Fürsorge und Trennung bereits während des Säuglings- und frühen Kindesalters. Es handelt sich bei ihnen um »Borderline-Persönlichkeiten«, die meiner Meinung nach ein sich von Psychose zu Neurose erstreckendes Kontinuum bilden und nicht als separate psychologische Kategorien aufzufassen sind. Ich möchte nur darauf hinweisen, dass wir, wenn wir die »orale« Persönlichkeit beschreiben, auch jene anderen Formen der Anpassung ans Leben mit einbeziehen, die ähnliche ätiologische Wurzeln haben.

Persönlichkeit
Die »orale« Persönlichkeit ist von anderen Menschen abhängig, wobei hier die Parameter für diesen eigentlich natürlichen Zustand sowohl hinsichtlich Intensität als auch Art der Abhängigkeit weit über dem normalen Maß liegen. Solche Personen fühlen sich nicht in der Lage, für sich selbst zu sorgen, gleichzeitig haben sie aber das Gefühl, diese Fürsorge müsste von anderen kommen. In zwischenmenschlichen Beziehungen klammern sie und fordern alle Arten von Beistand, inklusive finanzieller Unterstützung. Im Gegensatz zum Schizophrenen sind sie durchaus fähig, die Realität mit einiger Genauigkeit wahrzunehmen, aber sie können sie nicht alleine bewältigen, denn sie haben den Eindruck, dieser Aufgabe nicht gewachsen zu sein. Diese Vermeidungshaltung führt daher oft zu einer Reihe von Katastrophen im Leben, meist finanzieller oder ehelicher Art. Diese Menschen haben kein Ziel im Leben, außer das, versorgt zu werden. Abgesehen davon, wissen sie nicht, was sie wollen. Ihre Arbeitsleistungen sind meist mehr als bescheiden, und sie wechseln häufig den Arbeitgeber. Das tiefe Gefühl der Unzulänglichkeit macht sie sehr egozentrisch, selbstzentriert und im Allgemeinen unsensibel gegenüber anderen Menschen. Sie können sich nicht vorstellen, dass die Bedürfnisse der anderen ebenso dringend wie die eigenen sind oder sogar Vorrang vor den eigenen haben könnten. Sie beneiden jene Menschen, die scheinbar kompetenter sind, und hegen ein Gefühl der Bitterkeit gegenüber all jenen, die sie als stärker einschätzen und die ihnen nicht genug geben. Ihre Forderungen sind endlos, die Befriedigung währt nur kurz, und schnell stellt sich Ärger ein. In der Vergangenheit wurde diese Persönlichkeit als »inadäquat« oder »unreif« klassifiziert.[3]

Die für »Zwangsneurosen« charakteristischen Handlungen sind jene restitutiven Maßnahmen, die sich oft bei einer Borderline-Persönlichkeit finden, die zwischen oralem und schizophrenem Charakter angesiedelt ist. Dieses zwanghafte Verhalten, das nach außen hin oft recht bizarre Formen annimmt – z.B.

das ständige Neuarrangieren von Gegenständen in einer bestimmten, für andere nicht nachvollziehbaren Ordnung ¬, ist das Vorspiel für ein »Dekompensieren« des oralen und schizoiden Charakters hin in einen schizophrenen Zustand.

Der Affekt ist oft flach und arm an Ausdruck, abgesehen von dem einer Leere. Den oralen Charakter umgibt ein Gefühl der Einsamkeit, das ihn oft in Beziehungen mit Menschen treibt, die das Bedürfnis haben, eine helfende, fürsorgliche und bemutternde Rolle einzunehmen. Es kommt zu euphorischen Verstimmungen (Inflation), sobald jemand im Leben erscheint, der gewillt ist, diese Rolle zu übernehmen, und zu dysphorischen Stimmungen (Deflation), wenn diese Person selbst auch Bedürfnisse anmeldet und nicht die perfekte Mutter ist (zyklothyme Störung nach *DSM-III-R*, siehe auch Wandlungsphase Feuer).

Der orale Charakter kann in eine tiefere Depression verfallen, wenn ihn die bemutternde Person tatsächlich verlässt. Diese Depression ähnelt der anaklitischen Depression (Verzweiflung), die Winnicott so gut bei Kindern beschrieben hat, die ihre Mütter im Alter zwischen sechs Monaten und eineinhalb Jahren verloren haben.[4] (Anaklise wird definiert als Abhängigkeit von der Unterstützung durch andere, und zwar in erster Linie von emotionaler Unterstützung). Im Gegensatz zur endogenen Depression (rezidivierende Major Depression nach *DSM-III-R*), die in Zusammenhang mit der Wandlungsphase Wasser steht, oder zur dysthymen Störung, die mit der Wandlungsphase Holz in Beziehung steht, verfliegt die Depression manchmal, wenn eine neue, viel versprechende Mutterfigur auf der Bühne erscheint. Ich habe jedoch festgestellt, dass dieses Ereignis deutliche Spuren am Puls hinterlässt. Als ich kürzlich die verschiedenen Pulsarten unterrichtete, ertastete ich bei einem jungen Mann einen flachen Lungen-Puls. Dies ist ein Zeichen dafür, dass er früher im Leben eine große Enttäuschung erlebt hatte. Eine Untersuchung seines Ohres datierte dieses Ereignis in die ersten zwei Lebensjahre. Er erzählte uns, dass er damals von seiner Mutter getrennt worden war, als er wegen einer Operation ins Krankenhaus kam. Die offensichtliche Depression war zwar verschwunden, aber auf physiologischer und psychischer Ebene waren die zurückbleibenden Schäden noch signifikant. Solange die Lungen-Welle flach ist, bleiben Schwierigkeiten mit dem Empfangen und Bewegen des Qi und die daraus resultierende Tendenz zu Traurigkeit und Atemproblemen bestehen. Der junge Mann berichtete, dass er, solange er sich zurückerinnern konnte, noch nie einen tiefen Atemzug getan hatte.

Fallträume
Die Träume, die bei einer oralen Persönlichkeit ständig wiederkehren, sind Fallträume. Sie variieren beträchtlich, was den genauen Inhalt betrifft, und im Allgemeinen sind sie mit einer Angst verbunden, die diese Träume zu Albträumen

macht. Sie wirken ziemlich real, sind aber nicht mit den lebendigen Träumen der Schizophrenen, der so genannten Nachtangst, gleichzusetzen. Die orale Persönlichkeit wacht normalerweise auf, bevor sie im Traum auf dem Boden aufschlägt, obwohl ich auch mit Menschen gearbeitet habe, die geträumt haben, tatsächlich ums Leben gekommen zu sein. Beim Aufwachen stellt sich ein Gefühl der Erleichterung ein, die Angst klingt ab. Unter jenen mir bekannten Menschen, die träumten, beim Aufschlagen gestorben zu sein, befanden sich einige, die tatsächlich Suizidtendenzen aufwiesen. Es handelte sich bei ihnen um jene oralen Charaktere, die bereits zu oft den Inflation-Deflation-Zyklus durchgemacht hatten, oder um Menschen, die tief in einer anaklitischen Depression steckten und jede Hoffnung aufgegeben hatten. Ihren Suizidversuchen fehlt es zwar meist an Überzeugungskraft, aber manchmal zeitigen sie unerwarteten Erfolg.

Orale Persönlichkeiten mit einem Mangel an Erd-Energie träumen unter Umständen auch von Hunger oder Durst, je nachdem welcher Aspekt der Wandlungsphase Erde einen Mangel aufweist: Die Milz/Bauchspeicheldrüse liebt Trockenes (feste Nahrung), der Magen bevorzugt Feuchtes (flüssige Nahrung). Es kann jedoch ein Verlangen nach beidem bestehen. In der klassischen chinesischen Medizin heißt es auch immer wieder, dass Menschen mit einem Erd-Defizit von Stürmen träumen oder davon, ein Haus bzw. eine Mauer zu bauen. Einige meiner Patienten haben von derartigen Träumen berichtet.

Bioenergetische Einschätzung
Der orale Charakter zeichnet sich bioenergetisch durch einen Mangel an Energie, leichte Ermüdbarkeit und einen allgemeinen Mangel an Aggressivität aus. Auf körperlicher Ebene ist der Brustkorb eingefallen, und oft ist das Brustbein eingedrückt. Die Milz-Energie, die normalerweise aufsteigt, ist zu schwach. Arme und Beine fühlen sich schwach an, und der Betroffene erzählt, wie schwach, machtlos und unwirksam sie sind. Die Beine sind dünn, im Stehen durchgedrückt und dadurch wie gesperrt. Deswegen muss die Wirbelsäule das gesamte Körpergewicht tragen, was letzten Endes den Rücken schwächt. Hals und Kopf sind vorgestreckt, der Bauch vorgewölbt, das Becken nach hinten gezogen. Die vorgestreckte Haltung von Kopf und Hals führt zu extremer Spannung im Nacken und zu Kopfschmerzen. Der Hals kann relativ lang sein.

Probleme im kognitiven Bereich
Ein Mensch, dessen Erd-Energie in diesem Stadium der Entwicklung versagt hat, hat Schwierigkeiten, Gedanken zu verdauen. Die Information überschwemmt ihn, weil der orale Charakter unfähig ist, sie so in ihre Bestandteile zu zerlegen,

dass sie leichter und nutzbringender zu absorbieren wäre. Das Denken mag bei einem oralen Charakter unfokussiert, zerstreut, verwirrt und unorganisiert erscheinen, weil er Information eben nicht in brauchbare, (vom Gehirn) wieder erkennbare Bausteine zerlegen kann. Diese Menschen entwickeln oft Nahrungsmittelallergien, weil sie unvollständig abgebaute Proteine absorbieren, und weisen auch am ehesten eine verlangende, abhängige, durch Suchtmerkmale gekennzeichnete Beziehung zu Nahrung auf. Sie fallen auch in jene Gruppe von Menschen, bei denen das Risiko, an »zerebralen Allergien« (brain allergies)[5] – so bezeichnet in der Ökomedizin – zu erkranken, am höchsten ist. Menschen mit zerebralen Allergien zeichnen sich durch Verwirrtheit und überwältigende Angst aus. Sie sind oft »hypoglykämisch«, was seit einiger Zeit als typisch für Nahrungsmittelallergien gilt, die ähnliche Symptome ausbilden. Jener Patient mit Nieren-Yang-Mangel, dessen Nieren-Yang die Erd-Energie (Milz-Yang) nicht stützen konnte, wies alle oben erwähnten Symptome auf.

Eine weitere Charakteristik des Denkprozesses einer oralen Persönlichkeit ist zwanghafte Sorge. Im Gegensatz zur Metall-Persönlichkeit, die ein wahnhafter, zwanghafter Perfektionist mit ausgeprägter Starrheit ist, ist der orale Charakter relativ unstrukturiert; die Zwangsvorstellung nimmt die Form einer konstanten, frei flottierenden Sorge an. Bei einer unter Stress auftretenden psychotischen Regression kommt es bei Menschen, die in Richtung Schizophrenie dekompensieren, zu bizarren Impulsivhandlungen, die als restitutives Manöver dienen, sowie zu vielen der anderen für den oben beschriebenen Zustand typischen Symptome. Ein Merkmal, das eine dekompensierte orale Persönlichkeit von einem Menschen unterscheidet, der an einem früheren, umfassenderen Schaden leidet, besteht darin, dass Erstere sich in einer geschützten Umgebung relativ schnell erholt.

Eine weitere Besonderheit des Denkprozesses beim oralen Charakter ist seine Konkretheit. Er ist zwar eher zu abstraktem Denken fähig als der Schizophrene, weil die Grenzen zwischen bewussten und unbewussten Prozessen deutlicher sind, aber die Unmittelbarkeit seines Bedürfnisses nach emotionaler und finanzieller Unterstützung (Nahrung, Kleidung, Unterkunft) hat direkten Einfluss auf den Denkprozess, der dadurch gezwungen ist, sich konkreten Inhalten zuzuwenden. Die Fähigkeit zu abstraktem Denken ist gegeben, aber die Beschäftigung mit dem Konkreten verhindert dessen Reifung.

Eine Person, die dazu tendiert, sich vor allem beim Essen dieser Art des Denkens hinzugeben, leidet oft an mehr oder weniger ernsten Verdauungsstörungen, je nachdem wie ausgeprägt diese Gewohnheit ist und in welchem konstitutionellen Zustand sich der Verdauungstrakt befindet. Auch hier hängt die daraus resultierende Störung von der Natur des Denkens ab. Wer sich Sorgen macht, leidet an einer unvollständigen Verdauung (Wandlungsphase Erde). Wer sich zornigen Gedanken hingibt, entwickelt Leber-Probleme, bei denen der Betroffene auch an saurem Aufstoßen leidet. Menschen, bei denen während des Essens Entscheidungsprozesse ablaufen, können Schwierigkeiten mit der Gallenblase haben. In der chinesischen Medizin ist auch die Lunge, die »Schleim« verdaut (zerstreuende Funktion), Teil des Verdauungssystems.[6] Wenn bei Mahlzeiten rigide repressive Praktiken (kein Sprechen, strikte Disziplin und wenig Spaß) oder Kummer auf der Tagesordnung stehen, kann es zu übermäßiger Bildung von Schleim sowie zu Problemen mit dessen Absonderung kommen. Übermäßige Freude ist nur selten eine chronische Gewohnheit. In einem Zustand übermäßiger Freude, den wir Manie nennen würden, sind Menschen oft derart überaktiv, dass sie überhaupt nicht essen können. Ein emotionaler Schock beim Essen beeinträchtigt sowohl die Herz-Nerven als auch den allgemeinen Blutkreislauf sowie die Innervation und Zirkulation im gastrointestinalen System, woraus Probleme mit der Verdauung auf den verschiedensten Ebenen resultieren können.

Angst

Angst beim oralen Charakter hängt in den meisten Fällen mit einer Deprivationserfahrung zusammen. Die zentrale Frage ist hier die des Überlebens, und Angst rührt vor allem von der allgegenwärtigen Erwartung des Verlustes an Unterstützung her. Obwohl es sich dabei meist um den Verlust von Liebe handelt, erfährt der orale Charakter dies auf sehr konkrete Art und Weise, da er oft große Schwierigkeiten hat, seinen Platz in der realen Welt der Arbeit und finanziellen Stabilität zu finden. Sein Überleben hängt davon ab, ob jemand da ist, der sich in erster Linie seinem körperlichen und in zweiter Linie seinem spirituellen Überleben verpflichtet fühlt. Der mögliche Verlust dieses Menschen ist eine Quelle ständiger Angst. Diese Angst wird noch dadurch verstärkt, dass der orale Charakter in seiner Ichzentriertheit nicht in der Lage ist, die Bedürfnisse und Wünsche des anderen Menschen zu berücksichtigen, was bei diesem zu einer unvermeidbaren Ambivalenz führt, die die Erwartung, verlassen zu werden, und die damit einhergehende Angst zusätzlich nährt.

Eine weitere Quelle von Angst ist der kompensatorische Zustand der Milz/Bauchspeicheldrüse, der als »Hypoglykämie« bezeichnet wird. Dabei kommt es zu beträchtlichen Schwankungen im Blutzuckerspiegel, der, wenn er erhöht ist, zu Lethargie, zu einer Abnahme der Konzentrationsfähigkeit und zu Erschöpfung führt, und wenn er zu niedrig ist, zu Angst, Benommenheit und extremer Schwäche. Auch andere Organsysteme sind betroffen, so z. B. Leber und Niere (Nebenniere). Der Hauptdefekt liegt jedoch bei der Milz/Bauchspeicheldrüse, die vor allem bei jenen Menschen durch die hohe Zuckerzufuhr überlastet ist, deren orale Bedürfnisse nicht befriedigt wurden und die dadurch ihr Leben lang ein gesteigertes Verlangen nach dem ihnen vorenthaltenen Süßen verspüren. Mit graduellen Unterschieden sind wir fast alle davon betroffen.

Ein Fall von Abhängigkeit

E. war damals, als ihre Schwester sie an mich verwies, eine 29-jährige, ziemlich ungepflegte, aber attraktive Frau. Sie war nicht in der Lage, für ihren Mann und ihr Kind zu sorgen, und erschien in einem Zustand quälender Verwirrtheit und massiver Agitiertheit. Sie war das älteste von fünf Kindern. Ihre Eltern betrieben eine Bar. Ein Kind nach dem anderen wurde in diese Atmosphäre hineingeboren, wobei das zweite nur ein Jahr nach ihr auf die Welt kam. E. wurde fast unmittelbar danach aus dem Nest geworfen, und für sie war es eine Selbstverständlichkeit, die anderen Kinder großzuziehen.

Sie verließ ihr Zuhause im Alter von 17 Jahren und heiratete einen bisexuell veranlagten Zuhälter. Für ihn war sie eine Edelnutte, bis er sich mit dem gemeinsamen Kind davonmachte. In den Jahren, die seitdem vergangen waren, war es ihr nicht gelungen, eine Spur der beiden zu finden. Sie führte weiterhin ein impulsives und extrem instabiles Leben am Rande, bis sie einen Tischler heiratete, mit dem sie von Ort zu Ort zog, sich schließlich im Haus ihrer Schwester niederließ und diese zwang auszuziehen.

E. war in jeder Hinsicht extrem von ihrem Mann abhängig. Sie hatte Angst, Autofahren zu lernen; ob sie zur Therapie erscheinen konnte oder nicht, hing damit von der Laune ihres Mannes ab, der gegen die Therapie war. Außerdem war sie medikamenten- und drogenabhängig. Sie griff immer dann zu diesen Substanzen, wenn sie das, was sie brauchte, nicht von Menschen bekommen konnte. Sie litt an verschiedenen Zwängen. Um ihre Angst zu mildern, wies sie jedem Ding einen besonderen Platz zu und erledigte ihre Verrichtungen zu einer bestimmten Zeit auf eine ganz bestimmte Art und Weise. War dies nicht möglich, zog sie sich zurück, ging schlafen, blieb im Bett und funktionierte einfach nicht. Sie personalisierte den Großteil dessen, was rund um sie vorging oder ihr mitgeteilt wurde, wodurch es zu beträchtlichen Verzerrungen und Konflikten kam.

E. litt an häufigen Stimmungsschwankungen, die direkt damit zusammenhingen, ob sie das Gefühl hatte, dass andere für sie sorgten oder nicht. Sie sagte: »Alles, was ich will, ist, bedingungslos geliebt zu werden.« Und sie geriet in Zorn, wenn dem nicht so war. Sie sagte zwar, sie hätte Angst, lächerlich gemacht zu werden und zu geben, ohne etwas dafür zu bekommen, aber sie zeigte keinen Widerstand gegenüber Menschen, die bereit schienen, für sie zu sorgen, und sie urteilte nicht über jene, die ein derartiges Versprechen machten. Die Gehässigkeit, die sie an den Tag legte, wenn diese Menschen es wagten, sie im Stich zu lassen, konnte extreme Ausmaße annehmen, war aber nur von kurzer Dauer. Ihre ewige Hoffnung war, »dass etwas passiert, wodurch alles gut würde«. Sie reagierte positiv auf die Nadelung und auf Gespräche, und auch noch acht Jahre später geht es ihr gut. Sie ist unabhängig, hat Karriere gemacht und ihren Sohn zu einem ziemlich gut angepassten jungen Mann erzogen.

Übermäßig liberale Eltern
Veränderungen in der elterlichen Haltung, die es den Kindern in den letzten Jahrzehnten ermöglicht haben, in einer permissiveren Umgebung aufzuwachsen, sind von manchen Menschen dahingehend missverstanden worden, dass es absolut keine Grenzen geben dürfe. Diese extreme Haltung hat zu einer neuen Form der oral abhängigen Persönlichkeit geführt. Die pathogene Entwicklung von Kindern ist auf Grund dieser Veränderungen nun durch größere Verwirrtheit und Desorganisiertheit gekennzeichnet. Diese unstrukturierte, untrainierte und inadäquate Persönlichkeit hat uns durch die gesamte Geschichte begleitet und erscheint nun, nach der Lockerung der elterlichen Disziplin, in einer neuen, viel virulenteren Form.

Wenn nur wenig erwartet wird, besteht auch nur eine geringe Chance, ein Gefühl für Adäquatheit und ein angemessenes Selbstwertgefühl zu entwickeln. Während die Eltern früher der kindlichen Entwicklung große, manchmal übertriebene Aufmerksamkeit geschenkt haben, geht das Kind in unserer Zeit seinen eigenen Weg, ohne dabei wirklich geführt zu werden. Solche Menschen verfügen nicht über die organisatorische Fähigkeit, andere in einer Reihe intensiver Beziehungen zu Sklaven ihrer Bedürfnisse zu machen, weil sie in ihren ersten Beziehungen nie eine derartige Intensität erlebt haben. Stattdessen sind sie nun selbst Sklaven ihrer unzureichenden Fähigkeit, mit dem Schmerz und der Frustration, die das alltägliche Leben bereithält, fertig zu werden. Für sie ist die Realität so schmerzhaft und unerträglich, dass sie einer Flucht, vor allem mittels der überall verfügbaren Drogen, nicht widerstehen können. Ein Drogensüchtiger sagte mir einmal: »Mensch, ich brauche einen menschlichen Tranquilizer!« Er lebte in einer reichen Familie, war aber emotional vollkommen vernachlässigt. Ein anderer sagte mir, dass er am »Long-Island-Syndrom« litt, d. h. dass niemand etwas von ihm erwarten würde. Die meisten dieser jungen, sich nach Führung sehnenden Menschen berichten, dass ihre progressiven Eltern ihnen versicherten, sie hätten volles Vertrauen in sie, sie seien fähig, sich selbst zu führen, und ihr Rat sei nicht notwendig, ja, nicht wünschenswert. Die Tatsache, dass Modelle fehlen, von denen man lernen kann, und Autoritäten, an denen man sich messen und die eigene Stärke entwickeln kann, hat eine ganze Generation gezeichnet. Viele andere Faktoren haben zur Entwicklung einer Drogenkultur beigetragen, die auf Schmerzen phobisch reagiert; aber diese Verzerrungen der Bindung stiftenden Energien der Erde ist sicher ein Faktor, der ganz wesentlich an dieser Entwicklung beteiligt ist.

Ein Fall von Formlosigkeit

C. war ein extrem agitierter 20-jähriger Collegestudent. Er behauptete, nichts zu fühlen, er war vollkommen apathisch und zeigte nicht das geringste Interesse an Dingen oder Menschen. Er verglich sich selbst mit seinem Bruder, der sich in noch schlechterem Zustand befand, und mit seinem Vater, einem extrem passiven, interesselosen Verkäufer. Seine Mutter, die aus einer reichen Familie stammte, meinte: »Glück ist gleichbedeutend mit Geld, das ist alles, was ich weiß.« Er wusste, dass sein Problem damit zu tun hatte, dass man von ihm nie etwas erwartet hatte und er nie gezwungen war, Verantwortung zu übernehmen, nicht einmal für sich selbst. Niemand schenkte seinen schulischen Verpflichtungen die geringste Aufmerksamkeit oder zeigte auch nur das geringste Interesse an dem, was er sonst tat. Was seine Entwicklung in der realen Welt betraf, so wurde angenommen, dass er die wichtigsten Dinge selbst regeln konnte. Zu Hause war die Fürsorge total, ja, bis zum 16. Lebensjahr wischte seine Mutter ihm sogar den Hintern ab, so dass er nicht einmal dies selbst tun musste.

Er hatte ein Gefühl der Form- und Strukturlosigkeit, denn es fehlte ihm jede Grenze und Definition seiner selbst und seines Lebens. Er wusste einfach nicht, wo er war und wo der Rest des Lebens stattfand, und auch was die essenziellen Aspekte des Lebens betraf, fehlte es ihm an jeglicher Orientierung. Er beklagte seinen Mangel an Bildung, da er bislang in der Schule nichts getan hatte. Dies hinterließ bei ihm ein Minderwertigkeitsgefühl, weil »ich nicht die Werkzeuge habe, mich intellektuell weiterzuentwickeln«. Da er immer seinen um fünf Jahre älteren Bruder vor sich hatte, dem es genauso erging, packte ihn die Angst vor diesem Totsein, das er auch in sich selbst fühlte. Diese Angst war ein Funken Leben in ihm, der zur Lebensflamme angefacht werden könnte.

● **Überschuss an Erd-Yin: Probleme beim Eingehen von Bindungen**

Heutzutage liegen die Schwierigkeiten nicht mehr so sehr beim Eingehen von Bindungen, sondern immer mehr beim Abbrechen von Bindungen. Aus der klinischen Erfahrung gesehen, ist die therapeutische Aufgabe sowohl für Therapeuten als auch für Patienten leichter, wenn die Bindung zu locker ist und der

Überschuss an Erd-Yin: Probleme beim Eingehen von Bindungen

Patient ein oraler Charakter oder ein Schizophrener ist, als wenn die Bindung zu stark ist. Patienten, die aus der Sicht der chinesischen Medizin einen Überschuss an Erd-Energie für den Aufbau von Bindungen aufweisen, sind mit einem raffinierten Apparat ausgestattet, der es ihnen erlaubt, die Welt nach ihren Vorstellungen zu manipulieren. Dieser Apparat fehlt jenen Menschen, die nicht ausreichend Erd-Energie zum Eingehen von Bindungen zur Verfügung haben. Auch hier übersimplifizieren wir um der Klarheit willen eine äußerst komplexe Situation, die in Wirklichkeit meist eine Mischung aus Überschuss in gewissen Bereichen des Lebens und Mangel in anderen darstellt. Das Ideal wäre ein Gleichgewicht, bei dem die Eltern geben bzw. vorenthalten, je nachdem wie es dem Interesse des Kindes und seiner gesunden Entwicklung am ehesten entspricht. Angeborene Muster oder Tendenzen, ein bestimmtes Verhaltensmuster zu zeigen, sind von Chess und Thomas[7] eingehend studiert worden. Ihre Untersuchungen zeigen, dass das Kind keine Tabula rasa[8] ist, sondern dass die Odyssee seiner eigenen Entwicklung bereits mit einem bedeutenden Input beginnt. Die Herausforderung für reife Eltern besteht nun darin, ihre eigene Ichbezogenheit hintanzustellen und die Energien, die ihnen zum Eingehen von Bindungen bzw. zur Trennung zugänglich sind, den Bedürfnissen des jeweiligen Kindes anzupassen.

Ich beziehe mich hier in erster Linie auf die Charakterstruktur einer Person, bei deren Entwicklung die Erd-Energien, die am Bindungsaufbau beteiligt sind, einen Überschuss aufweisen, wie dies z. B. bei der narzisstischen Persönlichkeit der Fall ist.

Narzissmus
Wenn einem Kind das Gefühl vermittelt wird, das Zentrum des Universums der Eltern zu sein – und zwar über die Entwicklungsperiode hinaus, in der dies vernünftig ist und im vollen Interesse des Kindes geschieht –, dann ist es wahrscheinlich, dass sich die allgemeinen Zeichen einer narzisstischen Persönlichkeit entwickeln. Dies ist vermehrt, aber nicht nur bei Einzelkindern der Fall. Es gibt z. B. Situationen, in denen ein Kind über einen beträchtlichen Zeitraum hinweg das einzige Kind ist und damit übertrieben im Zentrum des elterlich-familiären Universums steht, bis es dann in dieser Position vom nächstgeborenen Kind abgelöst wird. Auch andere Lebenssituationen können das Ende der Ausschließlichkeit dieser Beziehung bedeuten, z. B. der Tod eines Elternteils, und einen Wandel in der klassischen narzisstischen Persönlichkeit bewirken. Wir sprechen daher von einem theoretischen Durchschnitt.

Wenn man vom Standpunkt des Kindes ausgeht, so lebt es in einem Paradies, in dem sich bei allen wichtigen Angelegenheiten alles um seine Person dreht und ihm im Entscheidungsprozess eine allmächtige Rolle zufällt. Es realisiert nicht, dass es in Wirklichkeit ziemlich machtlos ist und der andere, der die Macht hat, ihm aus persönlichen Gründen gestattet, sich allmächtig zu fühlen. Die Probleme beginnen im Normalfall dann, wenn das Kind in Kontakt mit Menschen kommt, die ihm keine derart außergewöhnliche Macht zugestehen wollen. Das ist natürlich unvermeidlich, und je nachdem wie übermäßig diese Bindungsenergie ist, kommt es zu einer kleineren oder größeren Katastrophe.

Das klinische Bild hängt davon ab, welchen Punkt in der Entwicklung des Kindes man untersucht. Wir haben es hier mit dem verwöhnten Kind zu tun, das in seinem Verhalten endlos fordernd ist und auf Frustrationen mit völlig unangemessenen Wutanfällen reagiert. Sofern keine korrigierenden Maßnahmen gesetzt werden, erwartet dieses Kind von jedem, mit dem es in Kontakt tritt, dass er seine persönlichen Bedürfnisse denen des Kindes unterwirft, und zwar sofort und immer. Andere erleben dieses Kind als selbstbezogen und egozentrisch. Diese Eigenschaften charakterisieren seinen Denkprozess in der Kindheit, in der Pubertät und im Erwachsenenalter. Seine kognitiven Prozesse basieren auf der Prämisse, dass es selbst im Mittelpunkt allen Interesses steht. Solche Menschen entwickeln oft irgendwann »Beziehungsideen«, manchmal sogar schon mit vier oder fünf Jahren.

Die charakterologischen Konsequenzen einer solch falschen Allmacht sind dauerndes Frustriertsein und Verwirrung. Diese Menschen haben das Gefühl, alles zu wissen, aber da von ihnen nie erwartet wurde, etwas Substanzielles für sich oder andere zu leisten, sind sie in Wirklichkeit den Anforderungen nicht gewachsen. Obwohl sie nicht funktionieren können, haben sie das Gefühl, ihre Meinungen seien denen anderer Menschen überlegen und sollten sich durchsetzen. Das zunehmende Gewahrsein der Disparität zwischen der Fantasie und der Realität ihrer Fähigkeiten sowie die ständigen vergeblichen Versuche, die Welt zu dominieren, erzeugen enorme Angst und Unzulänglichkeitsgefühle und veranlassen die Betroffenen, andere Menschen auf jede erdenkliche Art und Weise zu manipulieren, nur damit sie sich wieder mächtig fühlen können. Jede Form von Verantwortung kann diese Angst hervorrufen, und damit auch all jene unsäglichen, komplizierten zwischenmenschlichen Machenschaften, deren einziges Ziel es ist, dieser Angst zu entrinnen. Es gibt wohl wenige Menschen, mit denen es schwieriger ist zusammenzuleben als mit narzisstischen Persönlichkeiten. Wenn sie das Erwachsenenalter erreicht haben, wirken sie auf jene, die sich in ihrem Netz gefangen haben, nicht nur inadäquat und schlicht unmöglich, sondern auch extrem unreif. Sie schaffen es meist, in jenen Menschen, die nicht bereit sind, ihren Bedürfnissen Vorrang einzuräumen, enorme Schuldgefühle hervorzurufen. Sie entwickeln ein klammerndes Verhalten, das am besten als »klebrig« beschrieben werden kann; und früher oder später empfinden sie all jenen gegenüber, die nicht absolute Ehrerbietung an den Tag legen, extreme Rachegefühle. Auf Grund ihrer eigenen Unzulänglichkeit neigen sie zu außergewöhnlicher Schwarzseherei und quälen ihre Umgebung mit ihren projizierten und meist sehr übertriebenen Sorgen. Wer das Pech hat, in ihre Schuldfalle zu tappen, dem bleibt nichts anderes übrig, als sich entweder selbst mit diesen Sorgen auseinander zu setzen – was so weit gehen kann, dass die eigenen Probleme nicht mehr zählen –, oder die Konsequenzen der Vergeltung auf sich zu nehmen. Wenn diese Menschen das Leben betrachten, sehen sie tatsächlich nur sich selbst.

Ein Fall von Hilflosigkeit

T. stammte aus einer Mittelklassefamilie, die in dem Land, aus dem sie kam, sehr harte Zeiten durchgemacht hatte. Ihre Mutter wuchs als eines von vielen Kindern relativ vernachlässigt auf und hatte keine Gelegenheit, sich zu bilden oder weiterzukommen, bis sie ihren Mann kennen lernte. Er war äußerst intelligent, erhielt Stipendien und andere akademische Ehren, und dank ihrer aggressiven Unterstützung stellte sich schließlich auch finanzielle Sicherheit ein. Sie wollte, dass ihr Kind das bekommt, was sie selbst als Kind nie haben konnte. Das kleine Mädchen wurde der Mittelpunkt ihres Lebens. Jeder Wunsch wurde ihm von den Augen abgelesen, alles, was es tat, wurde unrealistisch gelobt, jede abweichende Meinung ignoriert und verworfen. T.s Vater wurde in diese Schablone gepresst, und da er ein Denker und Träumer war, kam er den Wünschen seiner Frau bereitwillig entgegen und war froh, seine Ruhe zu haben.

Als T. fünf Jahre alt war, kam ihr Bruder auf die Welt. Ihre Mutter ließ die Tochter zu Gunsten des Sohnes – der in ihrer Kultur wesentlich mehr zählte – fallen. Zur gleichen Zeit kam T. in die Schule und war einer Welt ausgesetzt, auf die sie nicht vorbereitet war. Sie fand dort keine Freunde und fühlte sich sowohl zu Hause als auch in der Schule einsam. Als sie heranwuchs, verschlechterte sich die Beziehung zu ihrer Mutter, entartete aber gleichzeitig zu einem symbiotischen Durcheinander. T. schaffte die Schule mit Ach und Krach, aber sie war körperlich attraktiv, eine gute Tänzerin und heiratete ziemlich jung. Ihr Mann, von dem sie erwartete, dass er sie in den früheren exaltierten Zustand zurückführte, musste nicht nur seine eigenen Aufgaben, sondern auch die ihren übernehmen. Trotz ihrer Hilflosigkeit bestand sie darauf, dass nur sie allein die richtigen Entscheidungen fällen könne, und erwartete totales und sofortiges Einverständnis.

Die Welt, inklusive ihr Ehemann, ließen ihr nicht die Ehre angedeihen, die sie forderte. Sie selbst schien nicht die geringste Hoffnung mehr zu haben, ihre narzisstische Welt je verlassen zu können und ein fähiger Mensch zu werden. Stattdessen begann sie, ihre beträchtliche basale Intelligenz darauf zu verwenden, um alles zu manipulieren, worüber sie keine direkte Macht hatte. Nach und nach zerfiel auch ihre Ehe. Sie wurde zwar nicht finanziell im Stich gelassen, aber sie musste auf zwischenmenschlicher Ebene allein für sich sorgen. Immer und immer wieder stieß sie Menschen, vor allem Männer, vor den Kopf, weil sie von ihnen verlangte, dass diese ihr überlegenes Urteil akzeptierten und sich von ihr auffressen ließen, um ihre narzisstischen Tendenzen zu befriedigen. Die Therapie war für sie nur eine andere Form, sich ein wohlgesonnenes, ergebenes Publikum zu schaffen, und brachte keinen durchschlagenden Erfolg. Sie starb unglücklicherweise plötzlich und jung.

- **Erd-Yang (Magen): Die natürlichen Funktionen**
- **Trennung**

Am anderen Ende der Skala der Entwicklung von Bindungen besteht die Rolle der Energie der Erd-Mutter bei der kindlichen Entwicklung darin, mit Hilfe der Stärke und Führung der Metall-Energie die Transformation dieser Bindung zu fördern und die Ausweitung des Seins in Richtung Identifikation mit Gleichaltrigen und Ersatzeltern zu fördern. Die Bindung an die Mutter sollte an diesem Punkt keineswegs zerstört, sondern gefördert und unterstützt werden, so dass sie sich ausdehnen und neue zwischenmenschliche Horizonte erobern kann, während die alten Bindungen nach wie vor unmerklich genährt werden. Wenn die Erd-Energien, die in Richtung Trennung wirken, zu stark sind, erfolgt der Trennungsprozess zu schnell, zu abrupt und unter Umständen sogar mit zu großer Brutalität. Andererseits kann sich der Prozess auch unangemessen lange hinausziehen, ja, manchmal wird er nie wirklich in Angriff genommen. Wie beim Apfel am Baum gibt es auch hier einen Reifepunkt, an dem die Frucht abfallen muss: Vor diesem Reifepunkt ist der Apfel zu grün, danach ist er überreif. Wir werden die einzelnen Möglichkeiten nacheinander untersuchen.

- **Mangel an Erd-Yang: Trennungsprobleme**
- **Abschirmung**

Es existieren signifikante Ähnlichkeiten zwischen Menschen, deren Bindungen exzessiv eng waren, und Menschen, bei denen die Energie für die Trennung nicht stark genug war. Im letzteren Fall haben wir es mit einer Situation zu tun, in der ein Kind vielleicht so lange von Kontakten mit Gleichaltrigen und Erwachsenen abgeschirmt war, bis die Gesellschaft diese Sozialisation mit Beginn der Schulpflicht verlangt. Im Unterschied zu narzisstischen Kindern sind diese Kinder nicht unbedingt zu sehr verwöhnt. Ihr Gefühl der Unzulänglichkeit resultiert im Wesentlichen aus einem Mangel an Erfahrung und nicht so sehr aus einem psychologischen »Misstrauensantrag«, der in einem Mangel an Erwartungen wurzelt; es handelt sich hier um jenes Gefühl der Unzulänglichkeit, das sich einstellt, wenn die falsche Allwissenheit aufgedeckt wird. Diese Kinder, bei denen nicht ausreichend Energie für die Ausweitung der Bindung an die Mutter vorhanden ist, klammern aus Angst vor dem Unbekannten. Der Affekt ist auf Grund des Kontaktmangels meist flach, unterbrochen von tränenreichen Ausbrüchen, die in Situationen auftreten, in denen die Kinder sich fehl am Platz fühlen. Das offensichtlichste Verhaltensproblem ist eine Schulphobie, und die Angst, die in dieser symbiotischen Situation auftritt, ist Trennungsangst. Wenn diese Menschen stark genug dafür sind, entwickeln sie oft Zwangsvorstellungen und Phobien, um ihre Angst kontrollieren zu können, wobei die Schulphobie die früheste und auffälligste ist. Wenn die Bindungsenergie der Erde schwach ist und die Energien der anderen Wandlungsphasen – vor allem die der Phase Wasser – schwer geschädigt sind, kann sich Schizophrenie entwickeln. Oft werden diese Menschen schizoid, bleiben distanziert und vermeiden den Kontakt mit anderen Menschen.

Ein Fall von versäumten Gelegenheiten

Ich erinnere mich an einen jungen Mann, G., den ich noch vor dem Vietnamkrieg kennen lernte, als er ungefähr 17 Jahre alt war. Seine Eltern waren taub, und bereits in der frühen Kindheit übernahm er die Rolle des Versorgers, die er hervorragend erfüllte. Sein Leben drehte sich fast ausschließlich um seine Eltern. Dadurch fehlten ihm in den einzelnen Phasen seiner Entwicklung jene Wachstumschancen, die für andere Gleichaltrige existierten. Er war in der weiten Welt vollkommen verloren, wie ein Schiff ohne Ruder. Eine Therapie, so unsere einhellige Meinung, konnte dieses Manko nicht ausgleichen. Schließlich erschien uns die Armee jener Ort zu sein, der ihm ein organisiertes, auf Autorität gegründetes System bieten konnte. Dort, so die Hoffnung, würde er jene Struktur finden, die ihm bisher gefehlt hatte, und damit auch die Möglichkeit, ein soziales Selbst zu entwickeln. Am Beginn seiner militärischen Karriere war er akut suizidgefährdet. Der für ihn zuständige befehlshabende Offizier stand in enger Verbindung mit mir, und sein Sergeant nahm ihn unter seine Fittiche. Innerhalb von drei Monaten begann sein Leben sich vollkommen zu wandeln. Er fand eine Schablone, nach der er sein Selbst formen konnte, und er fand Modelle und Vorbilder, die ihm Rollen und Richtungen vorgaben. Nach eineinhalb Jahren hatte er eine deutsche Freundin gefunden und reiste mit ihr während seiner Urlaube durch Europa und die Staaten. Wir blieben etliche Jahre lang in Kontakt. Während dieser Zeit gelang es ihm, sich selbst zu finden und sich eine echte Existenz aufzubauen. Alles, was ihm gefehlt und was er gebraucht hatte, war die Erfahrung und die richtige Umgebung, um diese Erfahrung auch umzusetzen. Anders als bei einem narzisstischen Kind, von dem nichts erwartet wird, war bei ihm die Adäquatheit immer gegeben.

- **Symbiose**[9]

Die symbiotische Beziehung ist ein weiterer Aspekt der Trennung in einer Bindung, bei der ein scheinbarer Mangel an Erd-Yang vorliegt. Hier existiert ein Übereinkommen mit einem Elternteil (normalerweise, aber nicht immer, mit der Mutter), in dem Trennung kein Thema ist, da jeder der Beteiligten für den anderen eine vitale Funktion erfüllt. Derartige Beziehungen kommen oft in Ein-Kind-Familien vor, obwohl manchmal auch gerade in einer kinderreichen Familie ein Kind und ein Elternteil die Entscheidung treffen, ihr Leben lang zusammenzubleiben. In diesen Fällen sind die anderen Familienmitglieder aus dieser speziellen Beziehung ausgeschlossen, wobei allerdings eine funktionale Beziehung des Elternteils zu den anderen Kindern bzw. des Kindes zu seinen Geschwistern bestehen bleibt, wie dies auch im unten zitierten Beispiel der Fall ist.

Während meiner Arbeit mit Kindern, Jugendlichen und Familien habe ich einige derartige Übereinkommen studiert. Die symbiotische Beziehung unterscheidet sich von den normalerweise im Rahmen einer Familientherapie beobachteten Mustern, wonach jedes Familienmitglied, vor allem aber die Kinder, eine Rolle zugeteilt bekommt: Einer ist derjenige, der sich um alles kümmert, ein anderer ist der Unruhestifter, wiederum ein anderer das Opfer oder der Hilflose. In diesem Kontext haben Mama und Papa zumindest einen Alliierten. Derartige Beziehungen sind instabil und weichen letztendlich dem dem Kind innewohnenden Bedürfnis, sich zu einem individuierten Erwachsenen mit einem eigenen Leben und einer eigenen Familie zu entwickeln – ein Prozess, der nicht ohne Konflikte abgeht.

Zur Zeit meiner Eltern war es unter Immigrantenfamilien üblich, auf geheimnisvolle Weise ein Kind zu bestimmen, das nie heiraten, sondern für die betagten Eltern sorgen sollte. Ein derartiges Arrangement wird in zahlreichen Werken der Weltliteratur beschrieben und ist in vielen Kulturen gebräuchlich. In vielen Familien hat die Mutter das überbehütete Kind bereits bei der Geburt instinktiv als problematisch und besonders zuwendungsbedürftig erkannt.

Eine symbiotische Partnerschaft funktioniert aber anders. Es scheint, dass sich sonst oft äußerst kompetente Menschen für eine solche Beziehung entscheiden, die dann eine spezielle, dauerhafte Beziehung darstellt, die für beide Seiten von Vorteil ist und alle anderen Beziehungen transzendiert.

Vater und Tochter
Eine junge Frau, das zweite von drei Kindern, wurde in eine Immigrantenfamilie geboren. Die Heirat der 16-jährigen Mutter mit dem 26-jährigen Vater war noch in Europa gegen den Willen der Mutter arrangiert worden. Der Vater kam drei Jahre früher als die Mutter in die Vereinigten Staaten. Diese verachtete ihren Mann ihr Leben lang. Sie kam in die Staaten, empfing von ihm – zumindest theoretisch – ihr erstes Kind und reiste über den Atlantik zurück nach Europa, um es dort auf die Welt zu bringen. Sie kehrte dann mit ihrer ganzen Ursprungsfamilie in die USA zurück, d. h. mit ihren Eltern und zehn Geschwistern. Später bekam sie noch zwei weitere Kinder. Die Frage der Vaterschaft des ersten Kindes wurde nie restlos geklärt.

Der Vater lebte nur für seine Frau und seine Kinder, hatte aber im Grunde nie eine wirkliche Ehefrau, da seine Frau, als sie das zweite Mal in die Staaten kam, ihre Freiheit für sich beanspruchte und ihr eigenes Leben führte – wenn man von den ganz basalen Pflichten absieht. Das zweite Kind, eine Tochter, übernahm bereits in jungen Jahren die Rolle ihrer Mutter und wurde die »Frau« und Gefährtin ihres hart arbeitenden Vaters. Sie wurde breits sehr früh seine Sekretärin und Buchhalterin, und auch als bereits verheiratete Frau lebte sie bis zum Tode ihres Vaters mit ihm oder in seiner unmittelbaren Nähe. Sie war es, die ihn pflegte, als er innerhalb von sechs Jahren 70 Schlaganfälle durchmachte. Ihre bewundernde Hingabe für ihren Vater wurde von der Familie still zur Kenntnis genommen, aber nie erwähnt. Ihr Vater nahm sogar ihren Mann, der in seinem eigenen Beruf versagt hatte, auf und bildete ihn aus.

- **Überschuss an Erd-Yang: Trennungsprobleme**

- **Hart werden oder zu Grunde gehen**
Menschen, die vorzeitig aus dem Nest verstoßen werden, gehen entweder zu Grunde oder werden hart, je nachdem was vor dem Verstoßen geschehen ist. Jene Kinder, bei denen die ersten zweieinhalb Lebensjahre positiv verliefen und deren Wasser-, Erd- und Holz-Phasen in ihrer energetischen Entwicklung vollständig sind und die im Alter von zweieinhalb bis fünf Jahren aus dem Nest gestoßen wurden, sind stark genug, um ihr Herz gegen den Verlust an Liebe zu schützen und überleben. Da die ersten Feuer-Energien im ödipalen Drama nicht

aufflammen können und Freude und Begeisterung keinen Platz in ihrem Herzen haben, wachsen sie zu jenen aus bioenergetischer Sicht gepanzerten Menschen heran, deren primäres restitutives Manöver, das sie gegen eine weitere Zurückweisung und Verletzung schützen soll, darin besteht, sich enorme Macht zu verschaffen. Diese Suche nach Macht kann zulässige, aber auch unzulässige Formen annehmen. Einer mag ein sozial akzeptabler Ausbeuter seiner Mitmenschen sein – der Business-Tycoon –, während ein anderer als kriminell gebrandmarkt wird und als sozial inakzeptabel gilt. Ob sich ein Mensch in die eine oder die andere Richtung entwickelt, hängt nicht immer, aber sehr oft von der Umgebung und den sich ihm bietenden Gelegenheiten ab. Menschen, die aus der Mittel- oder Oberschicht stammen, bewegen sich eher, aber auch nicht immer, im Rahmen der Gesetze; diejenigen, die aus ärmeren Schichten stammen und das Nest zu früh verlassen mussten, tendieren eher – aber auch nicht immer – dazu, außerhalb des Gesetzes zu operieren.

Angst wird durch Nähe, Zärtlichkeit und Wärme hervorgerufen, während Depression nur selten als Reaktion auf einen Rückschlag im Machtstreben eintritt. Die Denkprozesse sind zwanghaft, wobei Macht ein ständig wiederkehrendes Thema ist. Liebe ist vor allem ein Mittel der Ausbeutung, das ebenfalls auf Machtzuwachs gerichtet ist, und Sex entbehrt jeder Zärtlichkeit. Der Affekt ist hart, und das Verhalten in allen Beziehungen durch Rücksichtslosigkeit gekennzeichnet. Von anderen Menschen können sie in erster Linie durch Stärke beeindruckt werden, denn in der Stärke anderer sehen sie eine Herausforderung. Gleichzeitig können sie gegenüber hilflosen Menschen, die keine Bedrohung für sie selbst darstellen, durchaus auch jenes Mitgefühl zeigen, das eine intakte Erd-Energie ihnen quasi als Reserve bewahrt hat. Haben sie einmal ihre Macht gefestigt, ist es gut möglich, dass sie innerhalb der von ihnen dominierten Gesellschaft die Rolle der philanthropischen Paten übernehmen. Im Unterschied zu den machtbesessenen Menschen mit einer Disharmonie der Wasser-Energie geht es ihnen nicht darum, Massen anzuführen oder deren Willen zu beugen. Ob Geschäftsmann oder Krimineller, sie sind Profis, und oft genug brillante Geister. Nur wenige können der Intensität ihres Strebens nach persönlicher Macht widerstehen. Sie sind zäh.

Was diese Dinge betrifft, so spreche ich aus persönlicher Erfahrung, denn ich habe die Zeit zwischen meinem sechsten und 16. Lebensjahr in einer Gegend von New York City verbracht, in der vor allem Angehörige der unteren Mittelschicht lebten, vorwiegend Familien irischer und italienischer Abstammung in zweiter Generation. Beide Gruppen waren sehr kinderreich. Die irischen Mütter schienen nur zu Säuglingen und sehr kleinen Kindern eine Beziehung zu finden. Sobald die Kinder ungefähr zweieinhalb Jahre alt waren, verbrachten sie die meiste Zeit auf der Straße, und sie fühlten sich in erster Linie der Gang, in der sie aufwuchsen, durch Treue verbunden. In dieser Kultur hatte man gar nicht die Wahl, das Leben der Mutter oder des Kindes zu Gunsten des jeweils anderen zu retten. Oft starb die Mutter bei einer schweren Geburt, und deswegen kannten manche Kinder ihre leibliche Mutter gar nicht. Sie wurden von älteren Geschwistern aufgezogen, bis sie so alt waren, dass die Gang diese Aufgabe übernehmen konnte.

Die Italiener hingegen blieben innerhalb ihrer Ursprungsfamilie und kämpften gegen andere Familien um die Vorherrschaft auf der Straße. Als ich mit sechzehneinhalb Jahren mein Zuhause verließ, befanden sich die Hälfte der irischen und einige der italienischen Kinder, die die Fronttruppen der Greenpoint Gang, einer Tochtergang der Murder, Inc., bildeten, in irgendeiner Form von Jugendhaft. Bei ihnen handelte es sich um die sozial Inakzeptablen, von denen einige später Machtpositionen in kriminellen Zirkeln innehatten. Die sozial Akzeptablen lernte ich erst später, mit 40 Jahren, kennen, als ich mit den modernen Räuberbaronen zu tun hatte. So wie Mackie Messer am Ende der *Dreigroschenoper* sinniert: »Was ist ein Einbruch in eine Bank gegen die Gründung einer Bank?«[10] Ein konkretes Beispiel für diese These stammt nicht aus meiner beruflichen Arbeit – solche Menschen begeben sich nicht in Therapie –, sondern aus meiner persönlichen Erfahrung.

Ein moderner Robin Hood

P. wuchs in zwei der wichtigsten Gettos seiner Heimatstadt in äußerster Armut auf. Seine Mutter hatte die Schwäche, kleine Straftaten zu begehen. Obwohl sie während seiner ersten drei Lebensjahre gut für ihn sorgte, schob sie ihn dann ab auf die Straße, wo er auf sich allein gestellt war. Einige Jahre später kam sein jüngerer Bruder dazu, der die Kindheit mit nur einem Auge überlebte. P. arbeitete ab seinem zehnten Lebensjahr als Schuhputzer. Außerdem erledigte er kleine Geschäfte für die älteren Gauner. Er war zwar nie zur Schule gegangen, hatte aber ein fotografisches Gedächtnis und war ein mathematisches Naturtalent. Als er Anfang 20 war, kontrollierte er bereits sämtliche Schuhputzsalons im größten Getto und damit auch alle Spielhöllen. Sein Bruder war der mit dem Schießeisen. In seinen Dreißigern war P. der Chef aller Gauner in dem Staat, in dem er lebte. Die meiste Zeit verbrachte er damit, Anrufe aus allen Teilen des Staates entgegenzunehmen und sich Tausende von Wetten und Gewinnquoten zu merken.

P. wandte sich legalen Geschäften zu und machte ein Vermögen, bis er am Beginn des Zweiten Weltkriegs sein Geschäft an die Regierung verkaufte. Ein Ankläger und späterer Senator machte sich damals einen Namen, weil er ihn

Die Wandlungsphase Erde

verfolgen ließ und ihn schließlich zum Verlassen des Staates zwang. Damals betrieb er aber bereits viele andere Geschäfte in anderen Staaten und lebte im Überfluss.

P. war gegenüber anderen, weniger glücklichen Menschen, die ihm nicht im Weg standen, immer sehr großzügig. Er unterstützte seine Verwandten und gab immer, wenn man ihn um etwas bat. Er war ein moderner, rauer und allzeit bereiter Robin Hood, mit viel Sinn für Humor. Er persönlich war nicht gewalttätig, konnte aber auch Zuneigung nicht offen zeigen. Das Ende seiner Odyssee verdankte er zwei Menschen, denen gegenüber er nie die nötige Vorsicht walten ließ: Seine Mutter und sein Bruder beraubten ihn seines ganzes Imperiums. Es gibt zwar offenbar so etwas wie eine Ganovenehre, aber offensichtlich nicht innerhalb ein und derselben Familie.

- **Fehlendes Selbstgefühl**

Bei Menschen, deren erste Lebensjahre nicht angemessen verlaufen, führt eine vorzeitige Trennung unweigerlich zur Katastrophe. Je nachdem welche der unzähligen Einflüsse wirksam werden, reichen die Auswirkungen vom Tod über die extremen, oben erwähnten psychotischen Zustände bis bestenfalls hin zur Ausbildung einer oralen Persönlichkeit, die wir im Abschnitt über unzulängliche Bindungen bereits beschrieben haben. Die meisten mir bekannten Menschen, die sehr früh von ihrer Familie getrennt worden waren, wuchsen in Heimen auf. Als ich in der Abteilung für adoleszente Mädchen im Bellevue Hospital in New York arbeitete, behandelte ich viele Mädchen aus den zahlreichen katholischen Waisenheimen, die damals im Gebiet des Hudson Valley und auf Staten Island noch bestanden. Es gab Mädchen, die ihre Probleme ausagieren konnten, die Fenster zerschlugen und sich weigerten, jene Automaten zu werden, für die man sie programmiert hatte. Das Problem war derart schwerwiegend, dass eine als Sozialarbeiterin tätige Nonne als Verbindungsperson zwischen dem Krankenhaus und diesen Institutionen fungierte. Sie erkannte, was hier passierte, und war von ihren eigenen Leuten unendlich frustriert, weil deren Kontakt mit den Mädchen von rigider, unnahbarer, strafender Kälte geprägt war. Eine Studie, die in der Mitte der 50er Jahre gemacht wurde, zeigte, dass ein Großteil der Mädchen, die in diesen Heimen aufwuchsen, Prostituierte geworden waren. Ihnen fehlte fast jedes Selbstgefühl, und sie waren dankbar, einen Platz und ein Ziel im Leben zu haben, egal, was es kostete. Es ging ihnen um die schiere Existenz.

Ein Fall von innerer Distanz

N. wurde im Alter von 19 Monaten adoptiert. Zu diesem Zeitpunkt befand er sich in schlechter körperlicher Verfassung, war unterernährt und in jedem

Entwicklungsbereich zurückgeblieben, auch in der Sprachentwicklung und im Kontakt mit Menschen. Er litt außerdem an Herzgeräuschen. Nach der Adoption gelang es ihm nicht, eine innige Beziehung zu seiner Mutter aufzubauen, und er schien sich bei seinem Vater wohler zu fühlen. Er war nicht im Stande, körperliche Zärtlichkeit oder Zuneigung zu akzeptieren und starke Gefühle zu ertragen, die seine Mutter öfter zeigte als sein Vater. N. war sieben Jahre alt, als sein Vater – die einzige Person, der gegenüber er Nähe zulassen konnte – starb. Zu diesem Zeitpunkt fiel es anderen auf, dass er, als er vom Tod seines Vaters erfuhr, wenig oder überhaupt keine Emotion zeigte. Einige Jahre später heiratete seine Mutter einen Witwer, der ein Freund der Familie war und N. seit seiner Adoption kannte. N. stand auch ihm näher als seiner Mutter, obwohl er sich gleichzeitig auch vor ihm fürchtete.

In der Schule hatte N. sowohl beim Sprechen als auch beim Lesen Schwierigkeiten und besuchte in beiden Fächern Förderkurse. Er war immer besonders beliebt, ohne dass er irgend jemandem besonders nahe stand. Seine Eltern hatten das Gefühl, dass er sich deswegen nicht wirklich auf andere einlassen konnte, weil er Angst hatte zu versagen. Er setzte sich selbst sehr hohe Standards und war unfähig, die geringste Abweichung zu ertragen. Er löste das Problem des persönlichen Engagements, indem er davor davonlief. Damit verbunden war sein Bedürfnis, sich »unabhängig« zu fühlen, was bedeutete, dass er es sich selbst nie eingestehen konnte, in irgendeiner Hinsicht von anderen abhängig zu sein.

N.s Schulkarriere, vor allem in der Highschool, zeichnete sich durch straffälliges Verhalten und eine negative Haltung dem Lernen gegenüber aus. Nachdem er die Schule verlassen hatte, wechselte er oft die Arbeit. Er galt jedoch trotz seiner Rastlosigkeit als guter Arbeiter. N. ging zum Militär, diente dort drei Jahre lang, unter anderem auch in Vietnam, wo er verwundet wurde. Auch in der Armee konnte er seine negative Haltung gegenüber dem Lernen nicht ablegen, was ihn etliche Male um die Chance brachte, eine Ausbildung an einer Spezialschule zu absolvieren.

N. hatte Angst vor intimen Beziehungen, weil er, wie er sagte, fürchtete, gebunden zu sein, verletzt zu werden und nicht gut genug zu sein, um geliebt zu werden. Was Letzteres betraf, so erlebte er sich als vollkommenen Versager. Sein ursprüngliches Versagen bestand darin, dass es ihm als Säugling in einem Heim nicht gelang, jene warme, empathische Reaktion seitens einer Betreuungsperson hervorzurufen, die ein Kind normalerweise bei seiner Mutter findet. Wie bei allen Kindern, die kein Echo finden, musste er sich selbst schützen, um überleben zu können, und er hörte auf, um die Dinge zu weinen, die er brauchte. Als er dann eine echte, konsistente und ausreichend intensive Reaktion seitens eines anderen Menschen erhielt, also im Alter von 19 Monaten, war es zu spät; die Barrieren waren bereits errichtet. Da er zu keiner adäquaten Reaktion fähig war, wurde er als »kaltes« Kind abgestempelt, worauf sich die anderen Menschen von ihm abwandten und die von Anfang an existierende Leere aufrechterhalten wurde.

Als N. sieben Jahre alt war und sein Vater starb, war dies weiterer Fehlschlag für ihn, denn in diesem Alter konnte er dessen Tod nur dahingehend interpretieren, dass »er nicht weggegangen wäre, wenn ich besser gewesen wäre«. Er reagierte darauf, indem er noch distanzierter und gleichgültiger wurde. Um den Schmerz, der für ihn mit Liebe und Zuneigung einherging, zu vermeiden, wählte er ein Verhalten, das Missbilligung provozieren musste, da Missbilligung für ihn leichter zu ertragen war als Zuneigung. Der erste echte Durchbruch durch diese Barriere fand während des Krieges statt, als N. ihm bekannte Männer sterben sah und ihre Briefe an Angehörige las, als er ihre Habseligkeiten für den Rücktransport vorbereitete.

Der zweite Bruch war der Auslöser dafür, dass ihn ein Priester an mich überwies. Damals war N. aus dem Militärdienst zurückgekehrt, um ins College zu gehen. Er beschrieb sich selbst als »Einzelgänger«, als »raffinierten Kerl« und »Manipulator«, vor allem in seiner Beziehung zu Frauen. Eine Zeit lang vor der ersten Sitzung hatte er jeden Ehrgeiz verloren, war deprimiert, extrem nervös und so unsicher, dass er fast zitterte. N. erkannte, dass diese Gefühle mit einem inneren Kampf wegen einer jungen Frau, die er im College kennen gelernt und in die er sich verliebt hatte, zu tun hatten. N. stand diesem Gefühl nicht positiv gegenüber, weil es ihm nicht vertraut war, und von Anfang an versuchte er, den Konflikt dadurch zu lösen, dass er seine Gefühle abschnitt und eine emotionale Mauer errichtete. Im Lauf der Zeit begann seine ständig schwankende Position, ihn und das Mädchen zur Verzweiflung zu treiben. Trotz des inneren Kampfes motivierte ihn dieses Gefühl von Liebe das erste Mal in seinem Leben zu guten Schulleistungen. Der Konflikt nahm aber schließlich derart überwältigende Dimensionen an, dass er das College verließ und Hilfe bei einem Priester suchte, als er entdeckte, dass seine Angst auch durch die Distanz zu dem Mädchen, das er immer noch liebte, nicht gemildert wurde.

N. hatte den Kampf nach außen verlagert und versuchte, ihn dadurch zu lösen, dass er das Mädchen dazu provozierte, ihn zurückzuweisen. Er erkannte, dass es sich um seinen eigenen Konflikt handelte und er selbst eine Lösung finden musste. Die Barriere war durchbrochen, und im Verlauf der Therapie entschied N., ein Mensch zu werden und sich um die Dinge zu kümmern, die ihm am Herzen lagen, obwohl dies das Risiko von Zurückweisung, Misserfolg und Schmerz in sich barg.

12 Die Wandlungsphase Metall

Die natürlichen Funktionen des Phasensystems Metall

Disharmonien des Lungen-Yin

Disharmonien des Lungen-Yang

Die natürlichen Funktionen des Phasensystems Metall

Die Verwandlung der Bindungen

Während die Energie der Erde Bindungen zu Beziehungen heranreifen lässt, die auf Gegenseitigkeit beruhen und dem Wachstum förderlich sind, steht die Wandlungsphase Metall im Dienste des Individuationsprozesses, denn sie unterstützt mit ihren Energien die Transformation und Expansion bereits existierender Bindungen. Sie verwirklicht dieses Ziel, indem sie alte Bindungen auflöst und neue knüpft und dabei ein immer breiteres Spektrum an unterschiedlichen Menschen mit einbezieht. Diese Transaktionen beginnen spätestens bei der Geburt wirksam zu werden, wenn die Bindung an die Plazenta durch die Bindung an die Mutter (Mutterbrust) ersetzt wird. Wahrscheinlich aber erfüllen sie diese Funktion von Anfang an bis hin zum Tod – und darüber hinaus. Es heißt, dass der erste Atemzug den Geist des Himmels in sich birgt, durch den ein Neugeborenes zum Menschen wird, denn erst durch diesen Geist beginnt es, als lebendiges Wesen auf der Erde zu existieren. Ab der Geburt reguliert die Metall-Energie die Freisetzung und Erneuerung jener leichteren, feineren Energien, die wir mit der Luft, die wir einatmen, und mit dem »Geist« assoziieren – im Gegensatz zu den gröberen, stofflicheren Energien, die wir aus der Nahrung aufnehmen und die von der Energie der Erde verarbeitet werden.

Das Vertrauen, das sich im Zuge der erfolgreichen Evolution der Erd-Energie entwickelt, fördert die Lockerung der familiären Bindungen. Sie weiten sich nun auch auf Ersatzeltern aus, z. B. auf Lehrer in der Schule, Erziehungspersonen in Lagern, auf den Polizisten in der Nähe, auf Ersatzgeschwister oder Spielkameraden in der Nachbarschaft oder in der Schule. Diese Metamorphose, an der die Metall-Energien immer stärker beteiligt sind, beschleunigt sich in der Vorpubertät, der Jugend und im frühen Erwachsenenalter.

Während dieser Jahre kommt es zu einer schnellen Lockerung der primären Bindungen, wodurch auch die weitere Welt einbezogen wird. Dies geschieht in einem rhythmischen Wechsel zwischen Expansion und Kontraktion, ähnlich der Lunge, die sich ausdehnt und zusammenzieht, oder dem Dickdarm, der abgibt und zurückhält. Der Kontraktionsaspekt ist deshalb wichtig, weil die neuen, während dieser Phase eingegangenen Bindungen für immer bestehen zu bleiben scheinen. Die erste Verlagerung geschieht in der Vorpubertät: Während dieses Entwicklungsstadiums tritt die Bindung an Gleichaltrige in den Vordergrund und mündet in jene Rebellion, in der die Bestätigung nicht mehr bei den Eltern und deren Ersatzpersonen, sondern bei relativ Gleichgestellten gesucht wird. Dies ist eine von großer Unsicherheit und antisozialer Einstellung geprägte Zeit, aus der viele Menschen nicht mehr herausfinden; sie führen dann ein Leben außerhalb oder am Rande der Gesellschaft. Die meisten der gegen die Gesellschaft gerichteten Aktivitäten Heranwachsender haben nur wenig mit der eigentlichen in dieser Entwicklungsperiode zu bewältigenden Aufgabe zu tun, sondern sie sind ein Zeichen dafür, dass die Beziehungen sich nicht genügend von der für die Präadoleszenz charakteristischen Bindung an und Loyalität gegenüber einer Peergroup wegentwickelt haben.

Bei einem normalen Entwicklungsverlauf kommt es zu einer Verlagerung weg von der Gruppe hin zu einer Beziehung mit einer Person desselben Geschlechts, die Harry Stack Sullivan so treffend als »Kumpanei«[1] bezeichnet hat. Sullivan geht davon aus, dass eine kameradschaftliche Beziehung im Alter zwischen achteinhalb und zehn Jahren eingegangen wird. Es stimmt zwar, dass in diesem Alter eine gewisse Selektion zwischen Menschen desselben Geschlechts erfolgt, aber das Potenzial für echte Kameradschaft ist bei einem neun Jahre alten Kind auf Grund der noch mangelhaften Reife klaren Beschränkungen unterworfen. Die eigentliche Blütezeit dieser Art von Kameradschaft liegt meiner Erfahrung nach eher bei 14 oder 15 Jahren. In diesem Alter schafft ein größeres inneres Gewahrsein jenen Druck, den der Betroffene braucht, um die neuen Schmerzen und Freuden, die mit dieser starken Entfaltung einhergehen, mit anderen teilen zu wollen. Sullivan hatte als Erwachsener nur wenig Kontakt mit Kindern und wuchs selbst in einem ländlichen Gebiet, relativ isoliert von anderen Kindern, auf. Trotz seiner bemerkenswerten Einsicht glaube ich, dass diese Umstände seine Einschätzung des für »Kumpanei« typischen Alters beeinflussten. Andererseits glaube ich auch, dass das Alter für diese Verlagerung, so sie überhaupt eintritt, stark von der Erziehung, den Möglichkeiten und dem sozialen Milieu abhängt. Ich stimme mit Sullivan insofern überein, als dies eine angeborene Fähigkeit des sich entwickelnden Menschen darstellt: Wenn wir unser größtes Potenzial als menschliche Wesen erlangen wollen, dann müssen wir diese Fähigkeit auch zu ihrer Vollendung bringen.

Intimität unter der Führung der Feuer-Energie stellt sich dann ein, wenn wir durch eine andere Person entdecken, dass wir, wie Sullivan es ausgedrückt hat, im Grunde alle nur einfach Menschen und nichts anderes sind[2]. Unsere existenzielle Isoliertheit wird in der Intimität gemildert, durch die wir entdecken, dass wir nicht allein oder einzigartig in unserem Leiden, in unseren Sorgen und Freuden sind, sondern sie zumindest mit einem anderen Menschen, aber wahrscheinlich mit vielen teilen. Wir nehmen uns dadurch als soziale Wesen wahr, die über eine wachsende Fähigkeit zu Mitgefühl und Empathie verfügen. Dieses Gefühl unermesslicher Freude, das wir empfinden, wenn zum ersten Mal zwei eins werden, ist einzigartig und stellt sich kein zweites Mal in derartiger Intensität ein, auch nicht dann, wenn die sexuelle Energie außergewöhnlich leidenschaftliche und flüchtige Gefühle in die persönlichen Bindungen bringt. In meiner Arbeit mit jungen Menschen, die nach dem Zweiten Weltkrieg aufgewachsen sind, fand ich einige Anzeichen dafür, dass diese Form der Kameradschaft mit einer Person desselben Geschlechts vielleicht ein verschwindendes Phänomen darstellt, weil die jungen Menschen immer früher reif werden, Sex zum Hauptbestandteil aller zwischenmenschlichen Beziehungen wird und somit die Gelegenheit, einen reinen »Seelenverwandten« des eigenen Geschlechts zu finden, ausgeschlossen ist.

- **Yin-Funktionen der Wandlungsphase Metall**
Die Yin-Energien der Wandlungsphase Metall stehen für jene Interaktionen zur Verfügung, die in einer Phase des Bindungsaufbaus notwendig werden, in der die Auren von Menschen durch »Fäden der Energie«, wie es Long[3] so gut beschrieben hat, miteinander verbunden sind. Vor allem die polynesischen Kahuna-Schamanen verstehen es, diese Fäden, die aus dem Nabel (dem Hara oder Dantian) entspringen und sich mit jenen anderer Menschen vereinen, zu manipulieren – sei es zum Guten oder zum Bösen.

Die Tatsache, dass oft sehr ungleiche Energiekanäle eine große Anziehungskraft aufeinander ausüben, gibt dem rationalen Geist Rätsel auf, lässt er sich doch immer wieder durch unerwartete Affinitäten, die sich zwischen Menschen entwickeln, verwirren. Das oft gehörte »Was findet sie nur an ihm?« ist Ausdruck dieser Verwirrung. Diese Anziehung, der die unterschiedlichsten existenziellen, ja, auch karmischen Faktoren, zu Grunde liegen können, zeigt sich meiner Meinung nach fast immer nur als materielles Energiephänomen (Chemie). Aus diesem Grund glaube ich, dass die Wandlungsphase Metall der chinesischen Klassiker auf spiritueller Ebene mit der »animalischen Seele« assoziiert ist. Die Weiterentwicklung dieser Bindung hängt von der Unversehrtheit der Erd-Energie ab, die Bindungsqualitäten wie Loyalität, Verlässlichkeit und Vertrauenswürdigkeit fördert. Die Beziehung wird auf dieser Ebene von beiden daran beteiligten Partnern im wörtlichen und im übertragenen Sinn »genährt« und »umsorgt« und läuft teils bewusst, teils unbewusst ab. Eine von der Feuer-Energie getragene Liebe geht einen Schritt weiter, denn hier streben beide Menschen buchstäblich nach Kommunikation und Vereinigung.

Die Yin-Energien kommen dem solidesten Zustand am nächsten, der in der Physik »Masse« und in der Physiologie »Parenchym« (Organgewebe) genannt wird. Die miteinander verketteten »Fäden« des Metall-Yin verfügen über eine haltende, zentripetale Qualität, die der Bindung Festigkeit verleiht. Diese Energiefäden sind die Kanäle, in denen die energetischen Ingredienzen fließen, die für die ständige Erneuerung des Bandes notwendig sind. Dazu gehören Gedanken und Konzepte genauso wie Gefühle.

Der Schmerz, den wir Traurigkeit nennen und der sich einstellt, wenn diese »Fäden« und Bindungen durchtrennt sind, wird durch jene Energien des Metall-Yin vermittelt, deren wesentlichste konservative Neigung darin besteht, zu verbinden, zu binden und zu halten. Wer diese »Fäden« leichtfertig behandelt, sie scheinbar ungestraft unterbricht und die Traurigkeit ignoriert, die auf eine Trennung folgen muss, sollte sich im Klaren darüber sein, dass sich diese losen, gebrochen Fasern in Form von physischem Schmerz, Verfall und ernster Krankheit manifestieren.

- **Yang-Funktionen der Wandlungsphase Metall**
Die Yang-Energien der Wandlungsphase Metall sind ihrem Wesen nach zentrifugal, sie unterstützen die Ausdehnungs- und Ablösungstendenz und helfen, das Anhaften an Gedanken und Ansichten sowie auch an Emotionen und Menschen aufzugeben. Im Gegensatz zur Traurigkeit, die mit dem Metall-Yin in Beziehung steht, wird das Metall-Yang mit jener Erregung assoziiert, die man verspürt, wenn man sich auf neue zwischenmenschliche und intellektuelle Abenteuer einlässt. An die Stelle der Trauer über das, was man aufgibt, tritt die Freude über das neu gewonnene Leben. Zum Sichlösen gehören auch Vergebung und Hingabe, also Eigenschaften, die für ein persönliches und spirituelles Wachstum unerlässlich sind. Sobald diese »Angst vor dem Unbekannten« auf ein erträgliches Maß reduziert ist, neigen wir dazu, diese Energien mit der fast unkontrollierbaren Freude über die neu gewonnene Freiheit zu assoziieren, was in der Jugend zu enormen Konflikten mit althergebrachten Konventionen führen kann. Während dieser Entwicklungsphase bergen diese Energien eine Explosivität in sich, die dann gefährlich werden kann, wenn die festhaltenden Yin-Energien die Stabilität, die starke, gesunde vergangene und aktuelle Bindungen bieten, nicht aufrechterhalten können.

- **Das Selbst**
    Selbst: Die Yin-Funktionen der Wandlungsphase Metall
Eine weitere wesentliche Entwicklungsfunktion des Metall-Yin besteht darin, uns zu einem tieferen Gefühl für unsere eigene Identität zu führen, zu einem sichereren Wissen darum, dass »ich bin«. Dadurch wird die von der Wasser-Energie weitergegebene konstitutionelle Identität gestärkt, genauso aber auch die von der Erde festgesetzten Grenzen, die »negative« Behauptung des Seins seitens des Holzes sowie die positive Behauptung dieses Seins seitens des Feuers (und die von der Dünndarm-Energie vorgenommene Trennung in das, was ich bin und was ich nicht bin). In diesem Stadium weitet sich unser Horizont aus und wächst, gleichzeitig müssen unsere Wurzeln aber tiefer sinken, um auch weiterhin die nötige Stabilität gewährleisten zu können.

Ein wesentliches Element dieses wachsenden Gefühls für das eigene Selbst besteht während dieser Phase darin, dass man sich immer mehr auf die eigene innere Autorität verlässt und immer weniger von der äußeren Autorität der Eltern oder Gleichaltrigen abhängig ist. In diesem Entwicklungsstadium verwandelt sich das Selbst in ein Labor, in dem die Einverleibung der Souveränität ins eigene Selbst im unvermeidlichen Kampf mit äußeren Autoritäten immer und immer wieder getestet wird, so lange, bis das Selbst endlich sich selbst und seinen sicheren, angemessenen, gültigen Platz im sozialen Milieu kennt. Auf dieses wachsende Selbstgefühl – das sich in einer Zeit einstellt, in der das Verantwortungsgefühl noch nicht entsprechend ausgebildet ist, so dass es die Kontrollfunktion noch nicht adäquat wahrnehmen kann – übt jede Form von Grenzüberschreitung einen unwiderstehlichen Reiz aus, da die ganze Energie auf Vervollkommnung gerichtet ist. Im Zuge dieser Experimente kommt es zu gesunden Exzessen, aber auch zu weniger gesunden, die zur Entwicklung eines dauerhaften, fehlangepassten Musters der Rebellion führen können. Dank der energetischen Verbindungen des Metall-Yin mit der äußeren Welt, die eine Erneuerung von Ideen, Idealen und Wertvorstellungen bewirken, kann diese oft ungestüme Aneignung von Autorität in einem gewissen Maße ausgeglichen werden.

In diesem Kampf führt die Wandlungsphase Metall die von der Wandlungsphase Erde begonnene Aufgabe weiter, nämlich die Ich-Grenzen auszubauen und die von der Wirklichkeit auferlegten Beschränkungen zu akzeptieren. Die endgültige Festlegung dieser Grenzen und die Vertiefung des Selbstgefühls ist erst dann möglich, wenn volle Verantwortung übernommen werden kann. Dies geschieht normalerweise (und hoffentlich) in einer anderen, späteren Phase, z. B. nach der Übernahme einer Arbeit oder der Elternschaft für ein Kind.

Das sich in dieser Phase ausbildende Selbstgefühl durchdringt viele andere Bereiche und zeigt sich z. B. auch im endlosen Austesten der eigenen Möglichkeiten in einer Welt, die sowohl auf intellektueller als auch auf persönlicher Ebene immer komplexere Anforderungen stellt. Wenn man sich erfolgreich auf solche Aufgaben einlässt oder die Fähigkeit entwickelt, aus Fehlern zu lernen, können sich ein realistisches, angemessenes Selbstwertgefühl und Selbstvertrauen ausbilden. Dieses Selbstwertgefühl kann umso besser gedeihen, je größer die Unabhängigkeit, die man in seinen Standpunkten den Eltern und Gleichaltrigen gegenüber einnimmt, vor allem auch deswegen, weil diese Unabhängigkeit mit einer wachsenden Verantwortung einhergeht. Umgekehrt verleiht dieser wachsende Selbstwert der eigenen Position auch größeren Nachdruck.

Diese Zeit stellt oft einen Wendepunkt zum Besseren im Leben eines Menschen dar und ist ein Lebensabschnitt, in dem so manche früheren Lücken in der Entwicklung zumindest teilweise auf befriedigende Weise geschlossen werden können. Da sie aber gleichzeitig eine Phase rapiden Wachstums ist, besteht auch eine große Verletzlichkeit und Sensibilität, was sich positiv oder negativ auswirken kann.

An dieser Entwicklung sind alle Wandlungsphasen beteiligt: Das Wasser verleiht den Mut, sich Unbekanntem auszusetzen; das Holz gibt die Richtung vor; Feuer sorgt für Ausdruck und Erde für Mitgefühl. Die Yang-Energien des Metalls liefern den Impuls, neue Räume zu erobern, aber die Yin-Energien des Metalls, so sie zur Verfügung stehen, sorgen dafür, dass man so lange bei einer Aufgabe bleibt, bis sie einen vernünftigen Abschluss gefunden hat.

Selbst: Die Yang-Funktionen der Wandlungsphase Metall
In all jenen Bereichen, die mit der Entwicklung des Selbst in Zusammenhang stehen, unterstützt das Metall-Yang das Selbst dabei, das Beste aus der Gesellschaft und Kultur, in der sich dieses Selbst entwickelt, herauszufiltern und weise zu nutzen. Der Prozess der Sozialisation und Akkulturation beginnt im Moment der Geburt mit der ersten Trennung. Er kann sogar noch früher einsetzen, nämlich dann, wenn die Mutter drogensüchtig ist oder eine andere Form des Missbrauchs vorliegt und der Fötus chemischem, emotionalem oder körperlichem Stress von außen ausgesetzt ist. Sozialisation ist im Wesentlichen eine Frage von Bindungen und Grenzen, an der, wie wir gesehen haben, in den einzelnen Entwicklungsphasen alle Energien beteiligt sind, wenn auch in unterschiedlichem Ausmaß.

Es ist vielleicht kein Zufall, dass die frühesten sozialen Lektionen an den beiden Enden des gastrointestinalen Kanals stattfinden. Auf die Brust und die frische Windel warten, Saugen und Sauberkeitstraining, Essen und Hygiene – dies alles steht mit den Energien von Magen (Mund und Magen sind in der chinesischen Medizin eins) und Dickdarm in Beziehung. Hier beginnt ein Prozess, bei dem die natürlichen Instinkte des Individuums unterdrückt oder umgeleitet und den Anforderungen der Gesellschaft angepasst werden. Diese Energien – die Erde (Magen/Milz), die »Mutter« zu Hause, und das Metall (Lunge/Dickdarm), der »Vater« draußen in der Welt – dominieren auch weiterhin den Sozialisationsprozess. Die anderen Energien liefern bei jedem Schritt auf diesem Weg das Setting und das Drehbuch für das endlose, sich abzeichnende Drama. Das »Nein«-Stadium der Holz-Energie und das ödipale Theater des frühen Feuers liefern reichlich Stoff für ein Drehbuch, in dem die Kräfte von Dickdarm und Magen die Gelegenheit nutzen, um die persönlichen ethischen und moralischen Codes der Kernfamilie zu unterstützen. Während die Metall-Energien auf eine Ausweitung der Bindungen auf den größeren Rahmen von Schule, Kirche und Arbeit sowie über Freundschaftsbeziehungen in die Richtung anderer Kernfamilien drängen, wird der Code des Clans einer Revision und beträchtlichen Ausarbeitung unterzogen.

In jeder Gesellschaft kommt der entscheidende Punkt, an dem die heranwachsende Person mittels »Übergangsriten«[4] oder »Schwellen« ins eigentliche Erwachsenenalter initiiert wird. In den vorindustriellen Gesellschaften erfolgt dieser Übergang von der Kindheit ins Erwachsensein plötzlich, schnell und vollständig. In einigen Kulturen birgt diese Reise Gefahren für den Einzelnen und kann mit dem Tod enden. Es ist eine Zeit, in der getestet wird, ob der Betroffene geeignet ist, in eine anspruchsvolle Existenz einzutreten und dort eine verantwortungsvolle Aufgabe zu übernehmen. Es ist eine Gelegenheit, Totems, Tabus, Magie und Rituale zu lehren und die Rolle des Individuums innerhalb der Gesellschaft ein für allemal festzulegen. Während die Gesellschaften immer komplexer werden und die Welt schrumpft, kann es zu Divergenzen zwischen den Zielen der Kernfamilie und den Prinzipien der Gesellschaft kommen. Der Übergang ist länger, verschlungener und komplexer geworden, birgt zwar weniger körperliches Risiko (Autounfälle), dafür aber größere emotionale und spirituelle Gefahren, wie es die steigende Anzahl von Suiziden Jugendlicher zeigt. In Wirklichkeit sind die »Übergangsriten«, die in unserer Zeit bereits in der Wiege beginnen und mit dem Tod enden, längst ein von den etablierten Autoritäten gesponsertes verlängertes Wettkampftraining, dessen Ziel es ist, die Fittesten auszusieben und ihnen ihren Platz am Fließband zuzuweisen. Die herrschende Ethik ist eine Ethik des Sieges um jeden Preis, während am Sonntag in der Kirche Liebe und Brüderlichkeit gepredigt werden. Diese »Überlebensmentalität« fördert die Entwicklung von Grenzen und gleicht innerhalb dieses Double-Bind-Rahmens die Freiheit mit Verantwortung aus. Sowohl für den Einzelnen als auch für die Gesellschaft, in der das Individuum verloren zu sein scheint und ohne Beschränkung oder ethische Navigationshilfen sich selbst überlassen ist, ist dieser Übergang eine schwierige, gefährliche und mühevolle Aufgabe. Er führt unweigerlich zu jener Verwirrung, die alle Übergänge, kleine und große, begleitet und die von den konservativen Kräften beklagt wird, weil sie nicht verstehen können, dass nur aus Verwirrung etwas Transzendentes auftauchen kann. Wir haben immer einige Menschen auf diesem Weg zur Transzendenz verloren, in statischen Kulturen genauso wie in unserer eigenen. Wir müssen versuchen, diese Gefahr zu minimieren, ohne die innere Unordnung zu opfern, die, wenn auch unbequem für uns alle, doch so wichtig für unser spirituelles Wachstum und unsere Erlösung ist. Diese Erlösung wird in unserer Zeit zu einer universellen und trotzdem persönlichen Aufgabe.

Die Funktionen der Wandlungsphase Metall und deren Beziehung zum Geist

Innerhalb der Wandlungsphase Metall existieren zwei einander scheinbar ausschließende, aber voneinander abhängige Tendenzen, die für die Ganzheit eines Menschen unerlässlich sind. Das Metall-Yin strebt nach einer zunehmend differenzierten Individuation, die durch eine Stärkung der Energiefäden zwischen Dantian und Seele (Gott) in der Meditation erreicht wird. Gleichzeitig versuchen seine bis ins Äußere reichenden Fäden, diese höchst individuierte Seele mit Hilfe des sich ständig ausdehnenden Metall-Yang in nährende Beziehungen mit anderen Individuen in der Gesellschaft einzubinden, was zu geteilter Freiheit und geteilter Verantwortung führt. Von dem Moment an, in dem die Gameten, die geschlechtlich differenzierten Fortpflanzungszellen, sich vereinen, entsteht im menschlichen Sein eine Spannung zwischen den nach Individuation und den nach Integration strebenden Kräften. Je facettenreicher, raffinierter und globaler unsere Gesellschaft wird, desto mehr zerfallen unsere spirituellen Institutionen – jene traditionellen Kräfte der Einigung, die auf Grund ihrer inneren Organisation auf Macht und nicht auf spirituelle Kreativität gerichtet sind. Aus diesem Grund versuchen Menschen einerseits, sich in extrem fundamentalistischen Gruppierungen zusammenzuschließen, während sie andererseits spirituelle Führung in anderen Kulturen und Traditionen suchen.

Die Last der Befreiung und Erlösung, die Krishna Murti[5] so eindringlich beschrieben hat, liegt nun nicht mehr auf äußeren Autoritäten, sondern auf dem Urteilsvermögen unseres autonomen inneres Selbst, auf den Göttern und Lehrern des »Reich Gottes mitten unter uns«[6]. Die einerseits nach Individuation und andererseits nach Homogenität strebenden Kräfte verschmelzen zu einer einzigen Kraft, weil sie das Individuum mit seinem inneren Gott verbinden, und einigen die Menschheit so auf wesentlich tiefere Weise als je zuvor. Wenn wir Autorität als unsere persönliche Verantwortung begreifen und verkörpern, können wir die Freiheit erlangen, den mächtigen energetischen Fäden, die uns mit anderen verbinden, jene Liebe zu verleihen, die wir in unserem Einssein mit Gott für uns selbst entdeckt haben.

Dieses Einswerden mit Gott ist ein Übergang zum Unbekannten, der für den Neophyten, aber auch für den erfahrenen Reisenden mit Gefahren behaftet ist. Es war Jesus, der gesagt hat: »Wer Vater oder Mutter mehr liebt als mich, ist meiner nicht wert. Und wer sein Kreuz nicht nimmt und mir nachfolgt, ist meiner nicht wert.«[7] Dies ist als Einladung zu einer Reise in diesen gefährlichen Raum mit Jesus als Führer zu verstehen.

Autorität ins Selbst zu inkorporieren (verantwortliche Individuation) ist eine in der menschlichen Geschichte junge Entwicklung mit unsicherem Ausgang.

Alle unsere demokratischen Institutionen hängen letztlich davon ab, ob dieser Entwicklung Erfolg beschieden ist oder nicht. Diese Institutionen sollten eigentlich diesen Prozess unterstützen, indem sie das Individuum vor organisierter Macht schützen. Unglücklicherweise funktioniert das System nur ansatzweise, denn nur die Reichen können es sich leisten, sich selbst zu verteidigen, und es scheint, als läge der einzige Zweck dieses Systems darin, die Reichen voreinander zu schützen. Der verführerische Teil der Operation besteht im Glauben, dass jeder reich werden und Schutz kaufen kann. Da die westliche Demokratie aber trotz aller Unzulänglichkeiten einen ersten Schritt zu individueller Autonomie darstellt, fördert sie ungewollt die spirituelle Einheit; sie ist trotz allem das beste System, das wir derzeit haben. Sie ist zwar materialistisch orientiert und strebt in erster Linie nach Profit, aber sie ist unabsichtlich Teil einer spirituellen Revolution gigantischen Ausmaßes. Jedes andere System entzieht das Metall-Yin dem Prozess der Individuation, um es für seine eigenen Zwecke zu benutzen, wodurch es seine Macht vergrößert und die Individuen dezentralisiert, so dass sie nie ihre Ganzheit verwirklichen können. Totalitäre Systeme der organisierteren, dauerhafteren Art, wie sie in den ehemals kommunistischen Ländern herrschten, haben diese Energien bereits in der Kindheit beschlagnahmt. Sie boten die Sicherheit des Bekannten und übernahmen die Verantwortung, die die Menschen im Grunde bereit gewesen wären, selbst zu übernehmen. Nur wenn der Einzelne diese Energien für seine persönliche Autonomie beansprucht, können wir uns einer Gesellschaft wirklich selbstverantwortlicher Menschen annähern, in der sich die Macht innerhalb und zwischen den Menschen statt irgendwo über ihnen befindet. Ein jüngst aus der Volksrepublik China ausgewanderter Emigrant fasste dies in einem Brief folgendermaßen zusammen: »Nun habe ich mich an den amerikanischen Lebensstil gewöhnt, der sehr schnell und manchmal auch sehr hart ist. Aber er gefällt mir. Ich habe das Gefühl, dass ich in diesem Land ich selbst bin, während ich dort nur eine Spiegelung einer Regierung, einiger Führer oder irgendeiner Politik war.«

Im System der Fünf Wandlungsphasen ist die Wandlungsphase Metall nach traditioneller Auffassung der für »kirchliche« Angelegenheiten zuständige Minister. Sie ist jene Instanz, die den Organismus mit den feineren Energien des Universums verbindet und unseren Geist mit jedem Atemzug läutert und erneuert. Wir können zwar symbolisch mit Christus eins werden, wenn wir seinen Körper und sein Blut in uns aufnehmen, aber letztlich sind es doch die lebendigen Wesen, mit denen wir jeden Atemzug teilen, den wir in einem praktischen Akt der Vereinigung aus der Atmosphäre der Erde schöpfen. Und da wir eine gewisse Kontrolle über diesen kostbaren Atem besitzen, haben wir im Lauf der Jahrtausende auch gelernt, diese Vereinigung in einer auf Selbstverwirklichung und Selbsterfüllung gerichteten meditativen Praxis mittels Atmung und Laut zu läutern.

- **Disharmonien des Lungen-Yin**
- **Lungen-Yin-Mangel**
  Persönlichkeit: Unfähigkeit, Beziehungen zu gestalten
Ein Mensch mit Lungen-Yin-Mangel hat große Schwierigkeiten, jene energetischen Fäden zu produzieren, die notwendig sind, um neue Beziehungen zu knüpfen (Wasser in Metall), oder die stark genug sind, um festzuhalten (Erde in Metall), oder es gelingt ihm nur mit Mühe, die energetischen Fäden zu ihrer korrekten Bestimmung zu führen (Holz- und Herzbeutel-Yang in Metall). Während sich zwar jeder spezifische Mangel auf seine besondere Weise in der Persönlichkeit niederschlägt, sind die Betroffenen in allen drei Fällen nicht im Stande, neue oder dauerhafte Beziehungen einzugehen. Menschen, die nicht in der Lage sind, energetische Fäden zu produzieren, leiden wahrscheinlich an schweren Mängeln der konstitutionellen Dantian-Energien und sind deshalb wahrscheinlich sehr behindert. Ein Mensch, dessen energetische Fäden nicht stark genug sind, um festzuhalten zu können, »verliert« ständig Beziehungen und fühlt sich vollkommen unzulänglich. Hat er jedoch die Stärke, dieses Gefühl der Unzulänglichkeit projizieren zu können, fühlt er sich schrecklich missbraucht und von der Welt verlassen. Die Tatsache, dass Kontakt für das Überleben des Menschen unabdinglich ist, kann bei manchen Menschen zu Gewalttätigkeit führen, weil Gewalttätigkeit für sie die einzige Möglichkeit ist, Kontakt herzustellen. Die dritte Gruppe, die die Richtung verliert, versäumt die Gelegenheiten, karmisch bedeutsame Bindungen einzugehen, und verbringt das ganze Leben mit unbedeutenden Beziehungen, die, auch wenn sie zufälligerweise konfliktfrei verlaufen, keine der Wachstumsmöglichkeiten bieten, die ein Merkmal guter Beziehungen sind.

Wenn die Grundenergie im Dantian nicht ausreicht, um die Fäden anderer Menschen zu halten, kommt der Kontakt in Form von einseitigen, fürsorglichen, abhängigen Beziehungen zu Stande, in denen der Partner der Gebende, aber nie der Empfangende ist. Da es den Fäden eines solchen Menschen im Vergleich mit denen anderer Personen an Festigkeit und Substanz fehlt, ist er in all seinen Interaktionen schwankend, unentschlossen, unfähig, Entscheidungen zu fällen, und schwach. Gegenseitigkeit ist unter solchen Umständen nicht möglich.

Autonomie ist ein Luxus, den diese Menschen nicht ohne eine lange Phase der Expansion und Transformation von Bindungen, die sie meist nicht aktiv eingegangen sind, erleben können. »Selbst«-Entwicklung und »Selbst«-Bewusstsein stellen sich erst dann ein, wenn Autoritäten und Gleichaltrige während der Adoleszenz getestet und bekämpft wurden. Da sie aber keine tragfähigen Beziehungen aufbauen konnten, ist dieses Testen nicht möglich.

Das schwache Selbstgefühl, das sich dadurch entwickelt, kann weder durch eine Beziehung mit dem »Himmelreich im Inneren« bereichert werden, noch können Erfahrungen in diesem Leben wesentlich zum Wachstum der Seele beitragen. Die innere Mission, nämlich eine auf Gegenseitig beruhende spirituelle Unterstützung aufzubauen, leidet ohne starke Energiefäden genauso wie das äußere Ziel, die Einheit von Mensch und Gott zu verwirklichen.

Ohne substanzielle und funktionierende Energiefäden reichen die Ressourcen für eine Erneuerung von Seele, Geist, Gedanken und Gefühlen, die aus dem Kontakt mit anderen Menschen (und auch aus der inneren und äußeren Vereinigung mit Gott) entstehen, nicht aus, um Wachstum oder Kreativität fördern zu können. Das Leben ist schal und farblos, die Kognition repetitiv und routinehaft, der spirituellen Entwicklung fehlt es an Inspiration. Was viel versprechend aussah, zeitigt nur blasse, spärliche Ergebnisse.

Jene Entwicklungsphasen, die von einer Reihe aufeinander aufbauender Beziehungen abhängig sind, die sich immer mehr von Familie und Sippe wegentwickeln, in denen Autorität immer mehr ins eigene Selbst inkorporiert wird, bleiben ohne lebensfähige energetische Bindungen immer unvollständig. Das Individuum gehorcht dann der Autorität anderer Menschen und nicht seiner eigenen. Es flieht aus der Verantwortung, die diese innere Autorität impliziert, in eine Abhängigkeit von anderen Personen, die im Falle eines Erfolgs verehrt und im Falle eines Misserfolgs verdammt werden. Erich Fromm zeichnet den Charakter dieses Menschen in seinem ersten Buch *Die Furcht vor der Freiheit*[8]. Diesem Menschen macht es weniger Angst, sich dem vorherrschenden »ethischen« Code zu unterwerfen, als diesen Code in den unsichereren, personalisierten Code des individuellen Gewissens und der moralischen Verantwortung zu transformieren.

Wenn die Energiefäden aus irgendeinem Grund plötzlich reißen, stellt sich Trauer als natürliche Reaktion ein. Sie ermöglicht es, diese Bindung auf langsamere, weniger traumatische Weise aufzugeben. Das Metall-Yin ist das Medium der Trauer, und im Falle eines Mangels kommt es entweder zu einem plötzlichen Kollaps oder zu einer Verflachung des Affekts, zu verborgenem Schmerz, zu Verletzung, Groll und zu einer letzten, unangemessenen Explosion oder einer körperlichen Krankheit.

Weitere Merkmale eines Lungen-Yin-Mangels
Bei Menschen, die von Anfang an keine altersgemäßen Bindungen aufbauen konnten, tritt *Angst* immer dann auf, wenn sie den Wunsch nach einer neuen Beziehung verspüren oder am Beginn einer neuen Beziehung stehen. Situatio-

nen, die eine Position der Stärke und Autorität oder Verhaltensweisen verlangen, die sanktionierte rechtliche Privilegien in Frage stellen oder ihnen zuwiderlaufen, führen zu Konflikten und Angst. Da diese Menschen aber relativ unfähig sind, starke Gefühle aufrechtzuerhalten, kann ein intensives Angstgefühl erst gar nicht aufkommen, sondern es drückt sich in körperlichen Symptomen, Vermeidungsverhalten oder unmotiviertem Irritiertsein aus.

Eine *Depression*, die in einem ständigen, vitalen Unerfülltsein und in akkumulierter, nie vollständig zum Ausdruck gebrachter Trauer – vor allem um das eigene verlorene oder unvollständige Selbst – wurzelt, wird ebenfalls nicht als starke Erfahrung erlebt, sondern manifestiert sich viel eher in Form einer psychomotorischen Verlangsamung, über deren Ursache sich der Betroffene nicht im Klaren ist. Es handelt sich hier um eine Form von Depression, die auf eine Einsichtstherapie nicht gut anspricht. *Psychotische* Episoden können sich als Verschlimmerung dieser psychomotorischen Verlangsamung äußern, die mit einem verminderten Selbstwertgefühl einhergeht. Dieser Mensch erfährt sich selbst als Objekt breiter Ablehnung, wobei der Grund für diese Ablehnung nicht erkannt wird, sondern nur wahnhaft interpretiert werden kann. Hier besteht die reelle Gefahr, dass es aus den oben erwähnten Gründen zu einer Gewaltanwendung gegenüber anderen Menschen und, in diesem Stadium, auch gegenüber sich selbst kommt, was als letzter verzweifelter, paradoxer Versuch, Kontakt herzustellen, verstanden werden muss.

Liebe, die über bloßes Vernarrtsein hinausgeht, kann nur schwer Wurzeln schlagen und wachsen und ist kaum in der Lage, den Hochs und Tiefs des alltäglichen Lebens zu trotzen und zu gedeihen. Wie oben erwähnt, sind alle Beziehungen bestenfalls einseitig. Der Betroffene ist der, der empfängt, nicht der, der gibt – sofern er in seinem Dantian überhaupt Raum hat zu empfangen. Derart einseitige Verbindungen sind in dieser Welt nichts Besonderes und kommen beiden Partnern insofern entgegen, als sie von jenem als nicht bedrohlich erlebt werden, der gibt und eine reale Angst vor Intimität hat oder der sich seiner Fähigkeit, einen angemessenen Partner halten zu können, nicht sicher ist. Gleichzeitig liefern solche Beziehungen einen absolut unanfechtbaren Grund, sich zu beklagen. Die Vorteile, die der Empfangende aus dieser Art von Beziehungen zieht, liegen auf der Hand, allerdings muss er oder sie sich mit dem endlosen Geschimpfe und Gemurre des gebenden Partners abfinden können. *Sex* spendet beiden Partnern nur geringen Trost, da die Vereinigung ohne energetisches Einssein primär genitaler Natur ist und letztendlich als mechanisch, unbefriedigend und reine Spannungsabfuhr empfunden wird.

Bioenergetisch gesehen, ist der Hara oder Dantian leer und gibt bei Berührung nach. Die gesamte Verfassung variiert je nach Art des Problems; die schwächsten sind jene Menschen, die keine Fäden herstellen können, während jene, deren Fäden es an Gerichtetsein mangelt, etwas stärker sind. Im Allgemeinen sind sie im unteren Teil des Körpers schwächer als im oberen und tendieren dazu, diese Schwäche durch ein Anspannen der oberen Muskulatur, vor allem des Oberbauchs, auszugleichen.

Ein Fall von Isolation

Ich sah W. zum ersten Mal während ihres ersten Jahres am College. Sie befand sich damals in einer panikartigen Zustand, weil sie angeblich mit dem Zusammenbruch eines Studenten zu tun gehabt haben sollte, der das College verlassen hatte. Sie hatte große Angst davor, dass ich sie wegen ihres »Verbrechens« töten würde, obwohl sie tatsächlich nur einen verschwindend geringen Anteil an dem Zusammenbruch hatte, mit dem ich aufs Genaueste vertraut war. Dieser Anteil wurde extrem übertrieben wahrgenommen. Die panische Angst vor einer Vergeltung, die sie meinerseits erwartete, saß sehr tief, auch wenn es dafür keine objektiven Gründe gab. W. war den Motiven anderer Menschen gegenüber misstrauisch, sie fühlte sich isoliert, einsam und missbraucht und litt in ihrer Isoliertheit an überwältigender Angst.

Bei Elternteile waren Alkoholiker. Ihr Vater hatte allerdings kurz vor seinem Tod – er starb bei einem tragischen Unfall – aufgehört zu trinken. Ihre Mutter, die nach wie vor trank, schlug W. in ihren Tobsuchtsanfällen manchmal ganz unerwartet. W. hatte immer Angst, ihre Mutter würde sie töten. Sie fixierte diese Angst auf eine sexuelle Episode mit ihrem jüngeren Bruder, denn sie war überzeugt, ihre Mutter würde davon erfahren und sie dann umbringen. Ihre Mutter beging Suizid, als W. bei mir in Behandlung war.

Nach dem Tod ihres Vaters erbten W. und ihre vier Brüder jeweils eine Million Dollar. Nachdem sie eine beiläufige Bemerkung seitens Freunden der Familie aufgeschnappt hatte, übernahm W. im Alter von 16 Jahren die Rolle des Vaters als Autorität in der Familie. Sie nahm diese Rolle wörtlich und ging dabei bis ins Extrem – sehr zum Ärger ihrer Geschwister, von denen drei älter und reifer waren als sie selbst. Als ihre Geschwister später neue Beziehungen eingingen, wandte sie sich auf Grund ihrer Unfähigkeit, Männern zu vertrauen und Beziehungen einzugehen, immer mehr der Vergangenheit zu; sie kehrte oft in ihre Heimatstadt zurück, wo sie die »heimkehrende Königin« war und einmal ein Rendezvous mit einem Jungen hatte, den sie damals stark idealisierte.

Einige Jahre lang kämpfte sie mit der Vorstellung, homosexuell zu sein, obwohl sie nie eine derartige Beziehung hatte. Nach dem College experimentierte sie mit verschiedenen Lebensstilen und schloss sich schließlich einer mit konfrontativen Methoden arbeitenden therapeutischen Gemeinschaft für Drogenabhängige an, obwohl sie selbst kein Drogenproblem hatte. Sie wurde Anhängerin des Gurus dieser Gemeinschaft, der sie finanziell ausbeutete und um einige Hunderttausend Dollar brachte. Sie versuchte, sich den Anschluss an andere Menschen zu erkaufen, und war damals nicht bereit, dieses Problem zu bearbeiten.

W. litt an einem extrem niedrigen Selbstwertgefühl. Sie war sich absolut sicher, dass alle anderen auf sie herabblickten und sich über sie lustig machten. Sie übertrug dieses Gefühl auf jede soziale Situation und lebte in der festen Überzeugung, sich selbst ständig unter Beweis stellen zu müssen. Sie hatte permanent das Gefühl, einen Misserfolg nach dem anderen zu erleben. Dadurch war sie vor allem im Kontakt mit Männern äußerst verkrampft. Jahrelang konnte sie mit keinem der Männer, die sie hin und wieder traf, über ihre Ängste sprechen. Sie war nicht in der Lage, Männer einfach als Menschen zu betrachten, die dieselben Schwächen und Defizite und dieselbe Sehnsucht nach Nähe und Angenommensein haben wie sie selbst. Sie war in ihrer Überzeugung gefangen, Männer würden von Frauen erwarten, in das Klischee des Hollywood-Frauentyps zu passen.

Berücksichtigt man W.s Vorgeschichte, muss man anerkennen, dass sie mit ihren Problemen ziemlich gut zurechtkam. Am Ende unserer Arbeit fühlte sie sich etwas wohler im Leben und war im Stande, ihren Collegeabschluss zu machen. Aber sie fühlte sich noch immer nicht sicher genug, um einen Faden des Metall-Yin bis zu einem anderen Menschen auszudehnen oder den eines anderen Menschen aufzunehmen. Nach acht Jahren unregelmäßiger Therapie, aber kontinuierlicher Unterstützung war W. noch überzeugt, dass ich es war, der ihr Leben arrangierte, der andere Patienten zur gleichen Zeit wie sie bestellte und diese dazu brachte, ihr im Warteraum gewisse Dinge zu sagen. Außerdem war sie überzeugt, dass das alles nicht nur von mir, sondern auch von einigen ihrer Lehrer arrangiert sei. Es war nicht möglich, sie von meinem Respekt ihr gegenüber zu überzeugen oder ihre Ansichten ins Wanken zu bringen. Sie musste diese Überzeugungen aufrechterhalten, damit keiner von uns beiden je das Wesen des anderen wirklich berühren und niemand an ihrem Innersten rühren und sie vernichten konnte. Sie schaffte es höchstens anzuerkennen, dass alle diese Manipulationen nur um ihres Wohles willen geschahen. Nach dem College übersiedelte sie in die Nähe ihres Heimatortes und nahm glücklicherweise die Therapie dort wieder auf.

- **Lungen-Yin-Überschuss**
   Persönlichkeit: Dominierend und besitzergreifend

Bei Menschen mit Lungen-Yin-Überschuss konzentrieren sich die Energiefäden mit einer derartigen Intensität auf eine bestimmte andere Person, dass diese Person als Individuum unterzugehen droht, es sei denn, sie hat ein enormes Selbstgefühl und ist dauernd auf der Hut. (Vielleicht ist das ihre karmische Herkulesaufgabe.) Diese Menschen, die in einer monolithischen Beziehung alles verzehren und verschlingen, saugen die Energie, den Geist, die Gedanken und Gefühle des Partners auf, und wenn sie sich lang genug von diesen Zutaten ernährt haben, ersetzen sie sie mit ihrer eigenen Version, die der andere hundertprozentig anerkennen muss. Dabei geht es ihnen nicht um ein kreatives Verschmelzen von Ideen oder um inneres Wachstum, sondern um bloßes Besitzen. Es findet kein respektvolles Geben und Nehmen statt wie im Falle einer gesunden Erneuerung dieser Seinsqualitäten (die von der Erd-Energie begünstigt werden), die stattfindet, sobald sich während des Bindungsaufbaus starke Energiefäden ausgebildet haben. Die Verbindung selbst ist wichtiger als die Person, mit der der Betroffene sich verbindet. Dies lässt sich zum Teil auch dadurch erklären, dass diese Menschen dazu tendieren, sich Autorität auf unmäßige Art und Weise einzuverleiben und zu monopolisieren, dass sie ihre eigenen dominierenden, besitzergreifenden Regeln aufstellen und sich auch das »Gesetz Gottes« anmaßen. Dabei fehlt ihnen als Gegengewicht jedoch ein gut entwickelter Verantwortungssinn. Die Bindungen dieser Menschen an ihren eigenen ewigen inkarnierten Geist, an ihre Seele, sind ähnlich verschlingend, so dass sie beim Verlassen dieser Welt weniger weiterzugeben haben, als sie am Anfang besaßen.

Weitere Merkmale eines Lungen-Yin-Überschusses

Diese letztere Eigenschaft sowie die Tendenz, sich Ideen und Schöpfungen anderer Menschen anzueignen, führen fast zwangsweise zum Plagiat. Die *Kognition* ist von einer rigide konzentrierten, fast monomanischen Fixierung auf eine Person oder ein Thema, vor allem solche mit kirchlichem oder spirituellem Inhalt, gekennzeichnet. Diese Menschen neigen zu einem autokratischen, despotischen Führungsstil und sehen nur wenig Veranlassung, sich einer äußeren Gerichtsbarkeit zu unterwerfen, sie sind in erster Linie mit sich selbst beschäftigt und stellen große Ansprüche an die Aufmerksamkeit und Vitalität anderer Menschen. Die Gefahren werden einerseits durch die große Rigidität und die Konzentration auf religiöse Inhalte verstärkt, andererseits aber durch eine gleichzeitige Sprödheit und einen Mangel an Originalität gemindert. Das Plagiat, das kein eigenes Leben hervorbringt, ist der Samen zur eigenen Zerstörung. Aber trotz dieses mildernden Faktors kann die dadurch bedingte Störung in der Gesellschaft und im Leben des Einzelnen beträchtliche Ausmaße annehmen.

Angst tritt in der Gegenwart von Personen auf, die ihre Grenzen auch angesichts der Aufdringlichkeit des Betroffenen wahren können. Da wir es hier mit einem Überschuss der schweren Yin-Energie zu tun haben, wird der Verlust der Kontrolle über andere in erster Linie als *Depression* und nicht so sehr als die aufwühlendere Emotion der Angst erfahren. Der Prozess, der normalerweise nach einem schmerzlichen Verlust eintritt, wird bei diesen Menschen verlängert, in seiner Tragweite übertrieben und durch die übermäßige, sehr rigide Beschäftigung mit religiösen Dogmen aufgebauscht. Diese Art von Depression kann beträchtliche Schuldgefühle bei jenen Menschen auslösen, die versuchen, eine gewisse Distanz zu dem Betroffenen aufzubauen.

Psychosen folgen einem ähnlichen Muster, wobei hier gewisse Wahnelemente dazukommen, vor allem in Form von Größenwahn – allerdings hat der Betroffene seine Größe (Autorität) bereits eingebüßt – oder in Form eines Verfolgungswahns, denn aus der Sicht dieser Menschen stehen andere entweder auf ihrer Seite (sie unterwerfen sich) oder sind gegen sie (sie leisten Widerstand).

Liebe hängt davon ab, ob der andere sich besitzen, dominieren und benutzen lässt. Das Bedürfnis des Partners, sich selbst im *sexuellen* oder in einem anderen Bereich als unabhängigen Menschen in einer auf Gegenseitigkeit beruhenden Beziehung zu behaupten, wird von Menschen mit einem Metall-Yin-Überschuss als Bedrohung ihrer eigenen Integrität zurückgewiesen, da ihre energetische Natur vollkommene Herrschaft verlangt. Wer sich unterwirft, wird plump und mit erstaunlich mangelhafter Sensibilität »geliebt« und »zum Lieben gebracht«. Dabei handelt es sich nicht um sadistisches oder masochistisches Verhalten, da nicht das Bedürfnis besteht, Schmerz zu verursachen oder zu empfinden, sondern nur das Bedürfnis, »festzuhalten«, »gehalten« zu werden und zu dominieren.

Aus *bioenergetischer* Sicht ist der Bereich unterhalb des Nabels verspannt und verkrampft, wobei auf der rechten oder linken Seite Schmerzen oder Empfindlichkeit auftreten können, vor allem bei Frauen während des Eisprungs. Dies spiegelt eine gewisse Stagnation von Blut und Körperflüssigkeit auf Grund des Yin-Überschusses wider. Der Bereich oberhalb des Nabels ist dagegen meist energetisch unterversorgt, und es kann zu einem »Aufschießen« kommen, wobei das Yin in der unteren Körperhälfte den Kontakt mit dem Yang verliert, das aufsteigt und eine Hitzeempfindung hervorruft.

Ein Fall von Aufdringlichkeit
S. war eine sehr attraktive, 46 Jahre alte Mutter von drei Kindern, die nach einer Operation, bei der ein inoperabler Eierstockkrebs diagnostiziert worden

war, zu mir kam. Ich kannte sie bereits seit Jahren, und sie war für mich und andere einer der aufdringlichsten und besitzergreifendsten Menschen in der Gemeinde. Sobald sie einem begegnete, hatte sie einen bereits vereinnahmt. Sie benutzte und verbrauchte uns, wie es ihren Bedürfnissen entsprach. Sie tat es zwar oft zu einem guten Zweck, aber ohne unsere Individualität oder Privatsphäre zu berücksichtigen. Sie teilte uns für Gespräche ein, benutzte unser Material, gab Autoritäten gegenüber vor, für uns sprechen zu dürfen, ohne uns vorher überhaupt gefragt zu haben. Sie übernahm die Führung in einer Bewegung, ohne dass die, die sie führen wollte, davon wussten oder ihre Zustimmung gegeben hätten.

Auf ihrem beruflichen Gebiet war S. landesweit bekannt. Sie hatte die höchsten nationalen Auszeichnungen erhalten und fremde Länder als Beraterin bereist. Sie hatte ein Ausbildungsinstitut für Postgraduierte gegründet, das sie bis zu ihrer Krankheit leitete; und ihr ganzes Leben lang war sie immer aktiv und in Bewegung, wobei sie noch in viel mehr Bereiche als die oben erwähnten eindrang. Ein Arzt, der sie und ihren Mann behandelte, beschrieb die Beziehung zwischen den beiden folgendermaßen: »Meiner persönlichen Meinung nach nimmt C. seiner Frau ihre herablassende Haltung übel, die bei ihm zu Verkrampfungen führt. Sie tätschelt ihn wie einen Hund: Leg dich hin – dreh dich um – mach bitte, bitte – usw. Er sagt nichts dazu, aber seine Gesichtsmuskeln beginnen zu arbeiten. Das ist nur ein Beispiel. Ich könnte Ihnen mehr davon nennen.«

Zwischen der Diagnose und ihrem Tod lagen ungefähr zwei Monate. S. hatte nicht die Zeit und auch nicht die Sensibilität, die Botschaften ihres eigenen Körpers wahrzunehmen, die ihr hätten sagen müssen, dass sie krank war. Man könnte meinen, ihre energetischen Fäden seien so sehr im Hara anderer Menschen eingebettet gewesen, dass sie den Kontakt mit ihrer eigenen Mitte verloren hatte. Während dieser zwei Monate behandelte ich sie mit Akupunktur und Kräutern, und wir redeten. Ihre Schmerzen waren auch ohne Medikamente unter Kontrolle, bis zu dem Moment ihres Todes, der einige Stunden, nachdem sie ins Krankenhaus eingeliefert wurde, eintrat.

Während dieser Zeit wurde ich Zeuge der unerwartetsten und erstaunlichsten Verwandlung, die ich je erlebt hatte. Es tauchte ein unglaublich spirituelles Bewusstsein, eine Sensibilität auf, die mich an einen wunderbaren, dynamischen und doch friedlichen Ort mitriss. Dort war es uns möglich, das Leben auf positive, liebende Weise anzunehmen und die Einheit mit der gesamten Existenz zu erfahren. Weder Bitterkeit noch Zorn blieben zurück. Sie gab sich den Kräften hin, die sie eingeholt hatten, und verstand deren Botschaft. Sie erkannte, dass ihre lebenslange Suche nach Information sie auf den falschen

Weg geführt hatte und dass sie nun schließlich jenes Wissen, das sie brauchte und wollte, gefunden hatte. Der Tod war ihr Lehrer, und im Unterschied zu vielen anderen war sie in der Lage zu lernen. Im *Tibetanischen Totenbuch*[9] heißt es, dass dieser letzte Moment, in dem man dieses Reich verlässt, um sich auf die Reise zum nächsten zu begeben, der wichtigste für die spirituelle Entwicklung und entscheidend für die Stellung in der nächsten Welt sei. Das Leben ist ein endloses Paradox, und keiner von uns kann wissen, wer wir in diesem Augenblick sein werden. S. war entgegen aller unserer Erwartungen dieser Herausforderung gewachsen. Ihre Seele, ich bin sicher, ruht in Frieden.

Disharmonien des Lungen-Yang

Lungen-Yang-Mangel
Persönlichkeit: Energiemangel

Im Gegensatz zum Charakter mit Yin-Überschuss, der mit fokussierter Intensität festhält, hält ein Mensch mit Yang-Mangel fest, weil er nicht loslassen kann. Eine Erklärung dafür wäre, dass das Metall-Yang nicht stark genug ist, um das Nieren-Yang, das für die Bewältigung der existenziellen »Angst vor dem Unbekannten« verantwortlich ist, zu nähren. Man muss sich jedoch darüber im Klaren sein, dass in erster Linie die energetische Unfähigkeit loszulassen und weniger die Angst vor dem nächsten Schritt für die im Folgenden beschriebenen Persönlichkeitsmerkmale verantwortlich ist. Personen mit einem Metall-Yang-Mangel sind nicht im Stande, Menschen, Gedanken und Ansichten loszulassen und klammern sich ans Bekannte, statt sich neue Welten jenseits ihres Horizontes zu erschließen. In jedem einzelnen Entwicklungsstadium fällt es ihnen schwer, das loszulassen, woran sie sich gewöhnt haben, und zum nächsten überzugehen. Sie scheinen unwillig, z. B. wollen sie den Mutterleib nicht verlassen und zählen zu jenen, die mit einigen Wochen Verspätung auf die Welt kommen oder nur geringe Anstalten machen, sich zur rechten Zeit ihren Weg nach draußen zu bahnen. Sie trennen sich nur langsam von der Brust, aber nicht, weil sie diese Form des Nährens brauchen; sie brauchen lange, um sauber zu werden und weisen eine Tendenz einzukoten auf, aber nicht, weil sie passiv-aggressiv sind, sondern weil für die Veränderung eine Energie notwendig ist, über die sie nicht in ausreichendem Maße verfügen.

Diese Energie fehlt ihnen auch beim simplen Vorgang des Atmens und in ihrer Verbindung mit der weiteren Welt und dem Universum, und zwar auf physischer wie auf spiritueller Ebene. Ein tiefes Gefühl der Einsamkeit macht sich ab einem gewissen Bewusstheitsniveau bemerkbar, das das für uns »existenziell« vorgesehene Maß übersteigt.

Weitere Merkmale eines Lungen-Yang-Mangels
In diesem Fall dauern alle Entwicklungsphasen länger als normal, und jeder Übergang von einem zum nächsten Stadium ist mit Widerstand besetzt. Diese Menschen erscheinen durchgehend äußerst vorsichtig und unfähig, sich dem Fluss des Lebens hinzugeben. *Angst* tritt auf, wenn sie altbekannte, vertraute Situationen oder Menschen verlassen müssen. Die häufigste Reaktion auf Neues ist jedoch Widerstand und nicht Angst, die im Wesentlichen nur ein Nebenprodukt des Kampfes und Konflikts mit einer ständig Druck ausübenden Welt ist.

Es treten Vermeidungsverhalten, wie z.B. scheinbare Schulphobien, und in der weiteren Entwicklung Platzangst und soziale Phobien auf. Sie können sich sowohl im sozialen als auch im kognitiven Bereich lähmend auswirken.

Die *Kognition*, die von Natur aus gesund wäre, wird dadurch behindert, dass sich Menschen mit Metall-Yang-Mangel weniger Lernimpulsen und äußeren Einflüssen aussetzen, wodurch sie unreif und verstärkt Bekanntem verhaftet bleiben.

Akkulturation und »Übergangsriten« setzen mit Verzögerung ein, weil diese Menschen Schwierigkeiten haben, das Bekannte loszulassen, was sie aber daran hindert, neue Ideen, Werte und Verhaltensweisen von Lehrern oder auch während Phasen starker Peer-Identifikation zu übernehmen. Es mangelt ihnen an Erfahrungen, weil ihnen diese Identifikation mit Gleichaltrigen fehlt. Derartige Erfahrungen sind aber notwendig, um sich in der späteren Adoleszenz von der Autorität der Familie und Sippe befreien zu können. Diese potenziell massiven Entwicklungsverzögerungen können zu einem beträchtlich herabgesetzten Selbstwertgefühl führen, es sei denn, der Betroffene lebt in einem extrem isolierten Teil der Welt, wo der Clan dominiert und Veränderungen minimal sind.

Diese Menschen bleiben ihr ganzes Leben lang abhängig von einer äußeren Autorität. Auf Grund ihrer inadäquaten Sozialisation tendieren sie dazu, in Konflikt mit dem Gesetz zu geraten. Darüber hinaus suchen sie unbewusst auf diesem Weg nach den Grenzen, die sie nie integrieren konnten und die für sie vor allem in Gestalt von Polizeibeamten verfügbar sind. Es existieren zwar noch andere Entwicklungsabnormalitäten, bei denen der Betroffene ebenfalls immer wieder in Konflikt mit dem Gesetz gerät – dabei handelt es sich meist nicht um gravierende Verfehlungen –, aber diese Abnormalität ist eine der verbreitetsten. Die Betroffenen legen ihre Gesetzesverfehlungen so an, dass sie leicht dabei ertappt werden können, und oft fühlen sich jene Menschen, die innerhalb einer starken Sippentradition keine sichere Position innehaben, im Gefängnis besonders wohl, weil sich dort die Routine nie ändert, alles vorhersagbar ist und wenig Notwendigkeit für Innovation besteht.

Auf Grund der beschränkten Entwicklung der Persönlichkeit fehlt diesen Menschen die Wesenstiefe, die eine Voraussetzung für das Gefühl des Verlustes ist, das mit den meisten *Depressionen* einhergeht. Der Verlust des Vertrauten führt zu noch mehr Angst und möglicherweise zu so etwas wie einer anaklitischen Reaktion, vor allem in jungen Jahren, aber die verbreitetste Erscheinungsform von Depression ist durch eine Flachheit des Affekts und agitierte Langeweile gekennzeichnet. Außerhalb der Familie kann es zu einer beträchtlichen Verletzung durch bedeutsame Ersatzelternfiguren und zu abweisenden Demütigungen seitens Gleichaltriger kommen, die nur schwer verziehen werden können, da auch das Sichlösen von Kummer – wie das Loslassen generell – diesen Menschen schwer fallen. *Psychotische* Episoden können dann auftreten, wenn das Unterstützungssystem der Familie nicht länger funktionsfähig ist; sie sind durch übertrieben intensiv wahrgenommene oder eingebildete Verletzungen sowie durch eine Gedankenarmut gekennzeichnet.

Liebe beschränkt sich auf klammernde Beziehungen innerhalb der Familie, denen es an der Gegenseitigkeit und dem Wachstum mangelt, die wir normalerweise mit Liebe assoziieren. Diese Menschen nehmen innerhalb der Familie häufig eine dienende Funktion ein und werden von Geschwistern und Eltern oft sehr geliebt. Innerhalb eines Familiensystems, in dem das Konzept von Loyalität und Pflichterfüllung wichtiger ist als Liebe und Hingabe, wie z. B. in orientalischen Traditionen, werden solche Menschen vollkommen synton mit ihrer Kultur leben und den ihnen entsprechenden Platz finden können, ohne in Konflikt mit der Liebe zu kommen, die nie ein Thema ist. In modernen westlichen Gesellschaften jedoch, in denen erwachsene Liebe zumindest ein Konzept und ein ideale Modalität für persönliches Wachstum darstellt, werden solche Menschen dyston, es sei denn, sie leben in einem so seltenen Umfeld wie der sizilianischen Mafia, in dem sich die Clan-Mentalität seit feudalen Zeiten erhalten hat.

Sex ist höchstwahrscheinlich inzestuös und auf die Familie beschränkt, was entweder offen gebilligt wird – wie dies z. B. auch bei einigen in entlegenen Bergregionen der Vereinigten Staaten lebenden Gemeinschaften der Fall ist – oder auf Grund von Selbsttäuschung und Verleugnung nicht wahrgenommen. Es handelt sich um ein Phänomen, das nach neueren Untersuchungen in vielen Familien äußerst verbreitet ist. Die Männer (so diese Studien), die ihre Töchter missbrauchen, sind oft isolierte Einzelgänger, die es schaffen, ein gewisses Maß an Individuation zu simulieren, während sie sich in Wirklichkeit nie über die rudimentären Bindungen an ihre Ursprungsfamilie hinausentwickelt haben. In Springs in East Hampton, New York, wo ich mehr als 20 Jahre gelebt habe, war es früher, ja, bis in meine Zeit hinein, durchaus üblich, dass aus Mutter-Sohn-«Ehen» Kinder hervorgegangen sind. Die Rate der geistigen Behinderungen war damals (in den 70er Jahren) in dieser Gegend die höchste des ganzen Staates New York.

Die *bioenergetische* Konfiguration zeigt eine deutliche Unreife. Es fehlt die »Präsenz« einer reifen Persönlichkeit, in der eine ausgewogene Mischung aus Stärke und Flexibilität im Kontinuum des ganzen Körpers spürbar ist. Diese Menschen erinnern immer an das kleine Mädchen oder den kleinen Jungen, was sich im Fehlen von Konturen und Kontrasten im Gesicht oder durch »Babyspeck« im Gesicht manifestiert.

Ein Fall von Anhaften
V. kam ursprünglich wegen seiner jüngeren Schwester zu mir, bei der Schizophrenie diagnostiziert worden war. Der eigentliche Zusammenbruch fand statt, als sie 18 Jahre alt war und ihr Vater an einer Herzkrankheit starb. Seit damals lebte sie zurückgezogen, weigerte sich zu arbeiten, schlief übermäßig viel, wollte nicht sprechen oder war, wenn sie es doch tat, unverständlich. V. wollte einen Rat, wie er am besten mit ihr umgehen sollte.
Während dieser Sitzung lüftete V. widerwillig viele persönliche und familiäre Geheimnisse, was bei ihm beträchtliche Schuldgefühle hervorrief. Eines dieser Geheimnisse war, dass er nach dem Tod des Vaters die Versorgung seiner Mutter übernommen hatte, bis seine ältere Schwester ohne Ehemann zurückkam und ihn in dieser Funktion ablöste. Er war darüber sehr erbost, weil er immer als das »störrische«, nicht akzeptierte Kind galt, bevor er die Rolle des Pflegers der Mutter übernommen hatte. Er hatte nie etwas unternommen, um auf eigenen Füßen zu stehen oder um eine Beziehung mit einer Frau einzugehen, obwohl er das Bedürfnis nach einer sexuellen Beziehung verspürte. Es gelang ihm auch nicht, Arbeit außerhalb des familiären Unternehmens zu finden, wo er ausgebeutet wurde. Obwohl er jedes Bedürfnis nach Hilfe leugnete, war klar, dass er in seinem Innersten fürchtete, ich würde auch bei ihm »Verrücktsein« feststellen.
Es kam zu einem jahrelangen unregelmäßigen Kontakt. V. schmiedete während dieser Zeit stets allein oder gemeinsam mit mir Pläne, wie er sich von seiner Familie lösen und ein unabhängiges Lebens führen könnte. Er sah gut aus, hatte eine gute Erziehung genossen, verfügte über außerordentliche Talente und Fertigkeiten, mit denen er wahrscheinlich überall seinen Unterhalt hätte verdienen können. Stattdessen klammerte er sich an die familiären Sorgen und war unfähig, seine Stärke, das Metall-Yin, zu sammeln, um diese Bindungen auf andere Menschen auszudehnen.

- **Lungen-Yang-Überschuss**
    Persönlichkeit: Sich treiben lassen
Der wichtigste Zug in der Persönlichkeit eines Menschen mit Metall-Yang-Überschuss ist Labilität. Es handelt sich um einen Menschen, der ausreichend Kon-

takt mit Menschen und Ideen herstellen kann und auch über die adäquate energetische Stärke verfügt, um diese Beziehungen aufrechtzuerhalten, der sich aber allein um des Kitzels des Neuen willen zu neuen Begegnungen hingezogen fühlt. Dies geschieht jedoch ohne jenen Druck, den man bei einer Manie feststellt. Er scheint vielmehr anstrengungslos durch Beziehung um Beziehung, Arbeit um Arbeit, Gedanken um Gedanken, Ansicht um Ansicht zu treiben. Im neurolinguistischen Programmieren (NLP) wird dieser Mensch als »In-Time«-Person beschrieben, für die der Augenblick ewig dauert.[10] In einem bestimmten Moment sind seine Treueerklärungen total und ehrlich. Er selbst würde nie vermuten, dass der nächste Windstoß ihn mitreißen und zu neuen Ufern und seltsamen Gestaden blasen könnte – fast als ob die letzten nur mehr als blasse Erinnerung oder Mahnung existieren würden. Seine Hingabe ans Schicksal ist wunderbar mit anzusehen – außer für jene, die er dabei zurücklässt und unabsichtlich zurückweist. Er lebt nicht nach dem alten Motto, das da lautet »Gott hilft denen, die sich selbst helfen«, denn nach diesem Motto zu leben, hieße, dem Schicksal eine weniger wichtige Rolle als der Intention beizumessen.

Ein Mensch mit Metall-Yang-Überschuss ist ein Mensch, der sich treiben lässt, dessen Loyalitäten so fragil und vage wie die Welt rund um ihn sind. Familie und Clan, Land, Religion und ethnische Identität sind seinen eigenen Impulsen untergeordnet, die sich bis an die Grenzen des Universums erstrecken. Er ist geistig und spirituell so zerstreut und undefiniert wie die dünne Luft in den oberen Schichten der Atmosphäre.

Weitere Merkmale eines Lungen-Yang-Überschusses

Was den *kognitiven* Bereich betrifft, so ähnelt der Geist eines Menschen mit Metall-Yang-Überschuss dem sprichwörtlichen Grashüpfer, und sein *Liebesleben* ist eine schnelle Abfolge von intensiven Affären, bei denen Leidenschaft und *Sex* eine wichtige Rolle spielen, was typisch ist für Beziehungen, die nie über das Stadium des Neuen hinauskommen. Dieses playboyähnliche Verhalten geht auf einen Überschuss an jener Energie zurück, die uns zum so notwendigen und wichtigen Loslassen befähigt, und darf nicht als Ausdruck eines tief sitzenden Don-Juan- oder Tristan-Komplexes missverstanden werden, der sich durch die Suche nach einer flüchtigen Anima auszeichnet. Dieser Komplex existiert zwar, aber er ist nicht für alle oben in Zusammenhang mit Liebe beschriebenen Verhaltensweisen verantwortlich.

Angst kommt in intimen Situationen auf, in denen der Betroffene nicht der unmäßige, ziellos Wandernde sein kann, wie es seinem energetischen Programm entspräche. Eine *Depression* hingegen bildet sich dann aus, wenn diese Sprunghaftigkeit über längere Zeit hinweg gehemmt ist. Sie kann sich aber auch nach der Lebensmitte einstellen, in der der Mangel an substanzieller persönlicher Entwicklung, der sich aus dieser lebenslangen Instabilität ergibt, eine Leere hinterlässt, was im Selbst (egal, wie unfassbar es auch sein mag) letzten Endes ein Gefühl der Trauer hervorruft.

Phobien hinsichtlich geschlossener Räume sind vorhersehbar, und *psychotische* Episoden sind im Kontext dieser Neigung zum Loslassen möglich – wobei es sich in diesem Fall um ein Loslassen der Realität handeln würde. Ich kann mich nicht erinnern, dass dies während meiner klinischen Praxis je passiert wäre.

Bioenergetisch gesehen, erscheint der Betroffene relativ reif, da er in jeder Entwicklungsphase gerade immer so viel absorbiert hat, dass er den Anschein eines Generalisten im besten Sinne des Wortes zu erwecken vermag. Eine genauere Untersuchung zeigt jedoch, dass es ihm an Geerdetsein fehlt und er nicht verwurzelt ist und wie über dem Boden zu schweben scheint. Aus diesem Grund ist er leicht umzustimmen, sofern eine Position mit genügend Nachdruck vertreten wird. In seiner Gegenwart kann man ein angenehmes Gefühl der Leichtigkeit verspüren, was einen aber vorsichtig machen sollte. Ein solcher Mensch kann einen schnell begeistern und mitreißen, und man schwebt so lange dahin, bis er einen fallen lässt, weil er etwas Neues gefunden hat. Er ähnelt ein bisschen dem Kobold in *Finnian's Rainbow*, der da singt: »Wenn ich nicht nahe dem geliebten Mädchen bin, liebe ich das Mädchen, das mir nahe ist.«[11] Er kann sich auch leicht in niedrige spirituelle Sphären erheben und fühlt sich von spirituellen Führern und Praktiken angezogen, wobei er auch hier den verschiedensten Richtungen jeweils für kurze Zeit folgt, ohne jedoch nennenswerte spirituelle Fortschritte zu machen.

Ein Fall von Dilettantismus

A. wurde wegen Beschwerden im Brustkorb und ständig wiederkehrenden Infektionen der Atemwege, die auf eine konventionelle Behandlung nicht ansprachen, überwiesen. Außerdem litt sie an verschiedenen chronischen Geschlechtskrankheiten, inklusive Warzen und Herpes genitalis. Sie war 30 Jahre alt und hatte von ihrem Vater ein Unternehmen geerbt, das bald darauf in Konkurs ging. Als sie jünger war, wechselte sie von Schule zu Schule, wobei ihr nachsichtiger Vater immer wieder Rückendeckung leistete, während ihre Mutter (von der sie durch die Scheidung ihrer Eltern, die stattfand, als sie noch relativ klein war, physisch getrennt wurde) sie im Allgemeinen ignorierte.

Sie hatte sich nie brauchbare Fähigkeiten angeeignet oder einen Beruf erlernt. Sie war eine berufene und unberufene Dilettantin, vor allem, was

Männer betraf. Auf ihrer Suche nach dem Richtigen wechselte sie von einem zum anderen und stellte dabei einen für Frauen verdächtigen Rekord auf, der auch jedem Don Juan zur Ehre gereicht hätte. Jeder Mann wurde sorgfältig hinsichtlich seiner Eignung als Ehemann untersucht, nur um – aus welchem Grund auch immer – verworfen zu werden, denn, so der Hintergedanke, ein besserer würde hinter der nächsten Ecke warten. Außerdem war sie sich nicht sicher, ob sie überhaupt längere Zeit mit einem Mann zufrieden sein könnte.

Als ich sie zum letzten Mal sah, hatten sich ihre körperlichen Symptome gebessert. Obwohl sie mit einem Mann fast sieben Monate zusammengelebt hatte, schwebte sie noch immer an der Oberfläche unserer Kultur, ließ sich von den Strömungen und Jahreszeiten treiben und blieb nur so lange an einem Ort, bei einer Arbeit oder einem Menschen, bis es sich wieder einmal abzeichnete, dass der andere irgendeine Form von Engagement von ihr erwartete. An diesem Punkt traten vollkommen neue Menschen, neue Orte und eine neue Arbeit auf den Plan. Das einzig Beständige war ihre stete Sorge um Gesundheit und ewige Jugend – und ihre endlose Suche nach dem richtigen Mann.

13 Angst und Depression

Angst

Depression

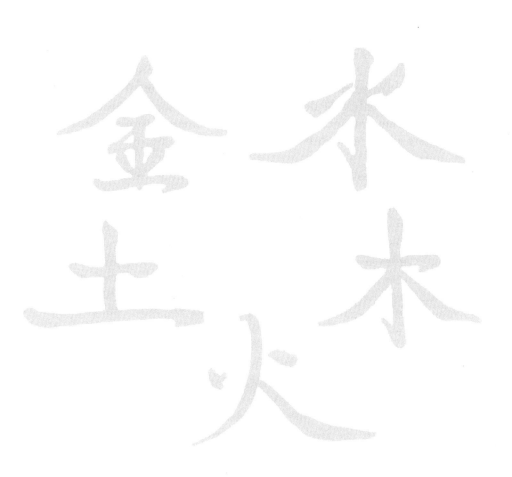

Angst

Es existiert eine Reihe von Definitionen für den Begriff Angst, aber nach der Definition, die die breiteste Zustimmung findet, ist Angst »ein Gefühl der Bedrohung, vor allem einer Furcht erregenden Bedrohung, ohne dass die Person fähig wäre zu sagen, wovon sie glaubt, bedroht zu werden«. Ich werde die Begriffsverwirrung mit meinem eigenen Konzept über die Natur von Angst noch vergrößern, aber wir werden uns im Allgemeinen im Rahmen dieser Definition bewegen.

Angst wird im Psychiatrischen Wörterbuch definiert als »ein Affektzustand, der sich von anderen Affektzuständen durch seinen spezifischen unangenehmen Charakter unterscheidet. Sie besteht aus einer somatischen, physiologischen Seite (gestörte Atmung, gesteigerte Herzaktivität, vasomotorische Veränderungen, Störungen, die das Muskel-Skelett-System betreffen, wie Zittern oder Lähmung, vermehrtes Schwitzen) und einer psychologischen Seite (Wahrnehmung spezifisch unangenehmer Gefühle und Empfindungen, Befürchtung). Angst wird von Furcht unterschieden. Erstere ist eine Reaktion auf eine unwirkliche oder eingebildete Gefahr.«[1] Furcht, sagen die Chinesen, ist eine Emotion, die zu den Nieren absteigt, während Angst eine Emotion ist, die zum Herzen aufsteigt.

Auch wenn die (bewusst oder unbewusst) wahrgenommene Gefahr nach konventionellen Standards und von der Logik her unwirklich sein mag, für den Betroffenen ist sie äußerst wirklich. In einem Moment besonderer Verwundbarkeit früher im Leben dieses Menschen hat eine Reihe von relativ katastrophalen Ereignissen stattgefunden, wodurch die Fähigkeit, in einer erwachsenen Umgebung produktiv zu reagieren und sich anzupassen, aufs Äußerste gefordert wurde. Zu diesem Zeitpunkt mag die Reaktion die unter den gegebenen Umständen bestmögliche gewesen sein. Die traumatischen Aspekte dieser Ereignisse und alle ihre zu einer Fehlanpassung führenden restitutiven Manöver – eines dieser Manöver nennen wir Angst – werden aber weiterhin durch Ereignisse evoziert, die bewusst oder unbewusst so wahrgenommen werden, als wären sie mit den ursprünglichen identisch oder ihnen ähnlich.

Angst ist ein vielschichtiges Phänomen, das man auch nach den Kategorien »akut« und »chronisch« klassifizieren kann. Kombinationen von akuter und chronischer Angst können bei ein und derselben Person beobachtet und von ihr wahrgenommen werden. Die zwei möglichen Antworten auf eine akute Angst werden als »Kampf« und »Flucht«[2] beschrieben, wobei beide ein konstanter Zug bei jedem Menschen sind. Beide Reaktionen lassen sich aus physiologischer Sicht folgendermaßen charakterisieren: Kampf ist eine autonome Reaktion des sympathischen Nervensystems, Flucht eine Reaktion des parasympathischen

Nervensystems. Lawson-Wood beschreibt sie als »steif« und »schlaff«[3]. Angst, wie wir sie verstehen, umfasst alle diese bekannten Ausdrucksformen, also emotionale und physische, gefühlte oder unterdrückte (z. B. Konversionshysterie), akute und chronische.

Angst ist jedoch nicht nur ein Signal, das uns zeigt, dass etwas nicht stimmt, sondern auch ein Zeichen dafür, dass der Organismus noch einer Reaktion fähig ist. Alles in allem ist Angst ein Lebenszeichen, sie ist ein Hinweis darauf, dass der Betroffene noch die Kraft und Stärke hat, mit seiner Krankheit zu kämpfen (shi in der chinesischen Medizin, eine »kraftvolle« Bestätigung und eine »kraftvolle« Krankheit). Depression hingegen ist ein Signal dafür, dass der Kampf vorbei und der Organismus nicht mehr in der Lage ist, einen Konflikt auszutragen, der notwendig wäre, um sich neue Horizonte zu erschließen.

Wir werden uns mit zwei Erklärungsmodellen von Angst beschäftigen: mit dem chinesischen Modell der Akademie für Chinesische Medizin in Beijing und mit meinem eigenen, das auf den im ersten Teil des Buches besprochenen Konzepten beruht. Diese beiden Konstrukte sind vollkommen miteinander vereinbar.

Das klassische chinesische Modell der Angst
Im klassischen Modell kennt man fünf Ursachen von Angst. Die erste Ursache ist eine Kombination aus schwacher Konstitution und plötzlichem Erschrecken. Die Symptome sind in diesem Fall Herzklopfen, Unruhe, ein von Träumen gestörter Schlaf und Anorexie. Betroffen ist in erster Linie das Herz. Der Puls ist »fein« und schwach, die Zunge normal. Ziel der Therapie ist es, das Herz und damit den Geist zu beruhigen, denn nach chinesischer Auffassung kontrolliert das Herz den Geist. Dies geschieht, indem man die Zirkulation des Herz-Qi anregt, wobei Punkte wie Xinshu (B 15), Juque (KG 14), Shenmen (H 7), Neiguan (KS 6) und Daling (KS 7) zum Einsatz kommen.

Die zweite Ursache für Angst ist ein durch Blutverlust und chronische Krankheit verursachter Mangel an Herz-Blut. Die vorherrschenden Symptome sind eine Verschlechterung des Gedächtnisses und der Konzentration, Herzklopfen, Blässe, Benommenheit, Schwindel und verschwommenes Sehen. Auch hier ist in erster Linie das Herz betroffen, aber diesmal vor allem das Blut und weniger das Qi. Das Ziel der Behandlung ist ein dreifaches: Erstens gilt es, das Blut aufzubauen, indem man die Milz stärkt, denn die Milz lenkt die Verdauung, aus der das Blut in erster Linie seine Nahrung bezieht. Das zweite Ziel besteht darin, das Blut in Bewegung zu bringen, und zum Dritten muss das Herz gestärkt werden. Genadelt werden in diesem Fall Punkte wie Pishu (B 20), Weishu (B 21), Zusanli (M 36), Geshu (B 17), also Punkte auf dem Herz-Meridian und Herz-Shu-Punkte.

Nach dem traditionellen chinesischen Modell ist die dritte Ursache von Angst ein durch einen Yin-Mangel (Wasser-Mangel) hervorgerufener Überschuss an Feuer. Die Hauptsymptome sind Herzklopfen, Reizbarkeit, Schlaflosigkeit, Benommenheit und Tinnitus. Es liegt ein Yinxu-Zustand (Wasser-Mangel) von Niere und Herz vor, der oft gleichzeitig mit einem Mangelzustand des Blutes auftritt. In diesem Fall muss die Therapie die Niere stärken, Hitze vom Herzen ableiten und den Geist besänftigen. Dies geschieht mittels Punkten wie Jueyinshu (B 14), Shenshu (B 23) und Taixi (N 3) sowie mit den bereits erwähnten Herz-Punkten.

Die vierte Ursache ist eine Retention schädlicher Flüssigkeiten im Inneren, die auf einen Mangel in Milz und Niere zurückgeht. Die Symptome sind Herzklopfen, ein Völlegefühl in Brustkorb und Oberbauch, Mattigkeit und Husten mit Schleimauswurf. Der Kranke leidet an Durst, will aber nicht trinken. Der Puls ist stark und schlüpfrig, die Zunge weist einen klebrigen, weißen Belag auf. Ziel der Behandlung ist es, Milz- und Nieren-Yang zu stärken, indem man Punkte wie Pishu (B 20), Zusanli (M 36), Qihai (KG 6), Shanzhong (KG 17 – um das Qi des Yang zu wärmen) und Sanjiaoshu (B 22 – um das Wasser der drei Jiao zu regulieren) nadelt. Dadurch wird auch das Yang gewärmt und die Wasserretention beseitigt.

Die fünfte Ursache von Angst ist inneres Schleim-Feuer. Schleim entsteht durch eine über einen langen Zeitraum erfolgte Anhäufung von Feuchtigkeit und ist das ungefähre Äquivalent dessen, was wir Mucus nennen. Schleim wird durch einen Milz-Mangel hervorgerufen und das Feuer durch exzessive Hitze, die auf eine schwere Stagnation in der Energiekonfiguration von Leber/Gallenblase zurückgeht. Die Hitze trocknet das Wasser der Feuchtigkeit, wobei schwerere Rückstände zurückbleiben, die wir Schleim nennen. Ursachen für eine Hitze in Leber/Gallenblase sind entweder verdrängte Emotionen oder chemische Substanzen, inklusive Alkohol, Koffein und Drogen. Auch eine länger bestehende Krankheit kann dazu beitragen. Symptome sind in diesem Fall Herzklopfen, Reizbarkeit, Jähzorn, Zwangsvorstellungen und übermäßiges Träumen. Schizophrenie und Epilepsie werden ebenfalls mit diesem Zustand in Zusammenhang gebracht. Die Behandlung besteht in der Nadelung von Punkten zur Beseitigung des Schleims, wie Fenglong (M 40), Tiantu (KG 22); von Punkten zur Beseitigung der Hitze wie Yanglingquan (G 34) und Xingjian (Le 2); von Punkten zur Beseitigung von Schleim und Hitze in der Lunge, wie Feishu (B 13) und Chize (Lu 5); von Punkten zur Beseitigung von Hitze und/oder Schleim aus dem Herzen, wie Jueyinshu (B 14), Shaofu (H 8), Laogong (KS 8), Ximen (KS 4) und Houxi (Dü 3). Ohr-Punkte wie Herz, Dünndarm, Shenmen, Sympathicus, Subcortex, Milz, Magen, Niere, Dreifacher Erwärmer und Lunge sind ebenfalls hilfreich.

- **Angst und Energetik: Ein ontogenetisches Modell**
In meinem eigenen ontogenetischen Modell definiere ich chronische Angst als eine eindeutig unangenehme gefühlte Erfahrung, die ein Mensch dann macht, wenn er im Prozess der Evolution seines Seins unbewusst eine Bedrohung seines »Werdens« wahrnimmt. Meiner Erfahrung nach lassen sich diese Bedrohungen in zehn Hauptkategorien einteilen (bei »Trennungsangst« finden sich außerdem zehn Unterkategorien), wobei jede von ihnen mit einem Stadium in dieser Evolution sowie mit der Wandlungsphase, deren Energie die Hauptrolle in dieser Entwicklungsphase spielt, in Beziehung steht. Im Laufe der Zeit könnte diese Klassifizierung auf weitere Kategorien ausgedehnt werden.

Angst vor dem Unbekannten

Die wichtigste und vielleicht am weitesten verbreitete Form der Angst ist die Angst vor dem Unbekannten. Sie ist das natürliche »Übergangsritual«, das bei jedem Übergang von einem Stadium in der Entwicklung des Seins zum nächsten auftritt. Sie ist eine dem Leben inhärente, unvermeidbare Befindlichkeit, und wir müssen den Mut aufbringen, uns ihr zu stellen und durch sie hindurchzugehen, entweder alleine oder in Begleitung anderer. Die Alternative wäre es, zurückzubleiben und ein Leben in stiller Verzweiflung zu führen, wie es Emerson genannt hat.

Diese Angst tritt auch auf, wenn ein Mensch mit einer Situation konfrontiert wird, die seiner Persönlichkeitsorganisation zuwiderläuft. Zum Beispiel geht eine durch einen Nieren-Yin-Mangel gekennzeichnete Persönlichkeit davon aus, dass die Welt ihr feindselig gesinnt ist. Sie ist daher auf das Schlimmste, nicht aber auf freundschaftliche Gesten seitens andere Menschen gefasst, die sie, wenn sie ihr aufgedrängt werden, in akute Angst versetzen können.

Die Energien der Wandlungsphase Wasser steuern normalerweise die ursprüngliche, archaische Angst vor dem Unbekannten und deren grundlegendste Manifestation, die sich auf unsere kosmische Identität und auf unser letztliches Schicksal über den Tod hinaus bezieht. Diese Energien sind aufs Engste mit jenen Anforderungen verknüpft, mit denen wir uns an der dünnen Barriere zwischen Leben und Tod konfrontiert sehen. Die damit verbundenen Ängste können für uns zerstörerische, erschreckende Ausmaße annehmen. Menschen, die ihr Leben lang, Tag und Nacht, aber vor allem bei Nacht, von einer chronischen Angst begleitet werden, sind Menschen, bei denen die Wandlungsphase Wasser bereits im Mutterleib grundlegend geschädigt wurde. Bei vielen lässt sich nachweisen, dass sie einen versuchten Schwangerschaftsabbruch überlebt haben.

Meinem Eindruck nach macht eine Schädigung der Wandlungsphase Wasser Menschen anfällig für Ängste in allen ihren verschiedenen manifesten Formen.

Diese Schädigung ist die Grundvoraussetzung für ein Chronifizieren von Angst, egal welchen konkreten Ursprungs sie ist und egal, welche Rolle sie bei der Verzerrung der natürlichen Funktionen der anderen Energiesysteme spielt.

Nieren-Yin, Nieren-Yang und Nieren-Qi führen uns durch den Tod des Körpers, den Tod des Ich, durch göttliche Liebe, göttliche Macht und göttlichen Geist hin zur Auferstehung. So opfert sich der »Rote Vogel« und schwingt sich ein ums andere Mal auf, bis die Wasser-Energien uns kraft des Vertrauens über die Angst vor dem Unbekannten zur Erlösung, ins Nirwana, führen.

Trennungsangst
Die zweite Form von Angst ist die Trennungsangst, eine spezielle Form der »Angst vor dem Unbekannten«, die einige der Übergänge von einem Lebensstadium zum nächsten kennzeichnet. Diese einzelnen Stadien sind jeweils in dem Abschnitt des Buches detailliert beschrieben, der sich mit der am stärksten betroffenen Wandlungsphase beschäftigt. So wie die Nieren-Energien (Wandlungsphase Wasser) an allen Formen chronischer Angst beteiligt sind, so spielt meiner Meinung nach die Wandlungsphase Metall bei allen Trennungen eine Rolle, wobei ihre Wirkung im Laufe des Lebens an Intensität gewinnt. Die Metall-Energien werden immer dann wirksam, wenn es um Akzeptieren bzw. Loslassen geht und auch die anderen Wandlungsphasen in diesen Prozess involviert sind.

Die Entfaltung der Lebenskraft an sich stellt zwar den Impuls zum Loslassen des Alten und zum Sichhinwenden zu Neuem dar, aber für die Fähigkeit, auch tatsächlich loszulassen und sich Neuem zuzuwenden, sind die Energien der Wandlungsphase Metall verantwortlich. Die Substanz für eine neue Bindung liefert die Erde, die Leidenschaft das Feuer, die Richtung stammt vom Holz und die Kraft wie immer vom Wasser. Dies ist das Schema, das allen hier behandelten Übergängen zu Grunde liegt, auch wenn es nicht bei jedem Übergang gesondert beschrieben wird. Von den unendlich vielen Bindungen und Trennungen, die wir im Laufe unseres Lebens durchlaufen, spielen ungefähr zehn eine wesentliche Rolle.

Die erste Trennung:
Mitose
Die erste Trennung erfolgt kurz nach der Empfängnis, also nach der ersten Vereinigung oder Bindung im evolutionären Zyklus. Wenn eine Zelle sich in zwei teilt, beginnt ein Prozess mitotischer Teilung, der erst mit dem Tod, wenn die Seele den Körper verlässt, endet. In diesem viel verheißenden Anfangsstadium lenken die Energien des Wassers die Geschicke und werden meiner Meinung nach dabei von denen des Metalls unterstützt. Kommt es an diesem Punkt zu einem ernsten Zusammenbruch, so hat er katastrophale Wirkung.

In diesem frühen Stadium kann jeder noch so geringe negative Einfluss auf diesen komplexen mitotischen Prozess sowie auf die Verteilung des genetischen Materials eine dauerhafte Störung von Wahrnehmung und Reaktion verursachen. Daraus können sich Bindungsschwierigkeiten, Trennungsangst und andere schwächende, unabsehbare Entwicklungsstörungen ergeben. Nach 30 Jahren Arbeit mit Kindern und Jugendlichen gehe ich davon aus, dass die subtilsten Persönlichkeitsprobleme auf eine minimale, zufällige Schädigung einiger weniger Gehirnzellen im Mutterleib oder während der Geburt zurückzuführen sind. Da Billionen von Zellen und Verbindungen zur Auswahl stehen, ist es praktisch unmöglich, dass sich ein einzelnes pathologisches Ereignis ein zweites Mal wiederholt. Jede kleinere oder größere Katastrophe ist einzigartig. Wir sind eine Gesellschaft von Menschen mit minimalem Hirnschaden, die durch diese »sanften« neurologischen Symptome und ein nicht immer wohlgesonnenes Schicksal zu psychischen Krüppeln gemacht werden.

Die zweite Trennung:
Geburt

Die zweite Trennung ist die Geburt, die Trennung des Fötus von der Mutter. An diesem kritischen Punkt hat das Kind bereits zwei wesentliche Funktionen entwickelt, die unabhängig von der Mutter sind: Es ist in der Lage, sein Blut selbst mit Sauerstoff anzureichern, und sein Verdauungssystem ist bereits reif genug, um Nahrung in ihre Bestandteile zu zerlegen, also das Nährende (»Reine«) vom Abfall (»Unreinen«) zu trennen, Ersteres zu absorbieren und Letzteres auszuscheiden.

Andere physiologische Parameter wie Temperaturstabilität sowie alle Aktivitäten auf atomarem und subatomarem Niveau haben ebenfalls bei der Geburt ihr vorletztes Reifestadium erreicht und sind so weit entwickelt, dass sie diese zweite große Trennung zulassen können. Dieser Prozess wird aus energetischer Sicht im Kapitel über die Wandlungsphase Wasser beschrieben. Angesichts der oft so tragisch verlaufenden Geburten ist es die Pflicht einer Gesellschaft, alle bei diesem Ereignis wirksamen Variablen eingehend zu erforschen. In meiner Funktion als Leiter einer Klinik und Kinderberatungsstelle untersuchte ich das Schulsystem in einem Gemeinwesen der oberen Mittelklasse und fand heraus, dass nach Meinung der Schulpsychologen über 50 Prozent der Kinder an irgendeiner organisch bedingten Lernstörung litten. In der Klinik konnten die meisten dieser Probleme auf Traumata, die während der Schwangerschaft oder Geburt eingetreten waren, zurückgeführt werden.

Die an diesem so erhabenen und gleichzeitig so gewaltigen Ereignis beteiligten Energien sind Wasser und Erde. Wir haben bereits gesehen, dass die Wandlungsphase Wasser den Transfer des Lebens von einer Generation auf die nächste, den Übergang der Essenz (Jing, das »Wasser des Lebens«) und des »Feuers des Mingmen« (Shen, die basale metabolische Energie) zuerst auf genetischer Ebene und nun auf Aggregatebene gewährleistet. Eine weit wichtigere Rolle bei diesem großen Schritt nach vorn spielt jedoch das Nieren-Qi, das Wachstum und Entwicklung überwacht. Es liefert die Kraft (mingmen) und den primitiven intelligenten Willen, der das Leben entgegen allen Kräften, die bei Mutter und Kind wirksam sind und den Status quo erhalten wollen, bis zur Reife vorantreibt. Sowohl die Lebenskraft als auch die ihr entgegenwirkenden entropischen Energien sind für die thermodynamische Balance unerlässlich, die die Erhaltung der Energie und das Überleben in einem bestimmten Moment und auf dem langen Weg unserer Existenz auf der Erde sichert.

Alle Energien dienen letztendlich einem einzigen Zweck: ein produktives Leben auf der Erde zu ermöglichen, und zwar auch dann, wenn diese Energien einander scheinbar entgegenwirken. Der entropische Aspekt einer Bindung beispielsweise, der eine Entwicklung verhindert, ist meiner Meinung nach notwendig, damit eine evolutionäre Phase ihre volle Wirkung entfalten kann, bevor zur nächsten übergegangen wird. Eine negativ scheinende Kraft kann also für die Verwirklichung des eigentlichen Ziels genauso wichtig sein wie eine Kraft, die uns ganz offensichtlich vorwärts treibt.

Bindungen führen ein Eigenleben. Die Erd-Energien sind in diesem Stadium der Trennung deswegen involviert, weil das zwischen Gastgeber und Gast existierende Band sich überlebt hat und nutzlos geworden ist; keiner von beiden hat mehr genug Platz in der Mutter. Deswegen muss sich die Bindung verändern: Mit Hilfe der Energien von Metall und Wasser – und ihren eigenen – bringt die Erde jene Trennung zu Stande, die wir Geburt nennen.

Die Wandlungsphase Erde stellt die Energien für die reichste und am engsten geknüpfte aller Bindungen bereit und ermöglicht damit die Errichtung von Grenzen, die ihrerseits die Vorbedingung für jenes Vertrauen darstellen, das eine Ausdehnung der Bindung von den Eltern auf Gleichaltrige erlaubt. Daher steht die von der Wandlungsphase Erde geprägte Angst in Zusammenhang mit einem Versagen einer oder mehrerer dieser die Entwicklung unterstützenden Funktionen, was gravierende Folgen nach sich ziehen kann.

Je nachdem wie sicher die Bindung an die die Mutterfunktion ausübende Person erlebt wird, werden die biologischen Alarmsysteme, die eine unmittelbare Gefahr für die Integrität des Seins signalisieren, unterschiedlich stark mobilisiert. Werden diese Systeme oft genug mobilisiert, ohne dass es angemessen schnell zu einer Entlastung käme, so bewirkt dies eine tief sitzende Unsicherheit, eine »Angst vor der Vernichtung«, die eine dauerhafte Spur im kindlichen Erfahrungspanorama hinterlässt. Stärke und Tiefe dieser frühen Bindungserfahrung bestimmen auch jene Schablone, nach der das heranwachsende Kind seine Unterscheidung zwischen Selbst und äußerer Welt trifft und die Grenzen setzt zwischen dem, was innen ist (ich), und dem, was außen ist (die anderen). Welches Muster sich daraus ergibt, hängt sowohl vom Potenzial des Kindes ab als auch von dem, was die Eltern zulassen können.

Kann dieser Bindungsaufbau ohne übermäßige Belastung stattfinden, dann fühlt sich das Kind sicher genug, um die Entwicklung dieser Unterscheidung zulassen zu können, denn es kann sich darauf verlassen, dass das Außen im Notfall die Kluft zwischen ihm und den anderen schließt und es sich wieder sicher fühlen kann. Wenn es aber nicht auf eine derart enge Beziehung zurückgreifen kann, fühlt sich das Kind nicht sicher und kann daher auch die für die Entwicklung des Selbst notwendige Distanz nicht zulassen. Fehlt jedoch diese klare Unterscheidung zwischen der Welt des »Ich« und der Welt der »anderen«, entstehen Verwirrung und Desorganisiertheit, die eine tiefe Angst und Verletzlichkeit hervorrufen, die in ihrer Intensität der oben erwähnten Vernichtungsangst gleichkommt. Die Energie anderer menschlicher Energiesysteme wird als besonders bedrohlich erlebt, und die Gefahr scheint aus allen Richtungen zu kommen. Diese Persönlichkeitsstruktur kann sich im Extremfall bis hin zu einer Schizophrenie entwickeln. Da der Schizophrene keine Kontrolle über seine innere Unordnung hat, konzentriert er seine Angst nach außen, in die Richtung, über die er, sei es durch Rückzug oder Angriff, seinem Gefühl nach die potenziell größere Macht hat.

Eine gesunde Bindung besteht also in einem ständigen Wechselspiel zwischen einer Reaktion, die Sicherheit schafft, und den nach Trennung und Individuation strebenden Kräften, die von dieser Sicherheit freigesetzt werden. Die beiden Prozesse sind untrennbar. Beim Menschen sind sämtliche Trennungen, die im Zuge der »Evolution des Seins« stattfinden, notwendige Ausdehnungen bereits bestehender Bindungen, aber sie sind auch Ausdruck einer wachsenden Fähigkeit, neue und individuellere kreative Bindungen einzugehen. Menschen, die Schwierigkeiten haben, ein Gleichgewicht zwischen diesen beiden Aspekten herzustellen – vor allem in den frühen Lebensphasen, auf die wir uns hier beziehen –, leiden unter massiver Angst.

Die dritte Trennung:
Selbstdurchsetzung – Das »Nein«-Stadium
Mit dem Augenblick der Geburt sind Mutter und Kind physisch getrennte Individuen, mit ihren jeweils eigenen, einander oft widersprechenden Bedürfnissen. Das Schicksal der Energien der Wandlungsphase Wasser – jener Energien, die für die Durchsetzung des Seins des Kindes, des sich entwickelnden Erwachsenen, verantwortlich sind – hängt zum Großteil davon ab, wie es dem Kind gelingt,

sein Sein durchzusetzen, und davon, wie die Eltern darauf reagieren. Wenn kein stabiles Gleichgewicht zwischen diesen einander widersprechenden Bedürfnissen besteht und der kindliche Durchsetzungsdrang nicht auf wohlwollende Aufnahme trifft, sondern zum Kern eines Machtkampfes wird, dann wird diese Durchsetzung des Seins das ganze Leben lang eine Quelle der Angst sein. Die Gelegenheiten für einen derartigen Machtkampf stellen sich mit dem ersten Schrei ein, sie eskalieren, wenn das Kind steht, und explodieren mit dem ersten »Nein«. Während dieser »Nein«-Phase im dritten Lebensjahr nimmt der Konflikt seine bleibende Gestalt an.

Angst zeigt sich in verschiedenen Formen, wenn das Sein in dieser entscheidenden Zeit unterdrückt wird. In erster Linie kommt es zu einer Phobie gegenüber persönlicher Durchsetzung oder Aggression. Jede Situation, in der das eigene Sein der Welt ausgesetzt ist, kann eine potenzielle Erniedrigung bedeuten und deshalb zu Angst führen. Ist das Selbst auf sehr direkte Art und Weise exponiert, so wird die Situation am deutlichsten mit Angst gleichgesetzt. Sprechen in der Öffentlichkeit, mündliche Prüfungen, Beobachtetsein bei der Arbeit und jeder gesellschaftliche Anlass, bei dem der Betroffene direkt gemustert werden kann, rufen Angst hervor. Diese tief sitzende Angst ist eine Angst vor Erniedrigung.

Schuldgefühle ist eine weitere Form von Angst, die unmittelbar aus einer Furcht vor der Missbilligung der bloßen Tatsache, dass man »ist«, resultiert, wobei diese Missbilligung von innen oder von außen kommen kann. Schuld wird auch mit jenen tief sitzenden, negativen, Gefühlen der Boshaftigkeit assoziiert, die das gesamte Spektrum des passiv-aggressiven Verhaltens begleiten, das dem Machtkampf zwischen Eltern, die kontrollieren müssen, und einem Kind, das sein Sein durchsetzen muss, entspringt. Boshaftigkeit belohnt uns zwar mit dem befriedigenden Gefühl geglückter Rache, bestraft uns aber gleichzeitig mit den von Hass und Bosheit untrennbaren unangenehmen sinnlichen Wahrnehmungen und Erfahrungen. Dies wird mittels des psychologischen Mechanismus, der zu dem Kind sagt: »Wenn ich mich schlecht fühle, dann muss ich auch schlecht sein«, in Schuld umgedeutet. Die Furcht eines »bösen« Kindes, als »schlechter« Mensch entlarvt zu werden, wird zur lebenslangen Quelle von Angst und Selbstquälerei.

Die vierte Trennung:
Ödipus/Elektra-Komplex

Die vierte große Trennung, die geeignet ist, massive Ängste hervorzurufen, wurde von Freud und seinen Anhängern unter dem Begriff »Ödipus-Komplex« subsumiert.[4] Während Geschwister ein Leben lang um die Liebe beider Elternteile buhlen können – ein Konkurrenzkampf, der mit der Geburt des zweiten Kindes beginnt –, begegnen wir hier nun einem Konkurrenzkampf zwischen einem Elternteil und dem gleichgeschlechtlichen Kind, die beide um die Liebe und Aufmerksamkeit des jeweils andersgeschlechtlichen Elternteils kämpfen. Die Ängste, die mit diesem Komplex verbunden sind, sind bis zum Überdruss diskutiert worden, und der Leser sei auf diese Werke verwiesen. Es genügt hier zu sagen, dass der Junge Angst vor einer Kastration und das Mädchen Angst vor dem Verlust der Liebe seiner Mutter hat.

Obwohl immer die Energien sämtlicher Wandlungsphasen wirksam sind – entweder allein für sich oder als »Phase in der Phase« –, spielen in einem speziellen Stadium der »Evolution des Seins« trotzdem immer eine oder mehrere Wandlungsphasen eine größere Rolle als die anderen. Während der ödipalen Phase fällt diese Vorrangstellung zum ersten Mal der Feuer-Energie zu.

Da die Funktion von Herz und Herzbeutel unter anderem darin besteht, körperliche und spirituelle Liebe zum Ausdruck zu bringen, kommt ihr im ödipalen Drama eine besondere Bedeutung zu. Wenn es einem Vater gelingt, gleichzeitig mit zwei Frauen zurechtzukommen und beiden das Gefühl zu geben, geliebt zu werden und etwas Besonderes zu sein, so kann dies die neurotischen Folgen mildern, die so oft in Zusammenhang mit der ödipalen Phase stehen. Damit sich ein junges Mädchen schön fühlen kann, muss es diese Schönheit über den Umweg der tatsächlich empfundenen und auch zum Ausdruck gebrachten Anerkennung dieser Schönheit seitens ihres Vaters erfahren. Dieser Ausdruck muss sowohl auf körperlicher als auch auf verbaler Ebene erfolgen, natürlich mit all den Einschränkungen, die in einer Beziehung zwischen einem erwachsenen Mann und einem jungen Mädchen angemessen sind.

Wenn der Vater dabei zögert und Verlegenheit zeigt, so führt dies beim Mädchen zu einem herabgesetzten Selbstwertgefühl und der damit gekoppelten Angst, zurückgewiesen zu werden, die es nunmehr mit dem Ausdruck ihrer Weiblichkeit und Sexualität verbindet. In der Folge entwickeln sich verschiedene Verführungs- oder Rückzugsmuster, je nachdem in welchem Zustand sich die anderen Energien befinden, wobei Holz mit Durchsetzungsfähigkeit, die Niere mit Macht und die Erde mit Sicherheit in der Beziehung zur Mutter zu tun haben. Das Verständnis der Mutter und ihre Fähigkeit, sich mit dem Kind zu identifizieren, entscheiden mit darüber, ob dieses überhaupt die Gelegenheit – und im Idealfall die Zustimmung – erhält, seinem Vater nahe zu kommen. Bei einem Jungen spielt sich im Wesentlichen dasselbe Drama ab, nur sind die Rollen umgekehrt: Der Vater muss sicher genug sein, um es seinem Sohn erlauben zu können, ihn bis zu einem gewissen Grad zu verdrängen und als »Heldenjunge« und nicht mehr als Baby die Liebe seiner Mutter zu gewinnen – natürlich auch hier wieder in den Grenzen einer Kind-Erwachsenen-Beziehung.

Welche Hochs und Tiefs dieses Drama durchläuft, hängt davon ab, ob die Eltern zu einer relativ selbstlosen Liebe fähig sind, und zwar füreinander und für die Kinder. Dies ist im Wesentlichen eine Funktion der Herz- und Herzbeutel-Energien. Die Eltern stärken damit nicht nur diese Energien im heranwachsenden Kind, sondern liefern dem Kind auch ein Rollenmodell, das ihm zeigt, wie es mit dieser Liebe und diesen Energien in seinen späteren Beziehungen umgehen kann. Die Energien des Herzens fühlen und bringen zum Ausdruck, die Energien des Herzbeutels schützen und liefern die Energie für alle restitutiven Manöver, die Menschen entwickeln, um Angst zu vermeiden.

Die fünfte Trennung:
Ersatzeltern

Der fünfte entscheidende Schritt im Prozess der Trennung ist jener, der am häufigsten mit Trennungsangst assoziiert wird: der Übergang von den ursprünglichen Eltern der ersten Jahre hin zu Ersatzeltern in Gestalt von Lehrern und anderen Erwachsenen. Bei jeder Trennung unterstützen uns die Energien des Metalls im Prozess des Loslassens. Bis zu diesem Punkt war Metall eine Phase in der Phase; es half also z. B. dem Holz, nein zu sagen, und der Erde, ein Kind zur Welt zu bringen. Bei der Trennung von den Eltern und der Zuwendung hin zu Ersatzeltern spielt die Wandlungsphase Metall selbst eine größere Rolle, obwohl sie noch immer in Verbindung mit den Energien der Erde wirkt, denn die neue Bindung folgt trotz allem sehr stark dem Muster der ursprünglichen Bindung. Der Einfachheit halber sagen wir, dass wir es mit »Metall in Erde« zu tun haben.

Die Ängste, die dieses Abenteuer begleiten, hängen natürlich davon ab, welchen Verlauf die »Evolution des Seins« bis zu diesem Zeitpunkt genommen hat. Wenn das Kind sich sicher sein kann, dass es nicht zu viel von seinem eigenen Sein opfern muss, um die Liebe der Eltern zu erlangen, und wenn es weiß, dass sein Sein genügend Bestätigung findet, dann sollte dieser Übergangsritus ohne Probleme stattfinden, er sollte also lediglich mit der angemessenen Angst vor dem Unbekannten einhergehen. Ist jedoch die »Evolution des Seins« gestört, können gewaltige Ängste aufbrechen, die unter Umständen ein Leben lang bestehen, wenn man nicht auf die richtige Weise mit ihnen umgeht. In diesem Stadium ist die offensichtlichste Angst die Schulangst. Die Metall-Energien, die dem Kind helfen sollten, loszulassen und Neues aufzunehmen, sind dann nicht stark genug, entweder weil ein angeborenes Defizit besteht bzw. weil sie und andere Energien blockiert sind. Konnte das Kind nicht ausreichend Erd-Energie von der Mutter aufnehmen (Autismus und Schizophrenie) oder sind die selbstbehauptenden Energien des Holzes im Zuge eines Machtkampfes blockiert worden, dann fehlt es dem Kind an der Stärke oder der Fähigkeit, sich in neuen Beziehungen zu behaupten. Sobald es sich in einer Situation befindet, in der es mangels Vorbereitung die sozialen Anforderungen nicht erfüllen kann, können massive Ängste auftreten.

Zum ersten Mal existiert neben den Gefahren, die einen derartigen Übergang begleiten, auch die Möglichkeit, bereits festgelegte Muster durch neue, förderlichere Beziehungen zu verändern. Bis zu diesem Zeitpunkt war diese Möglichkeit manchmal im Kontakt mit Mitgliedern der erweiterten Familie gegeben, aber durch die wachsende Isolation der Kernfamilie werden heute solch substanziell neue Erfahrungen bis zum Schulbeginn hinausgezögert. Diese Situation wird im gegenwärtigen sozialen Umfeld durch die Existenz von Tagesstätten und Vorschulen entschärft, denn sie greifen bereits vor der Einschulung ins Leben der Kinder ein.

Die sechste Trennung:
Beziehungen mit Gleichaltrigen
Die sechste wichtige Trennung, die Anlass für Trennungsängste gibt, findet statt, wenn wesentliche Loyalitäten von Erwachsenen auf Gleichaltrige übertragen werden. Wahrscheinlich ist dies ein allmählicher Prozess, der aber in der Vorpubertät plötzlich virulent zu werden scheint. Diese Verschiebung stellt einen enormen Umbruch sowohl auf psychologischer als auch auf energetischer Ebene dar. Das Bedürfnis nach Autorität und Anerkennung wird nicht mehr innerhalb der Welt der Erwachsenen, sondern innerhalb einer Peergroup befriedigt. Hier sucht das heranwachsende Kind nach Leitung, nach einer neuen Form der Liebe und nach Anerkennung durch die Gruppe. Bis zu diesem Zeitpunkt wurde seine nach Ausweitung strebende Individualität ständig von der Autorität der Erwachsenen überdeckt. Zwar ist seine Individualität auch jetzt noch überdeckt, doch diesmal von einer gänzlich neuen Autorität, deren einziger Zweck darin zu bestehen scheint, die alte herauszufordern und zu stürzen. Auf energetischer Ebene erfüllen die einzelnen Wandlungsphasen noch immer dieselben Funktionen wie in früheren Entwicklungsphasen, mit dem einen Unterschied, dass die auf Selbstbehauptung gerichteten Energien des Holzes nun größeres Gewicht erlangen.

Diese Phase stellt den Beginn eines der schwierigsten und gefährlichsten Abschnitte im menschlichen Wachstum dar. Da das vorpubertäre Stadium im Wesentlichen antisozial ausgerichtet ist, laufen Kinder, die in diesem Stadium stecken bleiben, Gefahr, dieses antisoziale Verhalten auch für den Rest ihres Lebens beizubehalten. In diesem Alter werden die Kinder Mitglieder von Cliquen, in denen sie eine neue Autorität, den Cliquenleiter, den Chef der Bande, finden.

Ein weiterer Schritt, der zwischen der Beziehung zur Peergroup und dem nächsten großen Sprung in Richtung Individuation – dem Übertragen der Autorität auf die eigene Person – liegt, ist das, was Harry Stack Sullivan »Kumpanei«[5] genannt hat. Der Heranwachsende sucht sich innerhalb seiner Peergroup eine Person des gleichen Geschlechts, auf die nun die ganze Leidenschaft, die bis jetzt in die Clique gegangen ist, von der er sich nun zu trennen beginnt, konzentriert wird. Es bildet sich eine besondere Form der Zuneigung aus, die ohnegleichen im restlichen Leben eines Menschen ist. Der Heranwachsende macht die große, wunderbare Entdeckung, dass er nicht allein in der Welt der unergründlichen Geheimnisse, im Reich der Wunder, der Schmerzen und Ehrfurcht ist, dass er auch nicht allein ist mit den leidenschaftlichen Gefühlen, die das Leben in ihm wachgerufen hat. Er beginnt nun, sein Inneres preiszugeben und tief in die Wirklichkeit eines anderen einzudringen. Dabei entdeckt er, dass eine verwandte Seele existiert und er nie wieder so allein sein wird wie vorher, denn er hat eine neue Identität als ein menschliches Wesen unter vielen gewonnen – zwar nicht mehr auf dem Niveau der Auflehnung gegen Autoritäten, sondern auf der Ebene eines positiven Bewusstseins. In diesem Kontext ist die wichtigste Angst die Angst vor der Trennung von der verwandten Seele, die durch Erwartungen seitens der Familie provoziert wird. Diese Erwartungen werden nun mehr als je zuvor als Eingriff in das eigene Glück erlebt. In einer solchen Beziehung werden zwei Menschen auf eine Art und Weise eins, wie es auch in späteren Liebesbeziehungen mit Menschen des anderen (oder gleichen) Geschlechts nicht mehr der Fall ist, außer bei wenigen wirklich reifen, entwickelten Menschen. Vielleicht ist diese Kumpelbeziehung in unserer Zeit, in der die jungen Menschen sehr intime Beziehungen zum anderen Geschlecht ungefähr in derselben Entwicklungsphase aufnehmen, in der eine derartige Kameradschaft normalerweise (13 bis 15 Jahre) beginnt, ein Relikt der Vergangenheit. Sollte dies tatsächlich der Fall sein, dann ist die menschliche Entwicklung nicht nur um eine einzigartige Freude ärmer geworden, sondern auch um einen entscheidenden Faktor, der zur Ausbildung einer Identität, vor allem einer Identität, die »humanistische« Qualitäten aufweist, beitragen könnte. Ich bin überzeugt, dass Mitgefühl mit einer solchen Kumpelbeziehung beginnt. Sie ist das Labor, in dem jene Forschungen stattfinden, die uns das gewaltige Wissen über den anderen und die Menschheit an sich liefern, und sie ist die Grundlage für Sympathie, Empathie und Versöhnlichkeit. Was könnte diese Erfahrung ersetzen? Die sexuellen Untertöne, die in der neuen Vorpubertät mitschwingen, reichern diese Phase mit mächtigen Gefühlen an und berauben sie gleichzeitig der reinen, konzentrierten Energie, die für dieses menschliche Wachstum notwendig sind. Ich hoffe, dass ich nicht recht habe und die Erfahrung einer Kumpelbeziehung jungen Menschen noch immer offen steht.

Die siebente Trennung:
Übertragung der Autorität auf die eigene Person
Im Zuge der siebenten großen Trennung wird die Bindung an Gleichaltrige auf die eigene Person ausgeweitet, d. h. die Autorität wird nicht mehr auf andere Menschen übertragen, sondern einem selbst verliehen. (Diese neue Trennung verändert die Beziehung zu Gleichaltrigen, die jedoch in einer anderen Form weiter besteht.) Mit dieser Übertragung der Autorität auf die eigene Person wird man sich seiner selbst als unabhängiger Einheit bewusst, die in ihrem Denken, Fühlen und Handeln immer mehr von sich selbst und immer weniger von anderen bestimmt wird. Dieses neue Selbst will sich in die Lüfte erheben, es sucht die totale, vorbehaltlose Freiheit. In dieser Phase ist der selbstbestimmende Aspekt der Autorität zwar bereits integriert, aber das Verantwortungsgefühl kann mit dieser Entwicklung nicht Schritt halten. Diese Diskrepanz beschwört neue Kämpfe mit alten Autoritäten herauf – mit Eltern, Ersatzeltern, mit der Clique, dem Kumpel –, so dass diese Phase eine der konflikträchtigsten im Leben überhaupt ist.

Hier sind die Energien sämtlicher Wandlungsphasen am Werk, aber am deutlichsten wird die Wirkung von Metall, das das Loslassen und Aufnehmen steuert, sowie die des Holzes, das die Selbstdurchsetzung regelt. Die neuen Bindungen – in diesem Fall die Bindung an die eigene Person – werden noch immer von der Erde genährt. Angst ist natürlich mit jedem Schritt ins Unbekannte verbunden, vor allem wenn diese Schritte aus einer trotzigen, herausfordernden Haltung heraus gesetzt werden, die die Missbilligung jener Menschen, von denen man noch abhängig ist, provoziert. An diesem Punkt tritt eine neue, sehr spezielle Form der Angst auf, die als Begleiterscheinung von Autonomie zu sehen ist: Nun, da man seine Unabhängigkeit durchgesetzt hat, hat man das Bedürfnis, für sich selbst zu denken, eigene Entscheidungen zu fällen, Verantwortung für die eigenen Gedanken und Handlungen zu übernehmen und sich aus einer gleichberechtigten Position heraus auf andere Menschen zu beziehen.

Aber nicht nur das Individuum kämpft sich – zumindest in der westlichen Welt – unter größten Schwierigkeiten durch diese Übergänge, sondern die gesamte menschliche Rasse befindet sich in einem derartigen Entwicklungsprozess. Nicht nur der Einzelne, sondern die Menschheit als Ganze ist auf dieser Stufe in der »Evolution des Seins« blockiert. Dieses Blockiertsein führt dazu, dass ein großer Teil der Menschen Angst davor hat, individuelle Autorität und Verantwortung zu übernehmen. Wir Menschen sind nur allzu begierig und glücklich, wenn wir in die vorpubertäre Phase der Clique regredieren und unsere Autonomie charismatischen Führern überlassen können, die, wie z. B. Hitler und Napoleon, verschiedene Schattierungen von Megalomanie repräsentieren und sich seit der Bronzezeit durch die Geschichte ziehen. Diese Entwicklung hat Erich Fromm in seinem ersten Werk *Die Furcht vor der Freiheit* brillant beschrieben.

Die achte Trennung:
Liebe für andere

Die achte große Trennung und Ausweitung der Bindungen ist der Übergang von der Selbstliebe zur Liebe für andere. Vielleicht sollte man an dieser Stelle die eigentlich selbstverständliche Tatsache betonen, dass die in den einzelnen Phasen erworbenen Fähigkeiten kumulieren und das ganze Leben lang – und, wie manche meinen, auch darüber hinaus – erhalten bleiben. Die Fähigkeit, sich auf eine Ersatzautorität, auf die Clique, auf eine Person desselben Geschlechts auf freundschaftliche Weise (Kumpelbeziehung) und auch auf sich selbst zu beziehen, ist nun Teil der Persönlichkeit und gleichzeitig auch Voraussetzung für den nächsten Entwicklungsschritt.

Liebe ist das bedingungslose Akzeptieren eines anderen Menschen im Rahmen einer Beziehung, die von Intimität, Anteilnahme und der Bereitschaft zu verzeihen gekennzeichnet ist. Nur wenigen von uns gelingt es, diese Eigenschaften uns selbst gegenüber zu entwickeln, geschweige denn gegenüber anderen, wobei die Fähigkeit, einen anderen Menschen zu lieben, nur die Fähigkeit, sich selbst zu lieben, widerspiegelt. Es heißt, dass zuerst Selbstliebe kommen muss, aber die Erfahrung zeigt, dass das Leben nicht linear verläuft und dieser Prozess ein sich ständig verlagerndes Amalgam aus Widersprüchen und Paradoxen ist, die sich nicht in ein klares Schema einordnen lassen.

Will man sich diese Liebe, sei es für einen selbst oder andere, wirklich erarbeiten, so braucht man dazu mindestens ein Leben. Dieser Prozess umfasst Lebensbereiche wie Ehe, Kinder, aber auch Arbeit und ist stark mit Traditionen behaftet. Es ist eine Zeit, in der sämtliche Energien – allen voran die nährenden Energien der Erde – aufgerufen sind, die von der »Stammestradition« diktierten Aufgaben zu vollenden. In der hinduistischen Tradition spricht man von dieser Phase als derjenigen, in der man »sein Haus besorgt«.

Diese Phase ist eine bewahrende Zeit, in der die Kreativität in erster Linie in den zwischenmenschlichen Beziehungen Ausdruck findet, obwohl eine kleine Anzahl von Menschen das Glück hat, diesen Feuer-Energien auch in ihrer Arbeit Ausdruck verleihen zu können. Aus der Untersuchung vieler Erwachsener geht deutlich hervor, dass die Wasser-Energien, die das Fundament und den Energiespeicher bilden und am schwierigsten zu ersetzen sind, im Normalfall durch Überarbeitung, Schwangerschaften und Geburten, im Ausnahmefall durch eine exzessive Lebensführung (Alkohol, Sex, Drogen, Essen) schnell und vollkommen erschöpft werden.

Eine der vielen nachvollziehbaren Ängste, die in dieser Phase, in der man das eigene Überleben und das der Familie sichern muss, besonders deutlich ausgeprägt ist, ist die Angst, sein eigenes Selbst im Dienste der Konventionen und des Überlebens der Rasse für immer zu verlieren. Dieser Lebensabschnitt erschöpft die meisten Menschen, so dass nur wenig Energie für eine weitere Expansion, die neue Möglichkeiten des Wachstums bieten könnte, übrig bleibt. Manche Menschen sind von dieser Angst so getrieben, dass sie sich von diesen Fesseln freimachen, aber die Mehrheit all jener, die sich dieser Angst bewusst sind, verfallen irgendwann in eine Depression.

Die neunte Trennung:
Erforschung des eigenen Selbst

Die neunte Trennung ist für einen sich in Entwicklung befindlichen Menschen vielleicht die schwerste, denn mit ihr lassen wir die Tradition und die Sicherheit, die sie garantiert, hinter uns, um die unbekannteste aller Welten, unser Selbst, zu erforschen, vor allem die unbefahrenen Winkel unseres Unbewussten, in denen unser kreatives Sein, das einmal Gott war und wieder einmal Gott sein kann, seinen Ursprung hat. Die Angst vor diesem Unbekannten ist unendlich groß, und nur sehr wenige Seelen wagen sich überhaupt in diese Gefilde vor. Wie es in der Bibel heißt: »Viele sind aufgerufen, aber nur wenige sind auserwählt.« Es ist dies die Zeit im Leben, in der die Energien des Feuers ihren Höhepunkt erlangen und die innere Welt des Selbst in Symbole übersetzen, auf die auch andere reagieren können. Ohne diese Erwiderung laufen wir Gefahr, bei unserem Abenteuer, das uns in die Unterwelt des schöpferischen Unbewussten führt, in Isolation, Entfremdung und geistiger Krankheit zu enden. Viele der gefeiertsten kreativen Geister aller Zeiten sind im Gefängnis einer sterbenden Kreativität zu Grunde gegangen.

Der schöpferische Prozess birgt zwar Gefahren, aber die Alternative hieße Depression und Tod. Leben ist Bewegung, und wenn die Bewegung zum Stillstand kommt, ist das große Experiment vorüber. Wenn es ein zu frühes Ende findet, können die wirklich wichtigen Lektionen nicht gelernt werden, wie bei George Sanders, dem großen englischen Schauspieler, der sagte, bevor er sich im Alter von 65 Jahren erschoss: »Genug ist genug.« Der Übergang von unserem Routinebewusstsein zu unserem kreativen Sein führt uns in eine Welt, in der genug nie genug ist. Wie die meisten Menschen hat Sanders diesen Übergang nicht vollzogen. Und wie Sanders sterben auch wir vor unserer Zeit.

Angst und Depression

Die zehnte Trennung:
Der große Abschied

Die schöpferische Midlife-Crisis bedarf der Fähigkeit der Metall-Energien, loszulassen und zu absorbieren, sie braucht aber auch die Inspiration des Feuers und den Elan des Holzes. Hat das Feuer das Holz vollständig verbrannt, sind wir bereit, uns in unseren späten Jahren den reinen, kontemplativen Energien des Metalls hinzugeben. Das stille Ein und Aus des Atems tritt an die Stelle des stürmischen Wütens des schöpferischen Feuers. Wir haben den vorletzten Punkt unserer Existenz erreicht, in der nur eine einzige Angst bleibt, nämlich die, die das wahrhaft große Unbekannte in uns hervorruft. Manche Gesellschaften akzeptieren, ja, fördern diese Schritte in die Kontemplation, weg von der materiellen Welt ins Reich des Spirituellen. Die letzten Jahre und vor allem der letzte Augenblick im Leben gelten als eine Zeit, in der die wesentlichen karmischen Fragen eine Lösung erfahren können und wir uns auf die große Verwandlung vorbereiten. Die Metall-Energie führt uns zur allerletzten Trennung und zur letzten Ausweitung der Bindung. Zeremonien, die sich von alten Texten wie dem *Tibetanischen Totenbuch*[6] leiten lassen und unser tiefstes Inneres berühren, können uns eine Richtung anzeigen. Die Energien des Wassers, die bereits die erste Vereinigung, die der Gameten, und die erste Trennung überwacht haben, unterstützen uns auch beim großen Abschied und bei der Wiedervereinigung mit Gott und dem Kosmos.

Die westlichen Gesellschaften haben für diesen Übergang nicht vorgesorgt. Getrieben von der nicht überwundenen Angst vor Vernichtung, bedienen wir uns einer ganzen Palette invasiver Apparate oder betäubender Mittel, die uns die moderne Technologie zur Verfügung stellt, nur um die Unausweichlichkeit des Todes nicht anerkennen zu müssen. Wir sind auf diesen Übergang nicht vorbereitet und finden keinen Frieden und keinen Trost, weder im Innen noch im Außen. Die Energien, die die Natur uns zugedacht hat, damit wir unsere spirituellen Unstimmigkeiten bereinigen und friedlich in den nächsten Bereich der Existenz übergehen können, können ihre Wirksamkeit nicht entfalten. Bleiben diese Energien jedoch ungenutzt oder erschöpfen sie sich in tragischen Banalitäten, dann ist unser Geist beim Verlassen dieser Welt rastlos und erregt und kann nicht aufhören, in dieser oder einer anderen Welt nach einer Lösung zu suchen.

Vortäuschung

Neben der Angst vor dem Unbekannten und der Trennungsangst ist meiner Meinung nach die verbreitetste Angst jene, die mit Vortäuschen und Verstellen verbunden ist. Solange man vorgibt, etwas oder jemand zu sein, der nicht dem wahren Selbst entspricht, empfindet man Angst. Die einzig mögliche Ausnahme von dieser Regel bilden jene Menschen, die wir als psychopathische Persönlichkeit einstufen und die keines der Angstsymptome aufweisen, die normalerweise mit Dissimulation einhergehen. Meines Wissens hat bis jetzt noch niemand das Verhalten dieser Menschen über einen längeren Zeitraum nachgeahmt, um überhaupt beurteilen zu können, welche chronischen körperlichen Symptome mit einer längeren Phase verdrängter Angst einhergehen.

Dieses Vortäuschen geschieht größtenteils unbewusst, und auch die Ursache für die Angst ist nicht bewusst. Es beginnt früh im Leben, vor dem bewussten Alter, und stellt einen Versuch dar, sich dem Druck der Umstände anzupassen, der es dem Betroffenen nicht erlaubt, sein wahres Selbst zu leben. Das verborgene wahre Selbst findet keine Gelegenheit, durch die »Evolution des Seins« hindurchzudringen, es bleibt daher unentwickelt und ist in seiner Beziehung zur äußeren Welt, die nun als bedrohlicher Ort erlebt wird, äußerst verletzlich. Das Selbst erträgt eine derartige Verdrängung nur schwer, denn es ist immer nach Ausdruck bestrebt. Diese Verdrängung stellt eine Quelle der Angst dar, genauso wie die Furcht, die unser tiefes, unbewusstes Wissen erzeugt, dass wir nicht wir selbst sind und »dass wir nicht alle Menschen immer für dumm verkaufen können«.

Einer der Gründe für ein schwaches Selbstwertgefühl liegt in dieser Zurückweisung des wahren Selbst. Das Selbst, das gering geschätzt wird, ist ständig ängstlich und besorgt, denn es könnte ja entdeckt und abgelehnt werden. In diesem Zusammenhang sollte auch eine andere Ursache für ein niedriges Selbstwertgefühl erwähnt werden, die ebenfalls in Zusammenhang mit dem Phänomen der Vortäuschung steht. Die narzisstische Persönlichkeit, für die die Herstellung von Bindungen eine äußerst intensive Erfahrung darstellt und die erwartet, das Zentrum des Universums zu bleiben, ist zutiefst verletzt, wenn sie als »Messias« auf heftige Ablehnung stößt und das erste Mal allein für ihr niedriges Selbstwertgefühl verantwortlich ist. Wenn sie jetzt unschuldig aus der unwirklichen Welt ihres Zuhauses in die wirkliche Welt, eine Welt ohne Götzendiener, eintaucht, erlebt sie zuerst das Unbekannte und dann den Schock, im profanen Reich der Menschen und der Geschäfte jede Orientierungsmöglichkeit verloren zu haben. Es ist dies die Umkehr des normalen Ablaufs, in dem der Schock vor dem Sprung kommt.

Vortäuschung ist eines der »defensiven« Manöver, die ich weiter vorne im Buch »restitutiv« und nicht »defensiv« genannt habe. Diese Strategien setzen voraus, dass die Energien aller Wandlungsphasen wirksam sind. Eine Energie, nämlich die des Herzbeutels, nimmt dabei eine Vorrangstellung ein: Sie koordiniert die anderen, je nachdem welche Muster entstehen. Als Verteidiger und Dirigent der Herz-Energien, der kreativen, zum Ausdruck gebrachten Intelligenz, fällt dem Herzbeutel die maßgebliche Rolle im restitutiven Prozess zu.

Unterdrückte Erregung

Eine weitere, äußerst verbreitete Angst ist unterdrückte Erregung. Fritz Perls[7] war, soweit ich informiert bin, der Erste, der diese Angst erkannt und beschrieben hat. Viele Menschen, die bereits früh im Leben gelernt haben, dass der direkte Ausdruck einer positiven Erregung gefährlich ist, haben sie in andere, akzeptablere oder leichter zu verbergende Erfahrungen umgemünzt. In vielen Familien ist Freude eine Sünde. Die Gründe dafür können religiöser oder abergläubischer Natur sein oder auch schlicht Böswilligkeit. Elend sucht sich seine Gesellschaft. Man kann sicher sein, dass die Gründe oder Rationalisierungen für die Unterdrückung von Freude bei einem anderen Menschen immer »gut« sind. Individuen, die im Zuge einer Therapie oder einer anderen befreiend wirkenden Erfahrung zu erkennen beginnen, dass ihre Angst nichts anderes als unterdrückte Freude ist, erkennen im Allgemeinen, dass diese Angst ein Zeichen dafür ist, dass das Leben in ihnen noch nicht vollkommen ausgelöscht wurde und diese Unterdrückung in Wirklichkeit ein kreatives, lebensrettendes restitutives Manöver darstellt. Sie erfahren diese neue Erkenntnis oft als Offenbarung, als Wiedergeburt und Neubeginn.

Natürlich haben wir es bei Freude mit den Energien des Herzens zu tun, aber auch mit denen des Herzbeutels, der das Herz beschützt und ihm seine Aufgabe erleichtert. Angst ist die Folge einer Verteidigungshaltung, die etwas Kostbares, das Gefahr läuft, vernichtet zu werden, schützen und verbergen will. Während der Herzbeutel im Falle einer Vortäuschung kreative Energien vom Herzen entlehnt, um eine Ersatzpersönlichkeit zu konstruieren, leistet er in diesem Fall nur die Arbeit der Unterdrückung und Verdrängung. Der Preis, den die Wandlungsphase Feuer dafür zahlen muss, ist im Falle einer Vortäuschung natürlich höher als bei einer Verdrängung, jedoch ist er geringer bei einer Unterdrückung, die einen oberflächlicheren Prozess darstellt, der näher am Bewusstsein abläuft.

Ein tröstliches Gefühl

Eine verwandte Form von Angst ist das gelebte Gefühl, das mit der simplen Tatsache einhergeht, am Leben zu sein. Dies kann man bei Kindern und Erwachsenen beobachten, die bereits im frühesten Alter oder sogar noch im Mutterleib die Erfahrung gemacht haben, dass ihre Mutter in einer Atmosphäre der Angst lebt. Mutter und Angst sind für sie synonym. Da die Mutter von Natur aus mit Leben, Schutz, Sicherheit und Überleben assoziiert wird, ist Angst dann paradoxerweise ein tröstliches Gefühl, das mit Sicherheit und Bindung gleichgesetzt wird. Das zeitweise Fehlen von Angst kann zwar als angenehm erlebt werden, aber die tiefe Panik, die eine lange Abwesenheit von Angst hervorruft, vermeidet deren dauerhafte Auflösung. Die bindenden Energien der Erde und, in geringerem Maße, die Liebesenergie des Herzens sind an dieser Unterkategorie von Angst beteiligt.

Magische Kunstgriffe

Eng verbunden mit den beiden letzten Typen von Angst ist eine andere Form, bei der eine unangenehme Erfahrung oder Emotion zum magischen Talisman wird, der Unglück abwenden soll. Sorge ist eng mit diesem Angsttyp verknüpft. Freud hat Sorge mit einer Übung oder Probe verglichen. Innerhalb vernünftiger Grenzen, die nicht mit den anderen Lebensaktivitäten oder mit physiologischen Abläufen in Konflikt geraten, ist diese »Probe« ein nützliches, wertvolles Werkzeug. Diese beiden haben die uralten Rituale des Abwendens des bösen Blicks ersetzt, die unseren Großeltern noch bestens bekannt waren, und die uns heute in unserer vernunftbetonten Zeit verabscheuenswert erscheinen. Wir haben einen enormen emotionalen Preis für unseren »Fortschritt« gezahlt. Zwanghaftes Denken ist ein weiterer magischer restitutiver Kunstgriff, der durch die Energien des Herzbeutels vermittelt wird, der aber letztlich auch die Verdauung beeinträchtigt und durch die gestörten Erd-Energien zurückgeleitet wird, was zu nur noch größerer zwanghafter Grübelei führt.

Schuldgefühle als Talisman

Eine verwandte Form der Angst, die wir bereits angeschnitten haben, ist jene, die sich in Form von Schuld manifestiert. Es handelt sich dabei nur um eine Variante der atavistischen Unsicherheit, die seit Menschengedenken unser ständiger Begleiter ist und die wir durch eine Unzahl unterschiedlichster Rituale besänftigt haben, entweder um unsere eigene Macht zu stärken oder um die unserer unsichtbaren Feinde zu vermindern. Seit dem Alten Testament hat das Gefühl der Schuld viele dieser alten Mechanismen abgelöst, mit dem Ziel, die Missbilligung seitens unserer Götter – irdischer (Eltern, Priester, Gewissen, Führer) und kosmischer – erträglicher zu machen. Solange wir Schuld als ein Äquivalent von Angst empfinden, fühlen wir uns sicher und weniger unwohl, als würden wir Angst empfinden. Schuld repräsentiert das Unvermögen, die eigene Autorität in die Erfahrung der Einheit mit Gott zu integrieren.

Existenzielle Angst

Vor nicht allzu langer Zeit wurde von Vertretern der Existenzialphilosophie eine neue Definition von Angst in den Raum gestellt, die in Gegensatz zur allgemein anerkannten Definition von Angst als Furcht vor dem Unwirklichen steht. Angst ist in diesem Kontext eine gesunde Emotion, die uns zu Ereignissen in uns selbst und in der äußeren Umgebung führen kann, die andernfalls unbemerkt bleiben würden. Wenn es uns gelingt, uns dieser nicht wahrgenommenen Ereignisse bewusst zu werden, kann dies wesentlich für unsere Existenz oder sogar unser Überleben sein, doch haben wir »guten« Grund, diese Erkenntnis zu vermeiden. Das unangenehme Gefühl, das mit solch einer Situation in Zusammenhang gebracht wird, kann den (wachen oder träumenden) Rezipienten warnen und in Alarmbereitschaft versetzen, und das kann früher oder später lebensrettend sein. Auch in diesem Fall sind hier die Feuer-Energien der kreativen Intelligenz und die Verteidigungsenergien des Herzbeutels in dieses Zusammenspiel von Wissen und Bewusstsein eingebunden.

Angst als motivierende Kraft

Manche Menschen erleben Angst als motivierende Kraft. Wer während der entsprechenden Entwicklungsabschnitte die Integration seiner eigenen Autorität nie zu einem Abschluss gebracht hat, braucht eine andere Kraft, die ihn durchs Leben treibt. Angst, die in der Kindheit in der Beziehung zu bedeutungsvollen, dominierenden Autoritäten erlebt wird, dient analog dazu beim Erwachsenen als ständiger innerer Imperativ, der zur Erledigung lästiger, aber notwendiger Aufgaben treibt. Diese Menschen übernehmen nie die volle Verantwortung und erleben daher auch nie die Freude der Erfüllung. Sie können, je nach ihren Fähigkeiten, Großes leisten, aber das verschafft ihnen kein wirkliches Glücksgefühl, weil es immer von Angst begleitet wird.

Angst als Lebensgefühl

Heute bezweifelt kaum jemand mehr, dass emotionale Katharsis und Abreagieren sich positiv auf die geistige Gesundheit auswirken. Manchmal hat diese Haltung allerdings zu Exzessen geführt, die sich Breuer und Freud[8], die auf medizinischer Grundlage den Stoizismus unserer Vorväter in Frage gestellt haben, nie hätten vorstellen können. Vor allem gegen Ende der 60er Jahre wurde es in der Encounter-Bewegung und in der Bioenergetik modern, die eigenen Ängste mit jedem, der bereit war mitzumachen, zu teilen, ja, man drängte sie dem anderen geradezu auf. Angst wurde für manche Menschen ein Lebensgefühl, und sie versuchten erst gar nicht, eine gesunde Form des Mitteilens oder die Fähigkeit, mit der Angst zu leben und sie zu beherrschen, zu entwickeln und zwischen diesen beiden Formen des Umgangs mit Angst ein Gleichgewicht herzustellen. So wurde eine Generation durch das Medium Angst, das sich als Offenheit tarnte und die primäre Form des Kontakts bildete, lebendig gehalten. Woody Allens Filme können als zeitgenössischer Ausdruck dieser Haltung gelten.

Es ist tatsächlich extrem wichtig, die eigene Angst anzuerkennen. Wenn man Angst aber primär als Möglichkeit, Kontakt herzustellen, sieht und nicht als eine Erfahrung, die verarbeitet werden muss, dann vermeidet man in Wirklichkeit die vielen Sprünge ins Dunkle, die wir machen müssen, um wachsen zu können. Diese Haltung führt nur zu einem weiteren auf Pseudogegenseitigkeit beruhenden Muster des Sichbeziehens – sei es auf sich selbst oder auf andere. Dabei geht man einmal mehr der Auseinandersetzung mit jenen Anforderungen aus dem Weg, die die Liebe an das Selbst stellt und die es uns ermöglichen, den Fokus vom »Ich-Ich-Ich« zu anderen Menschen hin zu verlagern. Die Energien, die in erster Linie involviert sind, wenn man Angst als Verbindung zu anderen Menschen betrachtet, sind Erde, die dabei den Hauptfaktor bildet, und Metall, das am stärksten an der Ausdehnung von Bindungen bzw. an Trennungen beteiligt ist. Wenn Angst als Form des Ausdrucks dient, spielen auch die Energien des Feuers eine Rolle.

Depression

Von der Empfängnis bis zum Grab und vielleicht darüber hinaus existiert eine Reihe von evolutiven Wachstums-, Entwicklungs- und Ausdruckspotenzialen. Jede Erfahrung, die die Entfaltung dieser Potentiale hemmt, ruft auf organischer Ebene eine atavistische Form des Protests hervor. Versagt dieser Protest während jener Entwicklungsphasen, in denen der Betroffene in seinem Überleben noch massiv von anderen abhängig ist, schlagen eben diese Überlebensmechanismen Alarm. Dieser Alarm, den wir Angst nennen, signalisiert dem Betroffenen, dass er eine unmittelbarere, sicherere Lösung finden muss. Gefragt ist eine kreative Alternative, die ich restitutives Manöver nenne. Dadurch wird ein Zustand relativer Harmonie hergestellt, in dem die Grundbedürfnisse befriedigt werden und die zerstörerischen Wirkungen des das Selbst angreifenden Protests vermieden werden können.

Es ist nicht immer möglich, dieses Dilemma auf produktive Weise zu lösen. Die bestmögliche Lösung zum Schutz des Heiligtums kann u. a. darin bestehen, den Protest von der hemmenden Kraft weg nach innen zu lenken, wo die ungenutzte Energie abreagiert wird, indem sie das schwächste Glied in ihrer eigenen organischen Kette angreift. Gelingt es auch mittels dieser Manöver, die andere fälschlicherweise als »Abwehr« bezeichnen, nicht, die Homöostase aufrechtzuerhalten, dann kann der Protest die Form des Rückzugs annehmen. In diesem Fall sprechen wir dann von Depression. Innerhalb dieses stillen Rückzugs lautet die Botschaft des Betroffenen: »Ich will nichts sein, wenn ich nicht ich selbst sein kann (solange es sich in Grenzen hält)«. Wenn z.B. unter solchen Umständen das Streben nach Selbstdurchsetzung eine Zerstörung durch mächtigere Kräfte auslösen würde, kann der Rückzug die sicherste und zweckdienlichste Taktik darstellen.

Andererseits folgt das Leben einem ganz anderen Programm. Es ist notgedrungen ein Wachstumsprozess, der trotz periodischer strategischer Rückzugsbewegungen im Wesentlichen expansiv verläuft. Depressionen tendieren daher zur Kurzlebigkeit. Auch ein über längere Zeit andauernder Rückzug kann, wie es bei einer Depression der Fall ist, der Vorwärtsbewegung dieses Schwungs nicht widerstehen. Dieser innere Kampf ruft Schmerzen hervor, die ein unerträgliches Ausmaß annehmen und letztlich zum Suizid führen können, also zum endgültigen Rückzug auf und von der Erde. Es ist tatsächlich paradox, dass die Chance, dass sich ein an einer Depression leidender Mensch das Leben nimmt, umso größer ist, je stärker sein Lebensdrang ist.

Fehlangepasste Lebensmuster zerstreuen irgendwann diese positiven Energien und verlieren langsam ihre Kraft, dem Betroffenen den Weg aus diesem Rückzug zu ermöglichen, es sei denn, es setzt ein therapeutischer Prozess ein, der diese Muster in einen gesünderen Lebensstil umformt. Das ganze Leben ist dann eine Serie von Aufbrüchen und Zusammenbrüchen, von Fortschritt und Rückzug und ergibt einen Zustand, den wir als zyklothyme affektive Störung bezeichnen. Es ist ganz natürlich, dass die Energie mit zunehmendem Alter von selbst abnimmt. In der Mitte des Lebens oder in der zweiten Lebenshälfte sind wir energetisch nicht mehr so gut gerüstet, um jenen Kräften, die zu einem unproduktiven Rückzug führen, Widerstand leisten zu können, vor allem dann, wenn zum Alter noch die Enttäuschung über unerfüllte Erwartungen und verlorene Identitäten dazukommt.

Lässt man den entwicklungsbedingten Aspekt einmal beiseite, so kann eine Depression an jedem Punkt des Lebens auftreten, an dem es zu einem massiven Energieverlust kommt, z.B. nach einer langen Krankheit oder einer schweren Operation. Am deutlichsten wird dies bei der Dysphorie, an der viele Frauen in unterschiedlichem Ausmaß nach einer Geburt leiden. Da es bei einer Geburt nicht nur zu einem bedeutenden Verlust an Blut und Körperflüssigkeit, sondern auch an Energie kommt, kann eine Frau ohne die notwendige Ruhephase und die Kräuter, die Frauen in China während und nach der Schwangerschaft zur Verfügung stehen, ihr Blut, ihre Körperflüssigkeit und ihre Energie unter Umständen nicht mehr zurückgewinnen. Dies kann zu einer Post-partum-Depression führen, deren Schweregrad zum Teil von der Lebensfähigkeit der Energie der einzelnen Organsysteme, vor allem des Herzens, der Niere und der Leber, abhängt. Das Herz kontrolliert den Kreislauf, die Niere speichert die für die Blutbildung notwendige Essenz, und die Leber speichert das Blut, wodurch sie die Energie, die allen Systemen zur Verfügung steht, wiederherstellt. Der Verlust von zirkulierendem Blut beeinträchtigt das Herz, das nach chinesischer Auffassung den Geist kontrolliert und mit Freude assoziiert wird. Eine Störung der Herz-Energie wirkt sich negativ auf die geistigen Funktionen aus; und die fehlende Fähigkeit, Freude zu empfinden, kann zu lang andauernden, wiederkehrenden Depressionen führen.

In diesem Zusammenhang erinnere ich mich an eine 60-jährige Patientin. Sie litt an vielen schwächenden körperlichen Symptomen, hatte sechs Kinder zur Welt gebracht und sieben Fehlgeburten erlitten, war allein Erziehende, arbeitete als Krankenschwester im Nachtdienst und hatte vier schwere Operationen über sich ergehen lassen müssen. Nach all dem war sie wegen einer Depression in psychiatrischer Behandlung. Dadurch, dass ihre energetischen Bedürfnisse berücksichtigt wurden, konnte dieser Zustand umgekehrt werden, und die zahlreichen Disharmonien, die sämtliche Systeme ihres Körpers beeinträchtigt hatten, besserten sich deutlich.

- **Die Phasen der Individuation und die für sie charakteristischen Depressionen**

Die Natur einer depressiven Episode hängt bis zu einem gewissen Grad davon ab, in welcher Entwicklungsphase das Selbst seine erste oder schwerste Niederlage hinnehmen musste. Wie oben erwähnt, ist eine Depression weitestgehend eine restitutive Selbsthilfemaßnahme, ein Ausdruck des »Seins«, der eine Alternative desjenigen Ausdrucks darstellt, der im normalen Entwicklungsverlauf versagt hat. Gleichzeitig ist eine Depression eine sich durch diesen Lebenszyklus ziehende Form der Trauer um jenen Teil des Selbst, der spirituell und physisch an der Depression stirbt. Eine chronische Depression ist eine Antwort darauf, dass die Persönlichkeitsorganisation nicht im Stande ist, ihre eigenen Erwartungen zu erfüllen.

Jede Entwicklungsphase weist eine bestimmte Form der Depression auf und wird vom Einfluss der Energien einer Zang-Sphäre dominiert. Bei der Besprechung der natürlichen Funktionen und Disharmonien der einzelnen Sphären und ihrer Beziehung zur Persönlichkeit sind wir schon näher auf Depression als Funktion von Überschuss bzw. Mangel der Yin- bzw. Yang-Polaritäten dieser Energien eingegangen. Jetzt wollen wir die »Evolution des Seins« und die einzelnen Phasen dieser Reise aus einem allgemeineren Blickwinkel erforschen, um herauszufinden, welch unterschiedliche Gesichter eine Depression sich selbst und der Welt präsentiert.

Endogene Depression

Die lebenslang bestehende Tendenz, auf Stress mit Depression zu reagieren, wurzelt in einem schweren Mangel an Nieren-Energie. Die depressive Persönlichkeit rührt daher, dass diese Energien auf genetischer Ebene oder während einer sehr frühen Phase des intrauterinen Lebens nicht auf angemessene Weise bereitgestellt werden. Dieser unglückliche Zustand ist die Wurzel jener habituellen Depressionen und spirituellen Armut (Nieren-Qi), die wir »endogene« Depression nennen.

Genauer gesagt, stellt der Verlust des »Willens« oder »Antriebs«, der mit einem Mangel an Nieren-Yang (das Feuer des Mingmen) einhergeht, ein intrinsisches Defizit dar, das bei allen länger anhaltenden, schweren und wiederkehrenden Formen der Depression besteht. Das Nieren-Feuer ist die funktionelle Hitze-Energie, die das Kraftwerk des Körpers dazu antreibt, die Kraft, die hinter dem »Willen zu leben« steht, zu liefern. Ohne diesen Willen besteht die Tendenz, zu einem Zeitpunkt zu kollabieren, an dem der Rückzug eigentlich noch nicht angebracht ist.

Das Nieren-Yin liefert die Substanz, das fundamentale Erdungsmaterial, auf das wir fallen müssen, wenn wir untergehen; es ist Jing, die grundlegende gespeicherte Essenz, das Hauptreservoir, das es uns erlaubt, nach einer Niederlage wieder aufzustehen. Es versorgt uns mit der Fähigkeit, unsere Grenzen vernünftig einzuschätzen, so dass wir in Situationen, in denen ein Weitergehen zu einer schweren Niederlage führen und damit eine Depression auslösen könnte, zum strategischen Rückzug ansetzen können. Das Nieren-Yin verleiht der spirituell entwickelten Person außerdem die Fähigkeit, jene Liebe zu Gott zu entwickeln, die notwendig ist, um »uns unsere Schuld zu vergeben«, wenn wir fehlgehen. Das Nieren-Qi verleiht uns die Fähigkeit, in der Gegenwart zu leben, uns neuen Herausforderungen zu stellen, mit beiden Beinen auf dem Boden zu stehen, selbst wenn wir träumen – also Eigenschaften, die wir brauchen, wenn wir eine Niederlage verkraften müssen und dazu neigen, uns in eine Depression zurückzuziehen.

Anaklitische und zyklothyme Depression

Sowohl die anaklitische als auch die zyklothyme Depression fallen in den Bereich der Energien der Wandlungsphase Erde. Bei der anaklitischen Depression wurde die Beziehung zur Mutter auf sehr abrupte Weise abgeschnitten, während die zyklothyme Depression dann auftritt, wenn die Beziehung zur Mutter zwar kontinuierlich, aber sehr fragil war, so dass Hoffnungen erweckt wurden, diese aber nie befriedigt werden konnten. Erstere Form hat Donald W. Winnicott in einem bemerkenswerten Film dokumentiert, der in den 60er Jahren in der Tavistock-Klinik gedreht wurde.[9] In diesem Film werden wir Zeugen des körperlichen und geistigen Verfalls eines untröstlichen Kindes, das auf Grund einer Krankheit von seiner Mutter getrennt wurde. Der vollkommene Verlust eines fröhlichen, zufriedenen Affekts und der offensichtliche Zustand des Trauerns macht fast noch betroffener als der darauf folgende, langsame geistig-körperliche Verfall. Wir wissen, dass viele dieser Kinder die Kindheit nicht überleben (siehe Eva Perons steriles Waisenhaus). Jene, die überleben, sind nicht im Stande, Freude zu ertragen, ja, sie werden sich der Freude erst gar nicht bewusst. Manchmal begegnen wir Menschen, die nie lächeln oder lachen und der Welt – und wahrscheinlich sich selbst – einen entmutigten, flachen und farblosen Affekt präsentieren. Wesentlich seltener treffen wir dieses Syndrom bei Erwachsenen an, die einen schweren Verlust erlitten haben und sich davon manchmal nicht mehr erholen können.

Jene, die eine kontinuierliche, aber fragile Beziehung mit einer Mutterfigur hatten, suchen ständig nach einer ebenso verlässlichen Person, wobei diese Rolle durchaus auch ein Mann übernehmen kann. Sobald sie einen entsprechenden Menschen gefunden haben, stellt sich Euphorie ein. Wenn sie diesen Menschen dann jedoch wieder verlieren, verfallen sie in einen dysphorischen Zustand. Sie befinden sich also immer entweder in einem Zustand der Hoffnung oder in einem Zustand der Hoffnungslosigkeit, und dazwischen existiert nur ein kleines Spektrum an Affekten. Diese Menschen stellen das Extrem eines zyklothymen Depressionssyndroms dar, und ich vermute, dass immer, wenn dieser Zustand wirklich ernst ist, eine derartige Vorgeschichte mitspielt. Sie fallen in die Kategorie der abhängigen Persönlichkeiten. (Ich möchte hier wiederholen, dass auch in diesem Fall die depressive Lösung weniger gravierend ist, wenn die Nieren-Energie keinen Mangel aufweist.)

Agitierte Depression

Wenn im Prozess des »Werdens« während des »Nein«- und des psychomotorischen Stadiums (zwischen ein und vier Jahren) keine vernünftige Autonomie erlangt werden kann, so handelt es sich um eine Niederlage der Wandlungsphase Holz. Wird in dieser Phase in der Begegnung mit wichtigen Autoritätspersonen der Drang zur Selbstdurchsetzung erstickt, so führt dies zur paradoxen Reaktion des »Wenn ich mich nicht durch ›Sein‹ lebendig fühlen kann, dann werde ich mich lebendig fühlen, indem ich aktiv ›nicht bin‹«. Das Re-sultat ist Boshaftigkeit und das gesamte Spektrum negativen Verhaltens, das eine passiv-aggressive Persönlichkeit an den Tag legen kann. Die Leere einer existenziellen Haltung, die durch Negativismus und »Nichtsein« einem selbst und den anderen gegenüber aufrechterhalten wird, führt unvermeidlich zum affektiven Äquivalent dieser ruhelosen spirituellen Armut, zur agitierten Depression.

Sogar innerhalb dieser antithetischen Haltung versucht das Selbst mit verschiedensten Mitteln zu überleben, ja, zu gedeihen. Manche Menschen begrenzen die Boshaftigkeit, mit der ihr archaisches, besiegtes Ich sich heimlich identifiziert, auf einen Teil ihrer Persönlichkeit, so dass sie zwei parallele Leben, ein »negatives« und ein »positives«, führen. Diese Lösung kann sich sehr günstig auf die zwischenmenschlichen Beziehungen auswirken und anderen Menschen gefallen. Der Betroffene jedoch muss selektiv einen Aspekt seiner Persönlichkeit ausklammern, um innere Konsistenz und äußere Anerkennung zu erreichen, und das wirkt sowohl erschöpfend als auch unbefriedigend. Es gibt natürlich unzählige Kombinationen, die diese einander in der Charakterbildung widersprechenden Kräfte eingehen können, aber stets finden wir eine immer wiederkehrende, durch Irritation, Zorn und Erregtheit gekennzeichnete Depression.

Hysterische und reaktive Depression

Die »hysterische« Depression ist zum Teil eine manipulative Drohung, die Schuldgefühle provozieren und alle Mitmenschen unglücklich machen soll, »wenn ich meinen Kopf nicht durchsetzen kann«. Sie zeichnet sich durch stark verführerische Untertöne aus und tritt am deutlichsten bei Frauen auf, denen es nicht gelungen ist, eine erfüllende, liebende Beziehung zum gegengeschlechtlichen Elternteil aufzubauen. Diese Menschen tragen oft ihr Herz auf der Zunge und schaffen es, in Liebesangelegenheiten immer wieder auf der Verliererseite zu stehen.

Diese Misserfolge stehen in Zusammenhang mit der Wandlungsphase Feuer, vor allem mit einem Defizit des Herzbeutels. Es handelt sich hier um eine reaktive, oft zyklothyme Depression, wobei der unmittelbare affektive Zustand des Menschen davon abhängt, ob »er/sie mich liebt oder nicht«. Im Unterschied zum Erscheinungsbild der zyklothymen Depression, die mit der Wandlungsphase Erde in Beziehung steht, sind bei dieser Form der Depression die Höhen und Tiefen der Verzweiflung weniger stark ausgeprägt. Diese Depressionen erscheinen zwar auf rhetorischer Ebene wesentlich ausgeschmückter und blühender, sind aber weniger überzeugend und wirken weitaus weniger zerstörerisch auf die Ich-Struktur. Während die meisten depressiven Zustände von einer starken Neigung zum Rückzug geprägt sind, tendieren diese Menschen dazu, ihr Herz auszuschütten, und sind sogar in den schlimmsten Augenblicken äußerst gesprächig. Ein Übermaß an Herzbeutel-Energie führt andererseits dazu, dass sie ihr Herz verschließen, also zu einem Maskierungseffekt, zu einer Verringerung der normalen Stimmungszyklen und einer gewissen Rachsucht.

Dysphorische Depression

Störungen jener energetischen Funktion des Dreifachen Erwärmers, die Harmonie in der Wandlungsphase Feuer herstellen soll, verändern die in Zusammenhang mit der Herzbeutel-Energie beschriebene reaktive Depression insofern, als ernstere Brüche in Beziehungen auftreten. Bei chronischen Zuständen kann es zu einer Depression kommen, die derjenigen der ausgeprägt schizoiden Persönlichkeit ähnelt, die wiederum bei mangelhafter Wasser- und Erd-Energie auftritt. Wie die schizoide Störung zeichnet sich auch diese Form von Depression dadurch aus, dass sich der Betroffene von allen sozialen Kontakten zurückzieht und sich in eine »Splendid Isolation« begibt. Er ist misstrauisch, feindselig, verzweifelt und rastlos, wenn diese Isolation zu vollkommen ist oder zu lange anhält. Defizite in der Dünndarm-Energie färben diese Depressionen mit einer gesteigerten, manchmal auch erregten Verwirrtheit, die auf eine Unfähigkeit zur Diskrimination auf kognitiver Ebene zurückgeht. Dieser Einfluss kommt vor allem bei älteren Menschen oder bei Kindern zum Tragen, bei denen die kognitiven Prozesse bereits beeinträchtigt bzw. noch nicht voll entwickelt sind. Konstitutionelle Mängel der Herz-Energie stehen ebenfalls in Zusammenhang mit einer dysphorischen Depression, die sich durch Traurigkeit, Interessenverlust und Schuldgefühle auszeichnet, die immer dann auftreten, wenn der Betroffene Freude empfindet. Weitere Merkmale sind eine Tendenz zum Rückzug und eine minimale psychomotorische Verlangsamung.

Bipolare Störungen

Ich bin der Überzeugung, dass eine bipolare Störung oft auf einen konstitutionellen, durch ein Versagen des Dreifachen Erwärmers verursachten Defekt in der thermostatischen Kontrolle des Holz-Feuer-Wasser-Zyklus zurückzuführen ist. Diese psychologische und physiologische Katastrophe kann dadurch verhindert werden, dass die Fähigkeit des Systems des Dreifachen Erwärmers, den Verbrauch von Holz durch Feuer zu regulieren, gestärkt wird.

Ist die Entwicklung des kreativen Ausdrucks auf der verbalen Ebene gestört, so wirkt sich dies auch nachteilig auf die Wandlungsphase Feuer aus, und zwar in erster Linie auf das Organsystem Herz. Die mit einer Hemmung in der psychomotorischen (Holz) und »Nein«-Phase verbundene agitierte Depression entwickelt sich, falls eine ähnliche Hemmung im »positiven« (Feuer-)Stadium des Selbstausdrucks vorliegt, zu einer so genannten bipolaren Störung, die früher als manisch-depressive Störung bezeichnet wurde. In diesem Fall führen die Verdrängung der Kreativität und des Bedürfnisses nach Selbstdurchsetzung sowie die Stagnation des Qi von Leber und Herz dazu, dass Hitze entsteht, Holz verbrannt und Feuer aufgebaut wird, wobei das Feuer schließlich vom Wasser nicht mehr kontrolliert werden kann. Die depressiven Intervalle, während der das Feuer noch vom Wasser gelöscht werden kann, sind wahrnehmbare Perioden des ruhigen Vernünftigseins, der Einschränkung und übertriebenen Stille in der verbalen, intellektuellen und kreativen Selbstbehauptung.

Diese Energien können nicht verdrängt werden. Die manischen Phasen sind episodische Zusammenbrüche dieser Hemmung, die dann auftreten, wenn das Wasser genügend erschöpft ist und das Feuer unkontrolliert brennen kann. Bipolare Episoden können durch Stress in einer anderen verletzlichen Energiesphäre verschlimmert werden, z. B. durch ein die Milz-Energien beeinträchtigendes Verlassenwerden oder eine die Metall-Energien schwächende Trennung. Der Dreifache Erwärmer, dessen Funktion es unter anderen ist, die Temperatur zu regulieren, wird bis jenseits seiner Kapazität belastet. Das Herz-Qi ist »wild«, und das Herz-Yin verliert die Kontrolle über das Yang. Der Geist, der vom Herzen beherrscht wird, ist nun extrem geschädigt und anfällig für weitere pathogene Faktoren wie Milz-Schleim oder Milz-Feuchtigkeit. Der Patient verfällt in die tiefste Depression, sobald das Holz so weit verbrannt ist, dass es das Feuer nicht mehr bestücken kann. Bei Menschen mit starkem Holz kann die manische Phase länger und ausgeprägter sein als die depressive Phase. Manchmal empfindet der Betroffene während der nicht manischen Phasen eher Angst als Depression.

Narzisstische Depression
Eine weitere Form der Melancholie, die ihre Wurzeln in den ersten fünf Lebensjahren hat, ist die, die ich »narzisstisch« nenne. Der Betroffene, der an dieser oft lebenslang bestehenden Störung leidet, ist vielfach ein Einzelkind, dem die Eltern, vor allem die Mutter, während seiner ersten Jahre das irrationale Gefühl gaben, besonders wichtig zu sein. Die Ernüchterung tritt ein, wenn das Kind in einer neuen Situation, z. B. in der Schule oder in einem Ferienlager, mit anderen Kindern und Ersatzautoritäten konfrontiert wird. Die Entdeckung, dass es nichts Besonderes ist, wirkt extrem verwirrend auf das Kind, und sein Verhalten, sowohl vor als auch nach dem »Fall«, ist unbeabsichtigterweise für andere Menschen äußerst befremdend. Das Kind ist ein unschuldiges Opfer einer fehlgegangenen Akkulturation seitens seiner unzulänglichen Eltern; es will dazugehören, aber es weiß nicht, wie es das anstellen soll. Das Resultat ist Isoliertheit und schmerzvolle Einsamkeit. Diese Kinder versuchen immer wieder, sich bei anderen Akzeptanz zu verschaffen, scheitern dabei aber, so dass diese wiederholten Misserfolge zu einer schweren Depression und sogar Suizid führen können, wenn die Kinder nicht die notwendige Hilfe bekommen. Die Aspekte Beziehung, Trennung und Kommunikation, an denen die Wandlungsphasen Erde, Metall und Feuer beteiligt sind, sind durch die Beziehung zu den Eltern geschädigt. Es

ist, als wäre das Feuer in der Erde gefangen, oder – um in den Begriffen des neurolinguistischen Programmierens (NLP) zu sprechen – als wäre das Kind nur in der Lage, sich auf sich selbst zu beziehen (»sort by self«, Erde), und unfähig, andere als Bezugspunkt zu nehmen (»sort by other«, Feuer).[10]

Sekundäre anaklitische Depression
Die nächste Kategorie von affektiven Störungen nenne ich sekundäre anaklitische Depression. Während das narzisstische Kind absolut bereit wäre, seine Beziehung zu den Eltern auf andere Menschen auszuweiten, ihm aber die entsprechenden Werkzeuge fehlen, will das Kind, das an einer sekundären anaklitischen Depression leidet, überhaupt keine neuen Bindungen eingehen, es sei denn in einem Setting, in dem die Mutter in Reichweite ist. Solche Kinder wollen immer bei einem Elternteil, meist bei der Mutter, sein und verfallen in Ängste und schwere Depression, wenn sie von ihm getrennt sind. Ein Teil dieser Kinder leidet an Schulphobien. Da sie es vorziehen, außerhalb ihrer Peergroup zu leben, sind sie allein, aber nicht einsam. Sie wollen nirgends dazugehören, sondern konstruieren sich lieber eine isolierte Existenz als pseudoschizoide Persönlichkeit. Aus energetischer Sicht könnte man sagen, dass die Erde das Metall, also die Energie, die in erster Linie für die Ausdehnung von Bindungen zuständig ist, nicht nährt bzw. dass das Metall (Trennung) in der Erde (Bindung) gefangen ist.

Depression aus Trauer um das verlorene Selbst
Im nächsten Stadium in der Ausdehnung von Bindungen, das die Energien des Metalls im Dienste des Feuers (Kommunikation/Beziehung) vermitteln, wird die Bindung weg von den wichtigsten Bezugspersonen, also den Eltern und anderen Autoritäten, auf die Peergroup verlagert. Es ist dies die Zeit noch vor der Adoleszenz, in der das Kind sich mit seiner Peergroup gegen alle Institutionen der Erwachsenenwelt auflehnt, auch gegen jene, die es weiter stützen und schützen. Es ist eine Zeit, in der es schwankt zwischen einerseits der Bewegung weg von der Kernfamilie und andererseits den Bindungen an die ursprünglichen Beziehungen, die noch gebraucht, aber nicht mehr erwünscht werden. Das »brave« Kind, das sich keiner Gruppe anschließt, das mehr erwachsenenorientiert und kein »Kumpel« ist, weiß nicht, welche Freude es macht, mit der Menge mitzulaufen; es kennt auch nicht die ekstatischen Gefühle, die sich einstellen, wenn man aus dem Gefängnis der Kindheit und der Herrschaft der Erwachsenen ausbricht. Diese Menschen vermissen ihr ganzes Leben lang jene innere Freude, die man empfindet, wenn man etwas gewagt hat. Dies erzeugt ein lebenslang bestehendes, diffuses, unformuliertes Jammern, eine unartikulierte trauernde Depression, die diesen verlorenen Teil des Selbst betrauert.

Involutionsdepression

Der nächste Schritt, der wiederum von den Energien des Metalls (Ausweitung der Bindungen) vermittelt wird, die im Dienste des Feuers (Kommunikation, Liebe, Beziehung und Kreativität) wirken, besteht im Übergang des »Seins« weg von allen Surrogaten, inklusive Gleichaltrige, hin zur Identität mit dem persönlichen »Selbst«-Wert. Wir sprechen hier von jenem Teil des Individuationsprozesses, im Zuge dessen wir Autorität internalisieren, womit ein steigendes, aber noch unausgeformtes Bewusstsein der mit Autorität verbundenen Verantwortung einhergeht. Jene von uns, die dieser entwicklungsbedingten Vorgabe nicht gerecht werden können, leiden an einem tiefen Gefühl der Unvollständigkeit oder versuchen ihr Leben lang, vor diesem Gefühl davonzulaufen.

Das Leben bietet eine ganze Reihe von Zwängen – Familie, Arbeit und Spiel –, die es uns leicht machen, dieses Wissen zu vermeiden, und denen allen eine gewisse Qualität des Getriebenseins eigen ist. Die Midlife-Crisis stellt sich dann ein, wenn verschiedene Umstände, z. B. Pension, Verlust der Arbeit, Tod des Partners, Scheidung oder die Tatsache, dass die Kinder das Zuhause verlassen, dieses Vermeiden unmöglich machen und die Leere verstärken. In Wirklichkeit ist diese Midlife-Crisis ein ständig, aber unbemerkt ablaufender Prozess, der in der Jugend beginnt und sich über die folgenden Jahrzehnte erstreckt. Wenn diese Krise bei einem Menschen auftritt, der über genügend Ressourcen verfügt, um jene Individuation nachzuholen, die er zur entsprechenden Zeit, also in der späten Adoleszenz, versäumt hat, und wenn seine Herz- und Nieren-Energien stark sind, dann kann dies zu einem besseren, zufriedeneren Leben führen. Stehen solche Ressourcen jedoch nicht zur Verfügung, dann kommt es normalerweise zu einer Form von Involutionsdepression, die von einem tiefen Gefühl der Unproduktivität und Wertlosigkeit gekennzeichnet ist.

Einsamkeit

Die fortschreitende Integration von Verantwortung in den Individuationsprozess führt von der ursprünglichen Orientierung an der eigenen Person zu einer zunehmenden Fähigkeit, andere als Bezugspunkt zu nehmen, ohne dass die Gefahr bestünde, sich selbst aufgeben zu müssen. Wenn wir das Vertrauen haben, dies schaffen zu können, haben wir auch die Möglichkeit, eine kreative Intimität zu entwickeln. Positive, befriedigende Liebesbeziehungen können wir nur dann eingehen, wenn die Energien der Wandlungsphase Feuer unversehrt sind: das Herz, das Erregung und Ausdruck bestimmt; der Dreifache Erwärmer, dessen Energie die familiären und sozialen Bindungen stabilisiert und harmonisiert; der Dünndarm, dessen Energien Klarheit in Beziehungen bringt, und der Herzbeutel, dessen Energien uns in unserem alltäglichen Leben eine realistische Balance zwischen Offenheit und Vorsicht finden lassen. Jene Menschen, bei denen diese Energien nicht intakt sind, sehnen sich ihr Leben lang nach erfüllter Intimität und leiden unter ihrer Einsamkeit.

Depression der Seele
Der nächste Schritt, an dem die Energien der Wandlungsphase Feuer beteiligt sind, zeichnet sich durch den Drang aus, auf kohärente Art und Weise die Gesamtheit des eigenen Selbst zu erkennen und zu kommunizieren und bekannte wie auch unbekannte Regionen des eigenen Seins zu erforschen. In diesem Stadium geben wir unser Selbst nicht mehr den Menschen hin, die wir lieben, sondern dem Wort, dem Logos, wie es im Johannes-Evangelium zum Ausdruck kommt: »Im Anfang war das Wort, und das Wort war bei Gott, und Gott war das Wort.«[11] In diesem Prozess der Hingabe des Selbst an die Schöpfung kommt es zu einer gewissen Abstraktion des Selbst, die von uns verlangt, »dass wir nach dem Rhythmus eines anderen Trommlers marschieren«. Es ist dies der Punkt, an dem wir beginnen aufzuhören, uns dem Willen unseres eigenen Ich und des Ich all der Menschen zu beugen, auf die unser Leben einen Einfluss hat. Nur wenige Menschen vollziehen diesen Übergang, denn es ist eine schwierige Reise, während der »viele aufgerufen, aber nur wenige auserwählt« werden. Und doch ist der Preis, den wir zahlen müssen, wenn wir uns diesem Prozess verweigern, eine lebenslange Frustration, ein Gefühl fehlender Erfüllung – die Depression der Seele.

Depression des Geistes
Die letzte Szene in unserem Drama führt uns zu den Energien der Wandlungsphase Wasser bzw. Metall zurück. Wir bewegen uns also vom schöpferischen Selbst zum göttlichen Selbst. Im vorhergegangenen Stadium der »Evolution des Seins« haben wir unsere Einzigartigkeit erkannt, jetzt geht es darum, uns mit der Tatsache auseinander zu setzen, dass wir eins sind mit dem Universum. Früher haben viele Gesellschaften den Menschen für ihre letzten Jahre auf dieser Welt die Zeit und Mittel bereitgestellt, die es ihnen erst ermöglichten, sich auf diese Reise einzulassen, so sie bereit dazu waren. Heute müssen wir uns allein auf den Weg machen, und dieser Weg ist mit Hindernissen gepflastert. Der Guru, an den wir uns einmal wenden konnten, existiert entweder nicht mehr oder ist nicht vertrauenswürdig. Wir sind also auf uns selbst gestellt, wenn wir Gott finden wollen, und vielleicht soll es auch so sein. Aber wie viele von uns verfügen in diesem späten Lebensabschnitt überhaupt noch über jene Wasser-Energien, die Grundlage unseres Seins, die uns den Mut verleihen, uns allein auf diese Reise ins Unbekannte zu begeben? Die meisten haben diese Energien in einem Leben

energetischer Exzesse leichtfertig verspielt. Ob wir nun vorbereitet sind oder auch nicht: Diejenigen von uns, die ihre Seele nicht wenigstens in diese Richtung wenden und den Weg suchen, leben in einer Depression des Geistes, der keine Ruhe findet.

Ich möchte hier einige Kommentare zum »Unbewussten« einfügen. Die Existenz dessen, was Carl Gustav Jung die »geistige Wirklichkeit«[12] und Freud das »Unbewusste« nannte, ist Gegenstand nie enden wollender Debatten. Die Irrelevanz dieser Debatte und die heiße Luft, die sie erzeugt, halten sich ungefähr die Waage.

Jene von uns, die in Zeiten großen Stresses die Erfahrung gemacht haben, dass »ein anderes Selbst« Aufgaben erfüllt, die wir normalerweise nie erfüllen können, wissen, dass es eine andere Wirklichkeit gibt. Für mich ist dies eine mir unter normalen Umständen nicht zugängliche überrationale Schicht meines Seins. In anderen Situationen wiederum tauchen bemerkenswerte Gedanken auf, die das Gewöhnliche in einem neuen, aufregenden Licht erscheinen lassen. Und in ganz anderen Situationen, sei es im Wachen oder im Schlafen, existiert ein »Bewusstseinsstrom«, der jeder Logik widerstrebt, aber die Wahrheit über mich und andere viel klarer transportiert als all das vernünftige Denken, dem ich ausgesetzt bin. Und sicherlich gibt es einen Ort, wohin mein Gedächtnis nach Belieben gehen kann, ohne dass ich Kontrolle darüber hätte, um das zu erinnern, was sich meinem Bewusstsein entzieht.

Diese Erfahrungen haben mir gezeigt, dass es viele Schichten der Existenz gibt, wobei einige rationaler organisiert sind als andere, die normalerweise außerhalb meines Bewusstseins liegen. Für mich ist es nicht besonders wichtig zu wissen, wie diese Schichten heißen. Mir scheint, dass das, was diese geistige Wirklichkeit ausmacht, eine Funktion der – persönlichen und kollektiven – Erfahrung des Beobachters ist, also Gegenstand einer Offenbarung, die keinerlei zeitlichen Theokratien unterworfen ist.

14 Das Systemmodell nach Dr. Shen

Die vier großen Organsysteme

Das Taiyang-Nervensystem beeinflussende Faktoren: Der Zeitpunkt ihrer Wirksamwerdung

Organdysfunktion

Emotion

Schädliche Einflüsse

Schlussbemerkung

Wir haben im ersten Teil des Buches das Systemmodell der Fünf Wandlungsphasen aus dem Blickwinkel der »Evolution des Seins« untersucht. Nun wenden wir uns einem anderen Modell zu. Dieses Modell, das so genannte Systemmodell, wurde von Dr. John Shen, C.M.D., in über 50 Jahren praktischer Arbeit und Studium entwickelt. Die Grundlage für das, was folgt, hat mir Dr. Shen in den acht Jahren unserer engen Zusammenarbeit vermittelt. Ich habe diese Grundlagen weiter ausgearbeitet und mich dabei auf meine 35 Jahre Erfahrung in Psychiatrie und 17 Jahre Erfahrung in chinesischer Medizin gestützt. Dies trifft vor allem auf jene Abschnitte zu, die sich mit sozialen und psychologischen Überlegungen sowie mit traditionellen, aber auch alternativen Formen westlicher Medizin beschäftigen. Es ist fast unmöglich, eine exakte Unterscheidung zwischen den Beiträgen von Dr. Shen, den meinigen und denen der klassischen chinesischen Medizin vorzunehmen, aber ich werde es trotzdem versuchen, außer in jenen Fällen, in denen dies der Darlegung des Materials abträglich wäre.

● Die vier großen Organsysteme

Dr. Shen formulierte das Systemmodell, als er Patienten behandelte, die über Symptome klagten, für die er bei der Untersuchung von Puls, Zunge und Augen keine jener vertrauten Zeichen finden konnte, die im System der traditionellen chinesischen Medizin mit Krankheit in Verbindung gebracht werden. Die Beschwerden der Patienten bezogen sich auf allgemeines Unwohlsein. Die Symptome waren vage, und die Zeichen deuteten nicht auf die Organkrankheit hin, die in der chinesischen Medizin normalerweise mit Disharmonie assoziiert wird.

Dr. Shen entdeckte, dass nicht eine spezifische Organdysfunktion vorlag, sondern eine Störung der funktionellen Systeme in ihrer Gesamtheit. Er reduzierte sie auf vier große Systeme, wobei er von einer Schichtung der Energie von oberflächlich bis tief ausging, wie sie von Zhang Zhongjing in seinem *Shanghan lun* beschrieben wird.[1] In dieser bahnbrechenden Abhandlung, die um das 3. Jahrhundert nach unserer Zeitrechnung verfasst wurde, versucht Zhang Zhongjing das Fortschreiten der Krankheit von den oberflächlichsten bis hinein in die tiefsten Schichten zu beschreiben – ein Prozess, der meist als »Verletzung durch Kälte« bezeichnet wird. Ursprünglich ging man von sechs Schichten oder Einteilungen aus: Die äußerste ist als *Taiyang* bekannt, die zweite als *Shaoyang*, die dritte als *Yangming*, die vierte als *Taiyin*, die fünfte als *Shaoyin* und die sechste und tiefste als *Jueyin*. Wenn eine Krankheit bis in die letzte Schicht vorgedrungen ist, hat sie das schwerste Stadium erreicht, und der Patient ist dem Tode nahe. Etwas später wurde jede dieser Schichten mit bestimmten Meridianen in Beziehung gesetzt, was aber für unsere Diskussion nicht relevant ist. Dr. Shen bringt die drei oberflächlichsten Schichten mit spezifischen Systemen in Verbindung, während die drei tiefsten Schichten, nämlich Taiyin, Shaoyin und Jueyin, zu einem System zusammengefasst werden. Genauer gesagt, assoziiert er Taiyang mit dem Nervensystem, Shaoyang mit dem Kreislaufsystem und Yangming mit dem Verdauungssystem, während er Taiyin, Shaoyin und Jueyin gemeinsam als das Organsystem betrachtet.

Im vorliegenden Buch beschäftigen wir uns in erster Linie mit der äußersten Schicht, dem Taiyang, den Dr. Shen mit »Nervensystem« gleichsetzt. Es scheint jedoch nützlich und angebracht, die anderen Systeme ebenfalls etwas detaillierter zu beschreiben, um einen Gesamteindruck dessen, womit wir uns beschäftigen, zu vermitteln. Wir erläutern daher zuerst die Systeme des Shaoyang und des Yangming sowie das Organsystem und wenden uns dann dem Taiyang, unserem eigentlichen Thema, zu. Diese Systeme haben einen sehr weit reichenden Einfluss auf Gesundheit und Krankheit im Gegensatz zu einer Organdysfunktion, die eine spezifischere Symptomatologie aufweist – zumindest im frühen und mittleren Stadium des Krankheitsprozesses.

- **Zusammenhänge zwischen den Vier Systemen und den Fünf Transportpunkten**

Es bestehen verschiedene interessante Korrelationen zwischen diesen Systemen und anderen Konzepten der chinesischen Medizin. Zum Beispiel kennen wir in der traditionellen Medizin fünf so genannte Transportpunkte, die auch als Befehlspunkte oder Antike Punkte bezeichnet werden. Sie liegen jeweils auf einem Meridian zwischen Zehen und Knie bzw. zwischen Fingern und Ellbogen. Nach traditioneller Auffassung wird der erste dieser Punkte mit den Nerven, der zweite mit Fieber und Hitze, der dritte mit Muskeln und Sehnen, der vierte mit der Atmung und der fünfte mit der Verdauung in Verbindung gebracht. Dr. Shen hat diese Theorie in Übereinstimmung mit seinem Systemkonzept etwas überarbeitet, wobei er den ersten und zweiten Punkt mit dem Nervensystem, den dritten mit dem Kreislaufsystem, den vierten mit dem Verdauungssystem und den fünften mit dem Organsystem gleichsetzt. Diese Art der Organisation macht durchaus Sinn, denn Hitze, die normalerweise mit dem zweiten Transportpunkt assoziiert wird, ist äußerst wichtig bei der Behandlung nervöser Störungen, vor allem bei der Therapie von Leber-Hitze und Herz-Hitze. Das Kreislaufsystem (dritter Transportpunkt), wird in der chinesischen Medizin häufig als Ursache von Problemen im Muskel-Skelett-System angesehen, die sich in Form von wandernden Schmerzen bemerkbar machen. In dieser, aber auch in anderer Hinsicht deckt sich dies mit der traditionellen Ansicht, die der dritten Position das Muskel-Skelett-System zuschreibt. Die vierte Position wird traditionell mit der Atmung in Verbindung gebracht, aber Dr. Shen zeigt, dass das Verdauungssystem nicht nur aus Magen, Darm und den zugehörigen Organen besteht, sondern dass auch Lunge und Niere dazu gerechnet werden müssen. Schleim wird zwar im Magen produziert, aber in der Lunge (wenn sie stark genug ist) zu Wasser verdaut (»zerstreut«). Die Niere verdaut das Wasser, nachdem die Lunge es hat absinken lassen. Nach diesem Konzept ist die Lunge ein Teil des Verdauungssystems, und es ist durchaus begründbar, warum Dr. Shen das Verdauungssystem der vierten Position zuschreibt. Die fünfte Position betrachtet er als das Organsystem, womit er die Funktion oder Dysfunktion sämtlicher fünf Zang-Organe meint. Das sind Lunge, Milz, Leber, Herz und Niere, die alle Teil der Taiyin-, Shaoyin- und Jueyin-Funktionsebenen sind. Diese gelten sowohl in der Tradition als auch in der Theorie des Dr. Shen als die grundlegenden Funktionseinheiten des Organismus sowie als Ursprungsorte der tiefsten Krankheitsebenen.

Darüber hinaus wurde das Nervensystem mit dem Oberen Jiao bzw. dem Himmel, das Kreislaufsystem mit dem Unteren Jiao oder dem Menschen und das Verdauungs- und Organsystem mit dem Mittleren Jiao, der Erde, in Beziehung gesetzt. Letzterer hat für uns keine besondere Bedeutung, spielt aber im Konzept des Dr. Shen über die »Timing«-Punkte des Körpers eine Rolle.

Diese Systeme weisen eine sehr breite physiologische Funktion auf, und Störungen dieser Systeme haben eine dementsprechend umfassende Wirkung auf den gesamten Organismus. Untersuchen wir nun diese Systeme im Detail. Wir konzentrieren uns dabei auf das Nervensystem, das wir zuletzt, dafür aber am genauesten behandeln werden. An dieser Stelle genügt es zu sagen, dass der Taiyang nicht nur durch die Lebensweise beeinflusst werden kann, sondern vor allem auch durch konstitutionelle und angeborene Faktoren. Genauso wird auch das Organsystem in erster Linie von konstitutionellen und angeborenen Faktoren sowie durch Lebenseinflüsse geprägt, während auf das Kreislauf- und das Verdauungssystem im Wesentlichen die Lebensweise selbst einwirkt.

- **Shaoyang: Das Kreislaufsystem**
Untersuchen wir zuerst das Kreislaufsystem. In der chinesischen Medizin versteht man unter Kreislauf entweder den Kreislauf des Qi, der den Körper bewegenden Energie, oder des Blutes, wobei sich das Konzept von Blut der traditionellen Medizin nicht mit dem westlichen Konzept von Blut deckt. Mit Blut ist hier eine schwerere, dichtere Form der Energie gemeint. Die Tradition besagt, dass das Qi das Blut bewegt und das Blut das Qi nährt. Blut und Qi sind in diesem Sinne voneinander abhängig. Bei Erkrankungen des Qi empfindet der Betroffene meist ein Gefühl der Schwäche, und Schmerzen tendieren dazu, zu

kommen und zu gehen, je nachdem in welcher Verfassung sich die Energie gerade befindet. Bei Erkrankungen des Blutkreislaufs kommt es im Allgemeinen zu einem Gefühl der Kälte in den Gliedmaßen und nicht nur zu Schmerzen, sondern auch zu Schwellungen. Diese Erscheinungen sind immer vorhanden. Natürlich kann auch eine Kombination von Qi- und Blut-Stagnation oder -Schwäche vorliegen. Allgemein gilt, dass es sich bei leichteren Problemen wahrscheinlich nur um eine Erkrankung des Qi handelt, während bei ernsteren Beschwerden wahrscheinlich auch eine Erkrankung des Blutes besteht.

Probleme des Kreislaufsystems werden meist durch die Lebensweise oder bestimmte Ereignisse im Leben verursacht, wobei man zwei große Kategorien unterscheiden kann: In der ersten Kategorie ist das Kreislaufproblem nur die Folge eines energetischen Problems, in der zweiten ruft das Problem des Kreislaufsystems das der Energie hervor. Im ersten Fall hat sich der Betroffene entweder überarbeitet oder bei einer körperlichen Anstrengung überbeansprucht, wodurch es zu einer Schwächung der körperlichen Konstitution und einem Qi-Mangel kommt. Dies wiederum beeinträchtigt den Kreislauf, weil das Qi das Blut bewegt; und das Qi ist der bewegende Teil der Energie. Der Puls ist meist langsam und schwach, obwohl er in Extremfällen auch unausgewogen sein kann und man unter Umständen nicht in der Lage ist, überhaupt die Pulsrate festzustellen.

Erkrankungen der zweiten Kategorie, bei denen der Kreislauf das energetische Problem verursacht, werden durch einschneidende, plötzliche Erlebnisse hervorgerufen, z. B. durch Unfälle, emotionale Traumata oder extreme Wetterverhältnisse. In diesen Situationen kann der Puls zuerst entweder sehr schnell oder sehr langsam sein, wird aber später langsamer, dafür jedoch straff statt schwach. Im Allgemeinen ist der Puls etwas langsamer, wenn der Kreislauf durch einen Unfall, eine starke Emotion oder das Wetter beeinflusst wird, als wenn energetische oder konstitutionell bedingte Einflüsse wirksam sind.

Wenn die Energie die Erkrankung verursacht, dann ist die oberflächliche, dem Qi entsprechende Ebene des Pulses am schwächsten. Geht das Kreislaufproblem auf ein traumatisches Erlebnis zurück, dann ist die oberflächliche Ebene des Qi schwach, aber auch die mittlere Ebene, die des Blutes, kann schwach oder, im frühen Stadium, auch straff sein. Ist das Trauma schwer genug, dann wird die tiefste Ebene des Pulses ebenfalls stark und straff sein, denn in diesen Fällen ist der Kreislauf in den Organen selbst in Mitleidenschaft gezogen.

Beeinträchtigt die Energie den Kreislauf, dann ist die Zunge meist blass. Beeinträchtigt jedoch der Kreislauf die Energie – was bei einem schweren Trauma der Fall sein kann –, kann die Zunge eine dunklere, ja, sogar purpurfarbene Färbung annehmen. Nach einem schweren Unfall kommt es zu einem kleinen, pur-

purfarbenen Bluterguss auf jener Seite des Körpers, die beim Unfall verletzt wurde.

Der Kreislauf kann auch dann angegriffen werden, wenn man nach einer intensiven körperlichen Anstrengung unvermittelt in den Ruhezustand zurückkehrt. In diesem Fall kommt es zu vagen Beschwerden wie Müdigkeit, emotionale Labilität und Zornanfälligkeit, und man hat das Gefühl, »geistig weggetreten« zu sein und in gewisser Hinsicht die Kontrolle verloren zu haben. Wenn man sich dann hinlegt, kann man das Gefühl haben, als würden Körper oder Arme schweben, was manchmal zu extremen Angstgefühlen führt. Psychiater, die oft mit derartigen Beschwerden konfrontiert sind, stufen sie meist als Angstneurose oder Panikattacken ein.

Bei körperlichem Training muss sich das vaskuläre System ausdehnen, damit es das erhöhte Blutvolumen überhaupt fassen kann; die Blutgefäße sind daher weiter als normal. Wenn die körperliche Belastung abrupt aufhört, sinkt die Blutmenge im vaskulären System plötzlich, aber die Blutgefäße selbst tendieren dazu, erweitert zu bleiben. Nach traditionell chinesischer Vorstellung fließen Blut und Energie gemeinsam, ja, Blut ist im Grunde nichts anderes als eine Form von Energie. Blut bewegt sich eher in der Mitte des Blutgefäßes, während die Energie sich eher an der Außenseite bewegt. Blut gilt als Yin, während das Qi eher Yang ist. Yang will sich ausdehnen, Yin will sich zusammenziehen, wobei das Yin verhindert, dass das Yang sich zu sehr ausdehnt. Nimmt das Yin, wie im vorliegenden Fall, signifikant ab, entgleitet das Yang der Kontrolle. Dies ist eine der vielen Situationen, in denen das Qi nach traditioneller Auffassung »wild« ist.[2] Hier ist der Puls auf allen Ebenen leer, d. h. er wird oberflächlich und in der Mitte als überflutend wahrgenommen, während er auf tiefer Ebene schwach ist. In diesem Fall sind alle Organe beeinträchtigt. Da der Kreislauf der Energie zu den die Funktion aufrechterhaltenden Organen unterbrochen ist, ist die Energie nicht mehr unter Kontrolle und völlig »wild«.

Bei einer anderen Art von Kreislaufproblem, das heutzutage seltener geworden ist, ist der Puls extrem unregelmäßig, und zwar so unregelmäßig, dass es unmöglich ist, die tatsächliche Anzahl der Pulsschläge pro Minute festzustellen. Dieser Puls trägt verschiedene Bezeichnungen, ich nenne ihn den »unterbrochenen« Puls. Diese Art von Puls tritt bei Menschen auf, die sich bereits in sehr jungen Jahren überarbeitet haben, z. B. bei Kindern, die gezwungen wurden, in Fabriken oder im Bergbau zu arbeiten. Bei einem »zerstreuten« oder »instabilen« Puls kommt es von einem Moment zum anderen zu extremen Schwankungen in der Intensität bzw. zu Unterbrechungen. Auch dieser Puls rührt von einer exzessiven Überanstrengung bereits in frühester Kindheit her. Beide Pulsarten treten dann auf, wenn das Qi wild ist, und beide sind auch Indizien dafür, dass dem Betroffenen nur ein kurzes Leben beschieden ist, es sei denn, es findet eine sehr machtvolle Intervention statt. Ein ähnlicher Puls, der zur selben Kategorie gezählt werden kann, aber auf eine weniger ernste körperliche Verfassung hindeutet, tritt dann auf, wenn die Überanstrengung ein weniger großes Ausmaß angenommen hat oder erst später in der Kindheit erfolgt ist. Außerdem kann die Ursache für diesen Puls in einer konstitutionell schwachen Niere zu finden sein.

Alle die oben beschriebenen Zustände sind Zustände des Kreislaufsystems, in denen der ganze Organismus und der ganze Puls involviert sind und die nicht durch eine Disharmonie in einem einzigen Organsystem verursacht sind.

Yangming: Das Verdauungssystem

Das Verdauungssystem umfasst nach Dr. Shen Magen, Dünn- und Dickdarm, Milz/Bauchspeicheldrüse, Lunge und die Wasser-Funktion der Niere. Zu den Symptomen zählen schwankender Appetit, unregelmäßiger Stuhlgang, wobei Verstopfung und durchfallartige Stühle einander abwechseln, und allgemeines Unwohlsein. Oft klagen die Patienten über große Schleimansammlungen in Brustkorb und Kehle. Darüber hinaus bestehen als Reaktion auf die Hitze vage Schmerzen und ein Druckgefühl sowie Ernährungsgewohnheiten, die alle zusammen in keine gängige diagnostische Kategorie passen.

Es existiert eine Reihe von Faktoren, die das Verdauungssystem als Ganzes beeinträchtigen können. Einer dieser Faktoren ist unregelmäßige Nahrungsaufnahme. (Dauerhafte Kongruenzen zwischen Hungerzyklus, Arbeit, Schlaf und Spielgewohnheiten entwickeln sich bereits früh im Leben.) In dieser Situation sind alle oben erwähnten Organe sowie Leber und Gallenblase betroffen. Nach einer gewissen Zeit setzt eine Schwächung des Verdauungssystems ein, weil auch hier, wie bei allen anderen Systemen des Körpers, Regelmäßigkeit besonders wichtig ist. Mit anderen Worten: Das Verdauungssystem ist dann bereit zu arbeiten, wenn der Mensch hungrig ist. Ein Mensch, der über längere Zeit hinweg isst, ohne Hunger zu verspüren, oder nicht isst, wenn er hungrig ist, stört das Gleichgewicht zwischen diesen Organen, was zu allgemeiner Schwäche führt. In solchen Fällen ist der Puls auf der gesamten rechten Seite extrem schwach. Je nach Art der Nahrung, die der Betroffene zu sich nimmt und je nach dem Grad der Stagnation weist die Zunge einen unterschiedlich dicken oder aber auch gar keinen Belag auf. Ist der Magen relativ stark überbeansprucht, können sich bei einem akuten Zustand oberflächlich rote Flecken bilden, während sie bei einem chronischen Zustand tiefer liegen.

Gewohnheitsmäßig hastiges Essen bildet eine zweite wichtige Ursache für Störungen des Verdauungssystems. In diesem Fall fühlt sich der Patient oft aufgedunsen und leidet manchmal auch an leichten Schmerzen, weil schnelles Essen Hitze erzeugt und die Nerven des Magens und der anderen Organe des Verdauungssystems, vor allem der Speiseröhre, beeinträchtigt. Dann ist der Puls der gesamten rechten Seite sehr straff: Auch hier weist die Zunge je nach Ernährungsgewohnheiten wieder einen dünnen Belag auf, und auch die oben erwähnten roten Flecken sind festzustellen.

Der dritte Auslöser ist der Genuss von kalten Speisen und Getränken, der ebenfalls zu einer Stagnation führt. Dies trifft vor allem bei Menschen zu, die große Mengen eisgekühlter Getränke trinken oder übermäßig viel Eiscreme essen. In diesem Fall tritt eine Stagnation auf, weil Kälte die Zirkulation im gesamten Verdauungssystem beeinträchtigt. Unregelmäßiges Essen führt also zu Schwäche, schnelles Essen erzeugt Hitze, und der Verzehr von kalten Speisen bewirkt eine Stagnation. Andere Faktoren, die Verdauungsprobleme verursachen, können sein: das Heben schwerer Gegenstände vor und nach dem Essen, Überarbeitung bzw. zu schnelles Weiterarbeiten nach dem Essen, Emotionen und die Gewohnheit, nach dem Essen vornübergebeugt zu sitzen. Alle diese Faktoren haben eher spezifische und nicht so sehr allgemeine Wirkungen, können aber trotzdem das Verdauungssystem im Allgemeinen beeinträchtigen. Das Endresultat sind eine Verlangsamung des Verdauungsprozesses und die damit verbundenen Krankheiten. Dieser Krankheitsprozess kann auch als eine Störung des Gleichgewichts im Sanjiao, dem Dreifachen Erwärmer, aufgefasst werden. Darüber hinaus behindert ein unregelmäßiges Essen auch den rhythmischen Zyklus der Enzymbildung und Peristaltik sowie die normalen Ruhe- und Aktivitätsintervalle aller Elemente dieses komplexen Systems, die jeweils zu einem der drei Teile des Sanjiao gehören. Jeder dieser krankheitsverursachenden Faktoren schafft ein Ungleichgewicht in einem der drei Jiao, wodurch der betreffende Jiao aus dem koordinierten Funktionieren des Systems als Ganzes ausscheidet.

- **Taiyin, Shaoyin, Jueyin: Das Organsystem**

Wenn wir uns auf das Organsystem beziehen, meinen wir gleichzeitig alle Zang-Organe, vor allem Herz, Niere und Leber, in geringerem Ausmaß auch Milz und Lunge. Die Lunge gilt als das am stärksten Yang-lastige der Yin-Organe, da es jenes Yin-Organ ist, das am engsten mit der Außenseite des Körpers verbunden ist, denn es empfängt das Qi aus der Atmosphäre. Außerdem liegt es im oberen Körperbereich. Dr. Shens Konzept des Organsystems entspricht den Schichten von Taiyin, Shaoyin und Jueyin, wie sie im *Shanghan lun* beschrieben sind. Die wesentlichsten Probleme, die mit dem Organsystem in Verbindung stehen, lassen sich in drei Kategorien einteilen: *Yinxu*, *Qixu* und *Yangxu*.

Ein generalisiertes Yinxu liegt dann vor, wenn das Organsystem des Körpers überlastet ist. Überlastung erzeugt Hitze, die der Körper zu kompensieren versucht, indem er Wasser (Flüssigkeit) zur Verfügung stellt. Wenn diese Belastung über lange Zeit besteht, kommt es je nach körperlicher Konstitution, dem Grad der Überlastung und der ursprünglichen körperlichen Verfassung zu einer Erschöpfung dieses Wassers. In der chinesischen Medizin steht Yin für Wasser im Allgemeinen, also erschöpft sich das Wasser bzw. das Yin. Diesen Zustand nennt man Yinxu oder mangelndes Yin bzw. Yin-Leere. Bleibt dieser Zustand über noch längere Zeit bestehen und erschöpft sich das Wasser noch mehr, büßt der Stoffwechsel seine Funktionsfähigkeit auf der Zellebene des Organs ein. An diesem Punkt sind die betroffen Organe nicht mehr im Stande, zur allgemeinen Energie des Körpers beizutragen, und es kommt zu einer neuen Situation, die in der chinesischen Medizin als Yangxu (mangelndes Yang, Yang-Leere) beschrieben wird. Da das Organ bzw. das Zusammenspiel der Organe nicht mehr funktioniert, vermindert sich deren Energieproduktion sowie die damit einhergehende Produktion an verwertbarer Hitze (die Chinesen würden von Starker Hitze sprechen, also von einer Hitze, die positive Arbeit leistet), wodurch beim betreffenden Menschen ein Gefühl der Kälte zurückbleibt. Die Hitze, die bei einem Yinxu-Zustand erzeugt wird, ist die so genannte Schwache Hitze. Diese Hitze erfüllt keine für den Körper positive Funktion, sondern ähnelt der Reibungshitze, die in einem überlasteten Motor entsteht; sie muss zerstreut werden. Wenn sie durch Urin, Kot oder Schweiß nicht richtig zerstreut werden kann, wird sie als unangenehme Hitze in den Handflächen und auf den Fußsohlen, als Hitze im Gesicht, als heiße Wallungen oder heißer Schweiß erlebt. Bei einem Yinxu-Zustand besteht eine massive Überlastung; bei einem Yangxu-Zustand herrscht massive Erschöpfung. Symptome, die im weiteren Verlauf eines Yinxu-Zustandes auftreten können, sind Reizbarkeit, nervöse Anspannung, Schlaflosigkeit und leichtes Fieber am Nachmittag. Symptome eines Yangxu-Zustandes sind spontane Schweißausbrüche, leichte Ermüdbarkeit, häufiges Wasserlassen, eine Abneigung gegen Kälte und eine Vorliebe für Wärme, Bauchschmerzen, die durch Druck und/oder Hitze gemildert werden, Durchfall mit unverdauter Nahrung, eine Reihe von Infektionen, eine allgemeine Anfälligkeit für Krankheiten und ein langsamer Genesungsverlauf.

Der Yangxu-Zustand ist insofern fast identisch mit dem Qixu-Zustand, als Yangxu eine Ausweitung des Qixu-Zustandes ist und sich davon lediglich durch ein allgemeines Kältegefühl unterscheidet. Während der Yinxu-Zustand in erster Linie Niere, Leber, Herz und Lunge betrifft, sind bei einem Qixu- bzw. Yangxu-Zustand vor allem Niere, Herz, Leber und Milz betroffen. Obwohl wir uns, wenn vom Organsystem die Rede ist, auf Probleme beziehen, die alle eingangs erwähnten Organe betreffen, so kann doch ein Organ stärker in Mitleidenschaft gezogen sein als die anderen. Der Yangxu-Zustand, vor allem ein Yangxu-Zustand der Leber, beeinträchtigt ganz extrem das gesamte Funktionieren des Menschen und ruft ein dementsprechend großes Erschöpfungsgefühl hervor.

Was die Ursachen betrifft, so können Störungen des Organsystems konstitutionell bedingt oder erworben sein. Zu äußeren Einflüssen zählen Situationen, in denen ein Mensch sich in Relation zu seiner Grundenergie oder seinem Lebensstadium unangemessen überarbeitet. So kann z. B. früher Sex vor allem bei Frauen zu einem Yinxu-Zustand führen, der sich stark auf den Menstruationszyklus während des ganzen Lebens auswirkt. Diese Art von Überbelastung beeinflusst das gesamte Organsystem und natürlich speziell die Niere, die am engsten mit den sexuellen, reproduktiven Energien verbunden ist. Ein Yinxu-Zustand wird allgemein durch Sex verschlimmert, denn Sex ist eine Art von Arbeit, die zu den größten »Erschöpfern« der Nieren-Energie zählt, die Yin speichert, hervorbringt und bereitstellt. Die meisten Menschen erkennen diesen Zusammenhang gar nicht, weil Sex im Allgemeinen die nervöse Spannung löst, die mit dem Zustand eines »Schwachen Feuers« oder einer »übermäßigen Hitze« im Körper (yinxu) einhergeht, und das ist der Grund dafür, warum sie Sex mit einer Verbesserung des Allgemeinbefindens assoziieren. Auch wenn sie das Gefühl haben, Sex würde ihre Verfassung bessern, verschlimmert diese Form der Arbeit in Wirklichkeit den Allgemeinzustand und damit den Yinxu-Zustand.

Wenn die Ursache in der Konstitution liegt, ist der Yangxu-Charakter meist von Anfang an ausgeprägter. Solche Menschen fühlen sich zwar den Großteil ihres Lebens geschwächt und ermüden bei Anstrengung sehr leicht, aber in mancher Hinsicht sind sie für schwere Krankheiten weniger empfänglich, weil die Erschöpfung der Energie eine Überarbeitung verhindert und ihnen die Chance gibt, sich zu erholen und damit den Prozess, der zu einer ernsteren Krankheit führen könnte, zu unterbrechen. Die Menschen, bei denen der Yangxu-Charakter besonders ausgeprägt ist, sind sich des Krankheitsprozesses extrem bewusst, während Menschen des Yinxu-Typus ihre Symptome nicht in Zusammenhang mit ihren Aktivitäten bringen und dazu tendieren, so lange aktiv zu sein, bis eine plötzliche Erschöpfung eintritt, die verheerende Symptome und Krankheiten zur Folge haben kann. Ich beziehe mich hier auf Zustände wie Krebs oder Erkrankungen der Herzkranzgefäße mit Infarzierung. In diesem Fall ist aus dem Yinxu- ein Yangxu-Zustand geworden, der fast immer mit irgendeiner Form von Kollaps einhergeht.

Das Funktionieren des Organsystems spiegelt sich im gesamten Puls der linken Seite wider. Beim Yinxu-Zustand ist das Yin bzw. das Wasser des Körpers erschöpft, und alle drei Pulse sind relativ tief, dünn und straff bis drahtig; sie ähneln einer kontinuierlichen Linie. Der dünne Charakter bedeutet Erschöpfung der Flüssigkeit, die straffe, drahtige Qualität weist auf Hitze hin. Wenn das Nervensystem das Organsystem beeinträchtigt, finden wir diese kontinuierliche, sehr feine, straffe Linie im oberflächlichsten Bereich der tiefsten Pulsebene. Bei einem Yinxu-Zustand ist der Zungenkörper rot und weist unter Umständen einen dünnen, gelben Belag auf. An der Innenseite des Augenlides verschwimmen die normalerweise getrennten, parallel zueinander verlaufenden roten Linien und fließen je nach Intensität der »Schwachen Hitze« mehr oder weniger ineinander.

Bei einem Yangxu-Zustand ist der gesamte Puls auf der linken Seite tief und am Anfang vielleicht etwas weit und weich, während er später extrem schwach wird. Die Zunge ist blass und zeigt unter Umständen einen dünnen, milchig weißen Belag, und die Druckspuren der Zähne sind deutlich erkennbar. Die Augen zeigen in den Pupillen einen Mangel an Geist, und die Innenseite der Augenlider ist blass. Bei einem Yangxu-Zustand kann das ganze Gesicht blass sein.

Taiyang: Das Nervensystem
»Nervensystem« ist nichts anderes als eine andere Bezeichnung für das, was normalerweise Taiyang genannt wird, d. h. für die oberflächlichste Energie des Körpers, die in gewisser Hinsicht mit dem Abwehr-Qi des Körpers, dem Weiqi, gleichgesetzt werden könnte. Diese äußerste, defensive Energieschicht wird als Erste von »Schädlichen Einflüssen« angegriffen. Heutzutage können auch unsere alltäglichen Lebensgewohnheiten solche Schädlichen Einflüsse darstellen. Wenn der Taiyang bzw. das Nervensystem verletzlich ist, dann kann hastiges Essen die Nerven des Verdauungssystems leichter angreifen. Übermäßige körperliche Betätigung beeinträchtigt die mit dem Kreislaufsystem in Beziehung stehenden Nerven, während Überarbeitung die Nerven der Zang-Organe schädigt. Ich habe den Eindruck, dass Dr. Shen das Nervensystem deswegen mit dem Taiyang, der oberflächlichsten, leichtesten und flüchtigsten aller Energieformen (qi), gleichsetzt, weil auch das Nervensystem, verglichen mit anderen Systemen, eine relativ hohe Geschwindigkeit aufweist.

Die Unversehrtheit des Nervensystems ist der primäre Faktor bei der Ätiologie aller psychischen Störungen. Egal, um welche Art von Stress es sich handelt: Wenn das Nervensystem verletzlich ist, wird es unweigerlich zu irgendeiner psychischen Störung kommen, und diese Störungen treten relativ leicht auf. Wenn andererseits die Energieebene, die Dr. Shen »Nervensystem« nennt, stark ist, verursacht eine Belastung eher eine körperliche Krankheit als eine, bei der psychische Komponenten mitspielen, es sei denn, diese psychischen Faktoren sind eine Reaktion auf eine lang bestehende, schwere körperliche Krankheit. Wenn ein Mensch z. B. unerwartet entdeckt, dass er an Krebs leidet, so bedeutet dies einen gewaltigen emotionalen Schock, wobei die Art und Weise, wie er mit dieser Entdeckung umgeht, wiederum von der Stärke des Nervensystems abhängt. Ist die Belastung groß genug, können selbst bei einem außergewöhnlich gesunden Nervensystem schwere psychische Probleme auftreten. Dies zeigt sich ganz deutlich während eines Krieges, wo auch Menschen, die unter normalen Umständen emotional extrem stabil sind, zusammenbrechen, weil sie einem unerträglichen körperlichen und emotionalen Stress ausgesetzt sind. Mit anderen Worten: Jeder Einzelne hat seine persönliche psychische Sollbruchstelle, egal wie gesund das Nervensystem anfänglich sein mag.

Westliche Psychologen haben immer Schwierigkeiten zu erklären, warum Menschen, die einander relativ ähnlich zu sein scheinen, unter ähnlichen Umständen auf psychischer Ebene so unterschiedlich reagieren. Warum entwickeln Menschen, die in ein und derselben Familie unter ganz ähnlichen Bedingungen aufgewachsen sind, so unterschiedliche psychische Muster? Das Konzept der Systeme bringt, so Dr. Shen, eine gewisse Ordnung in diese Verwirrung. Nehmen wir noch einmal das Beispiel einer extremen Stresssituation, z. B. eines Krieges. Während des Zweiten Weltkriegs konnte ich Reaktionen auf extreme Belastung beobachten, die mehr oder weniger in dieses Schema der Vier Systeme passen. Manche Menschen erlitten einen seelischen Zusammenbruch, andere fielen in Ohnmacht, bei anderen reagierte der Magen-Darm-Trakt mit Erbrechen oder Durchfall. Seltener waren jene Menschen, die scheinbar vor Angst gestorben sind, d. h. zweifellos an einem Herzstillstand. Die Menschen, die einen seelischen Zusammenbruch erlitten, hatten ein verletzliches Nervensystem, während jene, die in Ohnmacht fielen, Schwierigkeiten mit ihrem Kreislaufsystem hatten. Diejenigen, die erbrachen oder an Durchfall litten, hatten Probleme mit dem Verdauungssystem, und jene, die auf Grund eines schweren Schocks oder großer Angst plötzlich an einem Herzstillstand starben, hatten wahrscheinlich konstitutionsbedingt (da sie alle sehr jung waren) ein besonders empfindliches Organsystem.

Abgesehen von diesen das Nervensystem beeinflussenden Faktoren kommt es auch zu Interaktionen zwischen den einzelnen Systemen. Sind alle diese Systeme mehr oder weniger unversehrt, dann bewegt sich ein Stress, sei er nun chemischer, physikalischer oder emotionaler Natur, von der Oberfläche in die Tiefe, und zwar in jener Reihenfolge, nach der laut *Shanghan lun* Kälte von der Oberfläche in die Tiefe vordringt. Kommt es bei intaktem Taiyang-Nervensystem zu einer Stressbelastung, treten keine psychischen Probleme, sondern – in der folgenden Reihenfolge – Probleme in der Innervation des Kreislauf-, Verdauungs- und Organsystems auf. Mit anderen Worten: Ist ein System verletzlich, umgeht eine Stressbelastung die Systeme, die relativ intakt sind, und befällt direkt das schwächere System. In diesem verletzlichen System würde der Stress wiederum zuerst die äußersten Schichten angreifen und erst dann langsam tiefer wandern. Wenn z. B. irgendeine Art von Stress das Nerven- und Kreislaufsystem umgeht und direkt das Verdauungssystem angreift, dann werden dort als Erstes die Nerven in Mitleidenschaft gezogen werden. In der Folge werden die Kreislaufaspekte des Verdauungssystems und schließlich das Parenchym selbst, d. h. das Organ, angegriffen. Um zu beurteilen, ob das Nervensystem eine Rolle bei Beschwerden des Verdauungssystems spielt oder nicht, kann man die linke Seite des Pulses untersuchen, die im letzteren Fall straff und etwas oberflächlicher als die rechte Seite wäre. Die rechte Seite ist entweder schwach oder leer, wenn die Ernährungsgewohnheiten unregelmäßig sind, oder straff, wenn die Nahrungsaufnahme zu hastig erfolgt.

Auch ein anderer Punkt hat den Psychologen immer wieder Kopfzerbrechen bereitet, nämlich die Beziehung zwischen den verschiedenen Arten und Abstufungen einer Geisteskrankheit. Sie werden im Allgemeinen in die Kategorien »Neurose« und »Psychose« eingeteilt oder mit dem Etikett »organisch« versehen. Es existieren viele Faktoren, die die Erscheinungsform einer emotionalen Störung bestimmen. Veränderungen in der Qualität und Quantität der Energie des Taiyang-Nervensystems wären eine Erklärungsmöglichkeit, die Licht in diese Unterscheidungen bringen könnte.

Ich habe früher erwähnt, dass die traditionelle westliche Medizin und Psychologie eine psychosomatische Krankheit als Zeichen für ein geschwächtes Nervensystem betrachtet. Diese Ansicht geht davon aus, dass psychosomatische Symptome dann auftreten, wenn ein Mensch nicht mehr in der Lage ist, mit einer emotionalen Belastung fertig zu werden.

Ich möchte noch einmal betonen, dass psychosomatische Symptome entgegen dieser weit verbreiteten Meinung vor allem bei Menschen auftreten, deren Nervensystem zumindest am Anfang relativ intakt ist. Nehmen wir ein Kind, das unter einer großen emotionalen Belastung steht. In den meisten dieser Situationen würde eine emotionale Reaktion auf diese Belastung diese nur verschlimmern, statt das Problem zu lösen. Das Kind, das auf emotionaler Ebene auf die Übergriffe seitens eines Elternteils reagiert, befindet sich in einer wesentlich schlimmeren Situation als ein Kind, das mit einer körperlichen Krankheit reagiert. Nur einem starken Nervensystem gelingt es also, sich unter Bedingungen, unter denen eine gesunde Form des Abreagierens nicht möglich ist, seine Reaktion im Dienste des Überlebens auf körperliche Symptome zu beschränken.

Bei optimalen Bedingungen und starkem Nervensystem wäre es natürlich vorzuziehen, Stress mittels der verbalen kommunikativen Energien oder des körperlichen Ausdrucks des Feuers in den Griff zu bekommen, statt auf die defensiven restitutiven Manöver einer Somatisierung zurückgreifen zu müssen.

Wir wollen hier das Nervensystem und die zahlreichen Faktoren, die seine Unversehrtheit und seine Beziehung zum gesamten Organismus stören können, im Detail untersuchen. Zuerst ein Wort zur traditionelleren Auffassung von »Geist« in der chinesischen Medizin. Das Nervensystem gehört zu den sechs Außergewöhnlichen Organen, zu denen Gallenblase, Gebärmutter, Blutgefäße, Knochen, Mark und Gehirn zählen, wobei Mark und Gehirn hier als »Nervensystem« zusammengefasst werden. Sie stammen aus dem ursprünglichen, dem Nieren-Jing verwandten Yuanqi; es liefert das »Mark« des Nervensystems, einen der beiden Energiespeicher des Nervensystems. Der zweite Speicher ist die »geistige Energie«, eine der »Fünf funktionalen Energien«, die ihrerseits von den »Fünf Geschmäckern« her stammen, die von den Energien der Milz gespeichert und verteilt werden. Jedes einzelne Organ trägt dazu auch direkt bei. Die Unterscheidung zwischen den beiden Speichern besteht darin, dass das Mark in enger Beziehung zu den Nieren-Energien steht und die materielle Grundlage der Gehirnaktivitäten bildet, während die geistige Energie mit der vergänglicheren Aktivität des Geistes zu tun hat. Das Nieren-Yang liefert das Yang-Qi des Körpers, die Hitze des basalen Stoffwechsels, die das Nervensystem »befeuert«. Das Leber-Yang nährt das periphere Nervensystem. Das Metall liefert die Struktur, und das Herz »kontrolliert« den Geist, was für mich heißt: den »bewussten« Geist. In westlichen Sprachen gibt es nur wenig Literatur zu diesem Thema.

● Das Taiyang-Nervensystem beeinflussende Faktoren: Der Zeitpunkt ihrer Wirksamwerdung

Wir beginnen unsere Untersuchung der einzelnen Faktoren, die den Taiyang, das Nervensystem, beeinflussen, mit der Besprechung des jeweiligen Alters, in dem einem Faktor eine ätiologisch relevante Rolle zufällt. Wir werden uns mit genetischen und konstitutionellen Aspekten, mit Geburt, Kindheit, Vorpubertät und Pubertät sowie mit jenen Faktoren, die den wachsenden Organismus vor Ende der Wachstumsphase beeinflussen, beschäftigen.

Warum ist es wichtig, das Alter oder die Lebensphase zu berücksichtigen, in der diese Faktoren wirksam werden? Die meisten Menschen, die an irgendeinem Problem leiden, sei es psychischer oder physischer Natur, wissen nicht genau, in welcher Beziehung dieses Leiden zu ihrem Leben steht. In unserer Gesellschaft geht die Tendenz dahin, auf Menschen Druck auszuüben, damit sie ihre Handicaps durch die Kraft ihres Willens überwinden. Gelingt ihnen dies nicht, werden sie nicht nur von außen kritisiert, sondern sie kritisieren sich meist auch selbst und beginnen, sich extrem wertlos zu fühlen. Ein Großteil dieses Selbsthasses entwickelt sich nach und nach im Laufe der Zeit auf Grund eines derartigen

Konflikts. Der Mensch, der mit einem Handicap leben muss, versucht, aus dieser Beeinträchtigung auszubrechen und sie zu überwinden und entdeckt, dass er dabei eine Niederlage nach der anderen einstecken muss. Die daraus resultierende Frustration, Verzweiflung und Depression vergiftet sein Leben aber nur noch mehr.

Ein wichtiger Aspekt der chinesischen Diagnose besteht darin, dass sie es dem Patienten ermöglicht, jene Faktoren, die er selbst beeinflussen kann, wie z. B. gewisse Lebensmuster, von solchen zu unterscheiden, die naturgegeben sind oder auf konstitutionelle, angeborene Probleme oder traumatische Erlebnisse in früheren Lebensphasen zurückzuführen und daher nicht veränderbar sind. Wenn ein Mensch Klarheit darüber erlangt, was in seinem Einflussbereich liegt und was nicht, dann steht ihm plötzlich jene Energie zur Verfügung, die früher in nutzlose Schuldgefühle geflossen ist, und er kann in weitaus produktiveren Bereichen echte Verantwortung übernehmen. Ein Teil dieser fehlgeleiteten Energie kann auch ohne fremde Hilfe ganz oder teilweise neu ausgerichtet werden, bei einem anderen Teil ist dies nicht möglich. Aber dank dieser Information hat der Patient zum ersten Mal in seinem Leben die Chance, ein Leben zu leben, das auf der Wirklichkeit gründet und inneres Leiden minimiert.

Es ist klar, dass man sich die Fertigkeiten, die nötig sind, um derartige Unterscheidungen treffen zu können, nur im Laufe eines langen Studiums und einer langen Praxis aneignen kann. Dieses Buch will nicht diese Fertigkeiten trainieren – meiner Meinung nach sind sie nur unter der Führung eines Meisters erlernbar –, sondern will die Aufmerksamkeit auf jene zentralen Fragen lenken, die man bei einer derartigen Diagnose berücksichtigen sollte.

- **Konstitutionell und genetisch bedingte Faktoren**
Genetische Defekte können eine ganze Reihe von Unausgewogenheiten verursachen. In erster Linie handelt es sich um Störungen des Nervensystems, manchmal auch des Organsystems (meist Herz und Niere) und nur selten um Störungen des Verdauungs- und Kreislaufsystems. Die Auswirkungen können so lebensbedrohliche Ausmaße annehmen, wie dies z. B. bei Neugeborenen mit Fehlbildungen des Gehirns der Fall ist. Die westliche Medizin ist sich der Häufigkeit derartiger Defekte noch gar nicht wirklich bewusst. Auf Grund der relativ groben diagnostischen Systeme verfügen die Neurophysiologen nicht über die nötigen Werkzeuge, um jene genetischen Defekte definieren zu können, die subtile körperliche und, was noch wichtiger ist, Persönlichkeitsveränderungen hervorrufen, mit denen Ärzte in ihrer alltäglichen Praxis konfrontiert sind und die auf gängige Interventionen nicht ansprechen. Die chinesische Medizin hingegen hat raffinierte diagnostische Werkzeuge entwickelt, die konstitutionell bedingte

Störungen des Nervensystems von jenen unterscheiden können, deren Ursache später im Leben zu suchen ist.

Die Essenz des Nieren-Yin ist jenes Energiesystem des Körpers, das am engsten mit Veränderungen im Taiyang-Nervensystem verbunden ist. Die Nieren-Yin-Essenz bildet das »Mark«, das als Gegenstück des westlichen Zentralnervensystems gelten kann. Nach Auffassung der chinesischen Medizin resultieren alle konstitutionell oder genetisch bedingten Defekte aus einer grundlegenden Fehlfunktion dieses Energiesystems, das in den nachembryonischen Jahren als Jing-Energie bezeichnet wird. Allgemein gesprochen, gibt es zwei Arten konstitutionell bedingter Defekte, die mit dem Nervensystem in Beziehung gebracht werden: das »Schwache Nervensystem« und das »Angespannte Nervensystem«.

»Schwaches Nervensystem«

Die Symptome, die auf ein »Schwaches Nervensystem« hindeuten, setzen bereits in der frühen Kindheit ein und bleiben bis zum Tod bestehen. Diese Menschen klagen ihr ganzes Leben lang nicht nur über Müdigkeit, sondern auch darüber, dass sie nicht klar denken können. Sie sagen von sich selbst, dass sie ständig wie in einer Art Nebel leben würden. Sie klagen über vage Schmerzen und Unwohlsein, die von einem Bereich des Körpers in einen anderen wandern, sowie über dysfunktionale Episoden in fast allen der westlichen Medizin bekannten Systemen, also im Urogenitalsystem, im Magen-Darm-Trakt, im endokrinen System, in den Augen, der Lunge sowie im gynäkologischen und neurologischen Bereich. Die Schlafmuster können bei manchen Patienten dem normalen Ablauf zuwiderlaufen und bei anderen wieder vollkommen normal sein, und außerdem können sie sich bei ein und demselben Menschen immer wieder verändern. Neben leichter Ermüdbarkeit kann man auch Herzklopfen, Kurzatmigkeit und übermäßiges Schwitzen feststellen. Gleichzeitig neigt die Leber zu einer gewissen Schwäche. Die Symptome verändern sich also ständig, und je öfter sie sich verändern, desto gravierender ist der konstitutionell bedingte Defekt. Die westliche Medizin ist nicht in der Lage, Zeichen zu finden, die zu einer Diagnose eines spezifischen körperlichen Leidens führen würden. In letzter Zeit hat die Alternativmedizin eine Reihe von Klassifikationen von Krankheiten aufgestellt, in denen diese Menschen ihre medizinischen Heimat gefunden haben, z. B. Hypoglykämie, Hypothyreose, Candida-Befall, Nahrungsmittelallergien und andere ökologisch bedingte Krankheiten, Epstein-Barr-Virus und erworbene Immunschwächekrankheiten. Es handelt sich hier um Borderline-Patienten, die wie Schatten ihren Weg durchs Leben gehen und episodisch an psychotischen Intervallen leiden können, die in einem gewissen Rhythmus aufzutreten scheinen. Manche dieser Patienten leiden laut *DSM-II* an einem pathologischen Hass, d. h.

an einem anhaltenden, ungemilderten Hass auf irgendeine Person, der das ganze Leben lang besteht. Meiner Erfahrung nach sind sie relativ häufig frei von den kleinen Wehwehchen, die die Menschheit plagen, wie z. B. eine ganz normale Erkältung, aber sie sterben oft relativ jung. In der Vergangenheit war Tuberkulose eine häufige Todesursache, heutzutage sterben sie eher an einer neoplastischen Krankheit, bei der es zu Neubildung von Gewebe in Form einer (bösartigen) Geschwulst kommt.

Das Gesicht dieser Kranken ist, aus dem diagnostischen Blickwinkel betrachtet, meist blass, wobei um die Nase und zwischen den Augen eine bläulich grüne Färbung bemerkbar ist. Die Intensität der Färbung ist ein Maßstab für die Schwere der Krankheit. Zwischen den Augenbrauen befindet sich oft eine mehr oder weniger tiefe Furche, die eine relativ matte Färbung aufweist. Die Haut ist am ganzen Körper dünn und durchscheinend, und oft wirkt das allgemeine Verhalten des Kranken seltsam. Solche Menschen scheinen sich meist nicht sehr wohl zu fühlen und tragen oft Sonnenbrillen. Häufig hat man den Eindruck, als seien sie nicht wirklich anwesend; es ist, als könnte man durch sie hindurchgreifen. Es geht von ihnen also eine fast geisterhafte Ausstrahlung aus. Vor allem Therapeuten berichten, dass sich ihnen in Gegenwart dieser Menschen die Haare am Rücken aufstellen, ein Phänomen, das sie diagnostisch einsetzen.

Anfangs ist der Puls leicht oberflächlich (denn das Nervensystem liegt an der Oberfläche). Die Pulsrate liegt zwischen 88 und 120. Je höher sie ist, desto ernster das Problem. Manchmal kann man im gesamten Puls eine sehr feine, oberflächliche Vibration ertasten, und oft ist der Nieren-Puls schwächer als die anderen, was damit zusammenhängt, dass das Nieren-Jing ein kritischer Faktor in der Entwicklung des Nervensystems und ein Maßstab für die konstitutionelle Schwäche ist, vor allem, wenn dieses Phänomen bei einem jüngeren Menschen auftritt. Später kann der Puls weiterhin schnell und gespannt und über dem Organniveau hämmernd sein. Er kann im Laufe der Zeit langsamer werden, denn das Nervensystem beeinflusst das Kreislaufsystem. Sobald das Organsystem beeinträchtigt ist, wird der Puls auf der linken Seite dünner und schwächer.

Um festzustellen, ob das Organsystem das Nervensystem beeinflusst und nicht umgekehrt, muss man feststellen, ob der Puls an der linken Seite schwächer ist, ob neben Nervosität auch noch andere Symptome in einem Organ auftreten und ob Zunge und Augen Zeichen einer Organkrankheit aufweisen. In den meisten Fällen, bei denen die primäre Ursache im Nervensystem liegt, sind Zunge und Augen relativ klar und ist Nervosität die Hauptbeschwerde.

Der Fall einer kranken Verwandten

K. war eine 75-jährige Frau, die normalerweise zu schwach war, um zu mir in die Praxis zu kommen. Ich besuchte sie also zu Hause. Sie klagte über alle oben angeführten Beschwerden, vor allem über schwere Erschöpfung, niedrigen Blutdruck, Kurzatmigkeit, Herzklopfen, wandernde Schmerzen und Unwohlsein, Hautausschlag, Schlaflosigkeit und allgemeines Kränkeln. Zu der Zeit, zu der ich sie behandelte, klagte sie in erster Linie über Hyperventilation.

Konventionelle medizinische Untersuchungen lieferten keine brauchbaren Befunde. Die chinesische Diagnose deutete auf einen Mangelzustand der Niere sowie des Blutes und des Qi des Herzens hin. Dazu kamen ein beschleunigter Herzschlag und ein flacher Herz- und Lungen-Puls, während die restlichen Pulse schwach waren. Ihre Zunge wies eine vertikale Linie und etwas Hitze auf.

Als junge Frau hatte sie zwar erfolgreich Karriere gemacht, aber bereits mit 30 Jahren zog sie sich in dieses Wirrwarr an Beschwerden zurück, weil sie, wie sie behauptete, einfach zu schwach war. Die Verwandten, die sich um sie kümmerten, berichteten, dass sie immer fragil war und nach einer schweren Enttäuschung in der Liebe vor vielen Jahren gravierende Funktionsstörungen auftraten. Obwohl sie selbst keine signifikante Verbesserung ihres Zustandes erkennen konnte, erlebten andere sie zuletzt als relativ kraftvolle Gastgeberin, die immerhin eine große Party für reiche Leute ausrichten konnte. Anscheinend ging es ihr besser, vielleicht lebte sie aber auch ein Doppelleben. Ich vermute, dass beide Vermutungen ein bisschen zutrafen. Wenn sie selbst zugegeben hätte, dass es ihr besser ging, so hätte dies ihrem Lebensmuster widersprochen, demzufolge sie die kranke Verwandte war, die sie angesichts ihres konstitutionell schwachen Nervensystems sicherlich auch war.

»Angespanntes Nervensystem«

Wenn die konstitutionell bedingte Dysfunktion des Nervensystems sich als »Angespanntes Nervensystem« manifestiert, so haben wir es mit einem Menschen zu tun, der sein ganzes Leben lang unter extremer Spannung steht, auch wenn die Umstände äußerst günstig sind und kein oder nur wenig Stress vorhanden ist oder wenn er schläft. Oft zieht sich eine ähnliche Form der Spannung durch die gesamte Familie. Man könnte natürlich sagen, dass diese Spannung daraus resultiert, dass der Betroffene mit Menschen lebt, die unter Spannung stehen, dass diese Spannung sich selbst perpetuiert. Wenn man jedoch den ständig angespannten Menschen genauer untersucht, so kann man manchmal eine einsame Linie zwischen den Augenbrauen erkennen, die eine dumpfe Färbung aufweist, und/oder feststellen, dass die Augenbrauen einander kreuzen, was auf ein jähzorniges Temperament schließen lässt. Der gesamte Puls ist auf allen Ebenen mäßig hämmernd und straff und etwas beschleunigt. Zunge und Augen sind klar.

- **Angeborene, während der Schwangerschaft entstandene Störungen**
Angeborene Defekte sind Defekte, die entweder während der Schwangerschaft oder bei der Geburt entstehen. Wir beschäftigen uns zuerst mit jenen, die während der Schwangerschaft entstehen. Im Allgemeinen lassen sich Störungen des Nervensystems, die in diese Kategorie fallen, auf eine der folgenden sechs Ursachen zurückführen: Unterernährung, Substanzabhängigkeit, emotionaler Stress, exzessive körperliche Aktivität, schwere Krankheit und Lärm.

Unterernährung

Unterernährung tritt in der westlichen Welt vor allem bei Jugendlichen auf und da wiederum verstärkt bei Mädchen, die eine Diät einhalten. In anderen Teilen der Welt ist Unterernährung jedoch immer noch eine der wesentlichen Ursachen für lebenslang bestehende Störungen des Nervensystems bei Kindern unterernährter Eltern.

Substanzmissbrauch

Ein relativ junges, aber zunehmendes Problem ist das des Substanzmissbrauchs. Unter »Substanzen« fallen eine Vielzahl von Drogen, inklusive Alkohol, Nikotin und Koffein.

Eine Frau mittleren Alters kam mit einem Leber-Puls, der die für einen chronischen, relativ lange Zeit bestehenden Alkoholmissbrauch typische dünne, harte Qualität aufwies. Ihre Symptome hingen in erster Linie mit Störungen des Organsystems Leber zusammen. Dazu gehörte auch eine zornige Haltung, die ihr ganzes Leben prägte. Diese Patientin nahm zwar selbst keine nennenswerten Alkoholmengen zu sich, aber ihre Mutter hatte während der Schwangerschaft exzessiv getrunken. Ich vermute, dass das Leber-Problem angeboren war und auf den Alkohol zurückzuführen war, der die Plazentabarriere durchdrungen hatte und in den fötalen Blutkreislauf gelangt war.

Seit der industriellen Revolution sind schwangere Frauen einer ungeheuren Menge teratogener Substanzen ausgesetzt. Der Verdacht liegt nahe, dass Kinder von Frauen, die bis zu acht Stunden täglich vor dem Computer sitzen, eine höhere Rate an angeborenen Defekten aufweisen als Kinder in der restlichen Bevölkerung. Wir werden später sehen, dass hier ein unabsehbares Problem auf uns zukommt.

Emotionaler Stress
Auch der emotionale Stress gewinnt in unserer Zeit an Intensität. Das Leben unserer Vorfahren war zwar mit enormem körperlichem Stress befrachtet, aber wir wissen nur sehr wenig über die Formen emotionalen Stresses, dem sie ständig ausgesetzt waren. Wir wissen jedoch, dass die Psyche in einer primitiven Gesellschaft in einem sehr starren Muster aus Sitten und Tabus gefangen war, dessen Ziel es war, hilfreiche Geister zu aktivieren, die die Menschen vor den unzähligen materiellen oder spirituellen Gefahren schützen sollten, von denen sie sich bedroht fühlten. Bis vor nicht allzu langer Zeit erfüllten auch unsere Kirchen, das »Opium für das Volk«, diesen Zweck und damit eine Pufferfunktion zwischen Stress und Mensch. Heutzutage hat die westliche Gesellschaft nichts außer extrem wirksamen, gefährlichen chemischen Substanzen zu bieten, die an die Stelle von Riten, Schamanen und Priestern getreten sind. Wir haben unsere Unschuld und unseren Frieden verloren.

Die zunehmende Kommunikation hat auch zu einer Beschleunigung des Lebensrhythmus geführt. Allein diese Beschleunigung bringt bereits ein früher unbekanntes Maß an Stress mit sich, dem meiner Meinung nach die Fähigkeiten der traditionellen Heilpraktiken längst nicht mehr gewachsen sind. Frauen, die während der Schwangerschaft arbeiten, stehen ständig unter zeitlichem und räumlichem Druck und müssen produktiv sein, denn Zeit ist Geld.

In den meisten Fällen leugnen Mütter, deren Kinder Probleme im Bereich des Taiyang-Nervensystems aufweisen, dass sie während der Schwangerschaft einer schweren emotionalen Belastung ausgesetzt waren, solange sie nicht eingehender befragt werden. Wir Menschen neigen dazu, Unerfreuliches zu vergessen. Zum Beispiel bin ich bei meinen Interviews Eltern begegnet, die vollkommen »vergessen« hatten, dass die Frau bereits vor der Hochzeit schwanger wurde, was für sie, wenn sie aus einer extrem konservativen Familie stammte, eine enorme emotionale Erschütterung bedeutete.

Exzessive körperliche Aktivität
Ein anderer Faktor, der in seiner Auswirkung auf den Fötus ebenfalls oft unterschätzt wird, ist körperliche Aktivität der Mutter während der Schwangerschaft. Wenn Frauen z. B. bei ihren Yoga- und Meditationsübungen eine sehr gekrümmte Haltung einnehmen oder weiterhin Arbeiten verrichten, bei denen sie lange am Schreibtisch sitzen müssen, kann dies negative Auswirkungen auf das Atmungssystem des Kindes haben und zu Beschwerden führen, unter denen das Kind das ganze Leben zu leiden hat. Ich hatte eine Patientin, bei der die Pulsrate auf beiden Seiten unterschiedliche Werte aufwies. Sie war einen Monat zu früh auf die Welt gekommen und hatte den ersten Lebensmonat im Brutkasten verbracht.

Ihre Mutter war Tänzerin, die bis zum Tag der Entbindung getanzt hatte. Ihre Tochter hatte das ganze Leben lang mit Problemen der Atemwege zu kämpfen.

Schwere Krankheit
Ich bin einer ganzen Reihe von Kindern mit Störungen des Nervensystems begegnet, deren Mütter während der Schwangerschaft ernstlich erkrankt waren. Die verbreitetste Krankheit, die zu dieser Art von Defekt führt, ist eine Toxämie in der Schwangerschaft. Dabei kommt es zu einer zunehmenden Wasserretention (Ödem) und in der Folge zu Bluthochdruck. Die chinesische Medizin spricht hier von »Wassergift«. Die primären Defekte betreffen die Niere und manchmal auch die Milz. Bei unserem gegenwärtigen Wissensstand können wir nur wenig über die direkten Auswirkungen auf den Fötus sagen. Da die Zirkulation einen wesentlichen Faktor für die Unversehrtheit des Fötus darstellt, können wir aber mit einer gewissen Sicherheit annehmen, dass jede Veränderung des Blutdrucks der Mutter den Austausch über die Plazenta beeinträchtigt. Außerdem können Verunreinigungen des Blutes der Mutter, die ihre Niere nicht beseitigen kann, eine potenzielle Gefahr für das Kind bedeuten. Zu diesen Verunreinigungen zählen Substanzen wie Renin, das bei manchen Formen des Bluthochdrucks vorhanden ist und zu einem Bluthochdruck im Fötus führen kann, wenn es die Plazentabarriere durchbricht. Natürlich wirkt sich auch jede andere schwere Krankheit schädlich auf den Plazentakreislauf aus, und sicher hat jede Art von körperlichem Trauma einen derartigen tief greifenden negativen Effekt auf den Fötus.

Lärm
Ein weiterer Stressverursacher ist heutzutage Lärm. Manche Forscher (wie John Diamond)[3] haben die Auswirkungen von Lärm auf den Organismus untersucht. Während Millionen von Jahren haben die Menschen in einer extrem leisen Welt gelebt. Lauter Lärm wurde normalerweise mit Gefahr assoziiert und rief meist Furcht und Panik hervor. Die relative Stille der Welt wurde nur von Donner und Blitz und sehr selten von einer Vulkaneruption oder einem Erdbeben unterbrochen. Der Lärm, dem der moderne Mensch ausgesetzt ist, ist damit verglichen extrem groß. Oft aber will der Mensch sich Lärm aussetzen. Man bedenke z. B. den enormen Unterschied in der Dezibelstärke zwischen einem Walzer von Johann Strauß, einer Big Band oder gar der Kakophonie des Hard Rock.

- **Angeborene, während der Geburt entstandene Schäden**
Diese Art von Störungen haben entweder eine natürliche oder eine iatrogene Ursache. Zu den natürlichen Ursachen zählen verlängerte Wehen, die falsche La-

ge des Kindes, ein extrem enges Becken, eine Deformation der Plazenta, eine schwache Gebärmutter oder verschiedene Probleme mit der Nabelschnur.

Wir können annehmen, dass jedes dieser Probleme – und die meisten, die in der Rubrik »iatrogen« erwähnt werden – die Atmung beeinträchtigen oder das Einsetzen der normalen Atmung verzögern und gleichzeitig eine gewaltige Kreislaufbelastung in der Plazenta verursachen. Aus chinesischer Sicht könnte man sagen, dass das Qi in der Lunge »eingeklemmt« ist. Dies kann in der Kindheit und im späteren Leben zu einer ganzen Reihe von Atmungsproblemen sowie zu allergiebedingten Erkrankungen führen. Das Ganze wird durch den berühmten »Klaps auf den Rücken« unmittelbar nach der Geburt kompliziert, denn dadurch wandert das in der Lunge eingeklemmte Qi zum Herzen. Einerseits kommt es also zu chronischen Lungen-Problemen im Säuglings-, Kindes- und Erwachsenenalter, andererseits führt die Wirkung, die dieser Klaps auf das Herz hat, beim Kind zu Nervosität, Reizbarkeit, unruhigem Schlaf und einem niedrigen Energiepegel.

In diesem Zusammenhang ist eine Studie interessant, die am 16. März 1984 in der Zeitschrift *Lancet* veröffentlicht wurde. Lee Salk von der psychiatrischen Abteilung des medizinischen College der Cornell University und einige seiner Kollegen[4] behaupten darin, einen Zusammenhang zwischen Atemproblemen bei der Geburt, die länger als eine Stunde bestanden, und dem vermehrten Auftreten von Suiziden bei Jugendlichen gefunden zu haben. Andere, damit zusammenhängende Faktoren waren eine fehlende Betreuung vor der 20. Schwangerschaftswoche sowie eine chronische Krankheit der Mutter während der Schwangerschaft. All das würde perfekt ins chinesische System passen, umso mehr, als die Lunge direkt mit der Emotion Traurigkeit zu tun hat.

Wenn sich das Blut nicht vollständig mit Sauerstoff anreichern kann, so wirkt sich dies in erster Linie auf das Nervensystem aus, denn seine Unversehrtheit hängt, wie man weiß, in viel höherem Ausmaß von der Sauerstoffversorgung ab als die der anderen Organe. Bei Sauerstoffmangel stirbt das Gehirn früher als der restliche Organismus. Dies wäre eine andere Interpretation von Dr. Shens Konzept, nach dem das Taiyang-Nervensystem die äußerste Grenze des Körpers, die sensibelste Energie und jener Teil des Körpers ist, der als erster durch den von einem traumatischen Einfluss verursachten Stress geschädigt wird. Wenn bei der Geburt eines der Organe, die an der Sauerstoffversorgung des Zentralnervensystems beteiligt sind, geschädigt wird, so hat dies eine direkte Wirkung aufs Zentralnervensystem.

Natürliche Ursachen

Es gibt zwei Situationen, die bei einer Entbindung auftreten können und in klar umschriebenen, beim Erwachsenen genau erkennbaren Symptomen resultieren. Beide beeinträchtigen das Herz, und bei beiden spielen ein übermäßig langer Geburtsprozess oder eine Übertragung eine Rolle. Im ersten Fall bleibt der Kopf des Kindes während der Geburt im Geburtskanal stecken, was zum Zustand des »Vollen Herzens« führt. In vielen Fällen ist dieses Steckenbleiben auf eine nicht korrigierbare Steißlage des Kindes, in anderen Fällen auf Wehen zurückzuführen, die um der Bequemlichkeit des Geburtshelfers willen künstlich ausgelöst wurden (eine in den 50er Jahren gängige Praxis) und nicht in der normalen Geschwindigkeit fortschreiten. Der zweite, »Kleines Herz« genannte Zustand tritt ebenfalls bei einer langwierigen Entbindung auf, bei der der Kopf des Kindes allerdings bereits den Geburtskanal verlassen hat. In diesem Fall spielt meist auch ein Problem mit der Nabelschnur eine Rolle.

»Volles Herz«

Menschen, die an diesem Zustand leiden, klagen ihr ganzes Leben lang über Müdigkeit. Egal, wie lange sie schlafen, sie fühlen sich immer müde. Außerdem sind sie ihr Leben lang emotional extrem labil und instabil, sie sind leicht aufbrausend und neigen zu Zornesausbrüchen, auch wenn niemand sie provoziert. Ihr Puls ist leicht beschleunigt, der Herz-Puls etwas voll. Der Nieren-Puls ist normalerweise etwas schwach. Die Augen sind entweder normal oder leicht geschwollen und gerötet. Das ganze Gesicht weist eine grünlich blaue Färbung auf, die eher ins Blaue tendiert. In diesem Zusammenhang muss darauf hingewiesen werden, dass Patienten auch bei einer Stagnation der Leber und bei Hitze-Problemen grundlos in Zorn geraten, wobei sich dieser Zustand von dem oben beschriebenen dadurch unterscheidet, dass sowohl Leber- als auch Herz-Puls voll sind, die Pulsrate normal ist, die Augen leicht gerötet sind und die Zunge leicht geschwollen und an den Rändern rot gefärbt ist. Auch das Müdigkeitsmuster unterscheidet sich insofern, als ein Mensch mit »Vollem Herzen« ständig müde ist, während ein Mensch mit Leber-Problem nur dann müde ist, wenn er versucht, Energie zu mobilisieren. Ein Mensch mit einem »Vollen Herzen« wacht morgens müde auf, während ein Mensch mit Leber-Problem nach einem arbeitsreichen Tag es kaum schafft, den toten Punkt zu überwinden und wieder zu Energie zu kommen.

Der Zustand des »Vollen Herzens« kann, wenn er nicht eingedämmt wird, zu einem von Dr. Shen als »Weites Herz« beschriebenen Zustand führen. Dies ist ein Prozess, der sich über lange Zeit erstreckt und wesentlich vom Aktivitätsniveau des jeweiligen Menschen abhängt, d. h. davon, wie weit er seine Energie im

Laufe des Lebens sei es durch Arbeit, Sex oder andere Belastungen überbeansprucht hat. Dies fällt mit den in der westlichen Medizin beschriebenen Frühstadien eines Herzversagens zusammen. Die Symptome sind: Schwierigkeiten beim tiefen Atmen, Unwohlsein, wenn man flach liegt, Unfähigkeit, auf der linken Seite zu schlafen, unangenehmes Gefühl im Brustkorb. Der Puls weist zwei Muster auf: Entweder ist er dünn, tief und schnell (die Rate beträgt gewöhnlich mehr als 100), oder er ist schnell, stark an der Oberfläche, überflutend in der Mitte und schwach und weit in der Tiefe. Die Zunge ist geschwollen und im Anfangsstadium an der Spitze rot, später wird sie trüb weiß. Die Augen sind normal, manchmal fließen die Blutgefäße ineinander, und der Betroffene weist Trommelschlägelfinger auf. Der Zustand »Weites Herz« hat eigentlich andere Ursachen, z. B. ein rheumatisches Fieber. In diesem Fall deutet der Herz-Puls normalerweise auf ein Herzklappenproblem hin, daneben bestehen die übrigen erwähnten Symptome.

E. wurde an mich überwiesen, weil sie seit ihrem fünften Lebensjahr ständig unter Kopfschmerzen litt. Die Schmerzen verschlimmerten sich, als sie zwölf war und sich ihre Eltern scheiden ließen. Eine weitere Verschlechterung trat ein, als sie in die Highschool kam. Am schlimmsten waren die Beschwerden, als sie drei Jahre lang als Sekretärin arbeitete. Sie hatte alle Diagnosemöglichkeiten ausgeschöpft und jedes Medikament, jede Behandlung ausprobiert.

Bei der Untersuchung fielen ihre hervortretenden blauen Adern auf beiden Schläfen sowie eine Weißfärbung rund um Nase und Mund auf, was auf ein Geburtstrauma hindeutete. Als sie diesbezüglich befragt wurde, erinnerte sie sich, dass ihre Mutter erzählte, ihre Geburt sei auf Grund einer Steißlage sehr schwer gewesen. Ebenfalls von Bedeutung war, dass ihre Pulsrate 110 betrug und die Zungenspitze rot war, was auf Hitze und unter Umständen den Zustand eines »Vollen Herzens« hindeutete. Dies konnte jedoch nicht überprüft werden, weil ihr Puls gleichförmig hämmernd war und die einzelnen Positionen nicht genau ertastet werden konnten. Ich sah E. nur zweimal.

E. ist eine der vielen Frauen, die auf Grund eines Geburtstraumas unter lebenslangen Kopfschmerzen leiden. Meist tritt auch irgendeine Form von Defizit der Herz-Energie auf. Diese Kopfschmerzen sprechen nur sehr selten auf eine Behandlung, auch auf eine Behandlung mittels traditioneller chinesischer Medizin, an. Im Laufe einer Therapie können sich zwar viele Symptome bessern, aber die Kopfschmerzen selbst bessern sich meist nur geringfügig.

»Kleines Herz«

Ein anderer Zustand ist das, was Dr. Shen als »Kleines Herz« bezeichnet. Er wird durch eine langwierige Entbindung verursacht, bei der der Kopf des Kindes den

Geburtskanal bereits verlassen hat und Probleme mit der Nabelschnur vorliegen. Bei diesem Zustand empfindet der Patient sein Leben lang eine häufig wiederkehrende, unausgedrückte, unerklärliche Furcht, die eine lebenslange Spannung bewirkt. Bei körperlicher Anstrengung fällt das Atmen schwer, und manchmal treten Schmerzen im Brustkorb auf. Der Puls ist tief, dünn, schwach und nur mäßig schnell. Das Gesicht ist rund um Mund und Augen blau, die Zunge tief purpurrot. Dieser Zustand schädigt in erster Linie den Herzbeutel und die Koronararterien und macht den Betroffenen anfällig für spätere Erkrankungen der Herzkranzgefäße.

Iatrogene Faktoren
Iatrogene Faktoren wie der Einsatz von Zangen, die exzessive Verabreichung von Beruhigungsmitteln und die vorzeitige Einleitung der Geburt haben schwerwiegende Auswirkungen auf das Zentralnervensystem, was im Wesentlichen mit der bereits besprochenen Versorgung des Nervensystems zu tun hat. Immer verbreiteter sind heute auch Kaiserschnittgeburten. Zwar kann diese Form der Entbindung Mutter und Kind einen Teil der traumatischen Erfahrungen ersparen, doch kommen hier viele unbekannte Faktoren ins Spiel. Wir wissen z. B. nichts über die Konsequenzen einer vorzeitigen Trennung von der Plazenta, und wir wissen auch nicht, welche Bedeutung die Reise durch den Geburtskanal für die geistige und körperliche Entwicklung des Kindes oder für die Mutter-Kind-Beziehung hat. Welche Auswirkungen hat es auf den Umgang mit Schmerz, Beziehungen, Grenzen und der Ausweitung der Bindungen bei einer Trennung, wenn der Betroffene nicht darum kämpfen musste, in die Welt treten und die erste Trennung vollziehen zu können? Während meiner Arbeit als Psychiater, vor allem als Kinderpsychiater, war ich immer wieder erstaunt darüber, wie viele verschiedenartige milde neurologische Störungen (dazu zählen die meisten Lernschwierigkeiten) sich direkt auf das Geburtserlebnis zurückführen lassen.

Störungen des abstrakten Denkens
Eine Gruppe von Menschen, die mich besonders beeindruckt hat, sind jene, die von frühester Kindheit an unfähig sind, abstrakte Begriffe zu verwenden, denen also die Fähigkeit zu abstraktem Denken fehlt. Diese »Buchstäblichkeit« stellt vor allem in der Pubertät ein schweres Handicap dar, wenn sich die zwischenmenschlichen Beziehungen von Zuhause wegverlagern und komplexer werden. Die subtilen Schattierungen in einer Kommunikation entgehen dabei dem Betroffenen, und es kommt immer wieder zu Missverständnissen. Ein Gefühl der Isolation, des Schikaniertwerdens und der Verwirrung führen zu schweren emotionalen und zwischenmenschlichen Problemen. Auf Grund dieser Beeinträchti-

gung kann sich auch kein Sinn für Humor entwickeln. Nach und nach haben diese Menschen das Gefühl, die Welt sei ein verwirrender, gefährlicher Ort. Andere Personen werden als Feinde betrachtet. Schließlich entwickeln sich paranoide Zustände, die von unprovozierten Gewaltausbrüchen begleitet sind. Diese treten immer dann auf, wenn sich der Betroffene sehr bedrängt fühlt und den Eindruck hat, die von ihm wahrgenommene Gefahr könne jederzeit eskalieren und einen Angriff zwecks Selbstverteidigung erforderlich machen.

Lern- und Persönlichkeitsstörungen
Während meiner acht Jahre als Direktor einer kinderpsychiatrischen Klinik war ich immer wieder erstaunt darüber, wie viele Kinder subtile Lern- und Persönlichkeitsstörungen aufwiesen, die nicht auf familiäre Umstände zurückzuführen waren. In mir wuchs der Verdacht, dass ein viel höherer Prozentsatz der Bevölkerung als ursprünglich angenommen davon betroffen ist. Ich versuchte, Statistiken aus Schulen des Bezirks zu bekommen, um eruieren zu können, wie viele Kinder nach Ansicht ihrer Lehrer eine signifikante Lernstörung aufwiesen. Die Schulen gaben diese Informationen nur äußerst zögerlich weiter. Ich brauchte ganze acht Jahre dafür, und als ich schließlich die Statistiken durcharbeiten konnte, stellte sich heraus, dass über 50 Prozent der Kinder signifikante Lernschwierigkeiten aufwiesen, die bereits seit Schuleintritt bestanden hatten. Der Grund, warum die Schulen nicht bereit waren, diese Informationen weiterzugeben, war einerseits die Befürchtung, dass das Schulsystem seine Funktion nicht mehr erfüllen könne, wenn diese Daten Bestätigung fänden, und andererseits, dass das Geld für die Betreuung so vieler Kinder, die spezielle Klassen und spezielle Lehrmethoden bräuchten, nicht aufgebracht werden könne. Im Laufe der Jahre habe ich andere im Gesundheitsbereich Tätige getroffen, die meine Eindrücke teilten. Bei jenen Kindern, die wir in der Klinik untersuchten, konnten wir feststellen, dass sie alle bei der Geburt ein iatrogenes Trauma erlitten hatten.

Es ist wichtig, sich vor Augen zu halten, dass es unzählige Kombinationen von Schädigungen des Zentralnervensystems gibt, die durch den Geburtsprozess verursacht werden und sich auf die unterschiedlichste Weise auf Funktion und Persönlichkeit auswirken können. Ich glaube, wir müssen uns mehr als bisher bewusst werden, welch schreckliche Verwüstung wir dadurch bei den zukünftigen Generationen anrichten.

Die chinesische Medizin gibt zu gewissen Hoffnungen Anlass, denn Kräuterzubereitungen und Akupunktur können einige der Auswirkungen von konstitutionell bedingten oder angeborenen Problemen lindern. Zum Beispiel verwenden die Japaner bei der Behandlung vieler Krankheiten ganz routinemäßig gewisse konstitutionell wirksame Punkte. Abgesehen von den allgemeinen Punkten, die bei der Behandlung einer Krankheit wie Asthma und des spezifischen Organs, das zu dieser Krankheit beiträgt, zur Anwendung kommen, werden immer auch die der Konstitution entsprechenden Punkte mitbehandelt. Ist das Nervensystem »schwach«, würde man Energie aufbauen, indem man Techniken wie Moxa anwendet und tonisierend wirkende Kräuter verabreicht. Bei einem Patienten, den wir als »angespannt« beschreiben, müsste die Therapie eher auf Entspannung und Ausgleich abzielen, und es kämen sedierende Kräuter zur Anwendung. Natürlich sollte jedes andere Organ- oder System-Defizit oder -Überschuss gleichzeitig behandelt werden. In der chinesischen Medizin stehen alle Dinge miteinander in Beziehung. Eine Behandlung des Nervensystems muss daher von einem ganzheitlichen Ansatz ausgehen.

- **Frühes Leben**
Schädigungen des Nervensystems, die bereits früh im Leben auftreten, ziehen relativ gravierende Auswirkungen nach sich, denn in dieser Phase ist das Nervensystem noch extrem verletzlich und in schnellem Wachstum begriffen. Ähnliche Schädigungen des Nervensystems wirken sich weniger gravierend aus, wenn sie nach Abschluss des Wachstums und vor der letzten Lebensphase erfolgen. Die Chinesen sagen, dass man in jungen Jahren auf Kosten der Energie lebt. Zwischen 20 und 40 nimmt die Energie ständig zu, während sie nach dem 50. Lebensjahr abnimmt. Im Alter hingegen – und in der Kindheit – lebt man auf Kosten der Konstitution.

Mit »frühem Leben« meinen wir das Alter zwischen der Geburt und dem zehnten Lebensjahr. In den ersten sechs Monaten wird das Nervensystem durch das Stillen, durch die Qualität und Quantität des Kontakts mit Menschen, durch Nahrung, lauten Lärm und durch Schädliche Einflüsse wie Wind, Kälte, Feuchtigkeit, Hitze und Trockenheit beeinflusst. Später stellt vor allem eine erzwungene Beschleunigung der Entwicklung des Kindes eine große Belastung für das Nervensystem dar, z. B. jeder Versuch, das Kind zu früh zum Stehen und Gehen zu animieren oder ihm zu früh intellektuelle Leistungen wie Sprechen und Lesen abzuverlangen. Übermäßige körperliche Betätigung, die die energetische Kapazität des Kindes überfordert, beeinträchtigt vor allem das Kreislaufsystem und erst in zweiter Linie das Nervensystem. Was die Ernährung betrifft, so empfehlen die Chinesen ein regelmäßiges, ruhiges Essen und behaupten, Reis sei die beste feste Nahrung für Kinder. Nach chinesischer Auffassung braucht ein Kind, das ein Drittel der Zeit friert und ein Drittel der Zeit Hunger hat, nie einen Arzt, vor allem wenn es außerdem in der ersten Zeit sorgfältig eingepackt ist und auf dem Bauch liegt. (Dies bezieht sich auf Überhitzung und Überessen.)

Ein das Nervensystem beeinträchtigendes Trauma manifestiert sich in den ersten Monaten vor allem in Form von Verdauungsproblemen, und hier wieder in Form von Koliken. Dabei handelt es sich nicht primär um ein Problem des Verdauungssystems, sondern um ein Problem des Nervensystems. Wird es als solches erkannt und mittels chinesischer Kräuter behandelt, kann es geheilt werden. Eine Behandlung von Magen und Darm führt in diesen Fällen nicht zum gewünschten Ergebnis. Stillenden Müttern empfehlen die Chinesen eine Kombination aus einem chinesischen Fisch, der als Jiyu bekannt ist, Schweinefüßen und dem Heilkraut Danggui.

Emotionales Trauma

Ein emotionales Trauma, das in den ersten zehn Lebensjahren eintritt, ist von äußerster Bedeutung für die Entwicklung des Taiyang-Nervensystems und daher für den gesamten Organismus. Bei einem Menschen, der ein solches Trauma erlitten hat, können Informationen aus der Krankengeschichte sowie aus der Untersuchung von Puls, Zunge, Augen und Gesicht Aufschluss über Zeitpunkt und Natur des psychischen Traumas geben. Das Alter, in dem das Kind die traumatische Erfahrung gemacht hat, kann anhand dieser Untersuchungen mit relativ großer Genauigkeit bestimmt werden. Diese frühen emotionalen Wunden liegen oft tief vergraben. Konfrontiert man den Betroffenen damit, so reagiert er mit Verleugnung. Erinnert er sich jedoch wieder an das Erlebte und gelingt es ihm, diese Verleugnung zu überwinden, so wirkt sich dies in den meisten Fällen positiv auf die allgemeine Entwicklung aus.

Dies war z. B. bei einem Mann der Fall, der an mich überwiesen wurde, weil er sein Knie beim Tennisspielen verletzt hatte und nicht mehr in der Lage war, schmerzfrei zu gehen. Er hatte sich ergebnislos allen zur Verfügung stehenden Therapien unterzogen. Als ich ihn behandelte, war er noch relativ jung (in seinen späten Dreißigern) und schien in guter körperlicher Verfassung zu sein, so dass es eine Erklärung dafür geben musste, warum sämtliche Behandlungsversuche versagten. Was den Puls betrifft, so war der Obere Jiao etwas flach und schwach und der Nieren-Puls relativ schwach. Da die Partie rund um seinen Mund nicht blau gefärbt war, konnte man einen schweren, vor dem zweiten Lebensjahr eingetretenen Schock ausschließen. Die flache Qualität des Oberen Jiao war demnach ein Resultat einer schweren Enttäuschung oder Traurigkeit. Die flache Qualität über einem Punkt in der oberen Hälfte des Ohres und Grad und Qualität des Nieren-Pulses ließen mich darauf schließen, dass diese Enttäuschung kurz vor dem fünften Geburtstag stattgefunden haben muss. Sie war für die flache Welle im Oberen Jiao verantwortlich und schädigte Herz und Lunge, wodurch schließlich der allgemeine

Kreislauf beeinträchtigt und die Blutmenge in der Leber, dem Blut-Speicher, teilweise reduziert wurde. Das von der Leber gespeicherte Blut nährt Sehnen und Bänder und ist wesentlich für die Unversehrtheit dieses Systems sowie für den in diesen Geweben stattfindenden Heilungsprozess verantwortlich. Meiner Meinung nach konnte sein Knie deswegen nicht heilen, weil die allgemeine Zirkulation beeinträchtigt war und die Leber dem verletzten Bereich nicht genug Nahrung zuführen konnte.

Ich fragte den Patienten, ob er vor seinem fünften Geburtstag eine schwere Enttäuschung erlebt habe. Er starrte mich nur an und antwortete nicht. Als er nicht antwortete, sagte seine Frau, die ihn begleitete: »Oh Barry, du weißt doch, dass deine Mutter gestorben ist, als du vier warst.« Er hatte es vergessen. Er wurde erfolgreich mit Akupunktur behandelt, wobei ich nicht nur die Knie-Punkte nadelte, sondern auch versuchte, den Oberen Jiao durch die Nadelung von Blasen-Punkten wie Geshu (B 17), Feishu (B 13), Xinshu (B 15) und Ganshu (B 18) zu öffnen. Außerdem verwendete ich dazu die Herzbeutel-Punkte Neiguan (KS 6) und Daling (KS 7) sowie Herz-Punkte wie Tongli (H 5) und Shenmen (H 7). Moxa wurde auf dem Punkt Shenshu (B 23), einem wichtigen Nieren-Punkt, angewandt, um den unteren Bereich des Körpers zu stärken.

Das Qi ist »wild«

Die meisten ernsten Probleme des Taiyang-Nervensystems, die in den ersten zehn Lebensjahren ihren Anfang nehmen, stehen in Zusammenhang mit der Herz-Funktion. Das Herz ist für die Integrität dieses Systems extrem wichtig, denn es ist mitverantwortlich für den Sauerstoffkreislauf und die Versorgung mit Nährstoffen über die Blut-Hirn-Barriere. Diese Herz-bezogenen Taiyang-Syndrome können in der Kategorie »das Qi ist wild« zusammengefasst werden. Dabei ist das Yin nicht mehr in der Lage, das Yang zu kontrollieren. Diese das Herz beeinträchtigenden Probleme können bei der Geburt mit einem schweren Schock beginnen, können aber auch in Zusammenhang mit einer schweren Deprivation oder schwerer Arbeit in den ersten Lebensjahren stehen, wie es bei Kindern, die im Bergbau, in Fabriken und Bauernhöfen arbeiten müssen, der Fall ist. Menschen, bei denen das Qi wild ist, sind oft emotional äußerst instabil und haben häufig dissoziierte Körpererfahrungen. Sie fühlen sich selbst »geistig weggetreten« und werden auch von anderen so erlebt. Außerdem fühlen sie sich immer wieder extrem müde. Normalerweise ist ihr Leben ein heilloses Durcheinander, da sie unfähig sind, ihre Gedanken und Handlungen in einer wirklich zielgerichteten, nützlichen Handlung zu konzentrieren. In der Psychiatrie werden diese Menschen als Borderline-Persönlichkeiten eingestuft, die sich meist an der Grenze zur Psychose bewegen, ohne allerdings wirklich psychotisch zu werden. Alle diese Zustände haben daher gravierende Auswirkungen auf die psychische Verfassung.

Diese eben beschriebenen Beschwerden, bei denen der Puls etwas unregelmäßig ist, stehen in Zusammenhang mit traumatischen Erlebnissen während der ersten zehn Lebensjahre. Wenn der Puls hingegen nur hin und wieder unregelmäßig ist, so kann dies auf schwere, lang nachwirkende Traumata zurückzuführen sein, die zwischen dem fünften und 15., ja, sogar dem 20. Lebensjahr, also bereits nach Abschluss des Wachstums, eingetreten sind. Ein unregelmäßiger Puls ist im Allgemeinen auf ein Ereignis zurückzuführen, das vor dem Ende des Wachstums eingetreten ist, und je konstanter der Befund ist, desto früher und stärker war das Trauma. Diese Art von Puls findet sich sonst nur bei Kranken im letzten Stadium; er ist einer der sieben Pulse, die den bevorstehenden Tod anzeigen.

- **Vorpubertät und Pubertät**
Während der Vorpubertät und Pubertät sind die bestimmenden Themen Trennung, Bindung und Individuation. Wir haben sie in den Kapiteln über die Wandlungsphasen Erde und Metall in allen Einzelheiten besprochen.

Dabei handelt es sich um Zeiten raschen Wachstums und rapider Entwicklung, wobei jedes Übermaß eine beträchtliche Wirkung hat. In diesem Zusammenhang muss man immer bedenken, dass das Nervensystem jenes System ist, das als Letztes voll entwickelt ist.

Körperliche Betätigung und Ernährung

Körperliche Bewegung ist eine der wesentlichsten Ursachen für Störungen des Taiyang-Nervensystems während der Vorpubertät und Pubertät. Körperliche Betätigung, die die eigene Energie übersteigt, wirkt sich in dieser Phase bei Mädchen am gravierendsten aus, vor allem dann, wenn sie sich während der Menarche körperlich extrem betätigen. In diesem Fall kommt es entweder zu einer Stagnation des Qi und damit zu Kreislaufstörungen, die sich als prämenstruelles Syndrom (eine Form dessen, was früher als Hysterie bezeichnet wurde – das griechische Wort »Hystera« bedeutet »Gebärmutter«) manifestieren, oder zu einer Stagnation des Blutes, was Menstruationsschmerzen und abnorm starke, lange Blutungen verursacht. Zu diesen Beschwerden, die bereits in dieser Phase einsetzen, zählen auch unregelmäßige Menstruation, Amenorrhö und schließlich Unfruchtbarkeit. Sie bleiben ein ganzes Leben lang bestehen und verschlimmern sich, falls sie nicht behandelt werden. Die Frage von exzessiver körperlicher Betätigung ist für Frauen in dieser Entwicklungsphase daher von entscheidender Bedeutung.

Viele der im Zusammenhang mit dem Kreislaufsystem beschriebenen Symptome sind auf ein übermäßiges Körpertraining in jungen Jahren zurückzuführen, das, wenn es jäh eingestellt wird, zum Zustand des »wilden« Qi führt. Dies trifft gleichermaßen auf Männer und Frauen zu, zieht aber bei Männern schwerwiegendere Folgen nach sich. Ein Gefühl der Depersonalisation (das Gefühl, der eigene Körper sei nicht wirklich, er schwebe, vor allem im Liegen, und sei nicht geerdet) verursacht intensive Angstgefühle. Diese Störung, die in der westlichen Medizin völlig missverstanden wird, führt zu lebenslangen emotionalen Problemen, die durch eine medikamentöse oder Schocktherapie nur noch verstärkt werden.

Langfristig gesehen, schwächt exzessive körperliche Betätigung den Kreislauf und beeinträchtigt somit das Herz, das nach chinesischer Auffassung den Geist kontrolliert. Die Folgen sind verminderte Konzentrationsfähigkeit, leichte Reizbarkeit, allgemeine Unruhe und leichte Erschöpfbarkeit – alles Zeichen einer Störung des Taiyang-Nervensystems. Mit »exzessiv« ist in diesem Zusammenhang »die eigene Energie übersteigend« gemeint. Zusätzlich verursacht dieses Kreislaufproblem oft pseudoarthritische, wandernde Schmerzen, bei denen der Patient am Morgen beim Aufwachen Schmerzen verspürt, die sich bessern, sobald er sich bewegt. Diese ebenfalls fehlinterpretierten Beschwerden führen wiederum zu falscher Behandlung mittels äußerst wirksamer Medikamente, die oft eine eigene Form geistigen Leidens provozieren.

D. war ein 26 Jahre alter Mann, der sich nach eigenen Aussagen seit zwei Jahren »nicht in Ordnung« fühlte. Er klagte über Druck und Schmerz in der Stirnhöhle, Kopfschmerzen, Durchfall, der jeden zweiten Tag auftrat, Schmerz, Gase im Unterbauch, Hefepilzinfektion, Akne, Schwankungen in der sexuellen Potenz, Ringe unter den Augen und vor allem geistige Verwirrtheit und »Weggetretensein«. Ein wichtiger Punkt in seiner Vorgeschichte war ein intensives athletisches Training ab dem 14. Lebensjahr, inklusive Gymnastik, Gewichtheben und Stretching, womit er mit 19 Jahren von einem Tag auf den anderen aufhörte. Er heiratete mit 23, woraufhin es zu einer deutlichen Steigerung der sexuellen Aktivität kam, brach seine Ausbildung ab und fing an zu arbeiten. Seine Symptome setzten ein, als er sein Training wieder aufnahm, wobei er gleichzeitig ein intensives Sexualleben führte und zu viel arbeitete. Sein Puls war langsam, hämmernd und vollkommen leer.

Ein weiterer in der Vorpubertät und Pubertät relevanter Faktor hat mit dem übermäßigen Konsum kalter Getränke und Speisen, z. B. Eiscreme, zu tun. Vor allem bei Frauen führt dies zu einer Stagnation von Qi und Blut im Unteren Jiao, was oft markante Auswirkungen auf den Menstruationszyklus hat. Es kommt dann zum prämenstruellen Syndrom, zu Schmerzen vor und während der Periode, einem verringerten Blutfluss oder vermehrter Klumpenbildung. Unregelmäßigkeiten in der Menstruation können schwere emotionale Probleme verursachen. Bei Männern wirkt sich diese Gewohnheit vor allem auf das Verdauungssystem aus und führt zu unregelmäßigem Stuhlgang und in der Folge zu verschiedenen Formen von Dickdarmentzündung und den damit verbundenen emotionalen Störungen.

Sex

Ein extrem wichtiger Punkt während dieser sensiblen Jahre ist Sex. Für eine Frau bedeutet jeder sexuelle Kontakt während der Menarche einen schweren Schock, der die Betroffene leicht das Gleichgewicht verlieren lässt, und bildet eine der Ursachen für wildes Qi, mit all den dazugehörigen Symptomen und Zeichen. Darüber hinaus kommt es auf Grund des Schocks zu einer Stagnation von Blut und Qi, die das prämenstruelle Syndrom und die anderen oberen erwähnten Menstruationsprobleme verursacht.

Für den Mann ist Sex während und kurz nach der Pubertät ein geringerer Schock, aber exzessives Masturbieren führt zu einer Erschöpfung der Nieren-Yin-Essenz, des Jing, denn unmäßige Ejakulation verzehrt langsam das Nieren-Qi, das ein Produkt von Nieren-Yin und Nieren-Yang ist. Wenn das Nieren-Qi abnimmt und das Nieren-Yin gleichzeitig erschöpft ist, geraten Wasser und Feuer aus dem Gleichgewicht. Das Herz-Feuer ist dann nicht länger unter Kontrolle zu halten, und es treten Symptome wie Reizbarkeit, Schlaflosigkeit, schlechtes Gedächtnis und mangelhafte Konzentrationsfähigkeit auf, weil das Herz den Geist nicht mehr kontrollieren kann. Dies ist darauf zurückzuführen, dass das Organsystem Niere bei einem pubertierenden jungen Mann noch nicht jenen Reifegrad erreicht hat, der es ihm erlauben würde, im Falle exzessiver Ejakulation eine angemessene Balance mit dem Feuer herzustellen. Für solche Menschen verläuft die Pubertät daher turbulenter als erwartet.

Für ein Mädchen ist Masturbation kein so großes Problem. Das Jing, die als Nieren-Yin gespeicherte Energie, entsteht aus Blut. Die Frau verfügt im Unterschied zum Mann über einen Überschuss an Blut und erholt sich schnell von einem Orgasmus. Da der Mann aber nur über geringere Blut-Reserven verfügt, erholt er sich dementsprechend langsamer. Sexueller Verkehr wird geistig und körperlich jedoch von einem noch nicht vollkommen entwickelten Mädchen als größerer Schock erlebt als von einem Jungen.

Der Nieren-Puls ist am besten geeignet, um den Grad dieser Aktivitäten in der Pubertät abzuschätzen. Wenn er bei einem jungen Erwachsenen schwach ist, kann man davon ausgehen, dass dieser vor dem 15. Lebensjahr ein relativ schweres Trauma durchgemacht hat. Ertastet man diesen Puls bei einem 50- oder 60-

Jährigen, so ist dies nichts Außergewöhnliches, denn Leben ist Arbeit, und jede Form von Arbeit erschöpft die Niere. Die Niere ist die Basis, die dem ununterbrochen arbeitenden Wesen ständig Yin (Wasser) für den Stoffwechsel und Yang (Hitze) für die Stoffwechselenergie bereit stellt. Natürlich muss man bei der Erstellung einer Diagnose immer auch die anderen Symptome und Zeichen berücksichtigen, wie dies bei dem jungen Mann mit dem Knieproblem der Fall war. Wenn ein junger Mensch die oben beschriebenen Symptome und einen relativ schwachen Nieren-Puls aufweist, kann man mit ziemlicher Sicherheit annehmen, dass der sexuelle Bereich einen der krankheitsauslösenden Faktoren darstellt. Ein leerer Nieren-Puls zeigt normalerweise ein konstitutionelles Problem an.

Drogenmissbrauch

Ein weiterer in Vorpubertät und Pubertät relevanter Faktor ist der Drogenkonsum. Im Abschnitt über den Zustand des Leber-Yangxu haben wir die dabei zu erwartende Pathologie genauer beschrieben. Um dieses Problem wirklich erfassen zu können, muss man das jeweilige soziale Umfeld berücksichtigen. Ich möchte hier erwähnen, dass die Vereinigten Staaten eine Bevölkerung von 250 Millionen haben, wovon ungefähr 50 Millionen junge Menschen sind. Angeblich experimentieren 80 Prozent mehr oder weniger intensiv mit Drogen, und dieser Prozentsatz scheint ständig zu steigen. Heute kann also die Mehrheit der Bevölkerung unter 50 Jahren auf eine extensive Drogenerfahrung verweisen. Jetzt sind diese Menschen selbst Teil des Establishments und haben die Macht inne. Wirtschaftsbosse rauchen Marihuana. Präsidenten, Gouverneure, Bürgermeister, Minister und Generäle – sie alle haben diese Erfahrungen gemacht. Sie verfügen über ein Wissen, das nie vorher einer heranreifenden Generation zugänglich war. Es ist nicht leicht zu sagen, ob sich dies zum Guten oder zum Bösen auswirken wird.

Ich hatte im Lauf der Zeit reichlich Gelegenheit, die Auswirkungen, die Marihuana sowohl auf den Puls als auch auf das Leben vieler Menschen hat, zu beobachten und konnte dabei in den meisten Fällen spezifische Veränderungen feststellen. Bei Drogenkonsum leert sich der Leber-Puls nach und nach. Es liegt also ein Yangxu-Zustand vor, wie er auch nach Mononukleose, Hepatitis und intensivem Kontakt mit chemischen Substanzen auftritt und der mit Lymphomen und anderen die Leber schädigenden Neoplasmen einhergeht. Das Leben verliert allmählich seinen Fokus; Fantasie und Wirklichkeit klaffen immer weiter auseinander und tauschen schließlich ihre Rollen: Fantasie wird als Wirklichkeit und Wirklichkeit als Fantasie erlebt. Bei Alkoholkonsum fühlt sich der Leber-Puls wie ein Draht an. Die Schäden, die die Leber dabei davonträgt, müssen hier nicht genauer ausgeführt werden.

Ein weiterer Faktor, der im Detail an anderer Stelle behandelt wird, sind die Auswirkungen, die Fernsehen, Computer und der »Zukunftsschock« ganz allgemein nicht nur auf unser junges Nervensystem haben, sondern auch auf jedes andere Nervensystem auf diesem Planeten. Die Pulse werden umso straffer und gespannter, je stärker diese Faktoren auf praktisch jeden – Mann, Frau und Kind – in der westlichen Welt einwirken.

- **Organdysfunktion**

An dieser Stelle wollen wir unsere Aufmerksamkeit auf die Beziehung zwischen dem Taiyang-Nervensystem und den einzelnen inneren Organen lenken. Die westliche psychosomatische Medizin beschäftigt sich nur mit der Wirkung von Emotionen auf verletzliche Organe (Organneurosen). Sieht man einmal vom endokrinen System ab, so finden sich nur wenige Hinweise darüber, auf welche Weise ein Organ die Emotionen beeinflussen kann. Nach Auffassung der fernöstlichen Medizin verläuft dieser Prozess aber in beide Richtungen, wenn auch nicht in gleichem Ausmaß. Der Weg vom Organ zur Emotion ist sehr gut vorhersagbar, der Weg von der Emotion zum Organ dagegen weniger. Im letzteren Fall hängt die Therapie vom Grad der Entspannung ab, im ersteren davon, ob Hitze abgeleitet und anschließend Energie aufgebaut werden kann.

Bei einem Problem des Taiyang-Nervensystems wird im Allgemeinen jenes Organ als Erstes befallen, das bereits auf Grund von konstitutionellen Faktoren, Lebensstil oder beidem geschwächt ist. Sind alle Organe ungefähr gleich stark, dann wird zuerst die Leber in Mitleidenschaft gezogen.

Am Anfang werden das Qi bzw. das Yang des Organs (oder, in westliche Begriffe übersetzt, die Nerven des Organs) angegriffen, das in gewisser Hinsicht »Überstunden« machen muss. In allen Fällen, in denen eine Arbeit die Energiekapazität übersteigt, entwickelt sich Schwache Hitze, ein Yinxu-Zustand. Yin ist Wasser, Xu bedeutet Mangel. Bei Hitze bedarf es des Wassers, um die Hitze zu zerstreuen. Wenn das Wasser sich aber langsam erschöpft, entwickelt sich ein Yinxu-Zustand des Organs und später der Niere.

Diese Schwache Hitze tritt dann auf, wenn das Qi bzw. die Nerven eines Organs jenseits ihrer normalen Funktion und Kapazität arbeiten. Ist also z. B. das Herz das verletzlichste Organ, dann kommt es am Anfang zu einer Stagnation, die zuerst eine Starke Hitze und im Anschluss daran einen Yinxu-Zustand (Schwache Hitze) hervorruft. Diese anfänglichen Stadien des Prozesses bezeichnet Dr. Shen als »Enges Herz«. Stagniert das Magen-Qi und kommt es zu Yinxu, tritt eine schmerzhafte Gastritis auf, die unter Umständen zu einem Geschwür führen kann. Bei einer Stagnation und einem darauf folgenden Yinxu-Zustand des Darms kommt es anfangs zu einem reizbaren Darm und später zu einer spastischen Kolitis.

Betrachtet man diesen Prozess aus der anderen Richtung, so wird ein Organproblem das verletzlichste System (Nerven-, Kreislauf-, Verdauungs- oder Organsystem) beeinträchtigen. Sollten alle Systeme gleich stark sein, dann schreitet die Krankheit von innen nach außen fort, d.h. das Organ schädigt als Erstes das Organsystem, weil dieses keine Energie mehr beisteuern kann. Dadurch wird das Verdauungssystem beeinträchtigt, das seinerseits das Kreislaufsystem angreift. Das Nervensystem ist als Letztes betroffen. Dabei handelt es sich um einen relativ langsam fortschreitenden Prozess, der sich über eine beträchtliche Zeitspanne hinziehen kann. Die Ursache dafür ist ein progressives Versiegen der Versorgung der einzelnen Organe mit Yin, wobei dieser Prozess beim am meisten Yin-betonten Organ beginnt und bis zum am stärksten Yang-betonten fortschreitet.

Kurzfristiger gesehen, kann eine Unausgewogenheit in einem Organ nur dann zu einer emotionalen Störung führen, wenn das Nervensystem bereits gefährdet ist. Andernfalls drückt sich dieses Ungleichgewicht eher auf körperlicher Ebene aus. Wenn z.B. die Milz schwach und das Nervensystem stark ist, stellen sich wahrscheinlich Verdauungsschwierigkeiten ein. Natürlich wird nach einer längeren Zeit auch das Nervensystem in Mitleidenschaft gezogen. Befindet sich jedoch das Nervensystem bereits in einem angegriffenen Zustand, dann hat man es mit einem Menschen zu tun, der zu viel denkt und von seinen eigenen Gedanken besessen ist. In diesem Fall ist das körperliche Problem mit der Verdauung lediglich sekundärer Natur und tritt erst wesentlich später auf. Mit anderen Worten: Die konventionelle Beziehung zwischen Organ und emotionalem Zustand bedarf eines Zwischenschritts. Ist das Taiyang-Nervensystem nicht verletzlich, muss eine Dysfunktion eines Organsystems nicht zwingend zu jenem psychischen Symptom führen, das traditionell mit diesem Organ in Beziehung gebracht wird. In jenen Fällen, in denen ein geschädigtes Organ und ein verletzliches Nervensystem immer wieder aufs Neue eine emotionale Störung hervorrufen, werden psychologische oder spirituelle Maßnahmen so lange keine wirkliche Besserung erzielen, wie nicht Organ und Nervensystem gemeinsam behandelt und geheilt werden. Egal, wie sehr wir uns mittels eines der zahlreichen psychotherapeutischen Verfahren auf die emotionale Seite konzentrieren, die anhaltende Dysfunktion eines Organs und des Nervensystems, die durch Psychotherapie nicht behoben werden kann, wird immer wieder jenes emotionale Ungleichgewicht schaffen, das die psychotherapeutische Behandlung zu heilen versucht. Erfolgreich kann nur eine integrierte Therapie sein. Ich habe immer wieder Menschen behandelt, die mit körperlichen Symptomen gekommen sind und sich mit außerordentlicher Geschwindigkeit durch massive emotionale Probleme durchgearbeitet haben, sobald einmal die energetische, körperliche Komponente des Problems beseitigt war. Oft kommt es zu einer enormen Konzentrierung von Emotion, auf die eine relativ schnelle Integration durch Einsicht und Verstehen folgt. Es ist, als würde eine sich selbst erfüllende negative Feedbackschleife zwischen Wahrnehmung, Interpretation und Verhalten durchbrochen, so dass neue, korrigierend wirkende Erfahrungen und Gedanken in das System eingebracht werden können.

Beispiele für ein starkes und ein schwaches Nervensystem
Ist das Nervensystem angreifbar, dann kann auch ein geringfügiges Problem in einem Organ zu einer Störung auf psychischer Ebene führen. Ist andererseits das Nervensystem stark, dann kann nur ein schweres Organproblem zu einer signifikanten psychischen Störung führen, und das erst nach relativ langer Zeit.

Eine 28-jährige Patientin z. B., die an Panikattacken und einer Unfähigkeit zu schlafen litt, war ungefähr drei Jahre vor der Behandlung eines Nachts aufgewacht und hatte ihren 27-jährigen Ehemann tot im Bett gefunden. Er war vorher nie krank gewesen, und natürlich war sein Tod ein extremer Schock für sie. In ihrem Fall griff der Schock das Herz an, also das Organ, das für Schock am anfälligsten ist. Ungefähr eineinhalb Jahre später starb auch ihr kleines Kind relativ plötzlich an einer Einstülpung eines Darmabschnitts in den anderen (Intussuszeption), was ein weiterer schwerer Schock für ihr Herz war. Während all dieser Zeit funktionierte sie gut und war symptomfrei. Erst nach einer sehr stressbeladenen Situation – sie musste bei einem Thanksgiving-Essen einen chronischen Streit zwischen ihrem Bruder und ihrer Mutter schlichten – entwickelte sie psychische Symptome. Die beiden auf das Herz einwirkenden Schockerlebnisse hatten dieses Organ geschwächt, doch konnte das Nervensystem erst dann angriffen werden, als durch den unterdrückten, die Leber beeinträchtigenden Zorn Hitze und Qi aus der stagnierenden Nahrung zum Herzen aufstiegen und dort eine Situation schufen, die schließlich das Nervensystem überforderte und zu einer signifikanten psychischen Störung führte.

Ein anderer Patient, der gleichzeitig in Behandlung kam, war ein junger Mann, der in ständiger Panik lebte, seit er einige Jahre zuvor eine kleine Menge eines psychedelischen Pilzes zu sich genommen hatte. Diese kurze Erfahrung, die in ihm eigenartige Gefühle hervorrief, sowie eine durch eine kurz danach genossene reichliche Mahlzeit verursachte Qi-Stagnation hinterließen bei ihm die bleibende Angst, verrückt zu sein, und führten zu einer drei Jahre dauernden Abhängigkeit von psychotropen Substanzen.

Bei der ersten Patientin war das Nervensystem anfangs stark, und es bedurfte einer beträchtlichen Belastung, um es zu schädigen. Der zweite Patient hingegen hatte bereits ein schwaches Nervensystem, und deswegen konnte auch ein minimaler Stress eine derartige Wirkung haben.

- **Das Nervensystem beeinflusst andere Organe und umgekehrt**
Wenn ein Organ, z. B. Herz oder Leber, über einen langen Zeitraum extrem schwach ist, dann ist letztlich auch das Nervensystem betroffen. Jedes einzelne Organ ist wesentlich für den Zustand der allgemeinen Energie, von der das Nervensystem abhängig ist, verantwortlich. Das Jing der Niere ist essenziell für Entwicklung und Wiederherstellung des Nervensystems sowie für Kraft, Antrieb und Reife. Das Leber-Yang ist von besonderer Bedeutung für das periphere Nervensystem und kontrolliert auf geistiger Ebene die Funktion des Planens. Das Herz steuert den Kreislauf und den bewussten Geist und steht deshalb in einer besonderen Beziehung zum Nervensystem. Die Milz/Bauchspeicheldrüsen-Konfiguration liefert die Glukose, die für das Funktionieren des Nervensystems entscheidend ist. Und die Lunge liefert natürlich das Qi, die vom Nieren-Yang getriebene Kraft, die hinter allen lebenden Systemen steht. Ist nun z. B. die Milz schwach, dann bricht die Verdauung langsam zusammen, und es können sich in der Lebensmitte oder im Alter Symptome wie übermäßiges Grübeln ausbilden, auch wenn das Nervensystem anfänglich stark war. Der Herzbeutel verteidigt nicht nur das Herz, sondern den gesamten geistig-emotionalen Organismus, und bestimmt wesentlich die Verteidigungs- und Anpassungskraft des Nervensystems.

Man muss ätiologisch zwischen jenem Zustand unterscheiden, in dem das Nervensystem das Organ angreift, und jenem, in dem das Organ das Nervensystem angreift. Die Krankengeschichte ist insofern aufschlussreich, als sie Hinweise darüber liefern kann, ob vor bzw. nach dem Auftreten der mit dem Nervensystem verbundenen Symptome Anzeichen einer Organdisharmonie bestanden haben. Der Bereich, in dem die Symptome zuerst aufgetreten sind, ist wahrscheinlich der primäre ätiologische Faktor. Liegt keine Krankengeschichte vor oder ist sie nicht eindeutig, stellt man aber fest, dass der gesamte Puls straff und schnell ist und Zunge und Augen normal sind, dann ist es nahe liegend, dass das Nervensystem das Organ beeinträchtigt. Ist nur einer der Pulse beeinträchtigt und sind weder Zunge noch Augen normal, dann bildet wahrscheinlich das Organ den primären Faktor.

Eine Organkrankheit kann durch verschiedene Faktoren verursacht sein: konstitutionelle Veranlagung; emotionaler oder physischer Schock; Überarbeitung; körperliche Überanstrengung; mangelhafte Ernährung; langwährender oder sehr früh einsetzender emotionaler oder chemischer Stress; Einwirkung von Umweltgiften und Substanzmissbrauch, sowohl am Arbeitsplatz als auch zufällig; durch Unfall oder iatrogen verursachtes physisches Trauma.

Wir haben bereits die Zustände des Yinxu und Yangxu besprochen. Ein Yinxu-Zustand eines Organs bewirkt meist eine Anspannung des Nervensystems, was zu Erregtheit und Aggressivität führt. Ein Yangxu-Zustand eines Organs schwächt das Nervensystem, was zu gesteigerter Passivität und Furcht führt.

Die Organe sind aber auch in Zusammenhang mit den Schädlichen Einflüssen wie Schleim, Feuer und Kälte von Bedeutung für das Nervensystem. Damit diese Einflüsse überhaupt das Nervensystem beeinträchtigen können, müssen sie sich zuerst durch ein Organ hindurcharbeiten. Schleim z. B. gelangt in erster Linie aus der Milz ins Nervensystem, meist auf dem Umweg über das Herz. Feuer kommt aus der Leber und schädigt das Nervensystem ebenfalls über das Herz.

Ich möchte nun versuchen, jedes einzelne Organ in seiner Beziehung zum Nervensystem zu beschreiben, wobei ich auf den bereits dargelegten Prinzipien aufbaue. Obwohl ich keiner strikten Struktur folge, werde ich die Organe und ihre Wirkung auf das Nervensystem vor allem hinsichtlich der Yangxu- und Yinxu-Zustände untersuchen. Yinxu-Zustände erzeugen eine Spannung im Nervensystem, während Yangxu-Zustände das Nervensystem schwächen. Obwohl sich ein Yinxu-Zustand zuerst im schwächsten Organ entwickelt, greift er im fortgeschrittenen Stadium immer auch die Niere an. Dann treten die Vollbildsymptome eines Nieren-Yinxu auf: Nachtschweiß, heiße Handflächen und Fußsohlen, Wangenröte, leichtes Nachmittagsfieber, trockene Kehle, wiederkehrende Halsschmerzen, trockener Stuhl und Verstopfung, dunkler Urin, Kreuz- und Knieschmerzen, Schwäche in Kreuz und Knie, Schwindel, Probleme beim Samenerguss, Ohrensausen.

- **Herz**

    Herz-Yang-Mangel

Ist das Nervensystem intakt, dann sind die körperlichen Symptome eines Herz-Yang-Mangels Müdigkeit, Herzklopfen, Kurzatmigkeit, Ödeme, Kältegefühl, spontanes Schwitzen, das sich bei Anstrengung verschlimmert. Bei einem anfälligen Nervensystem ist der Betroffene tendenziell still, zurückgezogen, passiv, deprimiert, vergesslich, unkonzentriert und schreckhaft. Der Grund dafür können eine langwierige Krankheit, eine konstitutionelle Schwäche oder sehr hohes Alter sein.

Herz-Yin-Mangel und Blut-Mangel

Ein Herz-Yin-Mangel (dünner, straffer Herz-Puls) erzeugt im Gegensatz zu einem Yang-Mangel (schwächlicher Herz-Puls) eine Spannung im Nervensystem, die dazu neigt, das Nervensystem zu schwächen. Ein Herz-Yin-Mangel fällt meist mit einem Blut-Mangel zusammen. Die Symptome dieser beiden Mangelzustände unterscheiden sich zwar leicht, treten aber meistens gemeinsam auf. Die Symptome eines Herz-Yin-Mangels sind Reizbarkeit, Herzklopfen, Schreckhaftigkeit, Schlaflosigkeit, exzessives Träumen, Vergesslichkeit und einige oder alle oben erwähnten, für einen Nieren-Yin-Mangel typischen Symptome. Da das Herz das Bewusstsein kontrolliert und die Ordnung aufrechterhält, sind die mit einem Blut-Mangel einhergehenden Symptome Schlaflosigkeit, unklares Denken, Gedächtnisschwund, Blässe und Schwindel sowie Symptome, die für beide Mangelzustände charakteristisch sind: Herzklopfen, Schreckhaftigkeit und durch Träume gestörter Schlaf. Die Ursachen für einen Yin-Mangel liegen in übermäßigem Denken, geistiger Überreiztheit und schlechter Ernährung. Die Ursachen für einen Blut-Mangel sind Blut-Verlust, eine Verringerung der Blut-Produktion auf Grund von Mangelernährung, langwierige Krankheit, schlechter Stoffwechsel und prolongierte fiebrige Erkrankungen. Dieser Zustand führt im Allgemeinen zu gesteigerter Erregtheit, während bei einem Yang-Mangel eher eine Depression zu erwarten ist.

Andere das Herz betreffende Zustände sind »*Yanggang*« oder Starke Hitze (weiter, gespannter Puls), die gemeinsam mit einem geschädigten Nervensystem zu Sorge, Erregtheit und manchmal auch zu Schuldgefühlen führt. Ein »Nervöses Herz« (vibrierender Puls) bewirkt Müdigkeit und Reizbarkeit; ein »Verschlossenes Herz« ruft Rachsucht hervor; ein »Kleines Herz« geht mit Angst einher; ein »Volles Herz« ruft Jähzorn hervor; »Schleim-Feuer« wird mit Psychose oder Epilepsie in Verbindung gebracht. Im Folgenden wollen wir diese einzelnen Zustände detailliert beschreiben.

»Angespanntes Herz«

Der Zustand eines »Angespannten Herzens« ist zuallererst ein Überschusszustand (yanggang), der sich durch Symptome wie ständige Sorge, Angespanntsein und Rastlosigkeit auszeichnet. Diese Menschen klagen über einen »rasenden Geist« und können nicht einschlafen. Manchmal kommt es zu einem leichten Unwohlsein in einem relativ großen Bereich der linken Brustkorbhälfte. Dies ist die Vorstufe einer leichten Angina pectoris, die durch die von der Leber zum Herzbeutel aufsteigende Hitze ausgelöst wird. Es ist vorstellbar, dass es zu einem leichten Spasmus der Koronararterien kommt. Außerdem kann während der Angstphasen Kurzatmigkeit auftreten, und die Lederhaut des Auges kann rot sein. Im Vergleich mit den anderen Pulsen ist der Herz-Puls straff, als ob sich eine feste, scharfe Spitze bei jedem Schlag in die Mitte des Fingers bohren würde. Wenn dieser Zustand noch nicht lange besteht, ist der Puls meist relativ schnell und liegt zwischen 84 und 90. Die Zunge, vor allem die Zungenspitze, ist dunkelrot.

Dieser Zustand verwandelt sich in einen Yin-Mangel oder in Schwache Hitze, da dabei das Yin (Wasser) aufgebraucht wird. Dann weist die Zunge eine hellere, weniger rote Färbung auf, auch hier wieder vor allem an der Spitze. Die Blutgefäße an der Innenseite der Augenlider können zusammenfließen. Nach und nach können die oben beschriebenen, für diesen Yin-Mangel typischen Symptome auftreten (Nachtschweiß, Wangenröte, Schwindel etc.). Nach einer relativ langen Zeit befällt dieser Zustand den gesamten Kreislauf, und der Puls verlangsamt sich. Außerdem kann es immer wieder zu vorübergehenden, oberflächlichen Vibrationen des Herz-Pulses kommen, die Phasen großer Sorge widerspiegeln. Ein weiteres Zeichen ist die dunkle Gesichtsfarbe. Mit der Zeit kommt es zu einer intensiveren Rotfärbung (verglichen mit der Farbe der Hände), vor allem zwischen den Augenbrauen und dem unteren Stirnbereich, im Bereich des Extra-Akupunkturpunkts *Yintang*.

»Nervöses Herz«
Bei einem »Nervösen Herzen« ist das Herz-Qi instabil. Die Gründe dafür können sein: ein über einen langen Zeitraum bestehender Zustand eines »Angespannten Herzens«; ein mäßiger bis schwerer Schock, oft bei der Geburt oder im Mutterleib, oder ein Unfall (in diesem Fall weist die Zunge keine Linie auf). Der Betroffene klagt über leichte Müdigkeit, vor allem am Morgen nach dem Aufwachen. Der Schlaf wird von häufigem Aufwachen unterbrochen, so dass der Patient während der Nacht abwechselnd schläft und wacht. Hin und wieder kann Herzklopfen auftreten, und manche Menschen fühlen sich, als befänden sie sich auf einer »Achterbahn«, als hätten sie die Kontrolle verloren, wenn auch nur in geringem Maße. Außerdem kommt es zu einer gesteigerten Reizbarkeit relativ milder Natur. Die Pulsfrequenz ist leicht erhöht, sie bewegt sich zwischen 80 und 84 und verändert sich bei Bewegung. Eine geringfügige Veränderung lässt sich meist durch eine konstitutionelle Instabilität des Herzens erklären, die vielleicht auf einen Schock im Mutterleib zurückgeht. In diesem Fall sind meist alle Pulse außer Herz- und Nieren-Puls stark. Ist die Veränderung bei Bewegung markanter, so weist dies auf einen nach der Geburt erfolgten Schock hin. In diesen Fällen ist der Puls, vor allem der Herz-Puls, im Allgemeinen schwächlicher. Diese Menschen wirken dünn und nervös. Verändert sich die Pulsrate im Ruhezustand oder kommt es zu häufigen, beunruhigenden Stimmungsschwankun-

gen, ist der Zustand ernster. Liegt ein Geburtsschock vor, ist die Zunge meist normal oder zeigt eine dünne Linie; liegt die Ursache hingegen in einem prolongierten Zustand des »Angespannten Herzens«, ist die Linie tiefer. Die Zungenspitze kann rot sein. Die Augen sind meist normal.

»Verschlossenes Herz«
Der Zustand des »Verschlossenen Herzens« ist durch eine flache, leicht beschleunigte oder verlangsamte Pulswelle gekennzeichnet. An der Zungenspitze erkennt man rote Flecken. In leichteren Fällen sind die Fingernägel weiß, bei schwereren kurz und breit, vor allem am Daumen. Hier ist der Herzbeutel betroffen, und die Bewegung des Qi ist massiv eingeschränkt oder sie stagniert. Es handelt sich hier um Menschen, die stets mit einem emotionalen Problem zu kämpfen scheinen. Sie sind tendenziell rachsüchtig und böswillig. Bei einer leichteren Variante dieses Zustandes verspüren sie einen beklemmenden oder stechenden Schmerz im Brustkorb. Ist der Zustand jedoch ernster, fühlt sich der Schmerz wie Nadelstiche in einem Punkt an. Das Gesicht kann farblos sein, die Augen weisen auf eine Schwache Hitze hin, und der Geist scheint zurückgezogen oder zornig. Manchmal kommt es auch zu Irritationen an der Rückseite des Kopfes im Bereich des Akupunkturpunkts Fengfu (LG 16). Ein »Verschlossenes Herz« kann durch plötzliche, schlechte Neuigkeiten ausgelöst werden.

»Kleines Herz«
Dieser Zustand wurde bereits im Abschnitt über Geburtstraumata, die das Nervensystem schädigen, beschrieben. Eine Ursache ist ein plötzlicher, schwerer Schock, wodurch sich das Herz kontrahiert, die Herzarterien sich verengen und es zu Sauerstoffmangel kommt. Wir haben bereits die anderen Ursachen untersucht, u. a. verlängerte Wehen, bei denen der Kopf des Kindes bereits den Geburtskanal verlassen hat, die eigentliche Geburt aber durch Faktoren wie eine um den Hals geschlungene Nabelschnur verzögert wird. Lang anhaltende Angst und Zorn können ebenfalls zu diesem Zustand führen. In diesem Fall kann man eine lebenslange, unerklärliche Angst und Spannung feststellen. Der Betroffene leidet unter Kurzatmigkeit, wobei es ihm leicht fällt, die Luft auszustoßen, er aber Schwierigkeiten hat einzuatmen. Parallel dazu treten meist nadelstichartige Schmerzen an einer Stelle des Brustkorbs auf. Anfänglich ist der Puls extrem flach, wird dann aber extrem tief, dünn, schwächlich und leicht beschleunigt. Die Zunge ist dunkelblau. Das Gesicht ist rund um Mund und Augen ebenfalls blau, der Rest eher dunkel. Diese Patienten weisen oft Trommelschlägelfinger auf. Die Augen können eine Schwache Hitze zeigen, und im Bereich des Jiang-

jing (LG 1) ist häufig eine leichte Rötung festzustellen. Den Zustand des »Kleinen Herzens« setzt Dr. Shen mit einem Zustand gleich, den er »Echte Herz-Krankheit« nennt.

»Schwaches Herz«
Ein länger bestehender Zustand eines »Nervösen Herzens« kann zu dem eines »Schwachen Herzens« führen, bei dem die Energie des Herzens schwach und instabil ist. Der Patient leidet tagsüber an Herzklopfen, an einem allgemeinen Gefühl der Schwäche und Benommenheit, an Depression, schlechter Konzentration und Vergesslichkeit. Nach einigen Stunden tiefen Schlafes wacht er auf und kann nicht mehr einschlafen. Der Puls zeigt beträchtliche Schwankungen in der Rate und kann leicht beschleunigt, normal oder langsam sein, weil der Kreislauf in Mitleidenschaft gezogen ist. Der gesamte Puls ist schwächlich, wobei Herz- und Nieren-Puls etwas schwächlicher als die übrigen Pulse sind. Der Schwächegrad lässt darauf schließen, wie lange der Zustand bereits besteht. Die Zunge weist eine feine Linie auf, die Augen sind normal. Es handelt sich um eine mäßige Yang-Leere des Herzens, die nach einer gewissen Zeit zu einer ernsten Herzkrankheit führen kann, z. B. zu einem Rechtsherzversagen.

»Volles Herz«
Ein »Volles Herz« ist ein Zustand, bei dem das Qi nicht in der Lage ist, das Herz zu verlassen. Der Patient fühlt sich sein Leben lang müde, energielos und ziemlich deprimiert. Hier sind die Symptome deutlicher als bei einem »Schwachen Herzen«. Der Patient hat im ganzen Körper ein unangenehmes Gefühl, manchmal hustet er Blut, und er fühlt sich besonders unwohl, wenn er auf der rechten Seite liegt. Häufig sind solche Menschen jähzornig veranlagt. In leichteren Fällen ist der Puls ein wenig voll und schnell; er ähnelt in gewisser Weise dem »Frühlingszwiebel«-Puls. In schwereren Fällen ist der Puls tief, dünn, straff und sehr schnell, die Rate liegt über 100. Die Zunge ist rot und an der Spitze leicht geschwollen. Die Blutgefäße an der Innenseite der unteren Augenlider fließen ineinander. Der Patient kann Schwierigkeiten beim Ausatmen, aber weniger beim Einatmen haben. Das Gesicht ist meist sehr rot. Die Ursachen sind entweder eine prolongierte Geburt, bei der der Kopf sich noch im Geburtskanal befand, wie z. B. bei einer Steißgeburt, oder aber heftiger Zorn zu einem Zeitpunkt, zu dem der Betroffene sehr aktiv war und dem Zorn keinen adäquaten Ausdruck verleihen konnte. Dieser Zustand kann entweder zu einem vergrößerten Herzen, zu hohem Blutdruck oder zu beidem führen.

Organdysfunktion

Der Zustand des Herzens und Schlafmuster
Alle diese Zustände des Herzens beeinträchtigen den Schlaf. Beim »Angespannten Herzen«, einem durch Sorge bedingten Hitzezustand des Herzens, ist es schwer, Schlaf zu finden. Der Geist arbeitet auf Hochtouren, der Mensch ist rastlos und nervös. Beim »Nervösen Herzen« steht der Betroffene während der Nacht immer wieder auf, er ist nervös, müde und schnell, aber nicht heftig verärgert. Menschen mit einem »Schwachen Herzen« schlafen vier bis fünf Stunden pro Nacht und können nicht mehr einschlafen, sobald sie einmal aufgewacht sind. Menschen mit einem »Verschlossenen Herzen« können in manchen Nächten überhaupt nicht schlafen, und bei einem »Kleinen Herzen« wacht der Patient müde auf, obwohl er die ganze Nacht geschlafen hat. Menschen mit einem »Vollen Herzen« fühlen sich nicht wohl in ihrem Körper, weil sie nicht flach liegen, aber auch nicht aufwachen können, um ihre Position zu verändern.

- **Leber**

Wir werden verschiedene Leber-Zustände untersuchen: Qi-Stagnation, Leber-Yin-Mangel, Aufsteigen von Leber-Yang, Leber-Feuer und Leber-Wind sowie Zustände des Yang-Mangels. Die in der Folge auftretende Disharmonie ist immer das Resultat einer Stagnation, die meist durch Emotionen, Überarbeitung und Gifte verursacht wird. In schwereren Fällen liegt eine längere, gravierende Stagnation vor.

Die Leber verteidigt den Körper in erster Linie gegen emotionalen, körperlichen und chemisch bedingten Stress. Konstitutionell gesehen, ist sie das robusteste Organ; sie kann mehr Arbeit leisten (sie kann jederzeit 450 einzelne chemische Aktionen durchführen) und mehr Missbrauch verkraften (Alkohol, Drogen, Verschmutzung, chemisch veränderte Nahrung) als jedes andere Organ. Da ihre Stärke in der Fähigkeit liegt, Blut zu speichern, ist sie auch in der Lage, sich selbst, den restlichen Körper sowie den Geist wiederherzustellen. Wenn eine Emotion als Stimulus auf das Nervensystem wirkt, dann alarmiert dieses das Nieren-Yang (Nebenniere und Schilddrüse), das seinerseits die Leber veranlasst, das Qi zu bewegen und Blut freizusetzen, wodurch sowohl der Geist (Milz-Qi steigt auf) als auch der Körper (Blut nährt die Bänder, Sehnen, Muskeln und Nerven) mobilisiert werden.

Die Leber führt die emotionale Reaktion mittels körperlicher Aktivität ab, die Lunge durch Atmen und das Herz durch Sprechen. Kann eine emotionale Reaktion nicht durch diese Kanäle abgeführt werden und sind daher die Herzbeutel-Energien aufgerufen, eine andere Lösung zu finden, dann kommt eines der vielen restitutiven Manöver zum Tragen, die wir im Kapitel über den Herzbeutel beschrieben haben. Diese Strategien reichen von den primitivsten, z. B. Regression, bis hin zu den ökologisch effektivsten, z. B. Sublimierung. Welches

Manöver auch immer angewandt wird, es spielt bei jedem von ihnen eine gewisse Unterdrückung oder Verdrängung von Emotionen und Energie mit, was in der Leber (die das Qi bewegt) den Prozess der Stagnation auslöst.

Leber-Yin-Mangel

Restitutive Maßnahmen stellen eine zusätzliche Arbeit für das Nervensystem dar. Dies gilt auch für eine Spannung, die durch eine mangelhafte Entspannung des Muskel-Skelett-Systems verursacht wird und die Leber zu vermehrter Nährstofflieferung (Blut) ans Nerven- und Muskel-Skelett-System zwingt. Dies führt nach und nach zu einer Erschöpfung der Leber, die dann nicht mehr in der Lage ist, den freien Fluss des Qi zu gewährleisten. Die Zirkulation von Qi und Blut wird sowohl durch die Erschöpfung der Leber als auch durch die erhöhte Muskelspannung behindert. Dadurch kann sich »Schädliches« oder unbewegtes Qi aufbauen, und das in der Leber gespeicherte Blut »erhitzt« sich. Diese Erhitzung wird durch die Reibung zweier einander entgegenwirkender Kräfte hervorgerufen: Die eine will die geschmeidige Bewegung wahren, die andere will verdrängen.

Bei einem normal funktionierenden Nervensystem manifestiert sich das Schädliche Qi auf körperlicher Ebene und führt dazu, dass die Energie nicht wiederhergestellt und Bänder und Sehnen nicht genährt werden können. Das Resultat ist gesteigerte Müdigkeit, Beschwerden in Muskeln und Skelett, die leichter auftreten und schwerer zu heilen sind, und eine Anfälligkeit für Infektionen. Auch Menstruationsbeschwerden wie Unregelmäßigkeit, Spannungsgefühl, Kopfschmerzen, Krämpfe und abnormaler Ausfluss können auftreten. Nach und nach wird auch die Verdauung beeinflusst. Das Schädliche Qi kann im Körper umherwandern und eine Form von Arthritis (Wind-*bi*) hervorrufen oder in empfindliche Stellen wie das Herz eindringen und Herzklopfen (Sinusknoten) oder einen labilen Bluthochdruck (Karotissinus) verursachen. Dadurch wird der Körper im Lauf der Zeit immer mehr geschwächt, vor allem wenn sich der Betroffene weiterhin überarbeitet. Gleichzeitig stellt sich ein genereller Yin-Mangel ein, der oft den Anschein einer Infektion, z. B. der Gallenblase, erweckt.

Ist das Nervensystem verletzlich, so vergrößert der Yin-Mangel in der Leber die Spannung im Nervensystem, wodurch der Patient meist ohne Anlass leicht in Zorn gerät und reizbar ist. Es mag zwar ein Zorn auslösender Reiz vorhanden sein, aber die Reaktion steht in keinem Verhältnis zum Auslöser. Die wesentlichen Ich-Funktionen von Leber/Gallenblase – Planen, Entscheiden und Beurteilen – können durch einen Mangel an Geduld gestört und verzerrt sein.

»Aufsteigendes Leber-Yang«

Wenn ein Yin-Mangel (d. h. ein Mangel an Wasser) über einen längeren Zeitraum besteht, gerät das Leber-Yang außer Kontrolle und in einen Zustand, der als »Aufsteigendes Leber-Yang« bekannt ist. Dabei kann man folgende Symptome konstatieren: Der Betroffene gerät leicht in Zorn, wobei meist ein äußerer Anlass besteht; er klagt über Kopfschmerzen, bei denen sich der Kopf wie geschwollen anfühlt; Schwindel; Ohrensausen; Schlaflosigkeit; intensives Träumen; Zittern und Taubheit in den Gliedmaßen.

»Emporloderndes Leber-Feuer«

Eine schwere Qi-Stagnation führt schließlich zu einem als »Emporloderndes Leber-Feuer« bekannten Zustand, bei dem wir Hitze im Blut und einen überflutenden Puls feststellen können. Ist das Nervensystem stark, kommt es zu Symptomen wie Bindehautentzündung, starken Kopfschmerzen, Pfortaderhochdruck, allgemeinem Bluthochdruck und u. U. Bluterbrechen, Nasenbluten, Verstopfung und einem bitteren Geschmack im Mund. Bei beeinträchtigtem Nervensystem dringt das Feuer in Herz und Geist ein und führt zu Reizbarkeit. Ist das Feuer sehr mächtig, kann es zu leichtem, intermittierendem Irresein kommen, d. h. der Betroffene scheint an einem Tag völlig normal zu sein, während er am nächsten Tag deutliche Zeichen einer geistigen Störung aufweist.

»Leber-Wind«

Eine Leber-Stagnation führt letztendlich zu »Leber-Wind«. Leber-Wind ist im Wesentlichen Feuer, das sich in Wind verwandelt. In gewisser Hinsicht könnte man den Leber-Wind mit extrem heißen Winden wie dem Mistral vergleichen, der, aus der Sahara kommend, das Mittelmeer überquert und bis nach Südfrankreich gelangt. Leber-Wind kann drei Zustände hervorrufen: Den ersten nennen die Chinesen »Extreme Hitze«; er entspricht im Wesentlichen unseren Symptomen des Meningitis-Typs wie Delirium und Opisthotonus (einem Starrkrampf im Bereich der Rückenmuskulatur, wobei der Rumpf bogenförmig nach hinten überstreckt ist). Der zweite Zustand ist ein Yin-Mangel bei gleichzeitiger Yang-Hyperaktivität, was zu einem Krankheitsbild führt, das wir im Westen »Schlaganfall« nennen würden; der dritte Zustand ist ein Blut-Mangel, der zu Leber-Wind führt und im Westen als eine neurologische Krankheit wie Epilepsie eingestuft würde.

Leber-Yang-Mangel

Wichtigster Ausgangspunkt für einen Leber-Yang-Mangel ist eine über einen langen Zeitraum bestehende Schwache Hitze, die durch Überarbeitung, Alkoholkonsum bzw. eine direkte Schädigung der Leber durch Hepatitis, Mononukleose und Drogen verursacht wird oder, was allerdings selten ist, konstitutionell bedingt ist. Die häufigsten Beschwerden bestehen in einem mehr oder weniger ausgeprägten Unwohlsein. Jene Menschen, deren Nervensystem nicht intakt ist, erleben sich als ziellos und unentschieden.

Ein konstitutionell bedingter Leber-Yang-Mangel führt bei relativ intaktem Nervensystem zu Krankheiten wie Lymphomen. Dabei handelt es sich um tödliche Krankheiten, wobei der Krankheitsverlauf unterschiedlich schnell fortschreiten kann. Bei gewissen Formen des Leber-Yang-Mangels, die meiner Erfahrung nach durch einen länger währenden Gebrauch von Marihuana hervorgerufen werden, verlieren die Menschen ihre Fähigkeit, Entscheidungen zu fällen und Pläne zu schmieden, die für ihre Situation realistisch sind. Mit der Zeit versinken sie in extreme Passivität und fast vollkommene geistige Trägheit und verlieren nach und nach den Kontakt mit der wirklichen Welt; sie leben in einer Welt von nicht verwirklichten Träumen. Gleichzeitig wird ihr Urteilsvermögen, auch was ihre kreative Arbeit betrifft, extrem verzerrt. Der Puls ist tief und diffus oder leer und ähnelt dem eines Menschen, der eine Hepatitis oder Mononukleose durchgemacht hat. Der Betroffene greift anfangs deswegen zu diesen Drogen, weil das Taiyang-Nervensystem seine Funktion nicht entsprechend wahrnehmen kann. Letzten Endes führt der Drogenkonsum aber zum Verfall des Nervensystems. Ich habe diesen Prozess nur zu oft beobachten können.

- **Niere**

Das Nieren-Jing ist jene Energie, die für die Entwicklung des Zentralnervensystems verantwortlich ist. Jedes Jing-Defizit, vor allem auf genetischem und angeborenem Niveau, manifestiert sich in einem Defekt des Zentralnervensystems. Diese Defekte können von den subtilsten Persönlichkeitsstörungen bis hin zu den schwersten geistigen oder neurologischen Behinderungen reichen. Nach 37 Jahren klinischer Erfahrung habe ich den Eindruck, dass die Mehrheit der psychischen Probleme, mit denen wir es in unserem alltäglichen Leben zu tun haben, bis zu einem gewissen Grad auf eine Schädigung des Nieren-Jing vor der Geburt oder kurz danach zurückzuführen sind. Behinderungen, die in einem so frühen Stadium auf psychischer Ebene entstehen, verhindern, dass der Betroffene entwicklungsbedingte Herausforderungen adäquat bewältigt, und verstärken deren Wirkung auf die »Evolution des Seins« im jeweiligen Stadium. Es existiert keine nach dem *DSM-III* diagnostizierte Störung, die nicht diesem Einfluss unterläge.

Nieren-Yin-Mangel

Ein Nieren-Yin-Mangel, der sich nach der Geburt entwickelt, rührt meist von einer Überbelastung des Zentralnervensystems her, das bereits durch Nieren-Probleme beeinträchtigt und daher anfällig für Überbelastung ist. Ein Nieren-Yin-Mangel führt zu einem sehr angespannten Nervensystem; die Betroffenen scheinen unter Strom zu stehen oder sich in einem insgesamt agitierten Zustand zu befinden. Sie sind nervös und ängstlich, vor allem haben sie Angst vor dem Unbekannten. In schwereren Fällen können sie Panik und extreme Angst empfinden, besonders dann, wenn ein Nieren-Yin-Mangel mit einem Blut-Mangel des Herzens einhergeht, was häufig der Fall ist. Diese Ängstlichkeit entwickelt sich langsam und unterscheidet sich dadurch von jener Angst, die auf Grund eines plötzlichen Schocks eintritt und das Herz angreift. Die damit einhergehende Panik kann von Herzklopfen begleitet und Ausdruck einer Schwäche (xu) von Niere und Herz sein.

Angst vor dem Unbekannten löst bei manchen Menschen eine primitive Reaktion aus, bei der sie sich selbst in die Angst machende Welt projizieren, die dadurch ein vertrauteres Antlitz gewinnt. Darüber hinaus enthält diese Projektion Elemente der »dunklen« Seite unseres Selbst, die wir zwar kennen, aber am liebsten aus unserem Inneren streichen würden. So wird also das »Beste« und das »Schlechteste« nach außen getragen, und auch wenn wir die Existenz eines der beiden Aspekte verneinen, kennen wir sie in Wirklichkeit doch beide. Eine Projektion, die sich als das manifestiert, was wir Paranoia nennen, ist jenes Paradox, das die Welt sowohl mehr als auch weniger beängstigend macht, wobei die Angst vor dem Unbekannten das Größere der Übel darstellt und um jeden Preis vermieden werden muss.

Nieren-Yang-Mangel

Ein Yang-Mangel der Niere ist meist konstitutionell bedingt. Er schwächt im Allgemeinen das Nervensystem, so dass der Betroffene sein Leben lang anfällig für eine endogene Depression und ein unerklärlich niedriges Selbstwertgefühl ist. Da das Nieren-Yang die Quelle des Milz-Yang (der Verdauungsenergie) ist, leiden diese Patienten oft an schweren ökologischen Krankheiten, die mit behindernden Allergien gegen Nahrungsmittel und über die Atmung aufgenommene Stoffe einhergehen und so die emotionale Verfassung noch weiter verschlimmern.

Magen und Milz

Magen-Yin-Mangel

Ein Yin-Mangel der Wandlungsphase Erde (Milz und Magen) befällt in der Regel den Magen und wird meist durch den Verzehr schlechter Speisen oder durch zu hastiges Essen über einen längeren Zeitraum hinweg verursacht. In der Wirkung ist dies mit Überarbeitung gleichzusetzen. Auch in diesem Fall bewirkt der Yin-Mangel eine Spannung im Nervensystem sowie ein Engegefühl im Oberbauch, wodurch das Nervensystem in seiner Fähigkeit, Ideen zu verdauen und zu assimilieren, beeinträchtigt wird. Auf Grund der Anspannung des Nervensystems sind diese unverdauten Gedanken meist von einem gewissen Erregtsein begleitet, was es nur noch schwerer macht, sie zu organisieren und angemessen zu absorbieren. Information wird also ungleichmäßig gespeichert, zum Teil, weil sie unvollkommen absorbiert wird. Sie »sitzt« nicht, wie es so schön heißt. Diese unvollkommene Verdauung führt außerdem zur Absorption unvollkommener Moleküle und zu den unzähligen, langsam reagierenden IgA-Allergien, wozu auch die so genannten »zerebralen Allergien« zählen. Da die Betroffenen Gedanken nicht richtig verdauen können, fühlen sie sich auf einer gewissen Ebene wie leer, sie sehnen sich nach geistiger Stimulation und brauchen ständig intellektuelles Futter. Dieses Bedürfnis hat sein physisches Gegenstück in einem starken Verlangen nach Nahrung.

Milz-Yang-Mangel

An jedem Yang-Mangel ist normalerweise die Milz beteiligt. Bei einem starken Nervensystem können körperliche Symptome wie Appetitverlust, Magersucht oder Dickdarmentzündungen auftreten. Die Langzeiteffekte auf das Nervensystem bestehen im Allgemeinen in zwanghaftem Denken (Grübeln), wobei sich der Betroffene vor allem mit dem Thema Ernährung negativ auseinander setzt. Ist das Taiyang-Nervensystem verletzlich, tendieren die Menschen dazu, übermäßige Anteilnahme zu zeigen und in Situationen, in denen emotionaler Schmerz mitspielt, extrem zu leiden. Sie fühlen sich zu helfenden Berufen hingezogen, vor allem zur Sozialarbeit, wo sie relativ schnell ausbrennen. Der ständige Kontakt mit Elend erschöpft ihre Yang-Energien, so dass sie äußerst belastenden Krankheiten – verursacht z. B. durch den Epstein-Barr-Virus, der bei Yang-Mangel gedeiht – und Krankheiten des Immunsystems schutzlos ausgeliefert sind. Wenn junge Collegestudenten ohne Vorbereitung plötzlich intensive geistige Arbeit verrichten müssen, erschöpft sich ihr Milz-Yang und Lungen-Qi, was zu Mononukleose führt.

Viele Betroffene klagen darüber, dass sie sich wie von einem Nebel eingehüllt fühlen; ihr Kopf ist schwer, und sie sind nicht wirklich da. Sie schlafen leicht ein, vor allem nach den Mahlzeiten, wenn das Milz-Qi das Qi nicht wie normal aufwärts zum Kopf bewegen kann. Ein weiteres geistiges Problem, das mit der Milz in Beziehung steht, sind Psychosen und Epilepsie, die in der chinesischen Medizin mit einem Zustand in Verbindung gebracht werden, der als »Schleim-Feuer

Organdysfunktion

verlegt die Öffnungen des Herzens« bekannt ist. Der Schleim wird durch ein Defizit der Milz verursacht. Da die Nahrung zu 80 Prozent aus Wasser besteht und das Milz-Qi für den Transport von Wasser sowie das Milz-Yang für das Befeuchten zuständig ist, entsteht bei einem Versagen dieser Funktionen eine außergewöhnliche Nässe im Körper, die sich nach einiger Zeit unter Mitwirkung von Leber-Hitze zu Schleim konzentriert. Dieser Schleim wandert in die verletzlichsten Teile des Körpers. Ist das Herz am anfälligsten und ist gleichzeitig das Nervensystem beeinträchtigt, kommt es zu Geisteskrankheit oder Epilepsie (eine schwerere Form von Schleim-Feuer). Ein Milz-Yang-Mangel, der bereits in sehr jungen Jahren auftritt, kann mit Bindungs- und Trennungsproblemen oder mit Schwierigkeiten beim Abgrenzen zu tun haben, was zu einer allgemein abhängigen Persönlichkeitsstruktur führt. Die Eigenschaften eines solchen Menschen sind im Kapitel über die Wandlungsphase Erde genauer beschrieben.

- **Lunge**
    Lungen-Yang-Mangel

Ein Lungen-Yang-Mangel führt im Allgemeinen zu einem Zustand, der als exogene Traurigkeit beschrieben werden könnte, also zu einer Traurigkeit, die sehr tief im Inneren des Menschen verborgen liegt und nur dann erkennbar ist, wenn man diesem Menschen sehr tief in die Augen schaut. Es handelt sich dabei um eine Form von Traurigkeit, mit der der Betroffene – anders als beim Herzbeutel-Schmerz – erst dann bewusst in Kontakt kommen kann, wenn sie von einem anderen Menschen, der sie in dessen Augen wahrnimmt, »wachgerufen« wird. Menschen, die diese Traurigkeit in sich tragen, sind unerklärlicherweise leicht emotional verletzt; manchmal haben sie das Bedürfnis zu weinen, ohne zu wissen, warum. Sie überdecken dies und ihren hartnäckigen Pessimismus mit einer oberflächlichen Unbeschwertheit. Ihr Energiepegel ist niedrig, ihre Stimmung gedrückt, und sie sind nie wirklich glücklich, aber auch nicht wirklich deprimiert. Ihr Auftreten kann täuschen, denn dieses Unglücklichsein ist nur schwer zu erkennen, außer tief in ihren Augen.

Diese Menschen sind oft sehr verschleimt, und manche von ihnen sind Asthmatiker oder Allergiker, weil die Lunge auf Grund einer Schwäche ihre Aufgabe, Schleim zu verdauen, nicht erfüllen kann. Die Ursache dafür kann konstitutionell oder angeboren sein oder auf eine schwere Erkrankung der Lunge oder des Brustkorbs sehr früh im Leben zurückgehen. Zum Beispiel kann ein Mensch, der als sehr kleines Kind gezwungen wurde, die natürliche Tendenz zu weinen zu unterdrücken, derartige Symptome aufweisen. Sehr große Enttäuschungen, wie der Verlust eines Elternteils in jungen Jahren, können ebenfalls die Lunge schädigen, weil dadurch das Qi »abgetötet« oder eingeklemmt wird. An diese Verletzungen kann sich der Betroffene oft gar nicht erinnern, aber sie spielen das ganze Leben lang eine wesentliche Rolle in seiner Physiologie und Psychologie. Schwierigkeiten bei Trennungen und bei der Ausweitung von Bindungen (wie im Kapitel über die Wandlungsphase Erde besprochen) sind eine mögliche Folge. Wenn das Qi im Brustkorb »abgetötet« wird, so kann das die Tiefatmung beeinträchtigen und zu einer schlechten Sauerstoffversorgung des Blutes sowie zu geistiger Stumpfheit führen.

Lungen-Yin-Mangel

Ein Lungen-Yin-Mangel rührt im Allgemeinen von einer Stagnation her. Diese Stagnation ist meist durch Kälte und Nässe bedingt, die ins Innere vordringt und den normalen Fluss des Qi stört, was zu Schwacher Hitze und schließlich zu »Schwachem Feuer« führt. Der Betroffene ist sich selbst gegenüber oft etwas zu nachsichtig und heischt um Aufmerksamkeit. Deswegen ist er auch manchmal eifersüchtig auf jene, die genau die Aufmerksamkeit zu ernten scheinen, die sie sich wünschen. Diese Haltung kann während der Adoleszenz beträchtliche Bindungsprobleme verursachen, weil in dieser Entwicklungsphase viele Schwierigkeiten mit der Loslösung von der Familie oder dem Eingehen von Beziehungen mit Gleichaltrigen zu tun haben. Es kann zu einem pubertären Zusammenbruch kommen, der, wenn er nicht korrekt behandelt wird, schlimmstenfalls zu einer lebenslang bestehenden Geisteskrankheit ausartet.

Fu-Organe und Ich-Funktionen

Eine Disharmonie der Fu-Organe spiegelt meist eine Disharmonie in den Zang-Organen wider. Meiner Ansicht nach fungieren die Fu-Organe als Verbindungskanäle, über die exzessive Hitze, Trockenheit, Nässe, Kälte, Wind und Feuer im jeweiligen Zang-Partnerorgan nach außen in die Welt abgeführt werden. Arbeitet dieses System korrekt, wird das Überschüssige nach unten hin abgeleitet. Versagt es, verbleibt der Überschuss dort, wo er ist, oder er steigt auf und manifestiert sich in Form von Zeichen in Kopf, Augen, Ohren, Mund, Haut und oberem Magen-Darm-Trakt. Ist z. B. im Herzen überschüssige Hitze vorhanden, wird sie vom Dünndarm in die Blase abgeleitet und über den Urin ausgeschieden. Versagt der Dünndarm in seiner Funktion, dann steigt die Hitze in Zunge und Gesicht. Bei einem Überschuss in der Lunge wird dieser in den Dickdarm geleitet und verlässt den Körper mit dem Stuhl. Andernfalls verweilt der Überschuss und ruft Bronchitis oder Asthma hervor, oder er steigt auf, was zu Halsschmerzen, Stirn- und Nebenhöhlenproblemen oder Bluthusten führt. Die Leber produziert Galle und befördert sie in die Gallenblase, weiter in den Magen-Darm-Trakt und von dort einerseits durch den Stuhlgang und andererseits durch Blut und Urin nach außen. Funktioniert dieses System nicht, steigt der Überschuss auf und manifestiert sich in Form von Bluterbrechen bzw. Nasenbluten. Stagniert er hingegen in der Leber, verursacht er dort eine Leberzirrhose; stagniert er aber in der Gallenblase, bilden sich dort Gallensteine. Die Niere leitet Hitze durch Blase und Urin ab. Andernfalls kommt es auch hier zu Stagnation und Steinbildung. Milz-Überschüsse wandern in den Magen und werden durch den Stuhlgang nach außen befördert. Ist diese Funktion gestört, treten Übelkeit und Erbrechen auf. Auf der Ebene des Taiyang-Nervensystems spielen diese Organe eine hervorragende Rolle bei der Ich-Orientierung. In der folgenden Beschreibung gehen wir davon aus, dass das Nervensystem bereits geschädigt ist.

Magen

Eine der natürlichen Ich-Funktionen der Magen-Energien besteht im Verdauen und Assimilieren von Ideen. Eine Disharmonie rührt vom Verzehr schlechter Nahrung über einen langen Zeitraum oder von schnellem, unregelmäßigem Essen her und führt zu einer Stagnation im Magen, zu Angespanntheit, einem Zustand des Yin-Mangels bei Schwacher Hitze und schließlich zu Trockenheit (fehlende Salzsäure) und Zuständen leichter Erregbarkeit, bei denen es schwerfällt, Gedanken zu verfeinern, zu organisieren und zu verarbeiten. Diese Menschen sind also unfähig, Information in kleinere Bestandteile zu zerlegen (»Chunking down« im Jargon des NLP) und für eine vollständige Verarbeitung aufzubereiten. Wie weiter oben bemerkt, haben diese Menschen große Schwierigkeiten damit, dass die Information nicht wirklich »sitzt«, was schließlich zu einem Gefühl der Leere, zu einem Verlangen nach Stimulation und interessanterweise zu einem manchmal zwanghaften Verlangen nach Nahrung führt.

Dickdarm

Die natürliche Funktion des Dickdarms besteht darin, unreine Energie und Abfallstoffe abzugeben. In diesem Fall manifestiert sich die Ich-Disharmonie in der Unfähigkeit, unnütze, unerwünschte Gedanken zu eliminieren, was zu einer Stagnation und auf lange Sicht zu einer Verseuchung des Geistes mit schädlichen Gefühlen und Gedanken führt. Hier handelt es sich um Menschen, die nicht verzeihen können und sich mit nichts anderem beschäftigen als mit ihrem unglücklichen Schicksal. Sie kompensieren dies mit perfektionistischem, zwanghaft reinem Verhalten, sind Extremisten, Missionare und Sturköpfe. Ihre Persönlichkeit wird oft als »giftig« beschrieben.

Dünndarm

Eine der Funktionen des Dünndarms besteht darin, Hitze aus dem Herzen abzuleiten. Insofern spielt er eine wichtige Rolle bei allen Störungen des Geistes, bei denen Hitze entweder alleine oder in Kombination mit Schleim die Öffnungen des Herzens verlegt und schwere Geisteskrankheiten verursacht. Die eigentliche natürliche Funktion des Dünndarms ist es hingegen, das Reine vom Unreinen zu trennen: reine Gedanken von unreinen Gedanken. Eine Disharmonie in diesem Bereich manifestiert sich als Zustand des Verwirrtseins, weil der Betroffene das Reine nicht vom Unreinen trennen kann und daher unfähig ist, Klarheit zu erlangen und Prioritäten in seinem Leben zu setzen. Diese Aspekte sind im Kapitel über die Wandlungsphase Feuer behandelt worden.

Gallenblase

Eine der natürlichen Funktionen der Gallenblase besteht darin, giftige Abfälle und »bösartige« Einflüsse aus ihrem Zang-Organ, der Leber, zu eliminieren. Auf psychischer Ebene liegt ihre Hauptfunktion in der Entscheidungsfindung. Ihre Fähigkeit zu entscheiden hängt jedoch in hohem Maße davon ab, ob der Magen Ideen angemessen verdauen und assimilieren kann, ob der Dünndarm sie dementsprechend trennen und der Dickdarm unreine Gedanken ausscheiden kann. Erst wenn alle anderen Organe ihre Aufgabe erfüllt haben, kann die gesunde Gallenblase ihre Entscheidungen treffen. Ist sie in diesen Funktionen beeinträchtigt, erzeugt sie im Nervensystem und im Geist eine lähmende Ambivalenz und, in Kombination mit einem Herz-Defizit, eine Form von Angst und Schlaflosigkeit, die durch Schreckhaftigkeit charakterisiert ist.

Dreifacher Erwärmer

Auf psychischer Ebene besteht die natürliche Funktion des Sanjiao (Dreifacher Erwärmer) darin, für Gleichgewicht, Orientierung und Sozialisierung zu sorgen. Er muss einerseits ein Gleichgewicht zwischen den beiden Gehirnhälften herstellen, andererseits muss er Geist, Seele und Körper ausbalancieren. Er ist verantwortlich für Harmonie und Familienbande. Eine Disharmonie führt zu Desorientierung in Beziehungen, zur Zerrüttung der sozialen und familiären Beziehungen, zu Misstrauen sowie zu einem Mangel an Ausgewogenheit, wobei der Betroffene sich buchstäblich in einen Gedanken hineinsteigern kann und nicht mehr in der Lage ist, ihn in dem ihm angemessenen Kontext zu sehen.

Blase

Die Blase gilt als Verwalter der Archive und aller Energien, die mit dem Gedächtnis zu tun haben. Manche sagen, sie speichere das »Überflüssige« und sei ein

Reservoir an Energie, auch geistiger Energie. Eine Disharmonie führt zu einem stressbedingten Kollaps, zur Unfähigkeit, Schritt zu halten, und zu der Angst, überwältigt und erstickt zu werden. Dieses Gefühl der Unzulänglichkeit kann so weit gehen, dass ein Mensch sich derart mit sich selbst beschäftigt, dass er seine Fürsorgepflichten anderen gegenüber völlig vernachlässigt.

Was die psychische Ebene betrifft, so verfüge ich über keinerlei klinische Erfahrungen mit diesem Meridian, abgesehen davon, dass ich die äußeren Shu-Punkte (auf der äußeren Linie des Blasen-Meridians) zur Behandlung emotionaler Störungen benutze, da diese Punkte den verschiedenen Aspekten des Geistes entsprechen. Pohu am äußeren Ast des Blasen-Meridians korrespondiert mit dem Zustimmungspunkt der Lunge und ist die Tierische Seele, das »Tor der Seele«, und wird bei der Behandlung von Angst eingesetzt. Alle Punkte auf dem äußeren Ast des Blasen-Meridians in der Nähe der Zustimmungspunkte stellen eine direkte Beziehung zu einem Zang-Organ her und haben eine spezielle geistige oder spirituelle Bedeutung.

Emotion

Einige generelle Prinzipien seien hier wiederholt: Ist das Nervensystem stark genug, reagiert der Organismus auf Stress zuerst mit verbalem (Feuer) oder physischem (Holz) Ausdruck. Ist dies nicht möglich, dann reagiert er mittels körperlicher Symptome. Bei einem extrem verwundbaren Nervensystem können wir psychische Symptome feststellen, während bei einem nur teilweise geschädigten Nervensystem mehr oder weniger gleichzeitig körperliche und emotionale Probleme auftreten. Im Allgemeinen bestimmen der energetische Zustand des Nervensystems und der des Körpers, welche Form die Reaktion letzten Endes annimmt.

Man muss viele andere Faktoren berücksichtigen, wenn es um die Beziehung zwischen Stress und Taiyang-Nervensystem geht. Dazu zählen das Alter zu Beginn der Belastung, die Aktivität zur Zeit des Stresses, die Intensität der Belastung, die Vorlieben der speziellen Organe sowie die Frage, ob der Stress plötzlich auftritt oder sich langsam aufbaut und ob er innerlich bzw. endogen oder äußerlich bedingt ist.

Ein Grundprinzip, das der traditionellen Auffassung widerspricht, besagt, dass zwar eine Organdysfunktion einen Menschen anfällig für eine spezifische Emotion macht (wie im System der Entsprechungen der Fünf Wandlungsphasen beschrieben), dass aber eine spezifische Emotion in ihrer Wirkung auf die Organe des Körpers nicht immer diesen Entsprechungen folgen muss. Anders als im System der Fünf Wandlungsphasen und ihren Entsprechungen befällt Zorn demnach also nicht immer die Leber; Angst beeinflusst nicht immer die Niere; Traurigkeit beeinflusst nicht immer die Lunge; Grübeln beeinträchtigt nicht immer die Milz; Freude greift nicht immer das Herz an. Betroffen ist jenes Organ, das die gravierendste Dysfunktion aufweist. Ausgenommen von dieser Regel sind zum Teil die Zustände der Traurigkeit und des Grübelns, die beide sowohl das dysfunktionale als auch das ihnen entsprechende Organ beeinträchtigen. Die im vorangegangenen Absatz erwähnten Faktoren verändern, wie wir sehen werden, diese Entsprechungen. Wenn alle Organe annähernd gleich stark sind, gilt auch weiterhin das traditionelle Konzept der Emotion-Organ-Beziehung.

Die endgültige Wirkung einer plötzlichen Emotion auf das Nervensystem erfolgt durch das Organ; das angegriffene Organ neigt dazu, Emotionen hervorzurufen, die ihm entsprechen und langsam auch ein starkes Nervensystem untergraben. Zum Beispiel schädigt ein plötzlicher Schock das Herz und macht einen Menschen seinerseits anfälliger für Angst oder Schock. So entsteht ein Teufelskreis, der nur dadurch unterbrochen werden kann, dass man die Emotion (mit irgendeiner Form von Psychotherapie), das Nervensystem und das Organsystem (mit Akupunktur und Kräutern) behandelt. Eine Emotion ist eine Energiekonfiguration, die sich im Zielorgan in Form von überschüssiger Energie manifestiert, sofern der Betroffene sie nicht auf natürliche, konstruktive Weise zum Ausdruck bringen kann. Das Organ, das bereits zu geschwächt ist, um Widerstand zu leisten, versucht, die überschüssige Energie so umzuwandeln, dass sie in die spezifische Arbeit des Organs fließen kann. Ist z. B. das Herz betroffen, so wird es schneller schlagen, um den Kreislauf anzukurbeln und die überschüssige Energie zu zerstreuen. Das Organ und das gesamte System, mit dem es in Beziehung steht, zeigen dann bald Abnutzungserscheinungen, weil sie jenseits ihrer Kapazitätsgrenze arbeiten, und das führt letzten Endes immer zu Krankheit.

Man unterscheidet fünf große Kategorien von Emotionen. Zur ersten Kategorie zählen Spannungsemotionen wie chronischer Zorn, Frustration und Enttäuschung, die langsam auf Organe wie Leber, Milz und Niere wirken. Zur zweiten Kategorie zählt der Schock, der durch plötzlichen Zorn, plötzliche Angst oder Enttäuschung verursacht wird und in den meisten Fällen Herz, Lunge und Niere befällt. Die dritte Kategorie umfasst Emotionen wie Traurigkeit, Kummer und Gram, die nach und nach vor allem Lunge und Niere beeinträchtigen. Zur vierten Kategorie gehören »wiedergekäute« Emotionen, also Grübeln, Sorge und exzessives Denken, die langsam Milz und Niere schädigen. Die fünfte und letzte Kategorie umfasst Angst und Furcht, die allmählich Herz, Niere und Lunge angreifen. Abgesehen von einigen Ausnahmen, schädigen plötzlich auftretende Emotionen vor allem Herz und Lunge, während sich langsam entwickelnde Emotionen Leber, Milz und Niere angreifen.

Sich allmählich aufbauender emotionaler Stress

Betrachten wir zuerst die Auswirkungen eines allmählich wirkenden Stresses. Ist das Nervensystem konstitutionell »schwach«, dann manifestieren sich nach einer gewissen Zeit Symptome, die in die Kategorie Neurasthenie fallen, also Verletzlichkeit, Fragilität, Schreckhaftigkeit und Schwierigkeiten, ständig und konsistent zu funktionieren. Die vorherrschenden Merkmale sind Instabilität und Zerbrechlichkeit. Wenn in einem späteren Stadium die energetischen Probleme auf andere Systeme übergreifen (Kreislauf-, Verdauungs- und Organsystem), werden die Nerven bzw. das Qi von empfindlichen Organen geschädigt, was zu einer Reihe körperlicher Krankheiten führt, unter anderen zu Immunerkrankungen oder Krebs.

Ist das Nervensystem konstitutionell »angespannt«, geht die Entwicklung in Richtung Hochdruckzustände, wozu Symptome wie Geschwüre, Bluterbrechen, Verstopfung, Menstruationskrämpfe und prämenstruelle Beschwerden, Kopfschmerzen und hoher Blutdruck zählen. Am Ende dieser Entwicklung stehen kardiovaskuläre Erkrankungen, Herzkranzgefäßverschluss und andere Krankheiten, bei denen Hitze, vor allem Blut-Hitze, eine wesentliche Rolle spielt. Die folgenden Überlegungen zu den Auswirkungen, die spezifische, sich langsam aufbauende emotionale Stresszustände auf die Organe haben, gehen von der Annahme aus, dass das Nervensystem beeinträchtigt ist und dass es daher diese Organe nicht vor Stress zu schützen vermag. Enttäuschung, Zorn, Furcht, Denken, Sorge, Anspannung, Kummer, Frustration und Traurigkeit sind alles Beispiele für eine Belastung, die sich langsam aufbaut.

Verdrängter Zorn

Verdrängter Zorn wird im Allgemeinen in Zusammenhang mit der Leber gebracht. Die Physiologie und Pathologie dieser Energiepfade haben wir in einem früheren Kapitel beschrieben. Jedes verletzliche Organ kann betroffen sein. Der Haupteffekt besteht in einer wachsenden Stagnation der Energiezirkulation im angegriffenen Organ. Verdrängter Zorn erzeugt wesentlich mehr Hitze als andere Emotionen, weil Zorn selbst eine »heiße« Emotion ist, die sich in ihrem Kampf um Ausdruck gegen mächtige Gegenkräfte behaupten muss. Deswegen umfassen die mit verdrängtem Zorn verbundenen Zeichen und Symptome im Anfangs- und mittleren Stadium immer auch verschiedene Hitze-Manifestationen. Anfänglich handelt es sich um Starke Hitze, da sie direkt aus dem Versuch des Organs resultiert, die Stagnation zu beseitigen, und das Organ außerdem noch immer kräftig ist. Symptome wie Interkostal- und Brustkorbschmerzen sind ein sicheres Zeichen dafür, dass die Leber noch über genügend Kraft verfügt, um gegen die Stagnation anzukämpfen.

Greift der Zorn das Herz an, kommt es zum Zustand des »Angespannten Herzens«, der im Falle von verdrängtem Zorn dazu führt, dass der Betroffene sich vermehrt Sorgen macht. Bei einem »Angespannten Herzen« leitet der Dünndarm die Starke Hitze vom Herzen ab und lenkt sie in die Blase, indem er die Flüssigkeit via Blut über die gastrointestinale Wand absorbiert. Sollte der Dünndarm dabei versagen, steigt die Hitze auf und es kommt zu Zeichen wie Geschwüren auf der Zunge. Greift die Wirkung auf die Niere über, erscheinen Hitze-Symptome wie Entzündungen und Infektionen der Genitalien und der Blase im Unteren Jiao. Dabei handelt es sich um Zeichen einer Starken Hitze. Anzeichen für eine Starke Hitze, die in einem beliebigen Teil des Körpers auftreten können, stehen oft in Zusammenhang mit verdrängtem Zorn, der das spezielle Organ befällt, sofern es sich dabei um das empfindliche Organ handelt. Eine über einen längeren Zeitraum bestehende Starke Hitze schädigt ein Organ und beeinträchtigt ganz wesentlich seine Funktion, denn sie verlangt dem Organ zusätzliche Arbeit ab – nur so kann die Hitze reduziert oder eliminiert und die Harmonie wiederhergestellt werden. Diese Überbelastung schwächt das Organ langsam, und es kommt zu einem Zustand, der als Schwache Hitze oder Yinxu bezeichnet wird.

Während Starke Hitze eine stark vulkanisierende Wirkung auf die Blutgefäße des Organs ausübt und sie relativ inflexibel macht, greifen sowohl Starke als auch Schwache Hitze die das Organ versorgenden Nerven an, was zu Reizbarkeit führt. Dies würde z. B. beim Herzen zu verschiedenen Formen von Rhythmusstörungen führen. Der Stoffwechsel des Organs und dessen generelle Fähigkeit, zur allgemeinen Energie beizusteuern, ist dadurch gravierend beeinträchtigt, und ein direkter Effekt auf das Nervensystem ist spürbar. In den Zwischenstadien wird die Wirkung auf das Nervensystem jedoch von der gesteigerten Starken oder Schwachen Hitze und jenen Veränderungen bestimmt, die sie im Organ und im restlichen Körper, der sie zu eliminieren versucht, bewirken. Haben wir es also mit einem irritierten Darm oder einer gereizten Blase zu tun, müssen wir immer die Möglichkeit bedenken, dass eine von verdrängtem Zorn verursachte Hitze diese Organe schädigt, weil die Hitze auf das Zang-Partnerorgan einwirkt. Mit anderen Worten: Im Falle eines irritierten Darms müssen wir an Hitze in der Lunge denken; im Falle einer gereizten Blase müssen wir durch verdrängten Zorn hervorgerufene Hitze im Herzen oder in der Niere ins Kalkül ziehen. Anfangs zeigt sich eine Fülle im Puls, später jedoch weist der Puls dieses speziellen Organs eine straffe Qualität auf. Darüber hinaus manifestieren sich Zeichen für Hitze auch in jenem Teil der Zunge, der dem speziellen Organ entspricht.

Chronische Angst

Während Zorn Hitze erzeugt, den Kreislauf beeinträchtigt und die Nerven in einem bestimmten Organ leichter irritierbar macht, scheint chronische Angst einen destabilisierenderen Effekt auf die Reizleitung sowohl des Nervensystems als auch eines bestimmten Organs zu haben. Chronische Angst zeigt sich im Puls durch eine oberflächliche Vibration. Dabei müssen die Anzahl der betroffenen Organe, die Tiefe sowie die Feinheit bzw. Grobheit der Vibration berücksichtigt werden. Vorübergehende, oberflächliche Vibrationen des Herz-Pulses weisen normalerweise auf einen vorübergehenden Zustand der Sorge hin; wenn sich die Vibration auch auf andere Organe ausdehnt, vor allem auf die linke Seite des Pulses (also auf Leber und Niere), haben wir es bereits mit einer chronischeren Situation zu tun. Wenn auch die Leber involviert ist, ist es wahrscheinlich, dass die Angst zumindest seit einem Jahr besteht. Sind sowohl Leber als auch Niere beeinträchtigt, kann die Angst seit fünf Jahren bestehen. Sollte der gesamte Puls betroffen sein, dann ist es wahrscheinlich, dass die Angst seit mindestens zehn Jahren besteht. Aber nicht nur auf die Dauer des Zustandes kann aus der Anzahl der betroffenen Organe geschlossen werden, sondern auch auf den Ursprung der Angst. Chronische Angst kann durch eine konstitutionell schwache Niere bedingt sein. Angst um das Leben eines Menschen bedarf irgendeiner Art von zwischenmenschlicher Beziehung und kann durch das, was der andere tut, verursacht sein oder durch das, was man selbst einem anderen Menschen antut.

Eine Form von chronischer Angst Schuldgefühle, die nichts anderes sind als eine unausgesprochene Angst vor Bestrafung. Manchmal ist die Schuld eingebildet, manchmal ist sie auch real. Wenn sie den gesamten Puls erfasst, ist es wahrscheinlicher, dass sie sich auf ein reales Erlebnis bezieht, wobei es sich meist um ein schweres Verbrechen handelt. Wenn andererseits die Vibrationen z. B. nur am Herz- und Leber-Puls ertastet werden können, dann handelt es sich mit hoher Wahrscheinlichkeit um eine innerlich generierte und großteils eingebildete Schuld. In beiden Fällen kann chronische Angst erkannt werden, wenn man dem Betroffenen tief in die Augen schaut, aber auch chronisch erweiterte Pupillen sind ein Indiz für diesen Zustand. Ein Beispiel für eine derartige chronische Angst ist eine Patientin, deren gesamter Puls bei unserer ersten Begegnung diese Art von Vibration aufwies. Als ich sie mit der Bedeutung der Qualität ihres Pulses konfrontierte, schrieb sie dies ihrer früheren Drogenabhängigkeit zu. Als wir uns besser kannten, erzählte sie mir, dass sie seit ihrem zwölften Lebensjahr von ihrem Schwager sexuell abhängig war. Später gab sie zu, eine Affäre mit dem Mann ihrer besten Freundin gehabt zu haben.

Chronische Angst ist meist das Resultat und nicht die Ursache einer Dysfunktion der Nieren-Energie. Ist jedoch die Niere anfällig, greift chronische Angst meist das Nieren-Yang oder Mingmen an, und zwar deswegen, weil Angst absteigt und daher umso leichter das Hauptorgan des Unteren Jiao, also die Niere, befallen kann, die mit Mut in Zusammenhang gebracht wird. Chronische emotionale Zustände sprechen vor allem auch die langsamen Anpassungsmechanismen des endokrinen Systems, besonders der Nebenniere, an. Da diese in unmittelbarer Nähe der Niere liegen, zählen sie zum Nieren-Organsystem im weiteren Sinn, wobei hier die Betonung auf »System« liegt. Tatsächlich haben viele Beobachter die Funktion der Nebennieren mit jener des Nieren-Yang, des Mingmen oder Nieren-Feuer, verglichen. Beiden fällt jeweils auf ihre Weise die Aufgabe zu, den Rest des Organismus mit dem »brennenden« Antrieb und Elan zu versorgen, ohne den die anderen Systeme ihre spezielle energetische Funktion nicht wahrnehmen könnten. Die Nebenniere besteht aus Rinde und Mark. Derjenige Teil der Nebenniere, der im Zusammenhang mit dem Nieren-Yang relevant ist, ist das Mark, das Epinephrin produziert. Die Rinde hingegen ist stärker an den Wasser-Stoffwechselfunktionen des Nieren-Qi und Nieren-Yin beteiligt. Beide spielen bei chronischer Angst eine Rolle: Yang bzw. Yin bei dem immer wiederkehrenden Syndrom des »Kämpfe oder flüchte« (»Ein Feigling stirbt tausend Tode«), und Yang bei der Schwachen Hitze, die ein chronisch überbelastetes Organ produziert.

Übermäßiges Denken

Da geistige Aktivitäten mehr Energie als andere Prozesse im Organismus verbrauchen, entzieht exzessives Denken den anderen Organen die für eine optimale Produktivität notwendige Energie, und zwar sowohl auf quantitativer als auch auf qualitativer Ebene. Auf kurze Sicht beschleunigt exzessives Denken die Leistung der Organe, denn sie müssen eine zusätzliche Anstrengung aufbringen, um ihre Funktion überhaupt erfüllen zu können. Auf lange Sicht müssen jedoch alle Organe ihre Energie den mentalen Aktivitäten opfern, denn diese haben vorrangigen Anspruch darauf. Die verwundbarsten Organe entwickeln dadurch natürlich die offensichtlichsten Dysfunktionen und bringen die unmittelbarsten und schwersten Symptome hervor. Da Denken aber eine Energie erfordert, die zur Gänze von der Glukosevorsorgung abhängig ist, ist es sehr wahrscheinlich, dass dadurch das Verdauungssystem (vor allem Milz/Bauchspeicheldrüse, Magen und die Leber, die Glykogen speichert) nachhaltiger betroffen ist als alle anderen Systeme, egal, wie verwundbar sie sein mögen. Denken kann daher mehr als ein System gleichzeitig schädigen. Natürlich erschöpft es zuerst ein bereits anfälliges Organ, gleichzeitig aber auch immer das Verdauungssystem. Dies stellt eine Ausnahme jener Regel dar, die besagt, dass Entsprechungen zwischen Stress und Organ nicht unbedingt dem traditionellen Schema entsprechen müssen. Für einen Chinesen ist der gesamte Prozess des Essens, sowohl die Nahrungsaufnahme an sich als auch die soziale Atmosphäre, in der sie stattfindet, etwas Heiliges. Die Speisen müssen regelmäßig, langsam und in Gemeinschaft mit anderen Menschen eingenommen werden. Essen ist also ein gesellschaftliches Ereignis und nichts, das in Einsamkeit stattfinden darf, denn wenn man eine Mahlzeit in Gemeinschaft anderer Menschen zu sich nimmt, »denkt« man nicht während des Essens, also während jener Zeit, zu der das Denken die größte Wirkung auf das Verdauungssystem ausübt. Wer allein isst und ständig zur Decke blickt, wer sich gedankenverloren mit irgendeinem inneren Problem beschäftigt, statt sich auf die Mahlzeit vor sich zu konzentrieren, lenkt Energie vom Verdauungsprozess ab. Um diesen Verlust wettzumachen, beschleunigt sich anfangs der Verdauungsprozess und verursacht Krämpfe und Schmerzen, zuerst in der Speiseröhre und später im oberen Bereich des Magens. Diese Stagnation kann man im Puls in Form eines »Frühlingszwiebel«-Pulses zwischen Lungen- und Magen-Position ertasten. In westliche Begriffe übersetzt, können wir diesen Vorgang als einen Wettstreit um Kreislaufaktivität zwischen Gehirn und Verdauungstrakt auffassen, wobei der Verdauungstrakt Einbußen zu Gunsten des Gehirns hinnehmen muss. Dadurch arbeitet der Verdauungstrakt bald jenseits seiner Kapazität. Wenn diese Überlastung über einen längeren Zeitraum hinweg anhält, kommt es zu einem Yin-Mangel im Magen und nach sehr langer Zeit zu einem Yang-Mangel der Milz. Um dies zu vermeiden, sagen die Chinesen, dass man sich auf sein Essen konzentrieren und es genießen soll. Eine umfangreichere Darstellung der Beziehung zwischen Essgewohnheiten und Physiologie ist Thema eines anderen Buches.

Sorge

Sorge hat ähnliche Auswirkungen auf den Körper wie eine Kombination aus Angst und Denken. Sorge ist also nichts anderes als exzessives, angstgefärbtes Denken. Sorge impliziert den Vorgang des »Übens«, den Freud erwähnt hat, und ist in gewisser Hinsicht ein Talisman, dessen Botschaft lautet: »Solange ich mir Sorgen mache, so lange bin ich sicher.« Denken verursacht anfänglich eine Beschleunigung der Funktion eines Organs und später einen Energieverlust, während Angst eine destabilisierende Wirkung auf die Reizleitung in diesem Organ hat. Sorge bewirkt daher beides: Sie beschleunigt einerseits die Arbeit eines Organs und beraubt es gleichzeitig seiner Energie, wodurch die reibungslose Reizleitung in diesem Organ aus dem Gleichgewicht gerät und chaotisch wird.

Wir haben uns bereits mit der Wirkung, die Angst auf das Herz ausübt, beschäftigt. Sorge zeitigt eine ähnliche Wirkung, wobei sie aber nicht nur eine oberflächliche Vibration, die wir auch von Angst kennen, hervorruft, sondern zusätzlich eine Steigerung und möglicherweise auch eine vorübergehende Unregelmäßigkeit der Herzrate bewirkt. Meist beeinträchtigt chronische Sorge das Herz und führt zum Zustand eines »Angespannten Herzens« und, wenn sie lange genug besteht, zu einem »Nervösen Herzen« bzw. einem »Schwachen Herzen«. Ein Anzeichen dafür ist die Färbung von Gesicht und Händen. Normalerweise sollten sie die gleiche Farbe aufweisen, aber in diesem Fall ist das Gesicht röter als die Hände, vor allem zwischen den Augenbrauen (yintang). Auch die Zungenspitze ist meist rötlich gefärbt. Ein »Angespanntes Herz« ist ein Zustand, der Sorge begünstigt und damit einen Teufelskreis auslöst.

Eine Anfälligkeit für diese Art von Denken könnte von einer schwachen Milz, eine Anfälligkeit für Angst hingegen von einer schwachen Nieren-Energie herrühren. Denken kann zu einer Qi-Stagnation im Magen, zu einer Schwachen Hitze, die die Salzsäure in diesem Organ aufbraucht, oder zu schlechter Verdauung und Absorption führen, wodurch der Hunger und das Verlangen nach Nahrung verstärkt werden.

Spannung

Obwohl die Grundannahmen des traditionellen chinesischen Systems noch immer eine gültige, nützliche Basis für eine psychologische Medizin liefern, muss es in mancher Hinsicht ausgeweitet werden, um die Unterschiede in der Lebensweise zwischen China und der industrialisierten westlichen Welt berücksichtigen zu können. Auch heute noch ist China zu 80 Prozent landwirtschaftliches Gebiet. Die Spannungen und Belastungen, die ein moderner Lebensstil (oder die modernen Zeiten, wie Charlie Chaplin sagen würde) mit sich bringt, spielen aber in der chinesischen Medizin keine Rolle.

In diesem System der Gefühle existiert nichts, was die »Spannung«, die Menschen seit der industriellen Revolution und vor allem seit dem Ersten Weltkrieg empfinden, zum Ausdruck bringen könnte. Die Welt hat sich gewaltig verändert, und das Leben der meisten Menschen hat sich radikal von einem Leben in einem vorwiegend religiös geprägten Umfeld, in dem die individuelle Arbeitskraft zählt, wegentwickelt. Der langsame Rhythmus einer selbstbestimmten Arbeit musste dank der Profitgier abwesender Investoren dem gewaltsamen Rhythmus der Massenarbeit in den Fabriken weichen. Zu diesem Druck kommen noch die durch den Verlust der Großfamilie bedingte Angst und die Anonymität hinzu, die mit der isolierten Lebensweise in entpersönlichten, dicht besiedelten Zentren einhergeht. Diese Belastungen werden durch die allgemeine Spannung verstärkt, die das Leben in einer industriellen, auf Wettbewerb gründenden Gesellschaft mit sich bringt, in der die Menschen sich überarbeiten, denaturierte Nahrung zu sich nehmen, schlechte Essgewohnheiten haben, von Umweltverschmutzung geplagt sind und Erziehung und Familienstruktur so angelegt sind, dass der Einzelne eher zur Maschine als zum Menschen wird.

Vielleicht noch verheerender wirkt sich der beschleunigte Wandel aus, dem wir ausgesetzt sind. In der Vergangenheit waren Zivilisationen und ihre Sitten und Gebräuche relativ beständig. In einer Zeit, die sich im Grunde nicht veränderte – wenn man von Naturkatastrophen und nach dem fünften Jahrtausend vor unserer Zeitrechnung von den Verwüstungen durch Kriege und Sklaverei absieht –, wussten die Menschen, wo ihr Platz war und was sie für die nächsten Hunderte von Jahren zu erwarten hatten. Der Übergang vom Neolithikum zur Bronzezeit und weiter zur Eisenzeit dauerte einige Tausend Jahre. Heute kann sich eine ganze Technologie innerhalb von wenigen Jahren, ja, innerhalb von Monaten, völlig verändern. Vom Start der ersten amerikanischen Rakete dauerte es nur weniger als ein Jahrzehnt, bis der erste Mensch auf dem Mond gelandet war.

Die moderne Medizin ist ein Produkt der industriellen Zivilisation, mit der sanftere Medizinsysteme nicht ganz Schritt halten konnten. Die alten Medizinsysteme waren für ein Leben gedacht, das ausgefeilte, gemeinschaftliche, schützende Rituale gegen jede Art von voraussagbarem chronischem, chemischem und emotionalem Stress kannte. Sie wirkten langsam und zielten weniger auf die akuten Symptome, sondern auf die dahinter liegenden Ursachen. Unsere marktwirtschaftliche Gesellschaft bestraft Verfahren, die nicht kosteneffizient und symptombeseitigend sind. Wir brauchen heutzutage starke Substanzen, die schnell wirken, so dass wir schnell wieder unsere Produktivität erlangen können.

Ein Berufsfischer erzählte mir einmal eine Geschichte über seinen Onkel. Als dieser noch ein junger Mann war, spannte er seine Pferde vor den Fischerwagen, kletterte hinein und machte ein Nickerchen, während die Pferde ihn langsam zum Dock fuhren, wo sein Boot verankert lag. Er wachte auf, wann immer ihn seine Stimmung und sein Biorhythmus aufwachen ließen, und fuhr hinaus aufs Meer. Nach seiner Rückkehr lud er die Fische auf seinen Wagen und schlief wieder, während ihn die Pferde heimfuhren. Als alter Mann fischte er mit meinem Freund, der damals ein altes Modell T besaß, und fragte ihn immer wieder, als sie mit 20 Stundenkilometern zum Hafen fuhren, warum er sich denn so beeilen müsse.

Der chemische und emotionale Stress, den die industrielle Revolution mit sich gebracht hat, hat einen bislang unbekannten negativen Einfluss auf die menschliche Physiologie. Tabak, Kaffee, denaturierte Nahrungsmittel, eine allzeit präsente Verseuchung von Luft und Wasser durch extrem giftige Substanzen haben das menschliche Tier fast bis über seine Toleranzgrenze hinaus vergiftet und geschwächt und zu weit verbreiteten, tödlichen Krankheiten geführt: Krebs, Erkrankungen der Herzkranzgefäße, angeborene Anomalien. Die Aussichten sind schrecklich, und doch haben sich die Menschen derart an diesen Zustand gewöhnt, dass sie nicht einmal wissen, dass dieser Zustand nicht normal ist.

Das Leben war immer ein Kampf, und das moderne Leben hat manche Erleichterungen gebracht. Dies trifft vor allem auf die öffentliche Gesundheitsversorgung und die bauliche Entwicklung der bevölkerungsreichen Ballungszentren zu. Manche Aspekte dieser Erleichterung haben sich aber insofern als kontraproduktiv erwiesen, dass ein beträchtlicher Teil der Bevölkerung den Schmerz des Lebens nur durch Flucht ertragen kann, sei es durch Flucht in eine schwere Geisteskrankheit oder in schmerzlindernde Drogen.

In der Einleitung zum *Neijing* wird beschrieben, dass die Ärzte bereits vor 5000 Jahren mit Lebensweisen zu kämpfen hatten, die nicht mehr in Harmonie mit der Natur standen. Als der Gelbe Kaiser geboren wurde, »war er mit göttlichen Talenten gesegnet; bereits im zarten Kindesalter konnte er sprechen. Als er heranwuchs, entwickelte er einen scharfen Blick, als er erwachsen war, war er aufrichtig und verständnisvoll; als er Vollkommenheit erlangt hatte, stieg er in den Himmel auf.«

Der Gelbe Kaiser wandte sich einmal an Qi Bo, seinen göttlich inspirierten Lehrer: »Ich habe gehört, dass die Menschen in alten Zeiten hundert Jahre alt wurden und trotzdem aktiv blieben, ohne die normalerweise auftretenden Zeichen des Alters aufzuweisen. Heutzutage altern die Menschen vorzeitig und werden kaum fünfzig Jahre alt, sind altersschwach und hinfällig. Ist das auf eine Veränderung der Umwelt oder auf die Missachtung (der Gesetze der Natur) zurückzuführen?«

Qi Bo antwortete: »In der Vergangenheit nahmen sich jene Menschen, die das Dao (den Weg der Selbstkultivierung) praktizierten, das Prinzip von Gleichgewicht, von Yin und Yang, zum Vorbild und lebten in Einklang mit den Künsten der Weissagung. Sie übten Mäßigung in Essen und Trinken. Sie standen immer zur gleichen Zeit auf und zogen sich zur gleichen Zeit zurück. So bewahrten sie sich ihr geistiges und körperliches Wohlbefinden und waren eins mit ihrer Seele, so dass sie die ihnen zugeteilte Lebensspanne von hundert Jahren vollkommen ausschöpfen konnten.

Heutzutage hat sich der Lebensstil der Menschen verändert. Sie trinken Wein, als wäre er Wasser, sie geben sich zerstörerischen Aktivitäten hin, sie begeben sich in die Kammer (der Liebe) in vergiftetem Zustand; ihre Leidenschaften erschöpfen ihre Lebenskraft; ihr Verlangen zerstreut ihre wahre Essenz. Sie wissen nicht, wie sie in ihrem Inneren Befriedigung finden können, und sie verstehen sich nicht auf die Kontrolle des Geistes. Sie schenken ihre ganze

Aufmerksamkeit ihrem Vergnügen und schneiden sich dadurch von den Freuden eines langen Lebens ab. Deswegen ist es nicht überraschend, dass sie mit fünfzig alt erscheinen und nicht viel später versterben.

In den ältesten Zeiten wurden die Lehren der Weisen von denen unter ihnen befolgt. Sie sagten, dass Schwäche und schädliche Einflüsse und verletzende Winde zu bestimmten Zeiten vermieden werden sollten. Die Weisen fanden zufriedene Ruhe im Nichtsein, und die wahre Lebenskraft war ihr ständiger Begleiter, und sie wahrten ihren ursprünglichen Geist in ihrem Inneren. Wie hätte da Krankheit über sie kommen können? Sie zügelten ihren Willen und verminderten ihre Begierden; ihre Herzen waren voll des Friedens und frei von Angst. Ihre Körper arbeiteten hart und wurden dennoch nicht müde. Ihr Geist folgte in Harmonie und Gehorsam; alles vermochte ihre Wünsche zu befriedigen, und sie vermochten alles zu verwirklichen, was sie wünschten. Jede Nahrung war ihnen gut genug, und jede Art von Kleidung tat ihren Dienst. Sie fühlten sich in jeder Situation glücklich. Für sie war es unerheblich, ob ein Mensch im Leben eine hohe oder eine niedrige Stellung innehatte. Diese Menschen nannte man ›die reinen Herzens‹. Keine wie immer geartete Begierde konnte den Blick dieser reinen Menschen trüben, und ihr Geist ließ sich weder von Übermaß noch von Bösem verführen.

In einer derartigen Gesellschaft tat es nichts zur Sache, ob ein Mensch weise oder töricht, tugendhaft oder schlecht war, denn sie fürchteten nichts; sie lebten in Harmonie mit dem Dao, dem rechten Weg. So konnten sie mehr als hundert Jahre leben und aktiv bleiben, ohne zu verfallen, denn ihre Tugend war vollkommen und nie in Gefahr.«[5]

Es wäre wohl zu viel verlangt, wenn wir vom Arzt des Altertums mit all seinen hervorragenden Fähigkeiten und seiner Weisheit verlangten vorauszusehen, welch einer enormen Stressbelastung und Reizüberflutung der heutige Mensch ausgesetzt ist, und wir können ihm auch nicht vorwerfen, dass er nicht jedes Detail einer Medizin, wie wir sie heute brauchen würden, bereits vorweggenommen hat.

In den Annalen der chinesischen Medizin existiert nicht viel, was uns Auskunft über die Wirkungen, die die eben beschriebene Art der Spannung auf den menschlichen Körper hat, geben könnte, da diese Art von Belastung in der chinesischen Gesellschaft selbst bis in die heutige Zeit praktisch nicht existent war, da fast eine Milliarde Menschen ein relativ einfaches Leben auf dem Land lebt, wo der Lebensrhythmus sich noch innerhalb jenes Zeitrahmens bewegt, der über Jahrtausende der einzige dem chinesischen Menschen bekannte war.

Es scheint, als würde diese Spannung bei manchen Menschen am direktesten auf das vegetative Nervensystem einwirken, und da wiederum auf jenen Teil, der die glatte Muskulatur steuert, sei es die des Verdauungstraktes, der Augen, Blutgefäße oder sogar der Haut. Krankheiten, zwischen denen keinerlei Beziehung zu bestehen scheint, wie Dickdarmentzündung, Angina pectoris, Glaukom, Asthma und Migräne sind Krankheiten des vegetativen Nervensystems und vor allem der Reizleitung in der glatten Muskulatur. Die Funktion eines beliebigen leicht verwundbaren Organs kann durch die Wirkung, die die Spannung auf seine autonomen Funktionen hat, noch weiter beeinträchtigt werden. Ich habe dies bei Menschen beobachtet, die an einer chronischen Krankheit litten und bei denen sich der Zustand des betroffenen Organs rapide verschlechterte, sobald sie einer Spannung ausgesetzt waren, der sie sich nicht entziehen konnten. Genauso habe ich auch erlebt, wie Menschen, die keiner Risikogruppe angehörten, auf unerklärliche Weise an Tuberkulose erkrankten, als sie sich in einer Stress erzeugenden Situation befanden, aus der es, zumindest in ihrer Vorstellung, keinerlei Ausweg gab.

Als ich Assistenzarzt war, wurde im Jahre 1952 eine jüdische Frau mittleren Alters, die aus einer Mittelklassegegend stammte, wegen plötzlich aufgetretener, schwerer Tuberkulose aufgenommen. Mit Mühen gelang es uns in Erfahrung zu bringen, dass ihre Tochter einen Mann geheiratet hatte, der nicht nur puertoricanischer Abstammung, sondern auch drogenabhängig war, in ihrem Hause wohnte, sich von ihr aushalten ließ und ihren jüngeren Sohn zu einer homosexuellen Beziehung verführt und drogenabhängig gemacht hatte. Diese Frau musste außerdem ihre invalide, in der Nähe lebende Schwester pflegen. Das Fass zum Überlaufen brachte jedoch die Verführung des Sohnes – dies bedeutete eine massive Belastung ihres Immunsystems. Wäre ihr Nervensystem geschwächt gewesen, hätte diese Frau mit Sicherheit einen psychotischen Schub durchgemacht, wie ich ihn bei anderen Patienten mit ähnlichem Hintergrund erlebt habe.

Bei einer anderen Gruppe von Menschen scheint Spannung in erster Linie über das periphere Nervensystem zu wirken und die quer gestreifte Muskulatur zu beeinflussen. Bei diesen Menschen führt Spannung in den größeren und kleineren willkürlichen Muskeln zu extremem Unwohlsein. Weit verbreitet ist heutzutage das so genannte Mandibular-Gelenksyndrom, das eine Eins-zu-eins-Reaktion auf Spannung zu sein scheint. Manche Muskelgruppen, vor allem jene rund um Scharniergelenke wie Kiefergelenk und Hüfte, sind empfindlicher als andere. Zu den häufigsten Beschwerden, mit denen ich in meiner eigenen Praxis konfrontiert bin, zählen Schmerzen im unteren Rücken und Ischias, was mit einer Verschiebung im Becken zusammenhängt, die auf eine Anspannung in den Muskeln in diesem Bereich zurückzuführen ist.

Aus chinesischer Sicht wird die Leber am stärksten von Spannung beeinträchtigt. Wenn alle anderen Organe mehr oder weniger intakt sind, befreit uns die Leber scheinbar nicht nur von toxischem, sondern auch von emotionalem Stress in Form von Spannung und Frustration, wobei die Wirkung auf die Leber wahrscheinlich über das Nervensystem erfolgt. Es heißt, dass das Leber-Yang mit dem Funktionieren des Nervensystems zusammenhängt. Demnach müsste sich die Spannung, die auf das Nervensystem und in der Folge auf die Leber einwirkt, in einem Zustand der Hyperaktivität des Leber-Yang niederschlagen. Wie bereits erwähnt, bewegt sich das Leber-Yang und versucht, die Spannung entweder über seine eigenen Energien oder über jene des Leber-Yin und des Blutes (das Sehnen und Bänder nährt) auf produktive Weise abzuleiten. Dies geschieht entweder in Form von körperlicher Aktion oder über andere Organe wie z. B. das Herz, wobei die Spannung in diesem Fall als verbaler Ausdruck abgeführt wird. Wenn eine produktive Lösung nicht möglich ist, kommt es zu einer Stagnation und Hyperaktivität der Leber, die dadurch die Stagnation zu überwinden versucht. Ein hyperaktives Leber-Yang geht mit einer Zunahme der Hitze einher, die in diesem Teufelskreis einerseits die Erregbarkeit des Nervensystems erhöht und andererseits das Blut in der Leber aufheizt. Das Leber-Blut-Yin kann dann die Muskeln, Bänder und Sehnen nicht mehr ernähren, was eigentlich seine Aufgabe wäre, und verschlimmert dadurch den bereits angespannten Zustand des Muskel-Skelett-Systems. In diesem Fall ist die Leber dann auch nicht mehr in der Lage, das Blut ausreichend von Giftstoffen zu reinigen, was zu Ekzemen, Allergien und Stirn- und Nebenhöhlenproblemen führt.

Frustration
Frustration ist per definitionem eine Situation, in der die Verwirklichung eines Ziels unmöglich gemacht wird. Dabei stößt eine Energie auf ein Hindernis und ist nicht in der Lage, sich in die beabsichtigte Richtung und auf das gewünschte Ziel hin zu bewegen. Sie kann auch überhaupt blockiert oder in eine andere als die vom Auslöser des Antriebs gewünschte Richtung abgelenkt werden.

Ist das Jing bzw. Nervensystem stark, kann sich der Betroffene auf konstruktive Weise auf sein negatives Schicksal einstellen. Ist es hingegen nicht möglich, mit der Frustration konstruktiv umzugehen, dann zeigen sich die Auswirkungen der Konzentrierung der blockierten Energie im schwächsten Organ, denn bei seinem Versuch, sie zu zerstreuen, überanstrengt es sich. Ist das Nervensystem beeinträchtigt und sind die anderen Organe annähernd gleich stark, dann verursacht die Frustration – genau wie alle anderen bedeutenden Störungen der Selbstdurchsetzungsfunktion – eine Stagnation in der Leber, und es kommt zu all jenen Problemen, die mit der Blockade der Energie in diesem Organ einhergehen und letztlich zu einer Erschöpfung der Leber führen. Können die Bedürfnisse nicht durchgesetzt, sondern müssen sie aufgegeben werden, entwickelt sich eine Stagnation auf energetischer Ebene und Wut auf psychischer Ebene, es sei denn, dieser Zustand würde vollkommen akzeptiert. Wenn die Frustration von einer äußeren, kontinuierlich wirksamen, identifizierbaren Quelle ausgeht, wird die dadurch provozierte ohnmächtige Wut dorthin gelenkt und zeigt eine ähnliche energetische Wirkung wie blockierter Zorn, also z. B. ein passiv-aggressives Persönlichkeitsmuster. Stammt die Frustration jedoch aus dem Inneren, werden der Zorn und die Energie wahrscheinlich in Form von selbstzerstörerischem Verhalten und Selbsthass nach innen, aufs eigene Selbst gelenkt. Resultiert die Frustration aus einem Unglück, z. B. einem Unfall, einer Krankheit, dem Verlust des Partners, eines Kindes oder der Karriere, kann sie sich nach außen gegen Gott wenden, dessen gleichmütige Haltung diesem Unglück gegenüber die Frustration auch nicht zu lindern vermag.

Tritt die Frustration plötzlich auf, hängt es vom Aktivitätszustand ab, welches Organ am meisten betroffen ist. Tritt sie während einer Periode der Stille auf, ist die Leber am stärksten beeinträchtigt; tritt sie hingegen in einer Phase der Aktivität auf, ist das Herz am stärksten betroffen; nimmt der Betroffene gerade eine Mahlzeit zu sich, so könnte eine Frustration zu einer Stagnation in Speiseröhre und Magen führen. In einer derartigen Situation ist die Energie im Organ gefangen und erzeugt im Puls eine Fülle, die sich in verschiedenen Symptomen äußert, z. B. in einem Staugefühl, wenn sie in der Speiseröhre gefangen ist, oder in einem Gefühl des Aufgeblähtseins in der Unterrippengegend, wenn die Energie in der Leber eingeklemmt ist. Sie kann sich aber auch in Form von Beschwerden beim Luftholen und als Völlegefühl im Brustkorb manifestieren, wenn z. B. Lunge oder Herz angegriffen sind. In diesem letzten Fall kann es zu Hyperventilation und/oder Herzklopfen, zu einer plötzlichen Röte im Gesicht und plötzlichem Bluthochdruck kommen.

Kummer und Gram
Kummer ist eine normale Reaktion auf Verlust und Trennung. Schmerz und Zorn finden dabei ihren Ausdruck in Klagen und Weinen, der Betroffene »reißt sich die Kleider vom Leib«, um seinem Schmerz und seiner Wut Ausdruck zu verleihen. Wenn dieses Klagen kein Ende nimmt, haben wir es mit einer nicht funktionalen Psychose, einer Form der Melancholie, zu tun, die das Yin (Wasser) des Körpers erschöpft und zu einem Zustand innerer Trockenheit und Schwacher Hitze (yinxu) führt. Dies geschieht bei Menschen, deren Nervensystem bereits gefährdet ist und die während dieser Zeit ein zu reges Sexualleben führen oder sich in der Arbeit zu sehr fordern. Sex und Überarbeitung sind hier relevant, weil die Nieren-Energien bei der Lösung von Kummer eine Rolle spielen sollen.

Wenn Kummer länger als »normal« unterdrückt und kontrolliert wird, spricht man von Gram. Gram unterscheidet sich hörbar von Kummer und Traurigkeit, weil immer wieder ein kleines Stöhnen, das nicht von Tränen begleitet ist, auftritt. Es heißt, dass Kummer, der sich nicht von selbst auflöst, eine ernste, schwere Energie ist, die in den tiefsten Teil des Körpers absinkt, nach chinesischer Auffassung also ins Organsystem Niere. Diese Schwere und die Unterdrückung der Tränen blockieren gemeinsam die Nieren-Funktion und hemmen den vom Nieren-Yin überwachten Wasser-Kontrollmechanismus, wodurch sowohl die Niere als auch andere Organe »austrocknen«.

Trockenheit stellt sich daher sowohl bei Kummer als auch bei Gram ein, aber aus jeweils unterschiedlichen Gründen. Trockenheit verwandelt sich schließlich in Feuer, und Feuer wiederum bewirkt eine Anspannung im Nervensystem. Ohne die Fantasie allzu sehr strapazieren zu müssen, könnte man darin ein Elektrolytungleichgewicht und eine Erschöpfung des neurohumoralen Systems erkennen. Wie wir bereits gesehen haben, schädigt chronische Angst das Nieren-Yang, während chronischer, tief sitzender Kummer und Gram das Nieren-Yin schädigen.

Traurigkeit
Unterdrückter Kummer, den wir der Einfachheit halber Traurigkeit nennen wollen, ist eine der wichtigsten Ursachen für tief sitzende, lebenslang anhaltende Persönlichkeitsprobleme. Bei Kummer und Gram weiß und erinnert man, bei Traurigkeit vergisst man. Bei Enttäuschung kann der Betroffene nicht sprechen, aber vielleicht weinen. Bei echter Traurigkeit kann ein Kind z. B. sprechen, aber nichts fühlen und nicht weinen. Auf der energetischen Ebene kommt es zu einer Stagnation tief drinnen in der Lunge, wo Fühlen und Weinen verborgen und blockiert sind. Der Lungen-Puls ist tief, die Welle entweder flach oder schwach. Obwohl chronische Traurigkeit ein oder mehrere empfindliche Organe angreifen kann, befällt sie doch in erster Linie die Lunge, und zwar aus folgenden Gründen. Die Körperhaltung eines traurigen Menschen ist allgemein bekannt: Der Kopf ist gesenkt, die Augen fixieren den Boden, der Rücken ist nach vorne gebeugt und der Brustkorb eingesunken, wodurch nach und nach die Qi-Zirkulation im Brustkorb unterbunden wird. Bei Traurigkeit wird außerdem das Weinen unterdrückt. Dieses Zurückhalten verstärkt die Stagnation, das Qi in der Lunge wird »abgetötet«. Da die Lunge aber Qi – die treibende Kraft hinter der Energie- und Blut-Zirkulation im ganzen Körper – produziert, muss sie schwerer arbeiten und wird dadurch langsam geschwächt. Aus diesem Grund befällt Traurigkeit zuerst die Lunge und erst dann die anderen Organe, selbst wenn ein anderes Organ anfälliger für Stress ist.

Hinsichtlich der Auswirkungen besteht ein Unterschied zwischen ungelöstem Kummer, der seine Wurzeln in der Kindheit hat, und einem Kummer, der später im Leben entstanden ist. Je früher der Verlust eintritt und je gravierender er ist, desto größer ist die Auswirkung auf die Lungen-Funktion sowohl auf physischer als auch auf emotionaler Ebene. Zum Beispiel geht ein anaklitischer Kummer (verursacht durch den Verlust eines Elternteils während der Kindheit) anfangs zwar mit heftigem, schmerzhaftem Weinen einher, das erst später unterdrückt wird, aber trotzdem ist er ein Zustand vollkommener Niederlage, der weiter reichende Auswirkungen hat als der Verlust eines Elternteils mit zwölf Jahren. Viele der von mir behandelten Erwachsenen mit einer verdrängten Traurigkeit, deren Nervensystem ursprünglich schwach war, neigten zu einer schizoiden Persönlichkeitsstruktur. Diejenigen Patienten, die in der Fantasie lebten, der verloren gegangene Mensch stünde ihnen noch zur Verfügung, oder die auf einer mystischen Ebene den Kontakt mit ihm aufrechterhielten, entwickelten keine derartigen Lungen-Probleme. Ein Patient, der mir aus meinen frühen Jahren als Psychiater lebhaft in Erinnerung geblieben ist, war ein erfolgreicher Opernsänger, obwohl er emotional schwer gestört war.

Wer einen solchen Verlust nicht in ein eigenständiges Fantasieleben integrieren kann, streicht ihn viel vollständiger aus dem Bewusstsein und kann dadurch relativ leicht Lungen-Probleme entwickeln, bei denen der spezielle Lungen-Puls ein »Frühlingszwiebel«-Puls und/oder gespannt und/oder schlüpfrig ist. Die Zungenspitze ist oft geschwollen, und bei den schwersten Formen einer Lungen-Disharmonie kann der Zungenkörper unmittelbar hinter dem Zungengrund einen vollkommenen Farbverlust aufweisen. Je nachdem welche anderen Faktoren einwirken, kann sich diese Stagnation auf körperlicher Ebene als Asthma, chronische Bronchitis, immer wiederkehrende Infektionen der oberen Atemwege, Allergien, Lungenentzündung und sogar Tuberkulose manifestieren. Auf emotionaler und spiritueller Ebene kommt es in allen Lebensphasen zu Schwierigkeiten in Beziehungen und bei Trennungen, verstärkt jedoch in der Adoleszenz, wobei der Betroffene großzügig gibt und nimmt, aber ein Gefühl der inneren Leere und Wertlosigkeit empfindet, das er unter Umständen mit zwanghaftem Perfektionismus auszugleichen sucht. Es kann auch eine gewisse Verwirrung in den ethischen Haltungen und Werten auftreten, da die Wandlungsphase Metall (Lunge) mit der »rechten Lebensweise« zusammenhängt. Am entscheidendsten ist in diesem Zusammenhang jedoch, dass die Persönlichkeit ein »Loch« aufweist, weil die verdrängte Empfindung das Wachstum und die Entwicklung bzw. Ausdehnung von Zuneigung gehemmt hat. Der Betroffene trauert um sein verlorenes Selbst und spielt das ursprüngliche Szenario so lange weiter, bis er es – und damit sich selbst – in einer bewussten Erfahrung wiederfindet. (Die Beziehung zwischen Metall und Persönlichkeit wird in Kapitel 12 detailliert untersucht.)

Traurigkeit, deren Ausdruck erst später im Leben unterdrückt wird, nimmt einen anderen Verlauf und zeitigt weniger tief greifende Auswirkungen auf Persönlichkeit, Körper und Nervensystem als die oben beschriebene Traurigkeit. In diesem Fall weist der Puls eine baumwollartige Qualität auf; es ist, als würde man auf eine weiche, diffuse Substanz drücken, wenn man ziemlich tief palpiert. Die Chinesen sprechen hier von einem »traurigen« Puls, der sich in Form einer Energie-Stagnation in dem oder den befallenen Organen manifestiert. War die Traurigkeit nur von kurzer Dauer, z. B. als Reaktion auf eine schlechte Neuigkeit, zeigt das Herz (seltener auch die Lunge) diese Art von Puls. Weist der Leber-Puls diese Qualität auf, so hat die Traurigkeit meist mindestens ein Jahr bestanden. In diesem Fall resultiert sie aus einem sich graduell entwickelnden, prolongierten zwischenmenschlichen Problem, bei dem Zurückweisung eine Rolle spielt. Findet man diesen Puls nur über Leber und Niere, dann besteht das Problem seit zwei oder drei Jahren. Ist die ganze linke Seite betroffen, ist das Problem mindestens fünf Jahre alt; ist der gesamte Puls betroffen, dann besteht es seit mindestens zehn Jahren. Meist konstatiert man eine generelle Abnahme der Qi- und Blut-Zirkulation, die mit Müdigkeit, leichter Ermüdbarkeit und/oder vagen Schmerzen und Unwohlsein einhergeht.

Eine andere Form von Traurigkeit wird durch einen Mangel an Freude verursacht, der seinerseits von einer Erschöpfung des Feuers innerhalb der Wandlungsphase Feuer begleitet ist, die konstitutionsbedingt oder Folge eines manischen Zustandes oder die Auswirkung einer durch überschüssiges Wasser (Furcht) bedingten Nässe sein kann. Dieses Erscheinungsbild finden wir vor allem beim oralen Charakter in der Deflationsphase innerhalb seines Inflations-Deflations-Zyklus und weniger ausgeprägt auch beim »hysterischen« Charakter, der diese Art von Traurigkeit dann entwickelt, wenn ihm Anerkennung versagt bleibt.

Enttäuschung

Enttäuschung tritt zwar manchmal relativ plötzlich auf, aber meist handelt es sich dabei um eine Emotion, die aus einer langsamen Erosion von Vertrauen und Glauben resultiert, wobei der Betroffene sich so lange wie möglich an die Hoffnung klammert, seine Erwartungen könnten doch noch erfüllt werden. Eine Enttäuschung ist eine viel sanftere Erfahrung als ein emotionaler Schock und hat daher eine graduellere Wirkung auf den Menschen.

Eine Enttäuschung, die einen voll entwickelten Erwachsenen trifft, kann man normalerweise an einer Stagnation zwischen Oberem und Mittlerem Jiao erkennen, vor allem auf der linken Seite. Die Stagnation an dieser Stelle spiegelt sich in einem vollen Puls wider. Härte bedeutet, dass das emotionale Trauma relativ mächtig war und/oder erst wenig Zeit zwischen der Pulsuntersuchung und dem Ereignis verstrichen ist. Der Betroffene ist sich eines unangenehmen Gefühls im Brustkorb bewusst und ist reizbarer oder leichter aus der Fassung zu bringen, wenn gleichzeitig auch das Nervensystem eine gewisse Anfälligkeit aufweist.

Uns interessiert aber in erster Linie jene Form von Enttäuschung, die bereits zu einem Zeitpunkt im Leben auftritt, an dem das Bewusstsein noch nicht voll entwickelt ist, wie dies z. B. bei einem sehr jungen Kind, das einen Elternteil verliert, der Fall ist. Die Auswirkungen, die dieses Erlebnis auf das restliche Leben des Menschen haben kann, sind oft kompliziert und verblüffend. Zum Zeitpunkt des Verlustes werden Herz und Lunge durch eine Kontraktion der Brustkorbmuskulatur und eine Hemmung der Zirkulation von Qi im Oberen Jiao angegriffen, was sich in der bekannten flachen Welle in der distalen Pulstaststelle (cun) niederschlägt. Hier unterdrückt der Betroffene seinen Zorn und sein Gefühl, verletzt worden zu sein, indem er es nicht verbal zum Ausdruck bringt. Aber immerhin ist er in diesem Fall fähig, innerhalb eines vernünftigen Zeitraums nach der Enttäuschung zu weinen. Die Verletzung wird zwar auch hier nicht bewusst wahrgenommen, aber sie ist doch nicht so sehr verdrängt worden wie im Falle von Traurigkeit, bei der die bewusste Wahrnehmung des Schmerzes zur Zeit des Ereignisses eine wesentlich größere Bedrohung des Lebens darstellt. Das Erlebnis, das hinter einer Enttäuschung steht, kann daher auch leichter in Erinnerung gerufen werden als das, das hinter einer Traurigkeit steht. Der Patient mit der Knieverletzung, von dem früher schon die Rede war und dessen Oberer-Jiao-Puls eine flache Welle aufwies, hatte vergessen, dass seine Mutter gestorben war, als er vier Jahre alt war; er konnte sich aber sofort erinnern, als man ihn darauf aufmerksam machte. Wahrscheinlich war er, unmittelbar nachdem er die Nachricht erhalten hatte, unfähig zu einer verbalen Äußerung, muss aber kurz danach im Stande gewesen sein, zu weinen und zu trauern.

Die langfristigeren Symptome bestehen in einer Verminderung der generellen Energiezirkulation, in der Tendenz zu langsameren Heilprozessen und im Gefühl, es laste ein Gewicht auf dem Brustkorb. Der Betroffene ist sich der Enttäuschung überhaupt nicht oder nur zum Teil bewusst, und die Erinnerung daran kann nur durch eine genaue Befragung nach Befunderhebung wieder geweckt werden. Der Puls zeigt eine flache Welle im Oberen Jiao. Die Rate ist auf Grund der Wirkung, die die Enttäuschung auf den Kreislauf hat, normal oder leicht verlangsamt. Die Untersuchung der Zunge ist nur in den seltensten Fällen aufschlussreich; wenn keine anderen Probleme vorliegen, ist nur eine leichte Schwellung der Zungenspitze feststellbar. Unter Umständen ist eine Kräuter-

und Akupunkturbehandlung notwendig, um die Zirkulation im Oberen Jiao wieder in Gang zu bringen. Bei manchen Patienten wirkt sich das neue Wissen um die Verbindung zwischen dieser frühen Erfahrung und aktuellen Lebensproblemen sehr positiv auf die Vertiefung der Selbsterkenntnis und auf ihr Selbstbewusstsein aus. Eine meiner Patientinnen war von körperlichen und psychischen Problemen geplagt. Die Untersuchung zeigte die typische flache Welle und gab Hinweise auf Probleme, die sie im Alter von ungefähr zehn Jahren hatte. Zentraler Punkt in ihrem emotionalen Leben waren zuerst Konflikte mit ihrem Vater, mit dem sie allein lebte, und später, in der Pubertät, Schwierigkeiten mit ihrer Stiefmutter. Bis zum Zeitpunkt dieser Untersuchung verfügte sie über keinerlei Erinnerung daran, dass ihre Mutter gestorben war, als sie zehn Jahre alt war. Sie hatte ihren ganzen Kummer und Zorn blockiert, denn sie konnte damals mit diesen Gefühlen weniger gut umgehen als mit dem ständigen Kampf mit ihrem Vater.

- **Plötzlicher emotionaler Stress**
Ein plötzlicher Stress greift zuallererst ein verwundbares Organ an. Ist kein Organ besonders verwundbar, dann befällt er zuerst jenes Organ, das im System der chinesischen Medizin dieser speziellen Emotion entspricht, bis er letztendlich über dieses Organ das Nervensystem schädigt, falls es verletzlich ist. Es wird also zuerst das Organ und erst in zweiter Linie das Nervensystem beeinträchtigt. Sind z. B. Herz und Nervensystem anfällig, so wirkt die Belastung auf den Geist, denn er wird vom Herzen kontrolliert. Es kommt zu Symptomen auf geistiger Ebene, z. B. zu Angst, Albträumen, Phobien und Unruhe. Ist das Nervensystem stark, dann wird die Auswirkung auf körperlicher Ebene spürbar und im betroffenen Organ verbleiben oder, je nachdem welche anderen Faktoren mitspielen, auf körperlicher Ebene auf ein anderes Organ übergreifen. Bei einem Schock, der das Herz attackiert, käme es zu Herzklopfen, Schlaflosigkeit, Kurzatmigkeit und Müdigkeit.

Eine heftige, plötzliche Emotion blockiert und stimuliert gleichzeitig den Kreislauf von Qi und Blut. In der Folge erhitzen sich Blut und Energie, denn sie versuchen vergeblich, sich schneller zu bewegen. Parallel dazu weiten sich die Blutgefäße des Organs und das Organ selbst schnell aus. Der Puls fühlt sich voll an bzw. in manchen Positionen hohl wie eine Frühlingszwiebel. Welche Auswirkungen eine solch plötzliche Emotion hat, hängt wesentlich davon ab, welche Aktivität der Betroffene im Augenblick dieses plötzlichen Stresses ausgeübt hat. Wenn z. B. ein Mensch ein Gefühl großen Zorns empfindet und zu diesem Zeitpunkt zufällig körperlich ruhig ist, dann greift der Zorn die Leber an, was zu beträchtlichen Veränderungen im Leber-Puls führt; er wird voll. Ist der Betroffene in diesem Moment hingegen aktiv, greift der Zorn das Herz an, und der Herz-Puls wird voll. Isst er gerade, dann beeinträchtigt der Zorn Speiseröhre und Magen und natürlich die Verdauung. Es kommt zu einem vollen Puls, meist auf der rechten Seite im oberen Bereich des Magens oder zwischen Lunge und Magen. Erhält ein Mensch eine schlechte Nachricht oder hat er mit jemandem zu tun, den er nicht mag, ist der Schmerz dann am intensivsten, wenn dies während einer Mahlzeit passiert. Tritt dieses Ereignis vor der Mahlzeit ein, ist der Schmerz mäßig, geschieht es nach der Mahlzeit, stellen sich leichte Schmerzen ein. Eine plötzliche emotionale Belastung, die eine Qi- und Nahrungs-Stagnation im Mittleren Jiao hervorruft, kann tief greifende Auswirkungen auf das Nervensystem haben, vor allem wenn sie in Kombination mit Schleim und Feuer (der Leber) auftritt. Wir werden diesen Aspekt später bei den so genannten »Schädlichen Einflüssen« genauer besprechen. Uriniert der Betroffene gerade (z. B. beim Sauberkeitstraining), greift die Emotion die Blase an und führt entweder zu verminderter oder zu gesteigerter Frequenz. Im Puls spiegelt sich diese Stagnation in Form einer engen Welle wider. Bei sexueller Betätigung kommt es zu einem ähnlichen Effekt auf Uterus und Prostata.

Plötzliche, heftige emotionale Erfahrungen haben eine starke Wirkung auf das vegetative Nervensystem. Die unmittelbarste Reaktion des vegetativen Nervensystems auf eine plötzliche, überwältigende Emotion besteht in einer massiven Intensivierung des Kreislaufs, wobei vom Herzen eine enorme, oft maximale Pumpleistung gefordert wird, die dessen eigene Blut-Versorgung vor allem dann unterbrechen kann, wenn sie bereits beeinträchtigt ist. Wir alle haben schon von Menschen gehört, die vor Angst oder nachdem sie eine gute Nachricht (Lottogewinn) erhalten haben, gestorben sind. Eine schnelle Erregung wird von außen (fu) nach innen (zang) über den Dünndarm an das Herz weitergeleitet, wobei der schützende Herzbeutel umgangen wird. Das Herz ist daher immer das von einem plötzlichen emotionalen Stress am unmittelbarsten betroffene Organ.

Auswirkungen auf das Herz

Jede akute Emotion hat eine andere Wirkung auf das Herz. Plötzliche Traurigkeit führt zu einer Stagnation, zu einer Dämpfung der Energie- und Blut-Zirkulation. Freude und Zorn verursachen eine plötzliche Fülle, wenn der Betroffene diese Emotionen zum betreffenden Zeitpunkt nicht zeigen will. Das Herz hält daher Qi und Blut zurück und wird »voll«. Am gravierendsten wirkt sich Erschrecken aus: Es leert das Herz, denn das Herz versucht, den Kreislauf aufrechtzuerhalten. Dies wiederum führt zu einem Zustand des Schocks, in dem der Körper kein Blut mehr zum und durchs Herz befördern kann. Nach Auffassung der chinesischen Medizin ist der Kreislauf in diesem Fall dauerhaft geschädigt, vor allem dann, wenn der Schock einen Menschen bereits in sehr jungen Jahren oder in sehr hohem Alter trifft und nicht adäquat behandelt wird. Ist die Blut-Versorgung der Reizleitung des Herzens auf Dauer reduziert, kommt es zu einer nervösen Instabilität des Herzens, die ein Leben lang bestehen bleibt, es sei denn, sie wird adäquat behandelt. Ist der Zustand des Herzens konstitutionell gut, bleibt vom Schock nur ein beschleunigter Puls zurück, was als »Angespanntes Herz« bekannt ist. Ist die Herz-Energie jedoch schwach, kommt es nicht nur zu einer Beschleunigung, sondern auch zu einer Veränderung der Pulsrate. In seiner milden Form ist dieser Zustand als »Nervöses Herz« bekannt, in seiner schwereren Form als »Schwaches Herz«, wobei es hier zu einer größeren Veränderung der Pulsrate bei Bewegung und eventuell auch im Ruhezustand kommt. Beim »Nervösen Herzen« kann der Puls leicht beschleunigt sein; beim »Schwachen Herzen« kann er etwas verlangsamt sein, weil der Kreislauf in diesem Fall stärker in Mitleidenschaft gezogen ist. Eine über lange Zeit bestehende Stagnation kann in weniger gravierenden Fällen einen als »Verschlossenes Herz« bekannten Zustand verursachen, in schwereren Fällen hingegen kommt es zu einem »Kleinen Herzen«. Die Fülle im Herzen kann nach einiger Zeit zu unterschiedlich ausgeprägter Herzvergrößerung führen. Diese Zustände und ihre pathologischen Konsequenzen, wie sie Dr. Shen definiert, wurden weiter oben im Kapitel »Organdysfunktion – Herz« zusammengefasst. Baut sich der emotionale Stress allmählich auf, dann wirkt er sich zuerst auf das Nervensystem aus und greift via Nervensystem auf empfindliche Organe über. Ist keines der Organe verwundbarer als die anderen, so befällt die Emotion das ihr nach Auffassung der chinesischen Medizin entsprechende Organ. Der Weg, den ein allmählich anwachsender Stress zurücklegt, beginnt also beim Nervensystem und führt erst in zweiter Linie zu den einzelnen Organen. In diesem Fall reicht die Stressbelastung aber nicht aus, um Symptome zu verursachen. Die Chinesen sagen, dass man mit einer Kugel allein keinen Klang erzeugen kann, womit gemeint ist, dass ein pathogener Faktor nur in den seltensten Fällen wirksam genug ist, um tatsächlich eine Krankheit herbeizuführen. Erst zwei oder mehr Faktoren – z. B. allmählicher Stress und Überarbeitung – sind stark genug, um klinische pathologische Zustände zu verursachen. Ein weiterer Faktor, nämlich die konstitutionelle Schwäche des Nervensystems, führt, wie wir weiter oben gesehen haben, zu Neurasthenie.

Alter

Alter ist ein weiterer wichtiger Faktor, der mitbestimmt, welche Konsequenzen eine plötzliche emotionale Belastung hat. Wir haben uns bereits im Vorangegangenen eingehend damit auseinander gesetzt. Etwas allgemeiner betrachtet, ist die Wirkung von Stress auf das Nervensystem am größten bei sehr jungen Menschen, deren Nervensystem noch nicht voll entwickelt ist, sowie auch bei sehr alten Menschen, bei denen das Jing bereits stark abgenommen hat, wodurch die Lebensfähigkeit des Nervensystems einschränkt ist. Eine konstitutionelle oder angeborene Anfälligkeit entscheidet wesentlich darüber, welche Auswirkung Stress auf einen Organismus hat. Der Einfluss auf das Nervensystem variiert je nach Stärke der Belastung, so dass eine starke Emotion, egal ob sie plötzlich auftritt oder sich allmählich entwickelt, bei jungen und alten Menschen sowie vor und nach der Geburt einen größeren Effekt zeitigt.

Am anderen Ende des Spektrums vermag eine gute Allgemeinverfassung auch ein verletzbares Nervensystem zu schützen. Auch hier finden wir das gängige Paradox: Menschen mit einer schwächeren körperlichen Verfassung sind meist sensibler gegenüber Veränderungen innerhalb und außerhalb ihrer selbst. Sie klagen schneller über Beschwerden, suchen schneller Hilfe und können dadurch schwere Krankheiten eher vermeiden als jene, die zwar über eine bessere körperliche Verfassung verfügen, subtile Veränderungen im Körper aber erst dann bemerken, wenn eine Krankheit bereits weit fortgeschritten ist.

Schädliche Einflüsse

Schädliche Einflüsse sind ein weiterer wichtiger Faktor, der den Zustand des Nervensystems beeinflusst. Ich beziehe mich hier auf innere Einflüsse, die einen Überschuss, also einen Füllezustand einer an sich normalen physiologischen Funktion darstellen, z.B. einen Überschuss an Qi, Wasser (Nässe), Blut, Hitze und Feuer, Kälte, Trockenheit oder Schleim. Diese Füllezustände, die allein oder in Kombination miteinander oder mit anderen in diesem Buch beschriebenen Faktoren auftreten können, sind für die schwersten Störungen des Nervensystems verantwortlich, die wir kennen: Psychosen.

Alle Psychosen implizieren eine Stagnation des Qi, vor allem im Mittleren Jiao. Außerdem spielt bei allen Psychosen neben dem Schädlichen Einfluss auch ein anderer Faktor mit, z.B. Schock, Kummer, Scham, Müdigkeit oder ständige Angst (wie während eines Krieges). Alle diese Faktoren wirken über das Herz, das ja den Geist kontrolliert, und sie wirken sich dann am stärksten aus, wenn das Nervensystem bereits beeinträchtigt ist, obwohl unter massivem Stress auch das stärkste Nervensystem kollabieren kann. Ganz allgemein gesehen, ist bei jenen Psychosen, an denen Hitze und Feuer beteiligt sind, die Erregung stärker als bei anderen.

Qi-Stagnation

Eine Qi-Stagnation im Mittleren Jiao (Magen) tritt meist gemeinsam mit einer Stagnation des Qi in der Leber auf. Diese Stagnation kann zwar durch einen chemischen Stress, z. B. in Form von Alkohol, oder durch ein Trauma verursacht sein, meist ist sie jedoch auf unterdrückte Gefühle, vor allem auf nicht zum Ausdruck gebrachten Zorn, zurückzuführen. Eine Stagnation des Leber-Qi führt zu einer Stagnation im gesamten Mittleren Jiao, was schließlich eine leichte Hitze erzeugt, die mit der Reibungshitze, die zwei einander entgegenwirkende Kräfte produzieren, verglichen werden könnte. Das Qi ist nicht in der Lage, in den Unteren Jiao (Darm) abzusinken, und verweilt entweder im Mittleren Jiao, wo es körperliches Unwohlsein hervorruft, oder steigt, wenn das Herz verletzbar ist, mit der Hitze zum Herzen auf. Da das Herz den Geist kontrolliert, kommt es zur Ausbildung von Symptomen auf geistiger Ebene.

Zu diesen Symptomen zählen periodisch auftretendes geistiges Verwirrtsein, bei dem sich tagsüber getrübte und heitere Phasen abwechseln. An manchen Tagen kann der Betroffene sogar vollkommen gesund sein, dann folgen wieder Tage, an denen die Symptome manifest werden. Qi-Probleme tendieren ganz allgemein dazu, zu kommen und zu gehen, je nachdem ob das Qi gerade stärker oder schwächer ist. Und da das Qi relativ substanzlos und vergänglich ist, reagiert seine Stärke – und damit auch die Stagnation – wesentlich schneller auf Einflüsse als eine Blut- oder Wasser-Stagnation. Dieser Prozess kann mit einem brennenden Haus, dessen Fenster geschlossen sind, verglichen werden: Da der Rauch nicht entweichen kann, versucht er, mit der Hitze in den Dachboden aufzusteigen.

Stagnation der Nahrung

Eine Nahrungs-Stagnation ist meist die Folge eines schweren emotionalen Schocks, der während oder kurz nach dem Essen eintritt, wodurch der Verdauungsprozess extrem verkürzt wird. Die Stagnation betrifft sowohl die Nahrung als auch das Qi und spielt sich eigentlich im Bereich der Speiseröhre ab. Sie ist im Grunde ein Leiden des Brustkorbs, also des Oberen Jiao. Der Puls stagniert und ist in Form eines harten, vollen Pulses zwischen der Cun- (der vordersten) und der Guan- (mittleren) Position zu ertasten. Der Zungenbelag ist dick und »schmutzig«. Die Symptome sind dieselben wie bei einer Qi-Stagnation, mit dem einen Unterschied, dass die Perioden des Verwirrtseins hier häufiger sind, länger anhalten und schwerer sind.

»Schleim-Feuer«

»Schleim-Feuer« resultiert aus einer stagnierenden »Nässe«, die durch eine mangelhafte Verdauung (Milz-Qi-Mangel oder schlechte Ernährungsgewohnheiten) verursacht wird, sich ansammelt und in Kombination mit einer – durch eine Leber-Qi-Stagnation bedingten – exzessiven Hitze Schleim bildet. Da Nahrung zu 80 Prozent aus Wasser besteht, kann eine schwache Milz oder überschüssige, schwer verdauliche Nahrung im Verdauungstrakt mehr Nässe (Wasser) zurücklassen, als dieser verarbeiten kann. Die chinesische Medizin geht davon aus, dass diese Nässe (Wasser) normalerweise gemeinsam mit der Milz-Energie zur Lunge aufsteigt und dort »verdaut« oder, korrekter formuliert, »zerstäubt« wird. Wenn die Verdauung nicht richtig funktioniert und gleichzeitig auch die Lunge geschwächt ist, so dass sie die Nässe, die normalerweise durch Schweiß zerstäubt oder zu den Nieren geschickt wird, nicht verdauen kann, häuft sich die Nässe an und verwandelt sich in Schleim. Eine solche über einen langen Zeitraum bestehende, durch Leber-Qi-Stagnation verursachte Hitze verwandelt sich in Feuer und verbindet sich mit dem Schleim zu einer zähen Substanz, die als »Schleim-Feuer« bezeichnet wird und zum Herzen wandert, wo sie die Öffnungen blockiert. Vor allem bei einer bereits vorhandenen Schädigung des Nervensystems kommt es zu einem kontinuierlich bestehenden, gleichmäßig ausgeprägten geistigen Verwirrtsein. Dabei handelt es sich um schwere, dauerhafte Psychosen, die nach chinesischer Auffassung auf einem Kontinuum mit der Epilepsie zu sehen sind, die als eine noch stärkere Ansammlung von Schleim-Feuer in den Herz-Öffnungen aufgefasst wird. Der Puls ist schlüpfrig, und die Zunge weist einen Belag und Schleimfäden auf.

Ein Fall von geistigem Verwirrtsein

F., eine 63-jährige Frau, war seit 16 Jahren immer wieder in stationärer psychiatrischer Behandlung. Während dieser Zeit blieben alle diagnostischen Abklärungsversuche ergebnislos. Ihre Behandlung umfasste sowohl medikamentöse Therapie als auch eine Reihe von Elektroschocks, die aber keine Besserung brachten. Ihre Diagnose in der Klinik lautete »chronische Schizophrenie«. Als ich F. zum ersten Mal sah, pflegte sie mit beträchtlicher Geschwindigkeit im Raum im Kreis zu laufen und plötzlich zu kollabieren, wobei sie sich immer wieder Knochenbrüche zuzog. Ihre Erklärung für dieses Verhalten lautete, dass irgendjemand ihren Geist kontrollierte und sie zwang, dies zu tun. Wer dieser »Irgendjemand« sein sollte, war anfangs nicht klar. Es war bekannt, dass sie ein Leben lang ihrer Familie und ihrem Ehemann, der sie während der ganzen Ehe kontrollierte, gedient hatte.

Bei unserer ersten Begegnung lief und fiel F. wie oben beschrieben. Ich schaffte es, kurz ihren Puls zu fühlen, und stellte eine klare Schlüpfrigkeit des Herz-Pulses sowie einen dicken Belag auf ihrer Zunge fest. Ich verschrieb ihr eine Kräuterarznei (niuhuang qingxin wan), um Schleim und Hitze aus dem Herzen abzuleiten und die Öffnungen des Herzens zu öffnen. Innerhalb von drei Tagen hörte sie auf zu laufen und zu fallen, und innerhalb von einer Woche hatte sie auch das Gefühl, kontrolliert zu werden, verloren. Die Schlüpfrigkeit des Pulses verschwand, und der Zungenbelag war weniger dick. Sie wurde auf eine Diät gesetzt, die möglichst wenige Schleim produzierende Nahrungsmittel enthielt, und ihre Verdauungsfunktion wurde mittels Kräutern behandelt. Nachdem sie aufgehört hatte zu laufen, wurde sie akupunktiert. Es ging ihr eineinhalb Jahre lang gut, bis sie die Kräuterarznei absetzte. Als sie kurz danach Verwandte im Ausland besuchen wollte, attackierte sie vor dem Abflug ganz unvermittelt ihren Mann. In diesem Moment fühlte sie sich wieder besessen und berichtete, dass es immer ihr Mann gewesen war, der sie kontrollierte. Er selbst sei vom Teufel besessen. F. gehörte einer religiösen Sekte an, in deren Glauben der Teufel eine wichtige, wörtlich verstandene Rolle spielte. Eine neuerliche Verabreichung der Kräuter und eine Akupunkturbehandlung blieben wirkungslos. Sie lief zwar nicht mehr im Raum herum und funktionierte besser als früher, aber sie versuchte, ihren Mann zu töten, wann immer sie eine Gelegenheit sah. Es kam zur Trennung. Versuche mit einer Einsichtstherapie blieben fruchtlos, vor allem weil ihr Mann nicht bereit war mitzuarbeiten. Ihre Schwester, eine religiöse Fanatikerin, blockierte alle Veränderungen, die unter Umständen hilfreich gewesen wären.

Ein wichtiges Prinzip in der Kräutermedizin, dessen ich mir damals nicht bewusst war (bis mich Miles Robert, eine amerikanische Kapazität auf dem Gebiet der japanischen Kräutermedizin Kanpo, darüber aufklärte), besagt, dass ein Heilkraut, das beim ersten Mal hilft, ein zweites Mal oft wirkungslos bleibt.[6] Robert betont, wie wichtig es sei, eine Kräuterzubereitung, und sei es nur in kleinen Dosen, ohne Unterbrechung beizubehalten, wenn es um die Behandlung schwieriger, chronischer Situationen wie der vorliegenden geht.

Geistige Zustände, die mit »Blut«-Problemen in Zusammenhang stehen, beschränken sich meiner Meinung nach auf Größenwahn und Parese, die im dritten Stadium von Syphilis auftreten. Westliche diagnostische und therapeutische Verfahren haben in diesem Bereich die östliche Medizin ersetzt und diese Krankheit als klinische Herausforderung weitestgehend eliminiert.

Iatrogene Krankheiten

Iatrogene, also durch ärztliche Intervention verursachte Krankheiten, machen mindestens 50 Prozent all jener Krankheiten aus, die ich in meiner Praxis behandle, in die vor allem schwer und chronisch Kranke kommen. Alle Behauptungen seitens Industrie, Regierungen und einzelner Forscher über die kurz-

und langfristigen Wirkungen von Medikamenten sind vollkommen unzuverlässig. Wenn unser biochemisches Wissen in den letzten fünf Jahren zumindest um 100 Prozent zugenommen hat (wie Jeffrey Bland, ein bekannter Biochemiker und Ernährungswissenschaftler, behauptet), dann bedeutet das doch, dass wir immer noch ziemlich wenig über uns wissen. Früher durchgeführte Tests konnten nichts über diese Bereiche unserer Physiologie aussagen, und doch versicherten uns offizielle Untersuchungen, dass Tausende von chemischen Substanzen keine negativen Langzeitwirkungen hätten. Und wie begrenzt ist erst die Aussagekraft jener Tests, mit denen wir versuchen, die Wirkweise der zahllosen neuen, noch weitgehend unerforschten chemischen Substanzen auf Körper und Geist zu beurteilen? Die Tests über schädliche Nebenwirkungen der chemischen Substanzen, mit denen wir die Welt überschwemmen, sind schon allein deswegen nicht aussagekräftig, weil unser Wissen nicht ausreicht, um überhaupt eine sinnvolle Untersuchung anstellen zu können.

Ein Indikator für die enorme Wirkung dieser Substanzen ist ihre Wirkung auf Puls und Zunge, wie sie von der chinesischen Medizin interpretiert wird. Der Puls ist ein sensibler, effizienter Lieferant von Informationen über Geist und Körper. Moderne chemische Substanzen eliminieren alle Feinheiten dieses bemerkenswerten Instruments, das uns ständig mit Hinweisen darauf konfrontiert, dass unsere gesamte Physiologie unter extremem Stress steht. Aus chinesischer Sicht handelt es sich um eine überwältigende Starke Hitze im Blut und im gesamten System. Eine rote Zunge mit dickem Belag weist auf extreme Toxizität hin. Diese Zeichen entwickeln sich sehr schnell.

Fallbeispiel

Ein typisches Beispiel aus meiner Praxis ist J., ein pensionierter Musiker, der als Hausmeister an einer großen Schule arbeitete, wo er sich sehr wohl fühlte. Bei einer Routineuntersuchung vor Antritt seiner neuen Arbeit wurde zum ersten Mal ein erhöhter Blutdruck diagnostiziert. Bislang war der 60-Jährige nur selten krank gewesen, hatte auch keine geistigen oder emotionalen Schwierigkeiten und wies keinerlei andere Beschwerden oder Zeichen einer Krankheit auf. Seit Vater war mit 90, seine Mutter völlig unerwartet mit 74 Jahren verstorben. Auch alle seine acht Geschwister erfreuten sich bester Gesundheit.

Gegen den Bluthochdruck wurde ihm Tenormin verschrieben, das bei ihm zu Kurzatmigkeit und pfeifenden Atemgeräuschen führte. Sein Arzt setzte das Medikament aber nicht ab, sondern überwies ihn in ein Krankenhaus, wo er Slobid bekam, was zu weiteren Nebenwirkungen führte, woraufhin ihm der behandelnde Arzt Prednisolon verschrieb. Inzwischen verlangte er nach Sauerstoff und erfuhr von seinem Arzt, dass er gerade eine Herzattacke durchgemacht hatte. Daraufhin wurden ihm weitere Medikamente, die Schwindelanfälle hervorriefen, sowie Natrium (das zu einem Hautausschlag führte) und Moduretic verabreicht.

Als ich J. sah, litt er an Beinkrämpfen, Schwindelanfällen, Impotenz, großer Müdigkeit, schweren Depressionen, und er war arbeitsunfähig. Nach Angaben seiner Tochter, einer Krankenschwester, weinte J. den ganzen Tag, was sie bei ihm noch nie erlebt hatte. Eine weitere Untersuchung nach westlichen Kriterien ergab keine Hinweise auf eine Herzattacke. Im Laufe von einigen Wochen wurden die meisten Medikamente abgesetzt oder auf einen Bruchteil der ursprünglichen Dosis reduziert. J. ging wieder zur Arbeit und erholte sich vollständig von allen Symptomen, auch von der Depression.

- **Medikamente stören die homöostatische Intelligenz**

Eine Krankheit ist anfänglich ein Versuch seitens eines Teils des Körpers, sich selbst wiederherzustellen und die Fehler, die der Besitzer des Körpers begangen hat, zu korrigieren. Dies sind die akuten Krankheiten. Werden die Fehler im Laufe der Zeit nicht korrigiert, wird Krankheit zum Ausdruck einer Ermüdung des Körpers, die im Zuge des restitutiven Prozesses eintritt. In diesen Fällen handelt es sich um chronische, schwächende Krankheiten.

Der restitutive Prozess ist sowohl auf geistiger als auch auf körperlicher Ebene Ausdruck der basalen homöostatischen Intelligenz des Körpers. Bei 90 Prozent aller Krankheiten wird die Angelegenheit intern geregelt, so dass wir nie davon erfahren oder nur ein leichtes Unwohlsein wahrnehmen. Ein konstitutionell gesunder Mensch, der dieses Erbe über Gebühr strapaziert, wird sich dessen so lange nicht bewusst werden, bis es zu spät ist. Die konstitutionell Schwachen, die Jammerer, die wir so gerne schlecht machen, scheinen alle ein hohes Alter zu erleben. »Die Armen«, so heißt es, »sollen die Erde erben.« Trotz aller Beweise hören wir die Botschaft nicht.

Wenn die wiederherstellende Intelligenz nicht in der Lage ist, den ursprünglichen Zustand wieder herbeizuführen, treten Symptome auf, die oft unangenehm und schmerzvoll sind. Da die Ärzte nicht darauf trainiert werden, Symptome als wichtige Botschaften, die viel über das Leben des Patienten aussagen können, zu verstehen und es nur darum geht, Schmerz um jeden Preis zu vermeiden, geschieht eines von zwei Dingen: Ein Medikament, das die Symptome unterdrücken soll, wird verschrieben, und/oder eine Reihe von Tests wird durchgeführt, damit man den Symptomen auch einen Namen geben kann.

Die Verbindung, die zwischen einem positiven Testergebnis und dem Leben eines Menschen besteht, ist wahrscheinlich weder Arzt noch Patienten klar. Fallen die Tests negativ aus oder verschwinden die Symptome trotz aller Medikamente nicht, so wird der Patient zum Psychiater überwiesen.

Die homöostatische Intelligenz des Körpers ist vor allem bei jungen Menschen so stark ausgeprägt, dass der Körper allein durch eine Linderung der Symptome – auch wenn die eigentliche Ursache nicht behoben wird – seine Kräfte neu formieren und sich selbst wieder ins Gleichgewicht bringen kann, bis der nächste Angriff auf seine Unversehrtheit stattfindet. Dabei handelt es sich nicht um Wissenschaft, sondern um Zufall.

Synthetische Medikamente unterdrücken nicht nur die Symptome und damit auch die in ihnen enthaltene Botschaft, sondern auch die Intelligenz des Körpers. Bei jeder neuen Runde an Medikamenten wird diese Intelligenz stärker beeinträchtigt. Im Allgemeinen sind die Symptome ein Versuch, einen Faktor, der den Kreislauf von Qi, Blut und Flüssigkeiten – vor allem aber von Qi – behindert, bereits im Anfangsstadium zu eliminieren. Manche Aktivitäten seitens des Patienten behindern diesen Fluss, und der Körper muss eine Anstrengung aufbringen, um diese Blockade zu durchbrechen. Im Verein mit den destruktiven Kräften im Leben des Patienten arbeiten die Medikamente gegen die Physiologie. Eine chronische Krankheit ist nichts anderes als der langsame Verfall dieser lebendigen Intelligenz.

● Schlussbemerkung

Dr. Shen hat mit seiner Arbeit gezeigt, dass Systeme existieren, die weit über die Organenergiesysteme hinausgehen, mit denen sich die chinesische Medizin primär beschäftigt. Seine Erkenntnisse über die Wirkungen von Entwicklung, Lebensweise, Organsystemzustand und anderen Faktoren auf das »Nervensystem« bzw. auf das, was wir grob als »Geist« und »Emotion« bezeichnen, sind genauso bedeutend wie seine Interpretation der Wirkungen, die eine Emotion auf diese Energien hat. Die Aufbereitung und Ausarbeitung dieser Ideen in Begriffen der westlichen Psychologie ist eine Freiheit, die ich mir genommen habe, um mir selbst Klarheit zu verschaffen, und ich hoffe, dies erweist sich auch als nützlich für andere.

15 Ein medizinisches Modell

Das Band, das verbindet

Einheit von Medizin und Leben

Innere Dämonen

Angemessene Lebensführung

Die Energie des Arztes

Chinesische Medizin im Westen

Medizin und Gesellschaft

Die humanistische Psychologie ist auf der Suche nach einem kongenialen medizinischen Modell, innerhalb dessen sie konfliktfrei wirken kann. Innerhalb des traditionellen westlichen Medizinmodells, das sich seit der industriellen Revolution ausgebildet hat, konnte sie nie einen ihr angemessenen Platz finden. Ich bin der festen Überzeugung, dass die chinesische Medizin ein medizinisches Modell darstellt, mit dem die westliche Psychologie in hohem Maße kongruent ist. Es ist es wert, die wesentlichen Aspekte dieses Modells noch einmal im Lichte dieser Überzeugung zu überprüfen, wobei man immer die erweiterte Rolle, die dieses Modell innerhalb des westlichen medizinischen Paradigmas spielen könnte, im Auge behalten sollte.

Die chinesische Medizin ist eine Medizinphilosophie. Sowohl vom ideologischen als auch vom methodologischen Standpunkt aus sieht sie den Menschen als Ganzes in einem dynamischen Wechselspiel mit seiner gesamten Umgebung. Als eine Spielart von Medizin reflektiert sie ein ganzheitliches Konzept des menschlichen Lebens und trägt dazu bei, diesen ganzheitlichen Ansatz auf der Ebene des Einzelnen und des gesamten Universums weiterzuentwickeln.

Im Westen gewinnt den Wettstreit zwischen Technologie und Spiritualität um den Besitz der menschlichen Seele an Schwung. Die chinesische Medizin verkörpert eine bemerkenswerte Einheit von technischer Kompetenz und spiritueller Kraft. Diese Einheit haben wir hier in der westlichen Welt, wo das wachsende und immer verzweifelter empfundene Bedürfnis nach einer solchen Einheit endemische Dimensionen angenommen hat, nie herstellen können. Tatsächlich erinnert die Art und Weise, wie wir unseren Blick nach Osten gewandt haben, an eine Panikreaktion, als ob wir individuell und kollektiv eine kulturelle Katastrophe auf uns zukommen sähen.

Da die chinesische Medizin aber auch eine erfolgreiche Methode zur Linderung von Leiden darstellt, kann es ihr vielleicht gelingen, die Aufmerksamkeit einer breiten Öffentlichkeit schneller und umfassender auf die einenden Konzepte des Ostens zu lenken als jede andere Manifestation östlichen Denkens. Dort, wo es Gurus, Religionen und Philosophien alleine nicht geschafft haben, den Durchschnittsmenschen anzusprechen, kann die chinesische Medizin vielleicht ein tieferes und dauerhafteres Verständnis bewirken für das, was andere zu sagen versuchen. Immer mehr Menschen wenden sich dieser Form der Medizin zu und akzeptieren sie wesentlich bereitwilliger als legitimes Element in ihrem Leben, als man je hätte voraussagen können, und das gegen den Widerstand der etablierten Medizin. Es ist durchaus denkbar, dass die Menschen, sobald sie einmal die Wirksamkeit der chinesischen Medizin erkannt haben, zumindest die spirituellen Grundlagen, auf denen diese Wirksamkeit beruht, anerkennen werden.

Während im Osten die chinesische Medizin das »Kind« einer spirituell orientierten Philosophie ist, könnte sie im Westen die »Elternrolle« übernehmen. Die Wiederbelebung dieser alten Form des Heilens kann uns helfen, uns aus der zunehmenden Fragmentierung und Desintegration wieder hin zu einer inneren Einheit zu führen. Untersuchen wir nun jene Merkmale der östlichen Medizin, die sie von der westlichen Medizin unterscheiden und die eben diese Einheit und Harmonie im menschlichen Handeln und Denken bewirken könnten.

Ich möchte hier einen Punkt deutlich klarstellen. Die folgenden Behauptungen sind Stereotype über Ost und West. Im Osten herrschen jetzt und herrschten auch früher immer Konflikte. Im Westen haben wir Jesus und viele andere, die vor und nach ihm Harmonie gepredigt und praktiziert haben. Ich mache mir keine Illusionen, was die Überlegenheit des Östlichen über das Westliche betrifft, wie man es vielleicht aus diesen Seiten herauslesen könnte. Mein wichtigstes Ziel ist es zu erklären, wie das Konzept der Energie und dessen philosophische Grundlage zu einer kohärenteren, umfassenderen Medizin beitragen könnte. Die Kräfte, die im Osten diesen Einfluss sowohl im täglichen Leben als auch in der Praxis der Medizin zunichte machen, haben in China von Beginn an existiert, so auch in unserer Zeit. Und im Westen gewinnen diese Ideen paradoxerweise ständig an Gewicht.

Das Band, das verbindet

Der westlichen Medizin fehlt eine einigende Matrix. Im Westen wird der Einheit von Mensch und Universum seitens akademischer Theologen, theoretischer Physiker und einiger weniger Science-Fiction-Autoren pro forma die Ehre erwiesen. Die Medizin mit all ihren Errungenschaften bleibt eine unkoordinierte Anhäufung anatomischer, physiologischer, pathologischer und biochemischer Informationen. Kein Teil ist mit dem anderen verbunden. Es existiert kein Ganzes, kein lebendiger, alles zusammenhaltender Faden. Auf Grund dessen befinden wir uns in einem Zustand von ziemlichem Chaos, und mangels Lösungsvorschlägen hat niemand in der westlichen Medizin den Mut, sich diesem Chaos zu stellen. Jedes Organsystem des Körpers ist eine Einheit für sich, die in keiner Beziehung zu einem anderen Organsystem oder zur allgemeinen Funktion des Ganzen steht. Daraus resultiert die Aufsplitterung in Spezialdisziplinen, wobei jede den von ihr abgedeckten Bereich des Körpers als getrenntes, lebendes System betrachtet. Kein westlicher medizinischer Text beschäftigt sich mit dem Fehlen von Übereinstimmungen und Beziehungen innerhalb dieses physiologischen Modells, ja, die Frage wird nicht einmal gestellt. Wie ist es z. B. möglich, dass Leber und Auge in ein und demselben Körper vollkommen unabhängig voneinander funktionieren? Auch wenn eine derartige Verbindung keinerlei Konsequenzen hätte, würde man doch erwarten, dass jemand danach fragt.

Darüber hinaus wird der Körper als geschlossene Einheit gesehen, die nur wenig oder überhaupt keine Beziehung zur äußeren Welt, zum Gravitationsfeld der Erde oder zur rhythmischen Bewegung anderer Himmelssysteme hat. Doch wir wissen, dass diese Systeme mit extremer Beständigkeit funktionieren, in höchstem Maße voraussagbar sind und, was am wichtigsten ist, rhythmisch mit dem Zyklus der jeweils anderen Systeme verbunden sind. Wir kennen die Beziehungen zwischen den Himmelskörpern. Alle bewegen sich gemeinsam und beeinflussen einander, und doch ist es in der westlichen Wissenschaft unvorstellbar, dass die Bewegungen belebter und unbelebter Dinge von unsichtbaren, aber in manchen Fällen identifizierbaren Kräften, z. B. von kosmischen Energien, mehr oder weniger beeinflusst würden.

Alle Aspekte des chinesischen Medizin sind auf beobachtbare, voraussagbare Art und Weise eng miteinander verbunden. Eine Intervention in einem Bereich zieht eine ganze Reihe von Wirkungen in anderen Bereichen nach sich. Zum Beispiel gibt die Nieren-Energie das genetische Material, das »Feuer des Lebens«, von einer Generation an die nächste weiter. Die Nieren-Energie unterstützt die Lunge dabei, das Qi zu empfangen. Sie ist verantwortlich für die Entwicklung des Zentralnervensystems und des Knochenmarks, sie kontrolliert Wachstum und Entwicklung, aber genauso auch das Urogenitalsystem und die Sexualenergie. Sie steht in Beziehung zum Innenohr und zur Netzhaut des Auges, aber auch zur unteren Hälfte des Körpers. Die psychische und spirituelle Ebene dieser Energie habe ich im Detail im Kapitel über die Wandlungsphase Wasser besprochen. Dort sind auch die Aspekte von Wille, göttlichem Geist, göttlicher Macht, göttlicher Liebe und Gleichgewicht zwischen Angst und Mut dargestellt. Diese Wasser-Energie ist die Mutter der Leber-Energien, sie kontrolliert die Herz-Feuer-Energien und wird selbst von der Erde kontrolliert und von den Lungen-Metall-Energien genährt.

Ein ähnliches Zusammenfließen von Funktionen ist auch auf Muskel-Skelett-Ebene feststellbar. Verdrängter chronischer Zorn kann sich in Form von Muskelspannung und Krämpfen ausdrücken, was metaphorisch als »Zurückhalten« umschrieben wird. Im oberen Rücken kann sich eine solche Verdrängung darin ausdrücken, dass man nicht fähig ist, mit den Armen »zuzuschlagen«, und im unteren Rücken dadurch, dass man nicht »treten« kann. Dieser Zorn kann freigesetzt werden, wenn man die Verkrampfung im betreffenden Bereich behandelt und die freigesetzte Energie in Balance bringt. Im Moment der Freisetzung wird sie kraft ihres eigenen Moments unmittelbar auf der Ebene des vergangenen, gegenwärtigen und zukünftigen Charakters sowie der gesamten Persönlichkeit durchgearbeitet. Dieser Aspekt der chinesischen Medizin bildete für mich als Analytiker eine äußerst erstaunliche, Ehrfurcht gebietende Erfahrung. Die einzige Begrenzung war in manchen Fällen mein begrenztes Wissen. Wir haben es hier also mit einer Einheit nicht nur im umfassendsten Sinne von Philosophie, Religion und Naturgesetzen zu tun, sondern mit einer Einheit, die auch im kleinsten Detail mikrokosmischer Phänomene gegeben ist.

Es wird immer wieder behauptet, dass Information Macht sei und dass diejenige Nation, die diese Macht am effizientesten durch Computer nutzen kann, die Welt erben wird. Welchen Wert hat aber all diese Information, wenn die Entsprechungen, die so notwendig für das Verstehen und Bewahren von Gesundheit sind, weitestgehend ignoriert oder in einem Zustand des Informationschaos belassen werden? Was kann uns aus dieser Anarchie des Wissens befreien und unserem medizinischen Wissen Kohärenz verschaffen? In einem Zeitalter immer größerer Aufsplitterung muss das medizinische Modell, das wir suchen, allein dadurch eine einende Kraft bilden, dass es selbst das Modell der Einheit darstellt.

Die östliche Philosophie und ihre Medizin lehrt, dass alles im Leben als Funktion einer einzigen Kraft, einer unsichtbaren Energie, verstanden werden kann, die die Chinesen Qi und die Hindus Prana nennen. Wir alle und alles Existierende sind Manifestationen dieser einen einenden Kraft, die in ihrer ganzen Vielfalt von Formen, Essenz und Bewegung den universellen Naturgesetzen gehorchen. Form und Substanz des Universums sind die Materialisierung dieser Kraft. Der Mensch lebt im Meer dieser Kraft, die größer ist als die seine. Bewegt und wandelt sich diese Kraft, muss sich auch der Mensch bewegen und wandeln.

Energie ist der wesentliche Faktor im Leben und daher der für Gesundheit und Krankheit entscheidende. Welche Kräfte auch immer in einer bestimmten Situation am Werk sind, die Unterscheidung zwischen Gesundheit und Krankheit ist in allerhöchstem Maße von den Schwankungen dieser Energie im Körper, den sie bewohnt, determiniert. Es handelt sich dabei um ein Konzept, das jenes eine mächtige Band betont, das uns verbindet. Es stellt nicht die weniger bedeutenden Kräfte, die uns trennen, in den Vordergrund. Die Energie, die Krankheit verursacht, ist die, die sie auch heilt. Krankheit ist nur eine Variation von Gesundheit und nicht ein von ihr getrennter Zustand. Wir sind wesenhaft eins mit der Natur.

Unsere Vorfahren haben die rhythmischen Bewegungen dieser Energie in kosmisch großen, aber auch in den winzigsten Strukturen aufs Genauste beobachtet und leiteten daraus die Naturgesetze ab. Nur der Mensch hat die Wahl, diesen Gesetzen zu folgen oder sich ihnen zu widersetzen. Krankheit stellt sich ein, wenn wir von diesen Gesetzen abweichen. Ordnen wir uns ihnen hingegen unter, können die Kräfte der Energie im Menschen frei fließen, und es gibt keine Probleme. Ist dieses System jedoch auf irgendeine Weise gestört, blockiert, geschwächt oder unausgewogen, dann wird den Veränderungen der Energie im Kosmos Widerstand entgegengebracht, und das führt zu einem Kräftekonflikt. Dieser im menschlichen Körper stattfindende Konflikt zwischen einer sich in Bewegung befindlichen Kraft und einer Widerstand leistenden Kraft führt zu Schmerzen oder emotionalen Störungen.

Die westliche Medizin existiert innerhalb jenes philosophischen Konstrukts, das auch die Industrialisierung hervorgebracht hat, und beide verfolgen das gleiche Ziel: die Natur und das Universum zu kontrollieren und zu besiegen. Darin kommt der Unwillen des westlichen Menschen zum Ausdruck, zu akzeptieren, dass etwas anderes als sein Ego die Kontrolle über sein Schicksal hat. Dies ist meiner Meinung nach die eigentliche Ursache für seinen eindrucksvollen, kompensatorischen, zwanghaften (und daher endlosen) Kampf um Macht und ebenso für seine wachsende Entfremdung und Einsamkeit.

Ganz anders die östliche Medizin: Sie folgt dem Axiom »Der Mensch hilft, die Natur kuriert«. Die Chinesen glauben, dass »gutes Benehmen« gegenüber der natürlichen Welt und »gutes Benehmen« in der Gesellschaft nur unterschiedliche Ausdrucksformen ein und derselben inneren Haltung sind. Respekt für die Natur macht das Wesen der östlichen Philosophie aus. Gesundheit wird daher nicht als endloser Kampf gegen die Natur gesehen, sondern als willkommene Rückkehr zur Natur. Yin und Yang sind z. B. nicht einfach antagonistische Kräfte, sie sind zwei gegensätzliche Aspekte ein und derselben Energie. Yin und Yang hängen voneinander ab, sind austauschbar und verzehren einander; eines kann ins andere umschlagen. Sie sind also nichts anderes als zwei kontrastierende Aspekte einer Energie. Die innere Verwandtschaft mit der natürlichen Ordnung steht in scharfem Kontrast zur ganz anders ausgerichteten westlichen Philosophie, die die Natur als einen Feind betrachtet, der besiegt werden muss.

Wenn wir den Konflikt mit der Welt, in der wir leben, minimieren können, so hat dies weit reichende Auswirkungen auf den Charakter des Heilens. Die dem zu Grunde liegende Philosophie der Harmonie, des Gleichgewichts, des Rhythmus, der Mäßigung, Sanftheit, Einheit und des Nichturteilens, die auf der Seite der Natur steht, führt von selbst zu Entspannung und Leichtigkeit, d. h. zu all jenen Dingen, die die Menschen im Westen angeblich anstreben, die aber ihrem Wesen nach nicht mit ihrer konfliktuellen Lebensphilosophie vereinbar sind. Der Westen glaubt an den Konflikt um seiner selbst willen und an die Überwältigung der Natur, nicht an den Respekt vor ihr.

Einheit von Medizin und Leben

Ich habe erwähnt, dass wir es im Westen mit einer immer größeren Anhäufung von nicht miteinander in Beziehung stehenden Fakten zu tun haben, die aus der analytischen Forschung gewonnen werden. Dies führt zu einer Fragmentierung der Medizin in Spezialgebiete, ohne dass versucht würde, Beziehungen zwischen diesen einzelnen Fragmenten herzustellen. Wir gehen von einem Konzept von Krankheit aus, das im Wesentlichen der Keim-Theorie von Pasteur entspricht, und vom Konzept einer äußeren angreifenden Kraft, das das Denken der westlichen Industriegesellschaft und die Atmosphäre des Kampfes des Menschen gegen die Natur widerspiegelt. Die Suche nach einer »magischen Waffe«, die diese äußere, Krankheit verursachende Kraft zerstören soll, ist auf dem Hintergrund dieses Modells von Konflikt und Nichteinheit zu interpretieren.

Der Grund für diese Art von Denken liegt darin, dass im Westen keine kohärente Theorie über Gesundheit existiert. Eine derartige Theorie ist jedoch notwendig, will man die enorme Menge disparater Daten miteinander verknüpfen. Worin kann nun eine Theorie von Gesundheit bestehen? Eine Theorie von Gesundheit reflektiert im Wesentlichen eine Theorie vom Leben.

In der chinesischen Medizin existiert eine Theorie von Gesundheit, die auf dem Wissen um gesunde Bewegung, Balance, Rhythmus und Menge an Energie basiert. (Dieses Wissen wird mittels der Untersuchung von Puls, Zunge, Augen, Farbe, Klang, Emotion, Geruch und anderen Parametern gewonnen.) Wenn wir dieses Wissen verwenden, um zu definieren, was Gesundheit ist, sind wir auch in der Lage, die kleinsten Abweichungen von diesem beobachtbaren Standard zu erkennen und zu beschreiben. Dieser Standard ist eine Physiologie der Energie, die in allen ihren Details beschrieben ist und die die Entsprechungen und Zusammenhänge zwischen den einzelnen Teilen unseres materiellen und spirituellen Seins sowie zwischen diesem Sein und der Umwelt in ihrer Ganzheit und in allen ihren Reifestadien umfasst.

Dieses medizinische Modell kann daher bereits eine sich erst im Anfangsstadium befindliche Abweichung von diesem überprüfbaren Gesundheitsstandard mit der Lebensweise des Patienten in Zusammenhang setzen. Diagnostisch sind wir damit in der Lage, folgende Frage zu beantworten: »Auf welche Weise erzeugt der Patient durch seine Lebensweise seine eigene Krankheit?« Wir können die Medizin zu den simpelsten Fakten des Lebens zurückführen, so dass der Aspekt der Verantwortlichkeit einsichtig wird und dem Patienten die für die Wiederherstellung der Gesundheit notwendigen Schritte klarer werden. Wenn ich von Lebensweise spreche, so meine ich Ernährungsgewohnheiten, Arbeitsgewohnheiten, Umweltbelastung (sowohl chemische als auch physikalische), Wetter, Klima, soziale Gewohnheiten, sexuelle Gewohnheiten, Traumata, körperliche Betätigung, Emotion und Freizeitverhalten (Drogen, Fernsehen, Computer). Das chinesische Medizinmodell kann kleinste Funktionsveränderungen in Relation zu einem Überschuss in einem dieser Parameter, die das alltägliche Leben bestimmen, setzen und auch beurteilen, wie lange dieser Zustand des Überschusses bereits besteht, wie sehr ihm nachgegeben wird und welche Bedeutung er im Leben des Menschen hat.

Anhand der Symptome und Zeichen, die auf eine Störung der Energie hinweisen, kann man nach dem chinesischen Modell konstitutionelle und angeborene Störungen erkennen. Gelingt es, Probleme auf diese zwei Ursachen zurückzuführen, so ist dies sowohl für Eltern als auch für Ärzte hilfreich, denn sie können dadurch bereits sehr früh die entsprechenden Bereiche unterstützen, Lebensgewohnheiten und -muster oder die emotionale Entwicklung beeinflussen und so die Wirkung dieser Störungen minimieren. Wenn Eltern bereits in den frühen Phasen der Entwicklung ihres Kindes realistische Erwartungen haben, was dessen Fähigkeiten betrifft, so können ungeheure Schmerzen und Konflikte vermieden werden.

Ohne ein – auf einer Theorie von Gesundheit und Leben basierendes – Konzept des Krankheitsprozesses und ohne ein System an Entsprechungen zwischen Lebensbedingungen und Gesundheit kann von Prävention keine Rede sein. In der westlichen Medizin wissen wir wenig oder gar nichts über den Krankheitsprozess. Trotz umfangreicher Forschungsarbeiten existiert in unserer Kultur keine wirklich präventive Medizin. Dafür müsste die Intervention bereits in einem Stadium beginnen, in dem die Krankheit noch keine klinische, pathologische Größe darstellt. Heute kostet es Millionen von Dollar, um eine auf Präventivmedizin spezialisierte Klinik zu errichten, die uns bestenfalls sagen kann, dass wir bereits eine tödliche Krankheit im Anfangsstadium haben. Und noch immer sind wir nicht im Stande, eine Krankheit auf subzellulärer Ebene zu erkennen.

Die chinesische Medizin hingegen war immer eine Präventivmedizin. Sie ist in der Lage, den Krankheitsprozess bereits in einem Stadium zu erfassen, in dem sich Krankheit noch nicht als morphologische Pathologie manifestiert, und sie kann diese frühen Zeichen und Symptome mit der Lebensweise des Betroffenen in Beziehung setzen. So kann seine Aufmerksamkeit bereits ganz am Anfang darauf gelenkt werden, wie er seine eigene Krankheit erzeugt und wie ernstere Manifestationen verhindert werden könnten. In einem gewissen Sinne sind Medizin und Leben eins. Wenn wir den grundlegenden Gesetzen der Natur gehorchen und die Begrenzungen, die uns unsere eigene Konstitution auferlegt, respektieren, werden wir uns, falls uns nicht ein böses Schicksal ereilt, bester Gesundheit erfreuen können.

Innere Dämonen

Folglich betrachtet die chinesische Medizin Krankheit als Ausdruck der Verletzung der Natur eines Menschen durch ihn selbst und fordert ihn auf, sich bewusst zu werden, auf welche Weise er den Fluss der inneren und äußeren Natur stört. Die Menschen werden ermuntert, ihre Lebens- und Denkweise und ihre Gefühle zu überprüfen sowie ihre Gewohnheiten und Werte zu evaluieren, um ein Verständnis für ihre Krankheit zu erlangen. Der Schwerpunkt liegt daher mehr auf inneren als auf äußeren Ursachen; krank wird man auf Grund eines der eigenen Person oder dem eigenen Lebensstil innewohnenden Faktors. Die chinesische Medizin betrachtet den im Menschen ablaufenden Prozess als Maßstab und beurteilt die dynamischen Phänomene, die Krankheit genannt werden, im Hinblick auf diesen Standard. Auch wenn man die Existenz äußerer pathogener Faktoren (»Äußere Dämonen«) anerkennt, so bleibt die Verantwortung für Gesundheit und Krankheit primär beim Individuum. Diese Medizin geht nicht davon aus, dass man von irgendwelchen äußeren »Keimen« attackiert wird und sich im Inneren mittels äußerer Kräfte wie Medikamente verteidigt, sondern davon, dass der Mensch von sich selbst, von »Inneren Dämonen«, angegriffen wird und sich auch selbst verteidigt.

Erst in letzter Zeit, und das auch nur sehr zögerlich, hat die westliche Medizin begonnen anzuerkennen, dass die Mechanismen im menschlichen Körper, die dessen eigenen Schutz gewährleisten, genauso bedeutend sind wie die »Keime«, und dass Krankheit eine Veränderung dieser Verteidigungsmechanismen darstellt. Angesichts der epidemischen Ausmaße von Krankheiten wie Aids und damit in Verbindung stehender Krankheiten, ist diese Auffassung zwangsweise schneller akzeptiert worden. Das Konzept des »Milieu intérieur«[1], das Claude Bernard 1868 skizziert hat, oder das der »Homöostase« von Cannon[2] sind bislang keine bedeutende Kraft innerhalb der westlichen Medizin geworden.

Es gibt viele Bereiche im Leben, für die wir Verantwortung übernehmen müssen: Arbeit, Umwelt, Ernährung, Bewegung und Emotion. Am wenigsten Aufmerksamkeit schenkt unsere Gesellschaft allerdings den iatrogenen Ursachen und der Beziehung zwischen Krankheitsprozess und Sexualfunktion.

Was die iatrogenen Krankheitsursachen betrifft, so wurde meiner Schätzung nach bei der Hälfte aller Patienten, die ich im Laufe der Jahre behandelt habe, die Krankheit durch die medizinische Behandlung selbst verursacht. Ich habe eine derartige Fallgeschichte am Ende von Kapitel 14 beschrieben. Chemische Substanzen werden in unsere Umgebung und in unseren Körper eingeschleust, ohne dass wir das geringste Wissen über deren Langzeitwirkungen hätten. Außerdem sind die verfügbaren Tests, die die kurzfristigen Wirkungen abklären sollen, zu grob und ungenau, um die subtilen Veränderungen in den Organsystemen überhaupt erfassen zu können. Leberfunktionstests sind z. B. erst dann positiv, wenn bereits ein Großteil der Leber eine gravierende Fehlfunktion aufweist. Diese Tests sagen nichts über den Krankheits- oder den Schädigungsprozess aus, den diese künstlichen Substanzen, die wir über die Luft, die wir einatmen, über das Wasser, das wir trinken, die Nahrung, die wir essen, und über die Medikamente, die wir einnehmen, aufnehmen, in unserem Leben auslösen können.

Der Prozess der Isolierung eines »aktiven Agens« und dessen Konzentration in Medikamenten zerstört die Balance, die in der natürlichen Form besteht, aus der es entnommen wurde. Man braucht nur die Wirkung des Heilkrauts Ephedra und diejenige von dessen so genanntem aktiven Bestandteil, Ephedrin, zu beobachten. Ephedrin ähnelt dem Vorschlaghammer, mit dem man einen Reißnagel einschlagen will. Ephedra selbst (mahuang) ist ein Heilkraut, das nur mit Vorsicht und in Kombination mit anderen, die seine stimulierenden Nebenwirkungen auffangen, verabreicht werden darf.

Vorsichtig und zurückhaltend angewendet, sind diese konzentrierten chemischen Substanzen in Extremfällen äußerst nützlich, aber sie sind nicht dafür gedacht, länger als nur kurze Zeit verabreicht zu werden, weil zu viele schwächende Nebenwirkungen auftreten können. Viele Patienten klagen darüber, dass sie sich »nicht lebendig« fühlen.

Die allgemeine Verwendung solcher im Grunde toxischer Substanzen als Medikamente resultiert aus dem Konzept von Krankheit als äußerer Kraft. Es werden in erster Linie mächtige synthetische Drogen, die unserem Lebenssystem vollkommen fremd sind, verwendet, um den »feindlichen Eindringling« abzuwehren. Es geht darum, eine Distanz zu diesem Kampf herzustellen. Welchen Preis wir dafür bezahlen müssen, wissen wir nicht, wir können ihn nur anhand der zahlreichen schädlichen, oft tödlichen Nebenwirkungen, die allopathische Medikamente haben, die aber von Ärzten oft ignoriert oder geleugnet werden, grob abschätzen. Die östliche Medizin hält sich an den Schwur des Hippokrates: »Nie werde ich ein tödliches Gift verabreichen.« Sie benutzt meist eine sanfte, langsam wirkende Arznei, die in erster Linie darauf abzielt, die physiologischen Funktionen wiederherzustellen.

Symptome gelten in der chinesischen Medizin als ein Signal für schlechte Lebensgewohnheiten und einen Versuch des intelligenten Körpers, Gesundheit wiederherzustellen. Das Symptom ist daher nicht unser Feind, sondern unser Freund, und wir wollen eine Möglichkeit finden, um seine Arbeit effizienter auszuführen und eine echte, dauerhafte Wiederherstellung erreichen zu können. Die wesentlichste Aufgabe besteht darin, die Funktion wiederherzustellen. Die Beseitigung von Symptomen mag zwar manchmal ein wichtiges, unmittelbares Ziel der Behandlung sein, aber es ist nicht das eigentliche Ziel. Aufgabe des Arztes ist es, die physiologischen Funktionen wiederherzustellen, Aufgabe des Patienten, sie aufrechtzuerhalten.

Was die Lebensweise unserer Patienten, ja, unserer Gesellschaft betrifft, so weiß die westliche Medizin nur sehr wenig über die oben angeführten Faktoren, z. B. auch über die Wirkung des Wetters oder eines Traumas. Diese Faktoren und deren Auswirkungen auf psychischer Ebene wurden im Kapitel über das Systemmodell nach Dr. Shen dargestellt. Dieses Modell könnte noch weiter ausgearbeitet werden. Die Konsequenzen, die eine unangemessene sexuelle Aktivität, Ernährung und körperliche Betätigung haben, würden jeweils eigene Kapitel verdienen. Die chinesische Medizin hat alle diese Faktoren und deren Wirkung auf Energiefunktion und Energiesystem eingehend untersucht und könnte den Patienten eine Menge Information darüber liefern, wie sie sich als Individuen in diesen Lebensbereichen verhalten sollten, um sich ihre Gesundheit zu bewahren. Im Unterschied zur westlichen Medizin räumt die chinesische Medizin der Erziehung des Patienten breiten Raum ein und besitzt ein fundiertes, detailliertes Wissen, wie es westlichen Ärzten nicht zur Verfügung steht.

Das Prinzip einer allopathischen Behandlung besteht darin, Krankheit mittels Arzneien zu bekämpfen, die eine der Krankheit entgegengesetzte Wirkung hervorrufen. Es handelt sich im Wesentlichen um eine antagonistische und suppressive Behandlungsform. Bei der Behandlung eines Katecholamine-Defizits bei einer Depression blockiert die Behandlung mit Trizyklika die Rezeption von Serotonin und Norepinephrin durch die Nervenenden. MAO-Hemmer blockieren die oxidative Abspaltung der Aminosäure von den Aminoxidasen. Im Falle einer Schizophrenie, bei der ein Anstieg von Dopamin vorhanden ist, besteht das Ziel darin, die Dopamine mittels Neuroleptika zu blockieren.

Der andere physiologische Ansatz besteht im Ersetzen, nicht im Verdrängen. Dabei wird versucht, Systeme zu finden, die Serotonin oder Norepinephrin herstellen, und den grundlegenden Defekt herauszufinden, der die Zunahme an Dopamin verursacht, und so den Defekt zu korrigieren. Dieses Ersetzen, die »konstitutionelle Therapie«, ist der therapeutische Ansatz der chinesischen Medizin.

Angemessene Lebensführung

Ein weiterer ganzheitlicher Aspekt der chinesischen Medizin besteht darin, dass hier nicht eine Krankheit, sondern ein Mensch untersucht und behandelt wird, während im Westen genau das Gegenteil geschieht. Die Diagnose mittels chinesischer evaluativer Instrumente erfasst den inneren Zustand des Individuums, wie er sich in seiner Energiebalance zeigt. Jedes Individuum wird hinsichtlich seines speziellen Ungleichgewichts behandelt, ungeachtet der Natur seiner

Symptome. Die Behandlung bezieht sich im Allgemeinen auf die einzigartige, ganze Person und nicht nur auf äußere Symptome und Zeichen. Wie Osler sagte: »Sag mir nicht, an welcher Art von Krankheit der Patient leidet, sag mir, welcher Typ von Patient die Krankheit hat.«[3]

Tatsache ist, dass wir weder gleich gebaut sind noch uns gleich entwickeln. Im Sinne einer ganzheitlichen Sicht des Lebens wäre es ein großes Verdienst jeglicher Art von Medizin, wenn sie sich kraft ihrer Autorität dafür einsetzen würde, dass wir endlich den Menschen – und zwar vor allem den noch in Entwicklung begriffenen Menschen – und seine angeborenen Defizite verstehen und behandeln lernen. Unzählige Leben wären lebenswerter, wenn wir hier über ein bisschen mehr Wissen verfügten und etwas mehr Verständnis entwickeln könnten. Ich kenne einen in China geborenen Mann, dessen Mutter bei der Geburt erkannte, dass seine Lungen-Energie geschwächt war. Im Unterschied zu seinen acht Geschwistern ließ sie ihn nie eine normale Schule besuchen, er durfte seine Kleidung bis zu seinem 16. Lebensjahr nicht selbst auswählen und keine anstrengenden Tätigkeiten ausführen. Er ist jetzt in seinen Siebzigern, hat noch immer eine schwache Lunge und in seinen Sechzigern zweimal einen Pneumothorax durchgemacht, als er besonderem Stress ausgesetzt war. Aber er ist noch gesund und sein Körper arbeitet einwandfrei, solange er die Grenzen respektiert, die ihm sein Grunddefizit setzt.

Ausgehend von einem solchen Konzept könnte das Leben eines jeden Menschen von Anfang an nach rationalen Gesichtspunkten und abgestimmt auf die individuellen Bedürfnisse organisiert werden, wobei das Positive immer im Mittelpunkt stünde. Konflikte und Kämpfe, die aus dem fehlenden Wissen um Defizite resultieren, könnten minimiert werden. Auf einer streng medizinischen Ebene wäre es möglich, jene Krankheiten, für die ein Mensch besonders anfällig ist, durch eine angemessene Lebensführung zu verhindern. Außerdem könnte man dank des Wissens um Entsprechungen bestimmte Organe stärken, die normalerweise andere auf physiologischer Ebene unterstützen. So können sie jene Organe stützen, die bekannterweise über angeborene oder erworbene Schwächen verfügen. Es ist für einen Menschen extrem wichtig zu wissen, welche Faktoren in seiner Lebensweise eine signifikante Belastung für konstitutionsbedingt sensible Bereiche darstellen.

Im Westen besteht seit dem Mittelalter, als die Kirche das Sezieren von Körpern durch die Laienschaft erlaubte, aber das Geistige der Kirche vorbehielt, eine Dichotomie zwischen Körper und Geist. Allein die Erkenntnis, dass in der chinesischen Medizin diese Unterscheidung zwischen Körper und Geist nicht existiert, könnte einen Schritt in Richtung Ganzheitlichkeit bedeuten. Ein energetisches Ungleichgewicht kann sich als Störung der höchsten, aber auch der so genannten niedrigen Funktionen oder von beiden äußern. Eine korrektive Medizin beschäftigt sich mit der Störung im energetischen Gleichgewicht und nicht mit der Frage, ob das Symptom emotional oder physisch verursacht ist.

Im Westen gilt heute ein Patient, der über Beschwerden klagt, die unsere diagnostischen Werkzeuge nicht identifizieren können, als geisteskrank. Die ärztliche Zunft scheint vergessen zu haben, dass Keime nicht erst existieren, seit das Mikroskop erfunden wurde. Tatsache ist, dass etwas sehr Reales auf energetischer Ebene geschieht, das sowohl Körper als auch Geist berührt, und dass diese beiden Komponenten eine entsprechende Wirkung auf energetischer Ebene haben. Dank dieses zweigleisigen Systems, das u. a. in Kapitel 14 über das Systemmodell beschrieben ist, bietet die chinesische Medizin dem Patienten die Gelegenheit, sich selbst zu entdecken, und beschränkt ihn nicht auf die Rolle des stillen Beobachters eines Kampfes zwischen Arzt und Krankheit um die Vormachtstellung. Wenn in diesem Modell eine Spannung besteht, dann nicht eine konflikthafte, sondern eine harmonische: der Mensch in Harmonie mit sich selbst und der Welt um ihn herum. Krankheit ist nicht ein abstraktes Phänomen, das mit uns nichts zu tun hat, sondern eine fehlgeleitete Restitution, ein fehlgeschlagener Versuch zu heilen, ein Rückzug von unerträglichen, unlösbaren Problemen mit dem Ziel, sowohl »intakt« als auch »in Kontakt« zu bleiben.

Wenn ein medizinisches Modell den Aspekt der Selbstverantwortung in den Vordergrund stellt, ist es verpflichtet, sich mit dem Kampf zwischen dem, was Karen Horney als das »Ich-Ideal« beschreibt, und der Realität zu beschäftigen. Ein Mensch, der damit konfrontiert wird, dass er durch seine Lebensweise seine Konstitution schädigt, mag dies inakzeptabel finden. Oft ist es ein Schlag für das Ego, wenn man einen angeborenen Defekt zugeben oder die Tatsache anerkennen muss, dass sich die bevorzugte Freizeitbeschäftigung, eine Sucht oder Gewohnheit selbstzerstörerisch auswirken. In diesem Modell wird daher jenen therapeutischen Werkzeugen, die unter dem Begriff »Psychotherapie« zusammengefasst werden, große Bedeutung eingeräumt. Letzten Endes sind diese Probleme des Ich Ausdruck einer viel grundlegenderen Polarisierung von Liebe und Macht. Eine Medizin muss darauf vorbereitet sein, dass der Mensch in der Gleichung von Gesundheit und Krankheit die entscheidende Variable darstellt. Wenn es hier keine Lösung gibt, dann gibt es sie nirgends, und dieses Modell einer Medizin muss in der Lage sein, den Menschen zu dieser Erkenntnis zu verhelfen.

Die Energie des Arztes

In der westlichen Medizin ist es für das subjektive Sein des Arztes ein Gräuel, seiner eigenen medizinischen Praxis gegenüber kritisch zu sein. Die Gültigkeit seiner Praxis liegt in seiner intellektuellen Fähigkeit, die richtige Arznei und die richtige Vorgangsweise zu wählen, was ihm natürlich auch persönliche Befriedigung und Respekt unter seinen Kollegen verschafft. Sollte der Patient ohne ein derartiges objektives, reproduzierbares Vorgehen genesen, stellt der Arzt und mit ihm die ganze Ärzteschaft die Frage, ob der Patient überhaupt krank war. Dies schafft eine natürliche autoritäre Kluft zwischen Heiler und Geheiltem und führt im therapeutischen Setting zu Konflikt statt zu Harmonie. Es erhebt sich dadurch auch die Frage, wie wir Krankheit definieren.

Wenn wir eine Medizin einfordern, die den Arzt dazu ermuntert und es ihm gestattet, in seiner Arbeit seine eigene Menschlichkeit zu wahren, dann würde diese Medizin den Arzt auch dazu zwingen, im Kontakt mit dem Patienten alle seine Sinne einzusetzen. Heute ist der Arzt vielfach nichts anderes als ein von einer pharmazeutischen Firma gesteuerter Roboter, und er ist im Grunde gezwungen zuzugeben, dass er genauso gut durch einen Computer ersetzt werden könnte. Würde er jedoch seine Augen und Ohren, seinen Geruchs-, seinen Tast- und Geschmackssinn als Hauptinstrumente der Kommunikation einsetzen, dann gäbe es nicht die hohen Suizidraten und die große Anzahl an frühen krankheitsbedingten Todesfällen, wie wir sie heutzutage bei Ärzten finden.

Menschlichkeit und Gesundheit des Arztes und des Patienten hängen also sehr stark von einem humaneren, persönlicheren Kontakt zwischen den beiden ab. In der Geste des Handauflegens verbirgt sich im Kontext des Heilens eine wichtige Nebenbotschaft: Sie vermittelt ein Gefühl der Anteilnahme zwischen zwei Menschen. Es handelt sich um eine Form der Liebe, und Liebe ist letztendlich der größte Heiler. In diesem Medizinmodell wird daher jenes Element, das allgemein als Suggestion bekannt ist, als jene unfassbare Macht, die von einem Menschen auf den anderen übergeht, in einem neuen, respektvolleren Licht gesehen. Osteopathen haben demonstriert, dass eine Rotation oder Verschiebung von Wirbeln allein durch emotionalen Stress verursacht werden kann. Wenn eine Emotion Wirbel verdrehen kann, dann ist auch eine von Liebe getragene Beziehung dazu im Stande. Eine derartige Beziehung wirkt sich auf alle Beteiligten förderlich aus; Arzt und Patient nähren einander. Wir bezeichnen diesen bereichernden Prozess abfällig als »Suggestion«. Und doch heißt es von Jesus, dass er dort kein Wunder wirken konnte, wo der Glaube fehlte.

Das diagnostische System selbst ist Gefühl, Geist und Herz des Arztes. Hier ist kein Platz für Maschinen. Der Schlüssel zu diesem System ist das Gewahrsein des Arztes, sein Vertrauen in dieses Gewahrsein und in sich selbst, nicht in Maschinen. Im Westen ist nur das wirklich, was Form und Gestalt hat. Etwas ist nur dann real, wenn es auf ein materielles Objekt oder eine statistisch signifikante Ziffer reduziert werden kann. Dadurch eliminieren wir nur das Element des Zufalls – denn nichts anderes bedeutet »statistisch signifikant«. Das heißt aber nicht, dass nicht etwas, das statistisch nicht signifikant ist, nicht wahr sein kann. Es ist nur, dass es zufällig hätte geschehen können.

Hätte man sich auf diese Art des Wissenserwerbs beschränkt, so wären die wichtigsten medizinischen Entdeckungen der letzten 50 Jahre nicht zu Stande gekommen, denn sie waren im Wesentlichen Zufallserfindungen. Die MAO-Hemmer waren ursprünglich ein Medikament gegen Tuberkulose. Lagactil wurde als Mittel gegen Übelkeit entwickelt. Penizillin und andere, jüngere Antibiotika, die in der Haut von Fröschen entdeckt wurden, sind im Zuge von Forschungen außerhalb der Medizin gefunden worden und haben nichts mit statistischer Signifikanz oder Doppelblindstudien zu tun. Nichtsdestotrotz werden wir voller Absicht von Maschinen gelenkt, und mit der immer stärkeren Computerisierung werden wir immer mehr unseren Respekt gegenüber dem Menschsein an sich als verlässliche Informationsquelle verlieren.

Am Anfang war Wissenschaft die Kunst der Beobachtung, im Gegensatz zur Kunst der Spekulation. Nach diesem Standard ist die chinesische Medizin Wissenschaft. Der ausgebildete chinesische Arzt ist wie der altmodische westliche Arzt ein Beobachter von Phänomenen. Während wir in der westlichen Medizin der Macht und dem Wert unserer Sinne entfremdet sind, blieb in der chinesischen Medizin das Training der Sinne und die ihnen beigemessene Bedeutung erhalten. Gemessen an der ursprünglichen Definition von Wissenschaft, ist die chinesische Medizin den Grundlagen der Wissenschaft viel treuer geblieben als die westliche Medizin.

In der östlichen Medizin ist der Arzt zwar objektiv, aber nicht entfremdet. Seine Energie ist anerkanntermaßen Bestandteil des Heilungsprozesses. Das heißt nicht, dass die Kräuter und Nadeln bedeutungslos wären; es heißt nur, dass auch der Arzt selbst eine Rolle spielt. Vor vielen Jahren arbeitete am jüdischen Krankenhaus in Long Island ein Arzt, der der einzige war, bei dem Streptomycin nicht all die Nebenwirkungen hervorrief, für die dieses Medikament so berüchtigt ist, vor allem keinen Gehörverlust. In seinen Händen hatte es einfach keine Nebenwirkung.

Ein mit der modernen humanistischen Psychologie kongruentes Medizinmodell würde in seiner Philosophie über Doppelblindstudien und statistische Signifikanz hinausgehen. Die östliche Medizin geht mit einer positiven Haltung an die menschlichen Prozesse heran. Für sie sind Symptome restitutiv, nicht destruktiv, sie sind erzieherisch wirksam, sie sind nichts Negatives, sondern ein viel versprechendes Zeichen dafür, dass der Körper noch bei Kräften ist und versucht, sich selbst zu heilen. Die Wiederherstellung des Gleichgewichts und der Respekt für die natürlichen Rhythmen sind fundamentale Leitgrößen. Philosophisch gesehen, tendiert die östliche Medizin dazu, Konflikt durch Homöostase zu ersetzen und die Physiologie in den Normalzustand zurückzuführen. Dieses

Modell schließt Gegensätze ein und sucht nach der Mitte. Es schätzt das Sanfte und Gemäßigte. Wenn es nicht hilft, so schadet es auch nicht.

Die östliche Medizin steht in Einklang mit einem universellen Existenzmodell, mit einer Kosmologie, die den Menschen mit seinem Universum und allen Phänomenen vereint. Für sie sind sowohl der spirituelle als auch der materielle Aspekt des Lebens Faktoren, die über Gesundheit und die Entstehung von Krankheiten bestimmen. Innerhalb dieses Rahmens ist das spirituelle Leben nicht vom körperlichen, mentalen und emotionalen Leben getrennt. Daher muss dieses Modell auch keine Trennlinie zwischen dem Geist und den anderen basalen Lebensfunktionen ziehen. Sein Ziel ist es, den Menschen zu helfen, ihr eigenes freies, unabhängiges spirituelles Wachstum zu suchen, sobald sie ihre Bereitschaft dazu signalisieren.

Ich habe angemerkt, dass Akupunktur eine Medizinphilosophie ist. Die Gesetze, die ihr Konzept von Krankheit und Gesundheit, von Diagnose und Behandlung bestimmen, sind die, die auch das gesamte daoistische Leben bestimmen. Medizin, Diät, Kunst, Regierung, Familienleben, Erziehung, Landwirtschaft und Astronomie – alle diese Bereiche des menschlichen Lebens werden von jenen Prinzipien gelenkt, die auch dem System der Fünf Wandlungsphasen zu Grunde liegen. Medizin und Wissenschaft stehen in Einklang mit dem Leben als Ganzes und tragen zu dessen Stabilität bei. Die höchsten und niedrigsten Funktionsebenen bilden eine Einheit. Kein Teil des Gesamtbildes kann außer Acht gelassen werden, ohne dass sich dies nachteilig auf den Rest auswirken würde. Eine Medizin, die ein einheitliches Konzept der Existenz vertritt, vermag der tief greifenden, tödlichen Entfremdung und Zersplitterung entgegenzuwirken, die das 20. Jahrhundert charakterisiert.

● Chinesische Medizin im Westen

Welches Schicksal wird der Akupunktur in der westlichen Welt beschieden sein? Welche Prognosen können wir jetzt stellen, zu einem Zeitpunkt, zu dem sie in der westlichen Kultur noch nicht wirklich Fuß gefasst hat?

Das erste Problem, das ich dabei sehe, hängt damit zusammen, dass die westliche Medizin kein Konzept von Energie kennt, das dem der östlichen Medizin vergleichbar wäre. Das Konzept von Energie nimmt jedoch in der östlichen Medizin eine zentrale Rolle ein, während es im westlichen Denken nur sehr ansatzweise als metabolisches Konzept existiert. Die energetische Kraft, wie sie die östliche Medizin beschreibt, hat keine Entsprechung in unserem System – sieht man einmal von der relativ unfertigen Arbeit Wilhelm Reichs[4] oder den Gedanken von Alexander Lowen und John Pierrakos[5] ab, die im Westen jedoch nur bei einigen wenigen Menschen Akzeptanz gefunden haben. Im Westen werden wir daher beträchtliche Schwierigkeiten haben, wenn wir uns ernsthaft daran machen wollen, eine Medizin anzuwenden, die um etwas herum konstruiert ist, was wir mit unseren Instrumenten und Apparaten nicht messen können.

Dieses konzeptuelle Hindernis hat viele in der Volksrepublik China und im Westen dazu verleitet, das traditionelle Energiekonzept zu verwerfen und die Akupunktur zu verwestlichen. Versuche, ihren Wirkmechanismus zu erklären, gingen von den Kolloiden, vom autonomen Nervensystem, von Neuroinhibitoren, den »Control Gates« und Endorphinen aus. Auf der Suche nach einer modernen Erklärung für die Effizienz der chinesischen Medizin setzt im Moment vor allem die Volksrepublik China zu einem Frontalangriff auf jede messbare chemische und physikalische Einheit im Menschen an, die klinischen, experimentellen Laborversuchen nach wissenschaftlichen Standards unterzogen werden. Das Konzept von Energie, das der Akupunktur ihre innere Kohärenz und allem Lebendigen seinen bedeutungsvollen Kern verliehen hat, wird nun schnell und unmerklich ausgelöscht.

Das System der Fünf Wandlungsphasen, die universellen daoistischen Gesetze von Yin und Yang und die meisten der Akupunkturpunkte werden bald dem Qi in die Vergessenheit nachfolgen. Die westliche Wissenschaft mit ihrem Prestige und ihrer Macht ist daher verpflichtet, die Gültigkeit dieser Phänomene gemäß deren spezifischen Standards und Techniken zu bestätigen. Im Westen wissen wir nur, was unsere Maschinen registrieren. Was wir nicht messen können, das wissen wir nicht. Wir haben die Parameter unseres Wissens auf die Empfindlichkeit unserer mechanischen Apparaturen reduziert.

Die chinesische Medizin sieht sich im Westen aber auch mit einigen anderen konzeptuellen Barrieren konfrontiert. Eine davon ist der grundlegende Konflikt zwischen Technologie und Kunst im Heilungsprozess. Der technologische Ansatz geht davon aus, dass der Heiler für den Heilungsprozess selbst irrelevant sein muss, denn nur dann kann ein Heilsystem überhaupt Gültigkeit erlangen. In einem Heilsystem, in dem die Bewegung und Balance von Energie der Faktor ist, der über Krankheit und Gesundheit entscheidet, spielt die Energie des Heilers eine wesentliche Rolle im System, sei es als positive oder als negative Kraft. Lawson-Wood behauptete: »Es ist therapeutisch signifikant, was im Geist des Arztes vorgeht. Mit anderen Worten: Die Absicht des Arztes hat großen Einfluss auf die Qualität und Polarität der Behandlung, die er dem Patienten angedeihen lässt.«[6]

Die Bedeutung, die der Heiler in der Akupunktur hat, zeigt, dass es sich dabei um eine Kunst handelt. Eine Kunst kennt aber nur wenige verifizierbare Daten, die jedoch in einem wissenschaftlichen Modell unverzichtbar sind. Der Geist des Menschen, die Energie der Natur und das Wissen um deren Wirken sind die heilenden Kräfte der östlichen Medizin. Die moderne wissenschaftliche Institution testet und verwendet das, was im reproduzierbaren, statistisch signifikanten Experiment verifizierbar ist. Aus diesem Grund glaube ich, dass die chinesische Medizin in ihrer langen Reise durch die Zeit wieder einmal vor einer schwierigen Phase steht und sich auf eine Entwertung seitens des Establishments gefasst machen muss. Die östliche Medizin steht – wie die Menschheit selbst – am Scheideweg. Ein Weg führt zur Auslöschung, der andere, der von immer mehr Menschen gewählt wird, die eine Medizin in Anspruch nehmen – wenn schon nicht von denen, die Medizin praktizieren –, führt zu einer neuen, tiefen spirituellen Wiedervereinigung des Menschen mit Himmel und Erde.

● **Medizin und Gesellschaft**

Warum sind alle diese Modelle in unserem Teil der Welt relativ unbekannt und warum können sie sich auch in ihren Ursprungsländern nicht wirklich durchsetzen, wenn sie doch das Potenzial in sich bergen, auch die schwierigsten medizinischen Dilemmas lösen zu können? Wir können offenbar die Medizin nicht verändern, ohne die Gesellschaft zu verändern und einen radikalen Wertewandel herbeizuführen, der der Ökologie Vorrang gibt vor der Ökonomie und der in der Liebe das Gegengewicht zu Macht sieht. In einer Welt, in der unsere Sinne und unsere Sensibilität einem brutalen Angriff ausgesetzt sind, kann nur eine brutale Medizin existieren. Jeder einzelne Wert, der in einer idealen Medizin Gültigkeit hat, gilt auch für eine ideale Gesellschaft, in der allein eine ideale Medizin existieren kann.

Das Bestreben, eine ideale Medizin zu praktizieren, wird so lange ein endloser Kampf gegen höhere Mächte sein, bis jedes einzelne Mitglied dieser Gesellschaft sie tatsächlich will und sich die Werte, auf denen diese Medizin beruht, zu Eigen macht. Wollen wir eine Medizin haben, die unserer Menschlichkeit gegenüber sensibler ist, müssen wir auch Verantwortung dafür übernehmen. Nur Regierungen und Ideologien zu verändern, bewirkt wenig. Alle Lösungen, die sich mit weniger als mit innerem Wachstum begnügen, führen auf gefährliche Weise in die Irre und sind nur Anlass für endlose Frustrationen. Wir finden nur dann die Hoffnung und den Mut, die wir auf unserem Weg zu einer liebevollen Gesellschaft und einer mitfühlenden Medizin brauchen, die die Gesundheit in den Mittelpunkt stellen, wenn wir über ein klares Verständnis dieses Prinzips verfügen. Das Himmelreich liegt in uns.

16 Zusammenfassung

Die chinesische Medizin ist »rund«

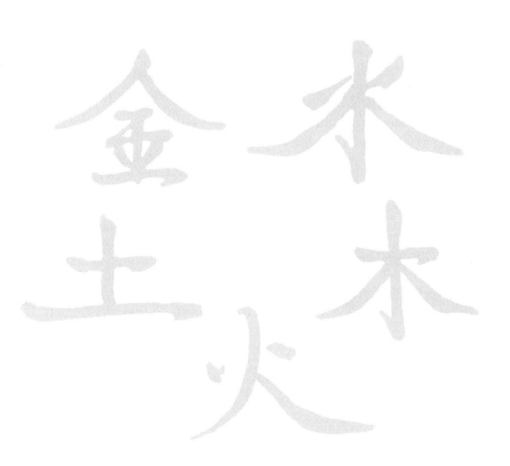

Zusammenfassung

Dieses Buch will zu allererst darstellen, welche Rolle die Fünf Wandlungsphasen und die Energien der Organsysteme im Sinne von positiven, natürlichen Funktionen auf geistiger, emotionaler und spiritueller Ebene beim Überleben und der Erfüllung des »Seins« spielen. Die negativen Emotionen, die normalerweise mit den Energien dieser Organsysteme in Zusammenhang gebracht werden, sind das Ergebnis einer Verzerrung der natürlichen Funktion und nicht die Funktion selbst. Sie sind restitutive, keine grundlegenden Attribute. Chronischer Zorn wird als Scheitern des dynamischen Bedürfnisses nach Selbstdurchsetzung gesehen, vermittelt durch die Energien der Wandlungsphase Holz. Chronische Angst ist eine Reaktion auf einen Zusammenbruch der natürlichen Funktion des Nieren-Qi, das dadurch Ehrfurcht, Respekt, Vertrauen und Mut nicht mehr ausbalancieren kann. Wenn wir die chinesische Medizin auf den spirituellen, geistigen und emotionalen Bereich anwenden, müssen wir unbedingt die einzelnen Organsysteme mit speziellen Funktionen in Beziehung setzen, die in ihrer Ganzheit alle wesentlichen menschlichen Eigenschaften erfassen.

Diese natürlichen geistigen, emotionalen und spirituellen Funktionen verkörpern das Wachstum und die Entwicklung des potenziellen »Seins« und verleihen ihm seinen adäquaten Ausdruck. Ich habe versucht, diese natürlichen Funktionen im Kontext eines evolutionären Stufenentwicklungsmodells darzustellen. Ziel dieses Buches ist es zum einen, verständlich zu machen, dass diese Energien wesentlich für das menschliche Wachstum in allen seinen Phasen – von der Geburt bis zum Tod – sind, und zum anderen, sie in Begriffen vertrauter, alltäglicher Lebenserfahrungen darzustellen. Wir haben untersucht, welche Folgen es hat, wenn diese energetischen Funktionen sich im entsprechenden Entwicklungsstadium nicht entfalten können. Dabei handelt es sich um Disharmonien in der Persönlichkeit, wobei die Erörterung dieser Disharmonien bei weitem nicht erschöpfend ist. Die dargestellten Persönlichkeitsprofile, die mögliche Auswirkungen solcher Disharmonien illustrieren, dürfen jedoch nicht als Versuch gewertet werden, eine simple, schnelle diagnostische Typologie aufstellen zu wollen.

In diesem Zusammenhang wäre es auch interessant zu überprüfen, ob man dauerhafte Persönlichkeitsmerkmale tatsächlich als verlässliche Indikatoren für ein fundamentales Energieungleichgewicht ansehen darf. Eine derartige Studie müsste sich aber über relativ lange Zeit erstrecken und eine große Anzahl von Ärzten einbeziehen.

Ich habe versucht, das dynamische Zusammenspiel von Organsystemen hinsichtlich Emotion, Geist und Seele zu illustrieren und zu zeigen, wie der Ke- oder Kontrollzyklus des Systems der Fünf Wandlungsphasen als korrektives System wirksam wird, das in seinem Konzept der von Freud beschriebenen »Reaktionsbildung« ähnelt. Ich habe versucht zu zeigen, dass jede Form von Pathologie eine natürliche Funktion des Organismus darstellt, der versucht, sich selbst wiederherzustellen, um sein Überleben zu sichern, d. h. »Kontakt« aufrechtzuerhalten, während er »intakt« bleibt.

Die meisten westlichen bioenergetischen Therapien, bei denen es vor allem darum geht, die Abwehrenergien direkt anzugreifen und den »Widerstand« zu brechen, basieren auf der falschen Annahme, dass daraus automatisch Heilung resultieren müsse. Die chinesische Medizin macht uns Energien zugänglich, die innerhalb der westlichen Modalitäten gar nicht verfügbar sind. Sie erfüllen auf einer viel tieferen Ebene eine nährende Funktion und ermöglichen den Menschen den Luxus, innere Stärke zu entwickeln, wodurch sie weniger auf defensive Haltungen angewiesen sind. Das Konzept des Widerstands und des Brechens der Abwehrenergien tritt in den Hintergrund, denn der Schwerpunkt der Arbeit liegt nicht auf den negativen Aspekten eines Widerstands, sondern auf der Intention.

Akupunktur eröffnet auch einen Zugang zum Unbewussten und vermag fehladaptierte Feedbackschleifen zu durchbrechen. Inneres Wachstum ist dann möglich, wenn dieses Sichöffnen für Bereiche der unerfüllten oder verzerrten Lebenskraft in einer Situation geschieht, in der »neue Erfahrungen« mit dieser Energie möglich sind. Eine derartige neue Erfahrung kann in dem Moment beginnen, in dem der Arzt die positive Intention der restitutiven Manöver (Abwehr) anerkennt.

Akupunktur in ihrer Vollendung fördert und erhöht das Bewusstsein. Dieser Wachstumsprozess des Bewusstseins geht oft mit Schmerzen einher, bringt aber auch Befriedigung, da Bewusstsein die Antithese zu Verleugnung darstellt und die Faktoren ausschaltet, die Gefühle und Empfindungen abtöten. Mit der ersten Begegnung mit den Nadeln beginnt jene Seite des Menschen, die sich wirklich lebendig fühlen will, dem Geheimnis auf den Grund zu gehen, warum sie das eigene Leben vermeiden wollte.

Dr. Shens Konzept eines intakten »Nervensystems«, das als Bollwerk gegen emotionalen Stress wirkt, zwingt uns, unsere traditionelle Auffassung, ein »psychosomatischer Patient« sei auf emotionaler Ebene nicht kompetent, zu hinterfragen, denn nach seinem Modell hat es der Betroffene nur seinem starken »Nervensystem« zu verdanken, wenn sein Organismus körperlich und nicht geistig zusammenbricht.

Die wesentlichen Prinzipien der chinesischen Medizin, die sie meiner Meinung nach zu einem der »ganzheitlichsten« Medizinsysteme machen, werden in etlichen Teilen des Buches dargestellt, vor allem in Kapitel 15 »Ein medizinisches Modell«. Hier liegt das Hauptaugenmerk auf der einigenden Rolle, die das Konzept der Energie, des Qi, in diesem System spielt. Die dynamischen Interaktionen von Organsystem und Emotion und der Einfluss von Konstitution, Lebenserfahrung und Lebensweise werden in Kapitel 14 »Das Systemmodell nach Dr. Shen« erörtert.

Schließlich habe ich versucht, eine Ahnung davon zu vermitteln, wie sich die chinesische Medizin in den Händen westlicher Ärzte zu einer Form von Medizin weiterentwickelt, die den einigenden medizinischen Kontext liefern kann, nach dem die westliche humanistische Psychologie, die der chinesischen Medizin in ihren Prinzipien und Praktiken erstaunlich verwandt ist, so lange gesucht hat.

● Die chinesische Medizin ist »rund«

Ich habe in diesem Buch nicht versucht, den Bereich der Therapie abzudecken. Ich habe keine Akupunkturpunkte, Rezepte oder Strategien präsentiert, die einer bestimmten emotionalen, geistigen oder spirituellen Dysfunktion entsprechen. Diese sind jedoch relevant und werden in einem anderen Zusammenhang dargestellt werden. Ich habe sie hier beiseite gelassen, um zu unterstreichen, dass eine grundlegende Annäherung an psychische Probleme am besten dadurch geschieht, dass man jenen Prinzipien der Energietransformation treu bleibt, die sich im Laufe von Jahrhunderten als gültig erwiesen haben. Ich habe ein ganzes Notizbuch voll mit Rezepten für alle möglichen psychischen Zustände, die ich den verschiedensten Quellen entnommen habe. Sie sind zwar wertvoll, aber sie sind kein Ersatz für jene Gesetze, die die Manipulation von Energie in allen ihren Manifestationen bestimmen.

Ich möchte an dieser Stelle auch ganz klar festhalten, dass jeder von uns das Privileg genießt, die äußersten Grenzen der chinesischen Medizin erkunden und seine Entdeckungen mitteilen zu können. Nur die Zeit wird darüber entscheiden, welche dieser Entdeckungen universelle Gültigkeit haben. Am Ende des 20. Jahrhunderts finden wir uns mit völlig neuen, bislang nicht da gewesenen Situationen konfrontiert. Eine Medizin, die von Kulturen entwickelt wurde, die keiner der physischen, chemischen und geistigen Herausforderungen der industriellen und Kommunikationsrevolution ausgesetzt war, kann nicht eins zu eins auf die Welt, in der wir heute leben, angewendet werden. Die Brutalität der westlichen Medikamente geht Hand in Hand mit der Gewalt auf ökologischem Gebiet, die ebenfalls Auswirkungen auf die angeborenen Überlebensmechanismen des menschlichen Organismus hat. Die chinesische Medizin muss ihren Prinzipien der Harmonie und Sanftheit treu bleiben, aber sich den Anforderungen einer Industriegesellschaft stellen.

Obwohl sich die chinesische Medizin wird verändern müssen, wächst ihre Bedeutung als einigendes Konzept, das es uns erlaubt, uns als ein Ganzes zu verstehen, die Unmenge an unzusammenhängenden Daten miteinander in Beziehung zu setzen, sie in ein ganzheitliches System zu bringen und so unsere Integrität innerhalb des unvermeidlichen Chaos zu bewahren. Wir werden eine Medizin brauchen, die davon ausgeht, dass die Kraft, die Krankheit begünstigt, gleichzeitig auch die Kraft ist, die Krankheit heilt. Wir brauchen eine Medizin, in der ein Mensch und seine Krankheit in einem Verantwortungsverhältnis zueinander stehen, in der Geist und Körper eine einzige, ununterscheidbare Einheit bilden, in der Heiler und Geheilter aufeinander zugehen, in der der Mensch eins ist mit der Natur, verbunden mit Gott.

Der chinesischen Medizin ist es gelungen, dort Ordnung herzustellen, wo Ordnung benötigt wird, und gleichzeitig das Chaos als unausweichliches Faktum im Leben zu akzeptieren. Sie trägt dem Chaos Rechnung, denn sie akzeptiert, dass es jenseits der Konstitution und jenseits von dem, was wir damit tun, ein drittes wesentliches Prinzip der Existenz gibt, nämlich Schicksal. Aus diesem Grund hat Dr. Shen die chinesische Medizin als »rund« bezeichnet. Da sie aber auch den Trend der chinesischen Gesellschaft, sich als geschlossenes System zu entwickeln, widerspiegelt, ist in den verfügbaren Werken über chinesische Medizin nicht viel von dieser Flexibilität zu spüren; diese erschließt sich erst in der Zusammenarbeit mit einem »Meister«.

Die chinesische Medizin ist in Transformation begriffen, um es mit dieser Herausforderung aufnehmen zu können. Dieser Wandel kann nur geschehen, wenn sie sich Ideen aus anderen Disziplinen zu Eigen macht, die sie nicht zwingen, sich einer fragmentierten Sicht der Wirklichkeit zu unterwerfen und ihre innere Einheit aufzugeben. Ich habe versucht zu zeigen, dass die westliche humanistische Psychologie ein Wissensgebäude darstellt, das in seinen Prinzipien mit den Axiomen der chinesischen Medizin übereinstimmt. Dabei kann man zwei Arten der Annäherung an Geisteskrankheit unterscheiden: Der erste Ansatz – der der Psychotherapie – konzentriert sich zuerst auf intellektuelle und emotionale Einsichten und Verhaltensänderungen, in der Hoffnung, dass Blockaden des Lebensflusses sich im Laufe des Prozesses auflösen. Der zweite Ansatz löst zuerst die Energieblockaden und lässt Bewusstsein und Einsicht dem Fluss der Lebenskraft folgen. Meiner Meinung nach gibt es gute Gründe für die Annahme, dass wir die Wahl haben und dass Einsicht und Sein zumindest in gleichem, wenn nicht sogar in größerem Ausmaß im zweiten Ansatz verwirklicht werden können. Wenn wir dynamische Psychotherapie mit chinesischer Medizin kombinieren, haben wir die Möglichkeit, beide Ansätze gleichzeitig und ganzheitlich anzuwenden. Gemeinsam sind sie mehr als die Summe ihrer Teile.

Meine persönliche These entwirft eine von entwicklungspsychologischen Überlegungen ausgehende evolutionäre Sicht von Energetik. Verzerrungen der natürlichen Funktionen der Energie, die in den verschiedenen Stadien des Lebens auftreten können, führen zu einer allgemeinen Persönlichkeitskonfiguration, die erste Hinweis auf eine Energiedisharmonie liefern kann. Ob dies die Geheimnisse des »sich in die Lüfte erhebenden Drachens« oder den Flug des »Roten Vogels« weiter zu erhellen vermag, werden jene zeigen, die, wie ich hoffe, dieses Konzept noch weiter verfeinern werden.

Anmerkungen

Einführung und Begriffsbestimmungen
1. In der amerikanischen Originalausgabe des Buches: »restitutive contact« (»restitution«: Wiederherstellung); weitere Ausführungen zu diesem Konzept finden sich z. B. in Kapitel 7: »Kompensatorische Merkmale« und in Kapitel 10: »Die natürlichen Funktionen des Herzbeutels« (Anm. d. Lekt.).
2. Lu Xun: *Selected Works*, Foreign Language Press, Beijing 1956
3. Bo Yang: *The Ugly Chinaman*, Lin Bai, Taibei 1985
4. Joseph Campbell: *Die Masken Gottes. Mythologie des Ostens*, Sphinx, Basel 1991, S. 471ff
5. Übersetzt nach Ilsa Veith: *The Yellow Emperor's Classic of Internal Medicine*, University of California, Berkeley 1972, S. 215–216
6. Pulseigenschaften, die in Standardtexten über chinesische Pulsdiagnose nicht erwähnt werden (z. B. Vibration, Veränderung der Pulsrate im Ruhezustand, Veränderung der Intensität, Hämmern) sind Teil des Shen/Hammer-Systems und werden in dem Buch *The Chinese Pulse Diagnosis – A Contemporary Approach* (von Leon I. Hammer, erscheint 2001 bei Eastland Press) genau erklärt. Außerdem werden im vorliegenden Werk die einzelnen Pulsqualitäten nicht auf exakt die gleiche Weise wie in der gängigen Literatur interpretiert.

1. Kapitel
1. Übersetzt nach Veith: *The Yellow Emperor's*, S. 118, 120
2. Roger Williams: *Biochemical Individuality*, University of Texas, Austin 1956
3. Leon I. Hammer: Psychotherapy and Growth, in: *Contemporary Psychoanalysis*, Bd. 19, Nr. 3, 1974
4. Joseph Campbell: *Die Masken Gottes. Mythologie der Urvölker*, Sphinx, Basel 1991, S. 78ff
5. Roberto Assagioli: *Psychosynthese*, Rowohlt, Reinbek bei Hamburg 1993; siehe auch Roberto Assagioli: *The Act of Will*, Penguin Books, New York 1974
6. C.G. Jung: *Memories, Dreams, Reflections*, Vintage Books, New York 1965
7. Selah Chamberlain: Shen & Ling, in: *The Journal of Traditional Acupuncture*, Bd. 4, Nr. 1, 1980, S. 16
8. Ich zitiere Manfred Porkert: »*Hun* ist somit die den Charakter aktiv prägende und zugleich das Bewußtsein tragende (aufrechterhaltende) Energie. Ihr struktives Komplement nennt man *p'o*. Unter *p'o* versteht man den konkretisierenden Aspekt der gleichen individualspezifischen konstellierenden Kraft. (*P'o* ist also zweifach polar determiniert – nämlich primär nach dem Aspekt: struktiv, sekundär nach der Basis (*shen*): aktiv – und bezeichnet einen speziellen Aspekt von *shen*, der ›konstellierenden Kraft‹, weshalb es niemals als Synonym von *ching* verstanden werden kann.) *P'o* entspricht mithin der im körperlichen Substrat vorhandenen Disposition für die *hun* benannten [›physischen‹] aktiven Leistungen.« Zitiert nach: Manfred Porkert: *Die theoretischen Grundlagen der chinesischen Medizin*, Chinese Medical Publications, Basel 1991, S. 145
9. Richard Wilhelm: *I Ging. Das Buch der Wandlungen*, Diederichs, München 1956
10. Siehe Sigmund Freud: Zur Psychotherapie der Hysterie, in: *Studienausgabe* (hrsg. von A. Mitscherlich / A. Richards / J. Strachey), S. Fischer, Frankfurt/Main 1969–1975, Ergänzungsband; Sigmund Freud: Transference in Analytic Therapy, in: *General Introduction to Psychoanalysis*, Garden City Publications, New York 1943; Sigmund Freud: Die endliche und die unendliche Therapie, in: *Studienausgabe*, Ergänzungsband
11. Ralph Waldo Emerson: Selbstvertrauen, in: *Die Natur. Ausgewählte Essays*, Reclam, Stuttgart 1982

12. Siehe Alfred North Whitehead: *Field Theory Process and Reality,* MacMillan, New York 1929; Kurt Lewin: *Field Theory in Social Science: Selected Theoretical Papers,* Harper, New York 1951
13. Veith: *The Yellow Emperor's,* S. 97–98
14. Hans Selye: General Adaptation, in: *The Stress of Life,* McGraw-Hill, New York 1956
15. John Shen, persönliche Mitteilung.
16. Albert Einstein: *Über die spezielle und allgemeine Relativitätstheorie,* Vieweg, Wiesbaden/Braunschweig 1988
17. Veith: *The Yellow Emperor's,* S. 104
18. Sigmund Freud: Hemmung, Symptom und Angst, in: *Studienausgabe,* Bd. 6, S. 229ff
19. Jung: *Memories,* S. 138
20. Wilhelm Reich: *Die Entdeckung des Orgons,* Bd. 1, Kiepenheuer und Witsch, Köln 1969
21. Zu den von Alexander Lowen und John Pierrakos entwickelten Theorien siehe: Alexander Lowen: *Physical Dynamics of Character Structure,* Grune and Stratton, New York 1958
22. Harry Stack Sullivan: The Interpersonal Theory of Psychiatry, in: *Collected Works of Harry Stack Sullivan,* W.W. Norton and Company, New York 1953
23. Arthur Waley: *The Three Ways of Thought in Ancient China,* G. Allen and Undwin, London 1963
24. Ich stimme zwar damit überein, dass Individualität eine Illusion ist, aber ich glaube auch, dass die einzige gültige Verwirklichung der Einheit nur durch eine Phase authentischer Individuation zu Stande kommen kann. Jene Gesellschaften, in denen das Individuum der Gruppe untergeordnet ist (z. B. China und Japan) sind nicht repräsentativ für einen Ich-losen Zustand. Ich verstehe sie als Gesellschaften mit einem organisierten Gruppen-Ich, die u. U. einen Schritt hinter uns nachhinken. Man kann ein Ich, das man nie besessen hat, auch nicht verlieren.

2. Kapitel

1. Denis und Joyce Lawson-Wood: *The Five Elements of Acupuncture and Chinese Massage,* Health Science Press, Northamptonshire 1973, S. 90
2. Ibid., S. 88–89
3. Hammer: Psychotherapy and Growth, S. 389
4. Harry Stack Sullivan: *Clinical Studies in Psychiatry,* W.W. Norton and Company, New York 1956, S. 5, 103
5. Sullivan: The Interpersonal Theory, S. 36
6. Leon I. Hammer: Integrated Acupuncture Therapy for Body and Mind, in: *American Journal of Acupuncture,* Bd. 8, Nr. 2, 1980

3. Kapitel

1. Siehe Campbell: *Die Masken Gottes. Mythologie der Urvölker*
2. *The Centennial of Von Stradonitz's Work,* American Chemical Society, Washington D.C. 1966
3. Matthäus 7:20
4. Sollte es der Medizintechnologie gelingen, weit genug in diese Richtung vorzudringen, so würde sie sich in der Welt der Quantenphysik wieder finden, in der viele der mechanischen und materialistischen Aspekte der Wirklichkeit ihre Gültigkeit verlieren. Ein Artikel in *Science News,* der sich mit Teilchenphysik beschäftigt und den Titel »Axion Hunt: Getting Something Out of Nothing« (»Die Jagd nach dem Axion: Etwas aus nichts gewinnen«) trägt, beschreibt die Suche nach den kleinsten Materiepartikeln: »Instantons sind Lösungen für mathematische Gleichungen, die die Kräfte eines chromodynamischen Feldes beschreiben, die aber, anders als Feldquanten, keine Materialität besitzen. Sie sind keine Partikel und haben keine direkte physikalische Interpretation.« Professor Dodd schreibt weiter: »Sie sind Eigenschaften des Vakuums; und da ein Vakuum definiert ist als ein Zustand von Null-Energie, stellt sich dort die Frage materieller Objekte erst gar nicht. Instantons sind mathematisch, aber sie haben einen physikalischen Effekt. In ihrer Gegenwart fühlen die Gluonen Kraft, und das bedeutet nichts anderes, als dass nichts etwas beeinflussen kann. Das Vakuum enthält damit mathematische Objekte, die sich am Rande der Wirklichkeit bewegen und das Verhalten materieller Objekte beeinflus-

sen. Das beginnt bei den Gluonen und arbeitet sich ganz buchstäblich hinaus, bis rundherum das grüne Gras wächst. Außerdem erfordert die Einführung der Instantons die Existenz eines neuen Teilchens, das ganz materiell sein müsste, des Axions. Während Instantons eine Anzahl bedeutender Schwierigkeiten in der Quantenchromodynamik zu lösen scheinen – so auch die knifflige Frage, warum die Quarks immer innerhalb der Partikel, die sie bauen, zu bleiben scheinen und sich nie frei bewegen –, werfen sie auch ganz neue Fragen auf.« Zitiert nach: James Dodd: Axion Hunt: Getting Something Out of Nothing, in: *Science News*, Bd. 113, Nr. 15, 1978, S. 228
5. Lawson-Wood: *The Five Elements*, S. 72

4. Kapitel
1. Leland Hinsie, Robert Campbell: *Psychiatric Dictionary*, Oxford University Press, New York 1960, S. 613
2. *Diagnostisches und Statistisches Manual Psychischer Störungen DSM-III* (hrsg. von K. Koehler / H. Saß), Beltz, Weinheim/Basel 1984, S. 253
3. Georg Groddeck: *The Book of It*, A Mentor Book, New York 1961
4. Franz Alexander: *Psychosomatic Medicine: Its Principles and Applications*, W.W. Norton and Company, New York 1950
5. Otto Fenichel: *The Psychoanalytic Theory of Neurosis*, W.W. Norton and Company, New York 1945, S. 236
6. Stewart Wolf / Harold G. Wolff: Life Situations, Emotions and Gastric Function, in: *American Practitioner*, Bd. 3 und 4, 1948/49, S. 1–14
7. Robert Ader: A Historical Account of Conditioned Immunobiological Responses, in: *Psychoneuroimmunology* (hrsg. von Robert Ader), University Academic Press 1981
8. George F. Solomon: Immunologic Abnormalities in Mental Illness, in: *Psychoneuroimmunology* (hrsg. von Robert Ader), University Academic Press 1981
9. Sir William Osler: *Counsels and Ideals from the Writings of Wm. Osler*, Houghton Mifflin Company, New York 1921
10. Mark Seem / Joan Kaplan: *Bodymind Energetics*, Thorsons Publishers, Rochester 1988
11. *Diagnostisches und Statistisches Manual Psychischer Störungen DSM-III-R* (hrsg. von H.-U. Wittchen / H. Saß / M. Zaudig / K. Koehler), Beltz, Weinheim/Basel 1989, S. 313
12. Ted J. Kaptchuk: *Das große Buch der chinesischen Medizin*, O.W. Barth, Bern/München 1988, S. 133–151
13. Lawson-Wood: *The Five Elements*, S. 91
14. Ibid., S. 91–96
15. Anna Freud: *Das Ich und die Abwehrmechanismen*, Fischer, Frankfurt/Main 1988

5. Kapitel
1. Kaptchuk: *Das große Buch*, S. 71ff
2. Ibid.
3. Ibid.
4. Ibid.
5. Porkert: *Die theoretischen Grundlagen*, S. 88ff
6. Kaptchuk: *Das große Buch*, S. 71ff
7. Ibid.
8. Ibid.
9. *Essentials of Chinese Acupuncture*, Foreign Language Press, Beijing 1980

6. Kapitel
1. Leon I. Hammer: Activity: An Immutable and Indispensable Element of the Therapist's Participation in Human Growth, in: George D. Goldman / Donald S. Milman: *The Neurosis of Our Time: Acting Out*, Charles C. Thomas, Springfield 1973, S. 281. Siehe auch Hammer: Psychotherapy and Growth
2. Lawson-Wood: *The Five Elements*, S. 91
3. Ibid., S. 95
4. Sigmund Freud: Vorlesungen zur Einführung in die Psychoanalyse, in: *Studienausgabe*, Bd. 1
5. Wilhelm Reich: *Charakteranalyse*, Köln/Berlin 1972

7. Kapitel
1. Persönliche Mitteilungen am Traditional Acupuncture Institute, Columbia, Maryland

2. Gordon Allport: *Becoming*, Yale University Press, New Haven 1955, S. 31–33
3. Eine Erklärung der Arbeit von Alexander Lowen und John Pierrakos findet sich in Lowen: *Physical Dynamics*
4. Sullivan: The Interpersonal Theory, S. XVIII
5. Stella Chess / Thomas Alexander / H.G. Birch: *Temperament and Behavior Disorders in Children*, New York University Press, New York 1968
6. Allport: *Becoming*, S. 7

8. Kapitel
1. Matthäus 6:12
2. Der Mensch hat sich lange die Frage gestellt: »Wer bin ich?« Antworten auf diese Frage sind unser wissenschaftliches, mythologisches, literarisches und religiöses Erbe. Diese Antworten waren nicht vollkommen befriedigend. Wir tun uns leichter, wenn wir definieren, wer wir nicht sind. Einerseits grenzt uns die Wissenschaft mit großer Präzision von der Welt der Tiere, Mineralien und Pflanzen, ja, sogar von der Welt unserer Vorfahren auf der Erde ab, andererseits hat uns die Theologie mit wesentlich geringerer Präzision von der Welt der Engel, Teufel und Götter abgegrenzt.
3. Porkert: *Die theoretischen Grundlagen*, S. 8ff
4. Diese Vorwärtsbewegung in Zeit und Raum ist nicht nur ein Talent, sondern bei manchen Menschen auch ein tatsächlicher Geisteszustand. Jene von uns, die sich mit den zukünftigen Konsequenzen der gegenwärtigen profitorientierten und rücksichtslosen Praktiken beschäftigen, werden allgemein als Umweltschützer angesehen. Was wir haben, ist zu wertvoll, um leichthin vergeudet werden zu dürfen. Die Standards, die im Allgemeinen von der Mehrheit akzeptiert werden können, genügen nur in den seltensten Fällen auch jenen Menschen, die zukünftigen Entwicklungen gegenüber sensibler sind. Modernen Umweltschützern ergeht es meist weniger gut als den Propheten der modernen Wissenschaft, mit denen sie paradoxerweise oft uneins sind. Die missbräuchliche Anwendung von Wissenschaft hat die Zeit-Raum-Kluft zwischen Gegenwart und Zukunft verkleinert, und deren virtuelles Zusammenfallen hat zu der modernen psychologischen Katastrophe eines »Zukunftsschocks« geführt. (Siehe Alvin Toffler, *Future Shock*, Random House, New York 1970)
5. John Bunyan: *The Water of Life*, Reiner, Swengel 1967
6. Joen Fagan / Irma Lee Shepard: *Gestalt Therapy Now*, Harper Colophon Books, New York 1970, S. 49
7. Lee Salk / Lewis Lipsitt / William Sturner / Bernice Reilly / Robin Leavat: Relationship of Maternal and Perinatal Conditions to Eventual Adolescent Suicide, in: *The Lancet*, März 1985, S. 624–627
8. Die Diagnose »major depression« der amerikanischen Originalausgaben des *DSM* wurde im deutschen *DSM-III* mit »Typische (major) Affektive Störung«, in *DSM-III-R* und *-IV* mit »Major Depression« übersetzt (Anm. d. Lekt.).
9. George Bernard Shaw: *The Complete Bernard Shaw Prefaces*, Paul Hamlyn, London 1965, S. 189

9. Kapitel
1. Siehe Chess et al.: *Temperament*
2. Alexander Lowen: *Körperausdruck und Persönlichkeit*, Goldmann 1992, S. 255
3. Ibid., S. 257
4. Stephen M. Johnson: *Characterological Transformation*, W.W. Norton and Company, New York 1985, S. 35
5. Laozi, übersetzt nach: *The Tao Te Ching*, Vintage Books, New York 1972
6. Matthäus 5:39, Lukas 6:29
7. Leo Tolstoi: *Krieg und Frieden*, Hamburg 1928
8. Matthäus 5:39, Lukas 6:29
9. Siehe Emerson: *Selbstvertrauen*
10. Ted J. Kaptchuk: Vorlesung über Depression, gehalten 1986 in New York
11. Lowen: *Körperausdruck*, S. 255

10. Kapitel
1. Lawson-Wood: *The Five Elements*, S. 92
2. Ibid.

3. Joseph Campbell schreibt, dass es überhaupt nicht klar ist, warum der Mythos von Elohim je als Mythos einer Schöpfung ex nihilo, »aus dem Nichts«, hätte begriffen werden sollen, denn er beschreibt eine Schöpfung aus der Kraft des Wortes, das im primitiven Denken alles andere als »nichts« ist, sondern vielmehr als Essenz des ihm entsprechenden Dinges verstanden wird (siehe Campbell: *Die Masken Gottes. Mythologie des Westens*). Bereits 2850 v. Chr. existierte ein ägyptischer Mythos von der Erschaffung durch die Kraft des Wortes. Und vor 50 Jahren hat ein sechseinhalb Jahre alter Junge zum Schweizer Psychologen Jean Piaget gesagt, dass es schrecklich wäre, wenn es keine Worte gäbe, denn dann könnte man nichts tun, und er fragte sich, wie dann Dinge überhaupt gemacht werden könnten. (Siehe Jean Piaget: *Gesammelte Werke. Studienausgabe*, Bd. 2: Der Aufbau der Wirklichkeit beim Kinde, Klett, Stuttgart 1975). Die Göttliche Intelligenz hat »Das Wort« zum »Gesetz« weiterentwickelt, zu einem göttlich inspirierten ethischen Code, was die Transformation des kreativen Geistes in eine organisierte Religion charakterisiert; die Sprache der Götter ist so zur Sprache des Menschen geworden. Im Orient werden diese »Gesetze« meist als universell und für alle Phänomene gültig erachtet, während sie im Okzident lediglich auf den Menschen bezogen werden. Der Entwickelte Geist des Menschen ist die Umsetzung der Göttlichen Offenbarung in Sprache durch die Göttliche Intelligenz.
4. Allport: *Becoming*, S. 31–33
5. *DSM-III*, S. 220
6. Ibid., S. 218–219
7. Esteban Lucas Bridges: *The Uttermost Part of Earth*, Hodder and Stoughton, London 1948, s. 264
8. John Donne: Devotions Upon Emergent Occasions: Meditation XVII, in: *Norton Anthology of English Literature*, Norton, New York 1968, S. 528
9. Lowen: *Körperausdruck*, S. 307
10. Ibid., S. 341
11. Ibid., S. 340ff
12. Ibid., S. 334
13. Hammer: Psychotherapy and Growth, S. 389
14. Jung: *Memories*, S. 45
15. Übersetzt nach Veith: *The Yellow Emperor's*, S. 208
16. Donald W. Winnicott: *The Maturational Processes and the Facilitating Environment*, International University Press, Madison 1968, S. 140
17. Veith: *The Yellow Emperor's*, S. 208
18. Siehe Anna Freud: *Das Ich*
19. Alan H. Francis: Kidney Fire. Philosophy and Practice, in: *Journal of Traditional Acupuncture*, Bd. 3, 1984, S. 18
20. Herman Melville: *Moby Dick oder der Wal*, Winkler, München 1974
21. Max Long: *The Secret Science Behind Miracles*, Book Graphics, Marinal del Ray 1948
22. Frank Stass, persönliche Mitteilung, basierend auf Arbeit von Leslie Cameron Bandler
23. Giacomo Puccini: *Turandot*
24. Alan Jay Lerner / Frederick Loewe: *My Fair Lady*, 1956
25. Fritz Perls, persönliche Mitteilung bei einem Workshop
26. Herman Wouk: *War and Remembrance*, Little Brown, Boston 1978
27. Shaw: *The Complete Bernard Shaw Prefaces*, S. 189

11. Kapitel
1. Theron Randolf: *Human Ecology and Susceptibility to the Chemical Environment*, Charles C. Thomas, Illinois 1962
2. *DSM-III*, S. 322–323
3. *Diagnostic and Statistical Manual of Mental Disorders DSM-II*, American Psychiatric Association, Washington D.C. 1968
4. Siehe Winnicott: *The Maturational Process*
5. William H. Philpott / Dwight Kalita: *Brain Allergies*, Keats Publishing, New Canaan 1980
6. John Shen, persönliche Mitteilung
7. Siehe Chess et al.: *Temperament*
8. Allport: *Becoming*, S. 7
9. Der Abschnitt »Symbiose« mit der Falldarstellung »Vater und Tochter« stellt eine Erweiterung der amerikanischen Originalfassung dar.

10. Bertolt Brecht / Kurt Weill: *Die Dreigroschenoper*, Aufbau, Berlin 1955

12. Kapitel

1. Sullivan: The Interpersonal Theory, S. 245
2. Ibid., S. XVIII
3. Siehe Long: *The Secret Science*
4. Campbell: *Die Masken Gottes. Mythologie der Urvölker*, S. 78f.
5. Krishna Murti: *The First & Last Freedom*, Victor Gollanez, London 1969, S. 12, 32
6. Lukas 17:21
7. Matthäus 10:37
8. Erich Fromm: *Die Furcht vor der Freiheit*, Steinberg, Zürich 1945
9. Walter Evans-Wentz: *Das Tibetanische Totenbuch*, Freiburg 1980
10. Tad James, Wyatt Woodsmall: *Time Line Therapy and the Basis of Personality*, Meta Publications, Cupertino 1988, S. 23–26
11. Burton Lane, E.Y. Harburg: *Finnian's Rainbow*

13. Kapitel

1. Hinsie / Campbell: *Psychiatric Dictionary*, S. 50
2. Siehe Selye: *The Stress of Life*
3. Lawson-Wood: *The Five Elements*, S. 89
4. Sigmund Freud: Die Traumdeutung, in: Studienausgabe, Bd. 2
5. Sullivan: The Interpersonal Theory, S. 245
6. Siehe Evans-Wentz: *Das Tibetanische Totenbuch*
7. Fagan / Shepard: *Gestalt Therapy Now*, S. 31–32
8. Josef Breuer, Sigmund Freud: *Studien über Hysterie*, Fall II: Frau Emmy von N., Fischer, Frankfurt/Main 1970
9. Donald W. Winnicott: Film über Anaklitische Depression, Tavistock Clinic 1971
10. Frank Stass, persönliche Mitteilung, basierend auf der Arbeit von Leslie Cameron Bandler
11. Joh. 1:1
12. Jung: *Memories*, S. 45

14. Kapitel

1. Chang Chung Ching: *Shang Han Lun*, Oriental Healing Arts Institute 1981
2. Man unterscheidet drei Stufen von »wildem« Qi. Der am wenigsten ernste Zustand wird dadurch hervorgerufen, dass eine Person wiederholt einen Gegenstand hebt, der so schwer ist, dass das Heben ihre Energie übersteigt. In einem solchen Fall ist der gesamte Puls auf oberflächlicher Ebene sehr leicht, auf mittlerer Ebene hohl und auf tiefer Ebene stärker. Beim nächstschweren Zustand ist der gesamte Puls leer, hier kann er auf oberflächlicher Ebene, nicht aber auf tiefer Ebene gefühlt werden. Dieser Zustand geht auf übermäßiges Körpertraining während der Jugend zurück, das plötzlich eingestellt wurde, wie es im Text beschrieben wird. Im Falle des schwersten Zustandes, der ebenfalls im Text beschrieben wird, ist die Pulsrate derart unregelmäßig, dass sie nicht exakt festgelegt werden kann. Dies geht im Allgemeinen auf eine schwere Deprivation in früher Kindheit, vor dem zehnten Lebensjahr, zurück. In den letzten Jahren habe ich diese beiden letzten Zustände bei Menschen festgestellt, von denen man heute sagen würde, dass ihr Immunsystem schwer geschädigt ist.
3. John Diamond: *Der Körper lügt nicht*, Verlag für angewandte Kinesiologie, Freiburg/Brsg. 1983
4. Siehe Salk et al.: Relationship of Maternal and Perinatal Conditions
5. Veith: *The Yellow Emperor's*, S. 97–98
6. Miles Robert, persönliche Mitteilung

15. Kapitel

1. Claude Bernard: *Rapport sur le Progrès et la Marche de la Physiologie Générale en France*, University of Nebraska Press, Lincoln 1960, S. 81
2. Walter Cannon: *The Wisdom of the Body*, W.W. Norton and Company, New York 1939, S. 21
3. Siehe Osler: *Counsels*
4. Wilhelm Reich: *Die Funktion des Orgasmus*, Kiepenheuer und Witsch, Köln 1969
5. Lowen: *Physical Dynamics*, S. 31
6. Lawson-Wood: *The Five Elements*, S. 72

Danksagung

Ich bin vielen Menschen zu Dank verpflichtet, die mich von Anfang an dabei unterstützt haben, noch in der Mitte meines Lebens den Übergang von der Psychiatrie und westlichen Medizin zur östlichen Medizin zu wagen. Leslie Kenton gab mir den Mut, die Liebe und auch die Gelegenheit, diese Arbeit überhaupt zu beginnen. Die unendliche Güte und Geduld von Dr. und Frau Van Buren und das große klinische Können, das Dr. Van Buren so großzügig mit mir teilte, können kaum genug anerkannt werden. Mein wichtigster Lehrer während der letzten 13 Jahre, Dr. John Shen, hat mir tiefen Einblick in die endlosen Verzweigungen dieser Medizin, vor allem in die Diagnostik, gewährt. Sein brillanter rationaler Geist, sein Sinn fürs Experimentieren und seine Originalität waren für mich ein Vorbild dafür, dass innovative Wege auch im Rahmen einer bestehenden Methodik beschritten werden können. Sidney Zerinsky war mir vom Anfang meiner Reise an Inspiration und Freund. Ich bin auf diesem Weg vielen Menschen begegnet, die mich mit ihrer Freundschaft und Hilfsbereitschaft unterstützt haben, allen voran die bereits verstorbene Rosalinde Roberts, Edward Roberts und meine frühere Sekretärin und gute Freundin, Rita Scholl.

Unendlich dankbar bin ich natürlich dem William A. White Institute, an dem ich meine grundlegende psychoanalytische Ausbildung absolviert habe, und meinen Lehrern und Analytikern, Clara Thompson, M.D., Gerard Chernowski, M.D., Erich Fromm, Ph.D., Ernst Schactel, Ph.D., Harry Bone, Ph.D., Anina Brandt, Ph.D., Anna Gourevich, Ph.D., Ralph Crowley, M.D., Louis English, M.D., und Benjamin Wolstein, Ph.D. Ich möchte auch Julia Ludmer danken, die mich immer wieder zum Schreiben ermuntert hat.

Andere haben ebenfalls ihr Wissen mit mir geteilt und mir Wohlwollen entgegengebracht: Giovanni Maciocia und Alan Papier in England; Dr. Li, Dr. Ye und Frau So in Beijing; Dr. Timothy Mar, Dr. Jerry Deutch, Dr. Al Lowen und Dr. John Pierrakos in New York, und meine Freunde Joanne Ehret, C.A., Dipl.Ac., Jason Elias, C.A., Dipl.Ac., Elaine Stern, C.A., Dipl.Ac., und Phyllis Bloom, C.A., Dipl.Ac.

All jenen, die mich beim Verfassen dieses Buches so großzügig mit ihrer wertvollen Zeit und ihren Überlegungen unterstützt haben, bringe ich grenzenlosen Respekt und Dankbarkeit entgegen. Peter Eckman, M.D., Ph.D., sorgte für weise Ausgewogenheit und machte mich immer wieder auf Behauptungen aufmerksam, die vielleicht übertrieben und daher ungenau waren. Ich bin Bob Felt zu Dank verpflichtet, denn er hat das Manuskript gelesen und mir wertvolle Ratschläge gegeben, mich ermuntert und an George Quasha verwiesen, dessen Enthusiasmus, Erfahrung und Hingabe an den daoistischen Weg ihn für mich zum perfekten Verleger machten. Ted Kaptchuk war so großzügig, das Manuskript durchzusehen und mir sowohl Unterstützung als auch Kritik teil werden zu lassen. Sein fundiertes Vorwort ist ein wertvoller Beitrag zu diesem Buch.

Ganz besonders dankbar bin ich Robert Duggan, M.A., M.Ac., dem Leiter des Traditional Acupuncture Institute in Maryland, dafür, dass ich ihn kennen lernen und die letzten Jahre bei ihm studieren durfte. Mr. Duggan hat viele Jahre lang erfolgreich Schüler in der Five Element Worsley School of Acupuncture unterrichtet. Er hat auf sehr überzeugende Weise die zentralen Konzepte dieser Richtung der chinesischen Medizin – der ersten im Westen, die in der psychischen und spirituellen Verfassung eines Menschen einen wesentlichen Faktor für Krankheit und Heilung sah – dargelegt. Nicht nur er selbst, sondern auch seine Mitarbeiter waren bereit, Zeit und Mühe in mein Projekt zu investieren, und von ihnen stammen manche wertvollen Kommentare und Vorschläge, von denen das Buch ganz wesentlich profitiert hat. Ich weiß seinen Beitrag sehr zu schätzen.

Zu Dank verpflichtet bin ich auch Dr. Mark Seem, dem Leiter des Tri-State Institute of Traditional Chinese Acupuncture, dafür, dass ich seinen Schülern meine Überlegungen vorstellen durfte. Dr. Seem hat Pionierarbeit geleistet, denn er hat in seinem Buch *Bodymind Energetics* sehr anschaulich gezeigt, inwiefern die westliche Psychologie für die Praxis der chinesischen Medizin relevant sein kann. Ich möchte ihm besonders für all die detaillierten und wichtigen Kommentare danken, die sich im Buch in vielen Verbesserungen niedergeschlagen haben.

Unendlich dankbar bin ich auch Joan Kaplan für ihr einfühlsames und umfassendes »Entwicklungslektorat« des Manuskriptes. Sie hat diese Arbeit in einen lesbareren, brauchbareren Text verwandelt, der seinen grundlegenden Zweck, nämlich zu kommunizieren, auch erfüllen kann. Alle Autoren bräuchten eine Joan Kaplan.

Von Megan Hasties genauem Lesen hat praktisch jede Seite des Buches profitiert. Dank an sie und an Charles Stein für ihre enge Zusammenarbeit mit George Quasha. Auch Michele Widrick möchte ich hier meine Anerkennung für ihre Mühen aussprechen.

Meine jetzige Sekretärin und gute Freundin, Phyllis Wilsey, ist eine hingebungsvolle, einfallsreiche Person, deren Weisheit und Geduld nur durch ihre Einfühlsamkeit und ihr Engagement übertroffen werden. Sie hat diesem Buch ihr Hirn und Herz geschenkt. Ich bin froh, sie bei diesem Unterfangen dabeigehabt zu haben.

Ich möchte dem Herausgeber des *American Journal of Acupuncture*, Mr. John Nawratil, dafür danken, dass er mir die Gelegenheit gab, meine Gedanken mit der Welt zu teilen, und Richard Grossman, Autor und Verleger, der der Erste war, der mich zum Schreiben ermunterte. Last but not least bin ich Tom Tunney zu Dank verpflichtet für seine sanfte, unprätentiöse Art, mich in Meditation und chinesischer Energiearbeit zu unterweisen, die mir den Weg zu meinem Selbst gewiesen haben. Das Gleiche gilt für seine Frau Patty, die in ihrem Leben das verkörpert, was dieser Weg zu bieten scheint.

Ich kann diese Danksagungen nicht beenden, ohne nach so langer Zeit endlich auch meinen Lehrern an der Junior High School P.S. 125 in Queens, N.Y., und an der Stuyvesant High School dafür zu danken, dass sie – gemeinsam mit einem Freund der Familie, Sam Kellner, und einem Mitschüler, Norman Kretchmer, M.D. – mich vor 50 Jahren gerettet und auf einen produktiven Lebensweg gebracht haben. Norman verdanke ich es, dass ich äußerst lehrreiche Erfahrungen an der Stuyvesant High School und an der Cornell University machen durfte.

Eine Kategorie für sich ist die 1952 verstorbene Augusta Schlesinger, denn sie ließ mich allein durch die Berührung ihrer Hände und durch ihren Charakter ein neuer Mensch werden.

Am meisten von allen möchte ich meiner Frau Ewa für ihre unendliche Liebe, ihre Unterstützung und konstruktive Kritik danken, denn dadurch ist fast alles möglich. Sie hat sich die letzten zwei Jahre unermüdlich, ohne sich zu beklagen und fast bis zur Erschöpfung der Redaktion dieses Buches gewidmet und ihre eigene Arbeit und Erholung hintangestellt. Ohne sie wäre dieses Buch nie veröffentlicht worden. Mein Sohn Paul hat mich unablässig gedrängt zu schreiben, und durch ihn und Kirin (er wird es mir nicht glauben) und natürlich auch durch Ewa habe ich das meiste von dem gelernt, was für einen Menschen von Bedeutung ist.

Bibliographie

Ader, Robert: A Historical Account of Conditioned Immunobiological Responses, in: *Psychoneuroimmunology* (hrsg. von Robert Ader), University Academic Press 1981

Alexander, Franz: *Psychosomatic Medicine: Its Principles and Applications*, W.W. Norton and Company, New York 1950

Allport, Gordon: *Becoming*, Yale University Press, New Haven 1955

Andreas, Connirae und Steve: *Change Your Mind and Keep the Change*, Real People Press, Moab 1987

Assagioli, Roberto: *Psychosynthese*, Rowohlt, Reinbek bei Hamburg 1993

ders.: *The Act of Will*, Penguin Books, New York 1974

Austin, Mary: *Acupuncture Therapy*, ASI Publishers, New York 1972

Bensky, Dan: *Acupuncture: Comprehensive Text*, Eastland Press, Chicago 1981

Bernard, Claude: *Rapport sur le Progrès et la Marche de la Physiologie Générale en France*, University of Nebraska Press, Lincoln 1960

Die Bibel. Die Heilige Schrift des alten und neuen Bundes, Herder-Bücherei, Freiburg/Brsg. 1965

Bo Yang: *The Ugly Chinaman*, Lin Bai, Taibei 1985

Brecht, Bertolt / Weill, Kurt: *Die Dreigroschenoper*, Aufbau, Berlin 1955

Breuer, Josef / Freud, Sigmund: *Studien über Hysterie*, Fall II: Frau Emmy von N., Fischer, Frankfurt/Main 1970

Bridges, Esteban Lucas: *The Uttermost Part of Earth*, Hodder and Stoughton, London 1948

Bunyan, John: *The Water of Life*, Reiner, Swengel 1967

Campbell, Joseph: *Die Masken Gottes. Mythologie der Urvölker*, Sphinx, Basel 1991

ders.: *Die Masken Gottes. Mythologie des Ostens*, Sphinx, Basel 1991

ders.: *Die Masken Gottes. Mythologie des Westens*, Sphinx, Basel 1991

Cannon, Walter: *The Wisdom of the Body*, W.W. Norton and Company, New York 1939

The Centennial of Von Stradonitz's Work, American Chemical Society, Washington D.C. 1966

Chamberlain, Selah: Shen & Ling, in: *The Journal of Traditional Acupuncture*, Bd. 4, Nr. 1, 1980

Chang Chung Ching: *Shang Han Lun*, Oriental Healing Arts Institute 1981

Chess, Stella / Alexander, Thomas / Birch, H.G.: *Temperament and Behavior Disorders in Children*, New York University Press, New York 1968

Connelly, Dianne: *All Sickness is Home Sickness*, The Center for Traditional Acupuncture, Columbia 1986

dies.: *Traditional Acupuncture: The Law of the Five Elements*, The Center for Traditional Acupuncture, Columbia 1975

Diagnostic and Statistical Manual of Mental Disorders DSM-II, American Psychiatric Association, Washington D.C. 1968

Diagnostisches und Statistisches Manual Psychischer Störungen DSM-III (hrsg. von K. Koehler / H. Saß), Beltz, Weinheim/Basel 1984

Diagnostisches und Statistisches Manual Psychischer Störungen DSM-III-R (hrsg. von H.-U. Wittchen / H. Saß / M. Zaudig / K. Koehler), Beltz, Weinheim/Basel 1989

Diamond, John: *Der Körper lügt nicht*, Verlag für angewandte Kinesiologie, Freiburg/Brsg. 1983

Dodd, James: Axion Hunt, Getting Something Out of Nothing, in: *Science News*, Bd. 113, Nr. 15, April 1978

Einstein, Albert: *Über die spezielle und allgemeine Relativitätstheorie*, Vieweg, Wiesbaden/Braunschweig 1988

Eisenberg, David: *Encounters with Qi*, W.W. Norton and Company, New York 1985

Emerson, Ralph Waldo: Selbstvertrauen, in: *Die Natur. Ausgewählte Essays*, Reclam, Stuttgart 1982

Essentials of Chinese Acupuncture, Foreign Language Press, Beijing 1980

Evans-Wentz, Walter: *Das Tibetanische Totenbuch*, Freiburg 1980

Fagan, Joen / Shepard, Irma Lee: *Gestalt Therapy Now*, Harper Colophon Books, New York 1970

Fenichel, Otto: *The Psychoanalytic Theory of Neurosis*, W.W. Norton and Company, New York 1945

Francis, Alan H.: Kidney Fire. Philosophy and Practice, in: *Journal of Traditional Acupuncture*, Bd. 3, 1984

Freud, Anna: *Das Ich und die Abwehrmechanismen*, Fischer, Frankfurt/Main 1988

Freud, Sigmund: Vorlesungen zur Einführung in die Psychoanalyse, in: *Studienausgabe* (hrsg. von A. Mitscherlich / A. Richards / J. Strachey), S. Fischer, Frankfurt/Main 1969–1975, Bd. 1

ders.: Die Traumdeutung, in: *Studienausgabe*, Bd. 2

ders.: Hemmung, Symptom und Angst, in: *Studienausgabe*, Bd. 6

ders.: Die endliche und die unendliche Therapie, in: *Studienausgabe*, Ergänzungsband

ders.: Zur Psychotherapie der Hysterie, in: *Studienausgabe*, Ergänzungsband

ders.: Transference in Analytic Therapy, in: *General Introduction to Psychoanalysis*, Garden City Publications, New York 1943

Fromm, Erich: *Die Furcht vor der Freiheit*, Steinberg, Zürich 1945

Groddeck, Georg: *The Book of It*, A Mentor Book, New York 1961

Hammer, Leon I.: Activity: An Immutable and Indispensable Element of the Therapist's Participation in Human Growth, in: George D. Goldman / Donald S. Milman: *The Neurosis of Our Time: Acting Out*, Charles C. Thomas, Springfield 1973

ders.: Integrated Acupuncture Therapy for Body and Mind, in: *American Journal of Acupuncture*, Bd. 8, Nr. 2, 1980

ders.: Psychotherapy and Growth, in: *Contemporary Psychoanalysis*, Bd. 19, Nr. 3, 1974

Hinsie, Leland / Campbell, Robert: *Psychiatric Dictionary*, Oxford University Press, New York 1960

James, Tad / Woodsmall, Wyatt: *Time Line Therapy and the Basis of Personality*, Meta Publications, Cupertino 1988

Johnson, Stephen M.: *Characterological Transformation*, W.W. Norton and Company, New York 1985

Jung, Carl Gustav: *Memories, Dreams, Reflections*, Vintage Books, New York 1965

Kaptchuk, Ted J.: *Das große Buch der chinesischen Medizin*, O.W. Barth, Bern/München 1988

Lane, Burton / Harburg, E.Y.: *Finnian's Rainbow*

Laozi, übersetzt nach: *The Tao Te Ching*, Vintage Books, New York 1972

Lawson-Wood, Denis und Joyce: *The Five Elements of Acupuncture and Chinese Massage*, Health Science Press, Northamptonshire 1973

Lerner, Alan Jay / Loewe, Frederick: *My Fair Lady*, 1956

Lewin, Kurt: *Field Theory in Social Science: Selected Theoretical Papers*, Harper, New York 1951

Long, Max: *The Secret Science Behind Miracles*, Book Graphics, Marinal del Ray 1948

Lowen, Alexander: *Körperausdruck und Persönlichkeit*, Goldmann 1992

ders.: *Physical Dynamics of Character Structure*, Grune and Stratton, New York 1958

Lu Xun: *Selected Works*, Foreign Language Press, Beijing 1956

Mann, Felix: *Acupuncture. The Ancient Chinese Art of Healing*, William Heinemann Medical Books, New York 1971

Matsumoto, Kiiko / Birch, Stephen: *Extraordinary Vessels*, Paradigm Publications, Massachusetts 1986

dies.: *Five Elements & Ten Stems*, Paradigm Publications, Massachusetts 1983

Melville, Herman: *Moby Dick oder der Wal*, Winkler, München 1974

Murti, Krishna: *The First & Last Freedom*, Victor Gollanez, London 1969

Osler, Sir William: *Counsels and Ideals from the Writings of Wm. Osler*, Houghton Mifflin Company, New York 1921

Philpott, William H. / Kalita, Dwight: *Brain Allergies*, Keats Publishing, New Canaan 1980

Piaget, Jean: *Gesammelte Werke. Studienausgabe*, Bd. 2: Der Aufbau der Wirklichkeit beim Kinde, Klett, Stuttgart 1975

Porkert, Manfred: *Die theoretischen Grundlagen der chinesischen Medizin*, Chinese Medical Publications, Basel 1991

Puccini, Giacomo: *Turandot*

Randolf, Theron: *Human Ecology and Susceptibility to the Chemical Environment*, Charles C. Thomas, Illinois 1962

Reich, Wilhelm: *Charakteranalyse*, Köln/Berlin 1972

ders.: *Die Entdeckung des Orgons*, Bd. 1, Kiepenheuer und Witsch, Köln 1969

ders.: *Die Funktion des Orgasmus*, Kiepenheuer und Witsch, Köln 1969

Salk, Lee / Lipsitt, Lewis / Sturner, William / Reilly, Bernice / Leavat, Robin: Relationship of Maternal and Perinatal Conditions to Eventual Adolescent Suicide, in: *The Lancet*, März 1985

Seem, Mark: *Acupuncture Energetics: A Workbook*, Thorsons Publishers, Rochester 1987

Seem, Mark / Kaplan, Joan: *Bodymind Energetics*, Thorsons Publishers, Rochester 1988

Selye, Hans: General Adaptation, in: *The Stress of Life*, McGraw-Hill, New York 1956

Shaw, George Bernard: *The Complete Bernard Shaw Prefaces*, Paul Hamlyn, London 1965

Solomon, George F.: Immunologic Abnormalities in Mental Illness, in: *Psychoneuroimmunology* (hrsg. von Robert Ader), University Academic Press 1981

Sullivan, Harry Stack: *Clinical Studies in Psychiatry*, W.W. Norton and Company, New York 1956

ders.: The Interpersonal Theory of Psychiatry, in: *Collected Works of Harry Stack Sullivan*, W.W. Norton and Company, New York 1953

Toffler, Alvin: *Future Shock*, Random House, New York 1970

Tolstoi, Leo: *Krieg und Frieden*, Hamburg 1928

Veith, Ilsa: *The Yellow Emperor's Classic of Internal Medicine*, University of California, Berkeley 1972

Waley, Arthur: *The Three Ways of Thought in Ancient China*, G. Allen and Undwin, London 1963

Whitehead, Alfred North: *Field Theory Process and Reality*, MacMillan, New York 1929

Wilhelm, Richard: *I Ging. Das Buch der Wandlungen*, Diederichs, München 1956

Williams, Roger: *Biochemical Individuality*, University of Texas, Austin 1956

Winnicott, Donald W.: *The Maturational Processes and the Facilitating Environment*, International University Press, Madison 1968

ders.: Film über Anaklitische Depression, Tavistock Clinic 1971

Wolf, Stewart / Wolff, Harold G.: Life Situations, Emotions and Gastric Function, in: *American Practitioner*, Bd. 3 und 4, 1948/49

Wouk, Herman: *War and Remembrance*, Little Brown, Boston 1978

Index

»Abstieg in die Hölle« 44 f., 59, 251
Abwehr / Abwehrenergie 23, 131 ff., 166, 238, 245, 262, 287, 377, 399, 489
Acht Prinzipien 103, 146 f.
Allergien 111, 304, 410, 436, 453, 456
   Nahrungsmittelallergien 304, 307, 312, 404, 435
   zerebrale Allergien 312, 436
Alter 104, 157, 171, 378, 402, 415, 425, 426, 441, 461 f., 467
angeboren 170 f., 203 f., 407 ff., 437
Außergewöhnliche Organe s. Organe
Autonomie 205, 338, 339, 369, 381
Autorität 48, 334, 337, 340 f., 344 ff., 348
»Beamte« 29, 31, 73, 168, 286
Blut-Stagnation s. Stagnation
chinesische Medizin s. Medizin
Dämonen
   Äußere / Innere 41, 477
   Sieben 55, 100, 130
Dantian 29, 337, 339, 341
Defizit (s. auch Mangel) 69
Diagnose s. Pulsdiagnose / Zungendiagnose
Drache 36, 138 f., 244, 492
Drachen, Sieben s. Dämonen, Sieben
Dreifacher Erwärmer 232, 242, 265, 270, 283, 286 ff.
Drogenabhängigkeit / -missbrauch usw. 150, 204, 314 f., 335, 421, 434
Einflüsse, Schädliche
   s. Schädliche Einflüsse
Einflusssphäre 29, 109, 122, 136, 141, 277
Energie
   nährende 131 ff.
   Schädliche s. Schädliche
Enttäuschung 406, 416 f., 437, 442 f., 455, 457 f.
Entwicklungsstadien 136 f., 140
Ernährung 92, 132, 162, 296, 415, 418, 425, 427, 436, 479

Essenz
   genetische Essenz 156, 162
   Nieren-Essenz 33 f., 91, 104, 156, 168, 171, 179, 190 f., 404, 420
Freiheit 333, 336 f., 369
Frustration 403, 442 f., 453 f.
Fu-Organe 103, 113 f., 154, 202, 261, 438
Fünf Geschmäcker s. Geschmäcker
Funktionen s. natürliche
Gehirn 33 f., 402 f., 410, 440, 447
Geist 22 f., 26 ff., 33 f., 36 f., 41, 45 f., 138 f., 141
Gelber Kaiser s. Qi Bo
genetische Essenz s. Essenz
Geschmäcker, Fünf 33, 270, 302, 402
Grenzen 22, 292, 294 ff., 299, 301 ff., 307 f., 312, 315
Hara 29 f., 40, 332, 341, 346
Heiler 48 ff., 82, 289, 482, 485, 491
Himmel, Früher / Später 126, 139, 292
Hingabe 162, 164, 193
Hitze s. Schwache / Starke
Homöostase, homöostatisch 105, 109, 113 f., 130, 144, 147, 467 f.
Huangdi s. Qi Bo / Neijing
humanistische Psychologie s. Psychologie
Hun 45 f., 104, 206, 493
iatrogen 106, 409 f., 413 f., 426, 465, 477
Ich
   - Entwicklung 273, 294
   - Grenzen 197, 299, 308, 334
   - Ideal 481
   - Organisation 241, 270, 277, 294
   - Tod des Ich 162, 360
Identität 22, 137 f.
Individuation 330, 337 f., 349
intrauterin 136, 148, 168, 178, 293 f., 296 f., 299, 306, 380
Jueyin 390 ff., 396
Karma / karmisch 50 f., 332, 339, 344, 372
Ke-Zyklus 103 ff., 126, 130, 139 f., 293, 488

Konstitution/konstitutionell 50, 63, 66, 69, 71 f., 297, 299, 304
Ling 46
Mangel (s. auch Defizit) 55, 101, 103 f., 118, 120, 132, 141 f., 144, 146 ff., 150, 153
manisch-depressiv 383 f.
Mark/»Meer des Marks« 33 f., 156, 270, 296, 402, 404, 472
Medizin
chinesische (Def.) 22 f., 27 f., 32, 34, 40 f., 43 f., 46 f., 49, 52 f., 55 f.
psychosomatische 25 f., 45, 53 f., 97, 119
nährende Energie s. Energie, nährende
Nahrung/nährend s. Allergien/Energie/Stagnation
Narzissmus 317 ff.
natürliche Funktionen 22 f., 29, 42, 55, 72 f., 92, 130, 136, 139 ff., 146 ff., 153 f.
Neijing 51, 78, 82, 129, 261, 450
Organe
Außergewöhnliche 33, 103, 270, 402
Fu-Organe s. Fu
Zang-Organe s. Zang
Paranoia 161, 166, 171, 177, 189, 196, 198, 299, 303, 435
passiv-aggressiv 72 f., 205 f., 208, 219 ff., 223, 225, 347, 364, 381, 454
Persönlichkeit 23, 31, 44, 58, 60, 63 f., 73, 87, 142 f., 149 ff.
Phase in der Phase 135, 365, 366
Po 45, 46
Prinzipien s. Acht Prinzipien
Psychologie 22, 30, 39 ff., 43 ff., 48 ff., 53 ff.
humanistische 40, 44, 54, 470, 483, 490 f.
psychosomatische Medizin s. Medizin
Pulsdiagnose 70, 143
Qi 31, 34, 45 f., 66, 79, 81
(Leber-)Qi-Stagnation s. Stagnation
Nieren-Qi 162
Schädliches Qi 110, 117, 219 f., 432
»wildes« Qi 31, 242, 259, 384, 394, 417, 419 f.
Qi Bo 28, 51 f., 450

Rationalisierung 50, 182, 186, 213, 221, 262, 374
Reaktionsbildung 31, 105, 118, 166, 262, 488
Restitution/restitutiv 22, 26, 59, 63, 116, 130 f., 148 ff., 261 ff., 267 ff., 274
Roter Vogel 36, 137, 139, 360, 492
Schädliche Einflüsse 52, 247, 389, 415, 451, 462
Schädliche Energie 66, 89, 109 ff.
Schädliches Qi s. Qi
Schizophrenie/schizophren 296 ff., 301 ff., 307 ff., 312, 321
Schleim-Feuer 358, 427, 436 f., 463 f.
Schwache Hitze 66, 68, 71, 88 f., 101, 110, 114, 172, 220, 397, 422, 428 f., 433, 444
Seele 36 f., 45 f., 52 f.,
Selbst 294, 321, 333 ff., 337, 339 ff., 352
Selbstbewusstsein 189, 263, 459
Selbstvertrauen 334
Selbstwertgefühl 308, 315, 334, 341, 343, 348
Shaoyang 391 f.
Shaoyin 390 ff., 396
Shen 34, 45 f., 101, 104, 261, 265, 276, 283, 300, 362
Sheng-Zyklus 103 ff., 126, 130, 139
Shenqi 46
Sieben s. Dämonen
Stagnation
(Leber-)Qi-Stagnation 90, 111, 115 ff., 383, 393, 411, 419, 424, 431, 433, 448, 460, 462 ff.
Stagnation des Blutes 393, 418, 420, 463
Stagnation der Nahrung 460, 463
Starke Hitze 110, 114, 422, 427, 443 f., 466
Systemmodell (von Dr. Shen) 30, 55, 90, 104, 142, 244, 389 f., 479, 481, 490
Taiyang 33 f., 399 ff.,
Taiyin 391 f., 396
Übergangsriten 45, 240, 336, 348
Übermaß/Überschuss 103 f., 118, 120, 137, 141 f., 144, 146 ff., 153
Verdauungssystem 391 f., 395 f., 399 ff., 416, 420, 423, 446 f.

Verdrängung 60, 72, 109, 115, 132, 236, 238, 240 f., 243, 245 f., 262
Vogel, Roter s. Roter Vogel
Wahrnehmung 287, 289, 290, 301
Widerstand 23, 26, 128, 131 ff.
»wildes« Qi s. Qi, »wildes«
Worsley 29f., 140 f., 161, 500
Yangming 390, 391, 395
Yangxu 118, 204, 217, 396 ff., 421, 426
Yinxu 101, 118, 204, 358, 396 ff., 422, 426, 444, 454
Yuanqi 45, 163, 270, 286, 402
Zang-Organe 33, 103, 114, 392, 396, 399, 438, 440 f.
Zungendiagnose 67, 143
zwanghaft 312, 324, 375, 436, 456
Zwangsneurose/-vorstellung 309, 312, 321, 358
Zyklus s. Ke-/Sheng-

Über den Autor

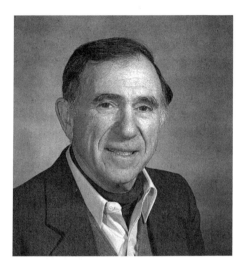

Leon I. Hammer, M.D. (Medical Doctor), geb. 1924, studierte in New York City am Medical College der Cornell University und am William A. White Institute of Psychiatry, Psychoanalysis and Psychology. Er praktizierte bis 1971 als Psychiater und Psychotherapeut, war Leiter einer psychotherapeutischen Kinderklinik und Vorsitzender des Rates für Drogenprobleme von Long Island. Er lehrte an der Adelphi Universität und war als psychiatrischer Berater in den Bereichen Medizin und Erziehung tätig.

Nachdem er acht Jahre lang mit Fritz Perls (Gestalttherapie) und Alexander Lowen (Bioenergetik) gearbeitet hatte, begann er 1971 sein Studium der chinesischen Medizin – zuerst in England, später in Peking und anschließend in New York, wo er von 1974 bis 1982 intensiv mit Dr. John Shen zusammenarbeitete. Dr. Shen (geb. 1914) lebt und lehrt seit dem Jahr 2000 in Schanghai, China.

Dr. Hammer führte 40 Jahre lang seine Praxis in New York City, East Hampton und Saratoga Springs, unterhält auch weiterhin Kontakte zu Patienten und leitet Ausbildungen in Pulsdiagnostik.

Er veröffentlichte zahlreiche Fachartikel und ist Autor eines weiteren Buches: *The Chinese Pulse Diagnosis – A Contemporary Approach* (erscheint 2001 bei Eastland Press).

Aktuelle Informationen über Seminare in Pulsdiagnostik (auch in Europa), über seine Fachartikel bzw. Bücher sowie eine E-Mail-Adresse zur Kontaktaufnahme sind auf folgender Website von Dr. Hammer zu finden:

www.dragonrises.org

Ted J. Kaptchuk, O.M.D. (Oriental Medical Doctor) ist Autor des Grundlagenwerks *Das große Buch der chinesischen Medizin* (O.W. Barth 1983). Er war viele Jahre lang Direktor der Pain and Stress Relief Clinic am Lemuel Shattuck Hospital in Boston und lehrt heute an der Harvard Medical School in Cambridge, Massachusetts.

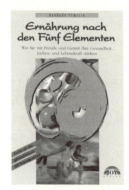

Erweiterte und aktualisierte Neuauflage!

Barbara Temelie
Ernährung nach den Fünf Elementen

Wie Sie mit Freude und Genuß Ihre Gesundheit, Liebes- und Lebenskraft stärken

224 Seiten, kart., mit Poster: Nahrungsmittel nach den Fünf Elementen
EUR (D) 15,30 (A) 15,80 / SFR 27,50
ISBN 3-928554-03-4

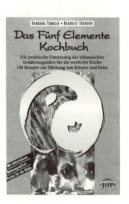

Erweiterte und aktualisierte Neuauflage!

Barbara Temelie • Beatrice Trebuth
Das Fünf Elemente Kochbuch

Die praktische Umsetzung der chinesischen Ernährungslehre für die westliche Küche
200 Rezepte zur Stärkung von Körper und Geist

416 Seiten, kart., mit Farbposter: Nahrungsmittel nach den Fünf Elementen
EUR (D) 18,80 (A) 19,40 / SFR 34,10
ISBN 3-928554-05-0

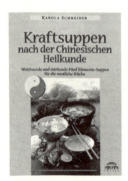

Karola Schneider
Kraftsuppen
nach der Chinesischen Heilkunde

Wohltuende und stärkende Fünf-Elemente-Suppen für die westliche Küche

152 Seiten, kart., mit vielen farb. Abb.,
EUR (D) 18,80 (A) 19,40 / SFR 34,10
ISBN 3-928554-35-2

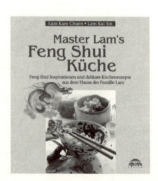

Lam Kam Chuen • Lam Kai Sin
Master Lam's Feng Shui Küche

Feng Shui Inspirationen und delikate Küchenrezepte aus dem Hause der Familie Lam

160 Seiten, kart.,
durchg. 4-farbig, mit vielen Fotos & Illustrationen
EUR (D) 19,80 (A) 20,40 / SFR 35,20
ISBN 3-928554-38-7

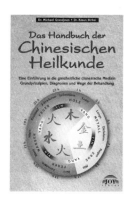

Dr. Michael Grandjean • Dr. Klaus Birker
Das Handbuch der Chinesischen Heilkunde

Eine Einführung in die ganzheitliche Chinesische Medizin
Grundlagen, Diagnosen und Wege der Behandlung

224 Seiten, kart.,
EUR (D) 15,30 (A) 15,80 / SFR 27,50
ISBN 3-928554-19-0

 1999 mit dem Zertifikat der
»Stiftung Gesundheit« ausgezeichnet

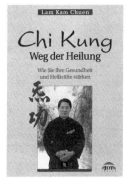

Lam Kam Chuen
Chi Kung – Weg der Heilung

Wie Sie Ihre Gesundheit und Heilkräfte stärken

160 Seiten, kart., über 300 Farbillustrationen,
EUR (D) 18,80 (A) 19,40 / SFR 34,10
ISBN 3-928554-37-9

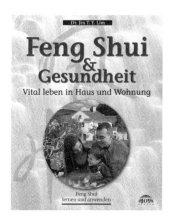

Dr. Jes T. Y. Lim
Feng Shui & Gesundheit

Vital leben in Haus und Wohnung
Feng Shui lernen und anwenden

228 Seiten, kart., Großformat,
300 Illustrationen, 24 Aquarelle,
EUR (D) 19,80 (A) 20,40 / SFR 35,20
ISBN 3-928554-29-8

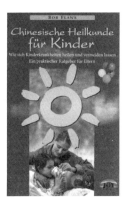

Bob Flaws
Chinesische Heilkunde für Kinder

Wie sich Kinderkrankheiten heilen und vermeiden lassen

Ein praktischer Ratgeber für Eltern

224 Seiten, kart., mit Illustrationen
EUR (D) 15,30 (A) 15,80 / SFR 27,50
ISBN 3-928554-25-5